"十三五" 江苏省高等学校重点教材（编号：2017-1-010）

医药应用概率统计

第 3 版

主　编　高祖新　韩可勤　言方荣

副主编　王　菲　李雪玲

编　委　（以姓氏笔画为序）

　　　　王　菲　李雪玲　言方荣

　　　　沈　俊　周　森　茹原芳

　　　　徐　畅　高祖新　盛海林

　　　　阎航宇　韩可勤

科 学 出 版 社

北 京

内 容 简 介

本书是编者在所进行的"统计及应用课程的教改研究和实践"研究成果荣获国家级教学成果二等奖的基础上编写的,并经过全面修订完善的颇具特色的医药统计课程教材。

本书作为中国科学院教材建设委员会规划教材、江苏省高校精品教材的修订第 3 版,全面介绍了数据的统计概括处理与图表呈现;简明系统的概率论理论基础、数理统计的基本概念和基本知识;常用统计推断和统计分析方法;试验设计的统计分析;统计软件 SPSS 的操作应用指导等内容,并已包含硕士研究生入学考试所要求的概率统计知识。各章正文以医药应用案例导引,内容系统简明,阐述深入浅出,举例经典实用,软件应用与理论知识有机结合。各章配有提高能力的综合例题(含考研真题)、高度精练的内容提要简表、相关统计历史和名人简介的知识链接、题型多样丰富的思考与练习和习题、统计软件 SPSS 应用的上机实训题及参考答案等,全面提升学生医药统计应用的学习和实践创新能力。

本书可作为医药类各专业学生学习医药统计或数理统计等基础课程的教材或教学参考书,也可供各类专业人员特别是医药卫生工作者学习参考。

图书在版编目(CIP)数据

医药应用概率统计 / 高祖新,韩可勤,言方荣主编. —3 版. —北京:科学出版社,2018.3

ISBN 978-7-03-055631-8

Ⅰ.①医… Ⅱ.①高… ②韩… ③言… Ⅲ.①医用数学–概率统计–医学院校–教材 Ⅳ.①R311

中国版本图书馆 CIP 数据核字(2017)第 292558 号

责任编辑:王锞韫 胡治国 / 责任校对:郭瑞芝
责任印制:赵 博 / 封面设计:陈 敬

科 学 出 版 社 出版
北京东黄城根北街 16 号
邮政编码:100717
http://www.sciencep.com
天津市新科印刷有限公司印刷
科学出版社发行 各地新华书店经销
*

2005 年 8 月第 一 版 开本:787×1092 1/16
2018 年 3 月第 三 版 印张:23
2024 年 7 月第十七次印刷 字数:620 000

定价:95.00 元
(如有印装质量问题,我社负责调换)

第3版前言

《医药应用概率统计》是编者在所进行的"统计及应用课程的教改研究和实践"研究成果荣获国家级教学成果二等奖的基础上，所编写的颇具特色的医药统计课程教材，自出版至今已经印刷十多次，并被评为江苏省高等学校精品教材。

本次修订的第3版是在保持前两版特色和优势的基础上，本着"夯实概率统计基础，突出医药应用背景，强化统计软件训练，提升学习实践能力"的编写指导方针，进一步突出了统计知识的系统性、统计教学的便利性、医药专业应用的针对性、统计软件操作的实用性、学生自主学习的可行性。其教材结构体系更为合理完善，教学内容更切合目前的教学实际，更加符合药学人才培养目标的要求，从而全面促进学生统计知识的扎实掌握、统计应用能力和科学素养的全面提高，以更好地体现"学以致用"的教学目的性，同时也兼顾更高层次（如硕士研究生入学考试）的教学要求。

本书内容涵盖数据的统计处理与图表呈现；系统简明的概率论理论基础、数理统计的基本概念和基本知识；常用统计推断和统计分析方法；国际权威的统计专业软件 SPSS 的实际操作应用等，并已包含全国数学硕士研究生入学考试教学大纲中要求的概率统计知识。教材的编写内容系统全面，概念、定理简明清晰，应用案例典型实用，统计软件权威通用，教材写作深入浅出，通俗流畅。

本书具体编写特点为：

1. 教材内容，凝练完善 本次修订对各章节的内容进行了进一步的凝练完善，特别对数据的描述与统计概括、参数估计、假设检验、方差分析、回归分析和正交试验设计等章节的有关内容进行重点增删和调整，使其内容系统精练，与时俱进，理论内容与软件应用有机结合，更加简明易懂，便于掌握。

2. 案例导引，举例务实 教材各章采用案例导引版，以医药实际应用案例作为各章的导引，并贯穿各章内容讨论之中，同时通过大量的医药实例让学生充分了解并基本掌握统计知识和方法在医药领域中的应用。

3. 软件权威，学以致用 本次修订选用目前国际上最为流行及权威的统计软件 SPSS 来进行统计软件应用的教学，新增 "SPSS 软件应用" 栏目对各章案例和实例给出 SPSS 的操作解答的简明指导，使 SPSS 统计软件应用全面融入教材内容，并在最后列出 SPSS 软件应用提要，同时辅之以 SPSS 上机训练题，以帮助学生掌握 SPSS 统计软件的操作应用，真正提高其进行医药统计分析的统计能力，达到 "学以致用" 的目的。

4. 知识拓展，视野开阔 各章后还将配有简短的知识拓展，介绍与本章内容相关的统计典故趣史、统计学家简介逸事、知识拓展延伸等，从而拓宽学生的统计知识面，增强其阅读的趣味性。

5. 教学辅导，全面实用 各章最后一节精选了综合性典型例题（包括考研真题），便于学生综合提高；各章的内容提要以简表形式对本章核心内容进行高度概括，便于全面复习；思考与练习、习题、上机训练题则提供了题型为填充题、选择题、计算题和 SPSS 软件上机实训题等全面多样的自主练习，书后附有各章练习的参考答案等，有利于全面培养学生的医药统计应用的学习和实践能力，也便于医药统计的教与学。

本书由高祖新、韩可勤、言方荣共同负责全书的修订编著和统稿篡定。本书编著时注重博采众长，同时还得到科学出版社、有关专家、使用本书的广大师生的大力支持、帮助和指正，在此一并表示衷心的感谢。

本书虽经认真修订，但由于编者水平能力和编写时间有限，疏漏不当之处，在所难免，恳请各位专家、师生批评指正，以便今后进一步修正完善。

编 者

2017 年 8 月

第 2 版前言

《医药应用概率统计》是编者在所进行的"统计及应用课程的教改研究和实践"研究成果荣获国家级教学成果二等奖的基础上，所编写的颇具特色的医药统计课程教材，自 2005 年 8 月出版至今已经印刷 8 次，并在 2009 年被评为江苏省高等学校精品教材。

为适应新形势下我国药学高等教育改革和发展的需要，结合我们多年的教学实践和教材编写经验以及国内外优秀统计学教材的成果，我们对第一版的内容体系进行了全面的修订和完善。本次再版的主要特色有：

一、本次再版在保持第一版特色和优势的基础上，本着"夯实概率统计基础，强化医药应用背景，增强统计软件训练，提升学习实践能力"的编写指导方针，在保持概率统计学科系统性前提下，进一步加强统计理论与医药实际的结合，突出医药专业学生的针对性和统计软件应用的实用性，特别是注重学生的实践能力和自主学习能力的培养，更好地体现"学以致用"的教学目的性，同时也兼顾更高层次（如硕士研究生入学考试）的教学要求。

二、本教材内容涵盖数据的统计处理与图表呈现，系统简明的概率论理论基础、数理统计的基本概念和基本知识，常用统计推断和统计分析方法，统计软件（Excel 数据分析模块）的实际操作应用等，并已包含全国硕士研究生入学统一考试数学考试大纲中要求的概率统计知识。本次修订增加了绪论部分，各章正文均采用医药实际案例引导并贯穿全程的新内容结构，并加以全面的修订完善，精简了方差分析、回归分析和试验设计等章节的部分内容，使修订再版的教学内容更加符合医药人才培养目标的要求，更切合目前的教学实际，结构体系也更为合理完善。

三、为真正体现以学生为中心的教材编写理念，全面提升学生的学习和实践创新能力，本次再版的各章正文以医药应用的案例引导贯穿教学全程，内容系统全面，阐述深入浅出，例题经典实用；每章附有相关统计历史、统计学家简介等的知识链接，以开阔学生视野和知识面；各章的最后两节分别为用以拓展提高的综合例题（包含典型的考研真题解析）和 Excel 软件统计应用的上机操作指导部分；并配有以简表形式高度概括的各章内容提要；适当的各种题型的思考与练习、习题及参考答案；统计软件应用的上机实训题等，从而有效帮助学生消化并巩固所学知识内容，不仅提高其学习效率和知识拓展的能力，同时也培养其运用 Excel 软件的统计分析工具去解决实际问题的操作技能，全面提升其医药统计应用的学习和实践创新能力，同时也方便教师的教学及相关医药工作者的学习使用。

本教材共分 11 章，由高祖新、韩可勤、言方荣等共同负责全书的修订编著和统稿纂定。本书编著时注重博采众长，参考了国内外多种教材和参考文献，同时还得到科学出版社、有关专家及广大读者的大力支持、帮助和指正，在此一并表示衷心的感谢。

本书虽经认真修订，但由于编写时间和水平有限，这一版中仍会有疏漏和不妥之处，恳请各位专家、读者批评指正，以便今后修正完善。

编　者

2012 年 7 月

第1版前言

随着我国医药高等教育改革和发展的不断深入,高校医药人才的培养模式和要求有了极大的变化,同时也对我国医药类相关专业的统计及应用课程的教学提出了更高更新的要求。为此,我们进行了"统计课程结构、教学手段及面向专业的教学改革"重点教改课题的专题研究,对国内外概率统计及应用课程的教材和内容等进行深入的分析研究,同时结合学科发展动态、医药领域统计应用的特点要求和多年教改实践经验,对课程结构、内容、教学模式和教材等各方面进行了有益的改革探索,所取得的教改成果"统计及应用课程教改研究和实践"于2001年荣获国家级教学成果二等奖。在此基础上我们编写了这本颇具特色的《医药应用概率统计》课程教材。

概率统计是研究随机现象统计规律性的学科。本教材的编写既考虑到概率统计学科知识结构的科学性和系统性,又结合了医药领域对统计应用的具体要求和特点,同时针对医药本科学生的基顾同和培养要求,适当选取教材内容的深度和广度,并反映学科发展的时代特征,内容系统而全面,例题典型而实用,编写力求简明易懂,深入浅出。其主要特点是:

一、作为医药类相关专业基础课教材,在尽量保持概率统计学科的科学性和系统性的前提下,以"夯实学科基础,掌握概念方法,强化专业应用,培养实用技能"为重点,不片面追求理论的推导和证明,而强调理论与实际的结合,体现了学以致用的目的,并充分考虑更高层次(如硕士研究生入学考试)的教学要求。

二、所选内容涵盖概率论基础、医药应用领域数据处理和统计分析的基本原理、基本知识和常用统计方法,在系统而简明地介绍概率论知识的基础上,以统计数据的处理和分析为核心,注重统计方法思想和实际医药应用的阐述,结合数据和医药专业应用实例说明统计方法的特点、应用条件和场合等,从而形成以概率基础、统计原理、统计方法及统计软件应用为主体并面向医药领域实际应用的内容体系。

三、强化以计算机应用为基础的统计技能的培养。现代医药领域数据处理和统计分析离不开计算机统计软件的应用,根据医药院校本科学生所用软件应满足普及、实用的要求,本教材选用了最为常用的 Microsoft Office 系统的 Excel 软件统计模块来进行统计软件应用的教学,操作指导具体翔实,便于自学,并配有上机训练题,从而能真正提高读者运用统计工具分析和解决实际问题的实际操作能力,达到学以致用的目的。

四、目前已有日趋增多的医药相关专业(诸如医药经济类、医药管理类和医药工程类等专业)研究生录取都需要参加全国"数学"硕士研究生入学考试,为适应这些更高层次的教学要求,本教材内容已完全包含参加全国"数学"硕士研究生入学考试教学大纲中关于概率统计知识要求的内容，并在每章配有内容提要与综合举例，对核心内容以简表形式进行高度概括，并精选综合性典型例题和考研真题进行详解和分析，为准备考研等更高学习要求的读者提供极为有效的、兼具基础性和技巧性的解题指导。

五、由于本书内容系统全面，阐述深入浅出，用例经典实用，概括高度精练，并兼顾本科基础课教学和更高教学要求不同层次的需求，使之不仅适用于医药类各相关专业概率统计、数理统计、应用统计等基础课教材或参考书，而且还可用于农林经管等各类非理工科专业同类课程的参考书，并可作为其他教学，如考研辅导及数学建模等的参考书。而书中极具实用性的医药统计的 Excel 软件操作应用，使之成为从事医药研究和工作的相关人员不可多得的统计应用参考书。

教材的主要内容有统计数据的描述和概括、随机事件和概率、随机变量及其分布、随机向量及其分布、大数定律与中心极限定理、抽样分布、参数估计、假设检验、方差分析、相关分析与回归分析、正交设计与均匀设计等章节，并在每章的最后一节给出 Excel 软件对应概率统计功能的操作应用，同时辅之以相应的典型实例、适当的思考与练习题和应用统计软件的上机训练题，以帮助学生消化、巩固所学内容，真正掌握统计应用的原理和方法。而在每章最后配有的内容提要与综合举例，不仅为读者重点掌握各章的核心内容提供便利，同时也为有更高要求的读者在综合性和技巧性解题方面的提高给予有效的帮助指导，使本教材能适应不同层次教学要求的需要。

本教材供一学期教学使用，也可根据课时和教学要求的不同选用部分内容。其中每章的最后一节——Excel 软件的统计应用，则可根据课时、计算机设备等客观条件来灵活取舍或安排自学。

本教材共分 11 章，其中第 1~6 章和各章 Excel 软件应用、内容提要等部分由高祖新负责编写，第 7~11 章由韩可勤负责编写，最后共同统稿纂定。

本教材的编者，得到了有关专家的关心和帮助，并参考了大量的教材和文献，在此表示衷心的感谢。由于时间和水平有限，书中疏漏和不妥之处在所难免，恳请各位读者批评指正。

编　者

2005 年 7 月

目　　录

绪　　论

　　概率论与数理统计(probability and mathematical statistics)是从数量侧面来研究随机现象统计规律性的数学学科。而医药应用概率统计(或医药应用数理统计,mathematical statistics in medicine)则是应用概率论与数理统计的原理和方法,对医药、生物等相关领域研究对象的数据资料信息进行搜集、整理、分析和解释,以显示其总体特征和统计规律性的应用学科。

　　统计作为一种社会实践活动由来已久,其含义也较丰富。它可以指统计数据的搜集活动,即统计工作;也可以指统计活动的结果,即统计数据;还可以指分析统计数据的方法和技术,即统计学。

　　统计学(statistics)是对研究对象的数据资料进行搜集、整理、分析和解释,以显示其总体特征和统计规律性的科学。可见,统计学是与统计数据密不可分的,其主要方面包括:①数据搜集,也就是取得统计数据,这是进行统计分析的基础;②数据整理,即用图表等形式来展示数据特征,使数据更加系统化、条理化,从而便于统计分析;③数据分析,是利用描述统计和推断统计等统计方法来研究数据,是统计学的核心;④数据解释,就是对统计分析结果进行说明和应用。

　　虽然人类的统计实践活动可以追溯到远古的原始社会,但是将统计实践上升到理论加以总结和概括,使之成为一门系统的学科——统计学,距今只有300多年的历史。最初的统计方法是随着社会政治和经济的需要而逐步得到发展的,直到18世纪概率论被引进之后,统计才逐渐成为一门成熟的学科。

　　17世纪中叶,法国数学家帕斯卡(B.Pascal,1623~1662)和费马(P.Fermat,1601~1665)等对赌徒 Méré 提出的赌局问题的解决,开创了概率论研究的新纪元,并于1657年出版了《论赌博中的计算》,书中提出了数学期望、概率的加法定理与乘法定理等基本概念。瑞士数学家伯努利(Jakob Bernoulli,1655~1705)创立了最早的大数定理——伯努利定理,建立了描述独立重复试验序列的"伯努利概型"。1662年,英国统计学家格朗特(J.Graunt)基于伦敦死亡人数资料的研究所进行的死亡率推算,是历史上最早出现的统计推断。1763年,英国统计学家贝叶斯(T.Bayes,1702~1761)发表《论机会学说问题的求解》,给出了"贝叶斯定理",可视为最早的数学化统计推断。而最先将古典概率论引进统计学领域的是法国天文学家、数学家拉普拉斯(P.S.Laplace,1749~1827),他提出了研究随机现象的分析方法,完善了古典概率论的结构,并阐明了统计学大数法则。比利时统计学家凯特勒(A.Quetelet,1796~1874)发现了大量随机现象的统计规律性,并开创性地应用许多统计方法完成了统计学和概率论的结合,被认为是数理统计学的创始人。此后,以概率论为基础的统计理论和方法被称为数理统计。

　　从19世纪中叶到20世纪中叶,数理统计得到蓬勃发展并逐渐达到成熟。法国医师路易斯(P.C.A.Louis,1787~1872)1835年提出了医学观察中的抽样误差和混杂概念、临床疗效对比的前瞻性原则和疗效比较的"数量化"方法,被誉为"临床统计之父";他的学生盖瓦勒特(J.Gavarret,1808~1890)1840年在巴黎出版了世界上首部医学统计学教科书。德国的大地测量学者赫尔梅特(F.Helmert,1843~1917)在1876年研究正态总体的样本方差时，发现了χ^2分布(卡方分布)；英国生物学家高尔顿(F.Galton，1822～1911)在生物遗传学中提出了回归、相关概念，创立了回归分析法。英国数学家、统计学家皮尔逊(K.Pearson，1857～1936)进一步发展了回归与相关的理论，提出了总体、标准差、正态曲线等重要术语和矩估计法、χ^2拟合优度检验法，并创建了生物统计学，为数理统计和生物统计学的发展奠定了基础。英国统计学家戈塞特(W.S.Gosset，1876～1937)于1908年导出了t统计量的精确分布——t分布，建立了"小样本理论"；而英国统计学派的代表人物费希尔(R.Fisher，1890～1962)系统地发展了抽样分布理论，建立了以最大似然估计法为中心的点估计理论，首创了试验设计法并提出方差分析法，对现代数理统计的形成和发展作出了极大的贡献。1933年苏联的著名数学家柯尔莫哥洛夫(A.N.Kolmogrov，1903～1987)出版了经典名著《概率论基础》，首次以测度论为基础建立了概率的公理化定义，从而使概率论建立在完全严格的数学基础之上，奠定了现代概率论的理论基础。其后波兰统计学家奈曼(J.Neyman，1894～1981)等在20世纪30年代提出了似然比检验，并建立了置信区间理论。美国统计学家沃尔德(A.Wald，1902～1950)所建立的序贯分析和统计决策理论，开创了数理统计学的新局面。1946年瑞典数学家克拉默(H.Cramer，1893～1985)发表《统计学的数学方法》，运用测度论方法总结数理统计的成果，使现代数理统计趋于成熟。

随着自然科学和社会经济的进步和发展，数理统计在理论上不断完善与成熟，应用上日益广泛和深入。数理统计已成为研究自然现象和社会经济现象数量特征的极为有力的工具，并逐步渗透到各个学科领域，形成了许多边缘学科，如生物统计、医药统计、社会统计、水文统计、计量经济学、计量心理学、信息论、决策论、排队论、博弈论、可靠性理论、自动控制、质量管理、临床试验等，成为现代科学发展的一个重要标志。

2009年8月美国《纽约时报》发表大幅文章《当今大学毕业生的唯一关键词：统计》(*For today's graduate，just one word：statistics*)，文章举例说明统计对各行各业的重要性，并引用谷歌首席经济学家的观点，认为统计将成为未来十年最具吸引力的职业。同年美国劳工统计局(BLS)和梅肯研究院(Milken Institute)的研究数据表明，统计学是未来最富有成长性的五大热门领域(工程学、生命科学、统计学、环境科学、金融)之一。2010年6月3日，第64届联合国大会第90次会议通过决议，将每年的10月20日定为"世界统计日"，体现出全世界对统计数据和统计的空前关注和重视。2011年2月，我国国务院学位委员会颁布新的《学位授予和人才培养学科目录》，统计学上升为一级学科，为我国统计学科和统计教育的发展提供了更加广阔的舞台，同时也凸显了统计对科学研究和社会发展的重要性。

目前"大数据"时代的到来为统计学提供了极为广阔的空间和空前的发展机遇，统计不仅在传统的生物学、医学和农学等学科领域中被广泛应用，而且在迅猛发展的药物研究特别是新药临床研究中正发挥着越来越重要的作用。在医药企事业和科研单位等的药物研制、临床研究、生产销售和上市监管过程中，都需进行医药数据的搜集、整理、分析和展示，从而为相关的研究、生产、管理和决策提供支持；同时，现代药物研究不仅需要采集、展示和分析数据，更需要运用现代统计方法对医药数据建模，进行量化分析，进而做出统计推断和预测，为发现新药疗效、新药在体内代谢及整个药物研究的发展规律，为相关决策提供科学依据和重要参考。我国《药品注册管理办法》规定新药临床试验必须自始至终有统计人员的参与，显然，有关医药统计的知识、方法和必要的统计软件应用技能训练，也已成为每个医药科技工作者必不可少的专门知识和技能，其学习和掌握对于有效而正确地利用数据资料进行医药领域的研究和实践具有极为重要的意义。

知识链接　"统计"名词的来历

　　统计语源最早出现于中世纪拉丁语的"status"，意思指各种现象的状态和状况。由这一语根组成意大利语"stato"，表示国家结构和国情知识的意思。德国政治学教授亨瓦尔(G. Achenwall)在 1749 年所著的《近代欧洲各国国家学纲要》绪言中首次将"Statistika"(统计)作为国家学名使用，原意是指"国家显著事项的比较和记述"，此后，各国相继沿用"统计"这个词，并把这个词译成各国的文字，法国译为"Statistique"，意大利译为"Statlstica"，英国译为"Statistics"，日本最初译为"政表""政算""国势""形势"等，直到 1880 年在太政官中设立了统计院，才确定以"统计"二字正名。

　　1903 年由钮永建等翻译了 4 本日本横山雅南所著的《统计讲义录》，把"统计"这个词从日本传到我国。1907 年彭祖植编写的《统计学》是我国最早的一本"统计学"书籍。"统计"一词就成了记述国家和社会状况的数量关系的总称。

（高祖新　言方荣）

第一章 数据的统计描述和概括

统计学是对研究对象的数据资料进行搜集、整理、分析和研究的学科。在英文中，"statistics"以单数名词出现时表示统计学，而以复数名词出现时则表示统计数据或资料。可见，统计学与统计数据是密不可分的。

> **案例 1.1（受教育程度资料）** 根据《2015 年全国 1%人口抽样调查资料》（国家统计局人口和就业统计司编）提供的 2015 年全国人口抽样调查样本数据资料，我国人口的受教育程度分为未上过学、小学、初中、普通高中、中职、大学专科、大学本科和研究生共八类，在参加抽样调查的我国 6 岁以上共计 19833469 抽样人口中，112.89 万人是未上过学；519.96 万人是小学；760.05 万人是初中；243.44 万人是高中；82.66 万人是中职；135.18 万人是大学专科，117.52 万人是大学本科，11.65 万人是研究生。
>
> **问题：**如何对上述受教育程度资料进行统计整理，并用统计图表显示？

本章就讨论如上述案例所示的有关数据资料的统计整理、图表显示和统计概括等问题。

第一节 数据的类型和统计整理

一、数据的分类

数据（data）是对客观事物计量的结果。例如，对药品质量的计量可得到药品是正品或次品的数据；对药物在试验对象血液中含量的计量可得到血液浓度数据等。统计数据是利用统计方法进行分析的基础。

（一）数据的类型

统计数据根据观察或实验结果的表现形式是否能用数值表示大体上分为两大类：定性数据和定量数据。

1. 定性数据 定性数据（qualitative data）也称品质数据，是观察或实验结果不可以用数值大小表示只能用文字描述的数据资料，一般不带有度量衡单位。这类数据资料说明的是事物的品质特征，它的特点是每个观察结果或实验结果之间没有量的大小区别，表现为互不相容的类别或属性。根据观察结果是否有等级或顺序，定性数据又可进一步分为定类数据和定序数据两类。

（1）定类数据（categorical data）或名义数据（nominal data）、计数数据（count data）：是对事物按照其属性进行分类或分组的计量结果，其数据表现为文字型的无序类别，可以进行每一类别出现频数的计算，但不能进行排序和加减乘除的数学运算。例如：人的性别分为男、女两类；人体血型分为 O 型、A 型、B 型和 AB 型四类等，这些均属于定类数据。

（2）定序数据（ordinal data）或等级数据（rank data）：是对事物之间等级或顺序差别的计量结果，其数据表现为有序类别，可以进行类别的频数计算和排序，但不能进行加减乘除的数学运算。例如：某种药物的疗效可分为无效、有效、显效、痊愈等；新药的等级可分为一类、二类、三类、四类、五类等，均属于定序数据。案例 1.1 中的我国抽样人口的受教育程度数据也属于定序数据。

2. 定量数据　定量数据(quantitative data)，也称数值数据(numerical data)或计量数据(scale data)　是观察或实验结果可以用数值大小表示的数据资料，一般带有度量衡单位。这类数据资料是用自然或度量衡单位对事物进行计量的结果，其特点是每个观察值或实验值之间有量的大小的区别，既可进行频数计算和排序，又可进行加减乘除的数学运算。例如：百分制的考试成绩(单位：分)、人的体重(单位：kg)、血压(单位：kPa)、红细胞数(单位：个/L)等，均为定量数据。

实际问题中绝大多数数据资料是定量数据，本书所介绍的统计方法也主要用于定量数据的分析处理，只有非参数方法等可用于定性数据的研究。虽然只有定量数据可转化为定性数据，但也可以通过每类赋值(即编码)的方法，使定量数据的统计分析方法应用于定性数据。

(二)变量及其类型

在统计中，将说明现象的某种属性或标志称为变量(variable)，对变量进行测量或观察的值称为观察值(observation)或变量值(variable value)。统计数据就是统计变量的观察值。根据变量的记录形式分别为定类数据、定序数据和数值数据，相应地变量可以分为定类变量(categorical variable 或名义变量 nominal variable)、定序变量(ordinal variable 或等级变量 rank variable)和数值变量(numerical variable 或 scale variable)。

数值变量中，如果变量可以取有限个值，或可以一一列举，称为离散变量(discrete variable)，如制药公司数、仪器个数等。如果数值变量可以取无穷多个值，其取值是连续不断的，不能一一列举，就称为连续变量(continuous variable)，如时间、温度、血药浓度等。实际应用时，当离散变量的取值很多时，也可以当作连续变量来处理。

由于在实际中，应用最多的是数值变量，大多数统计方法所处理的也都是数值变量，故一般将数值变量简称为变量，即通常所说的变量主要是数值变量。

区分数据的类型非常重要，如表 1-1 所示，对不同类型的数据必须采用不同的统计方法来进行处理和分析。

表 1-1　不同数据类型之比较

数据类型	定性数据(品质数据)		定量数据
	定类数据 (计数数据)	定序数据 (等级数据)	数值数据 (计量数据)
表现形式	类别 (无序)	类别 (有序)	数值 ($+ - \times \div$)
对应变量	定类变量	定序变量	数值变量 (离散变量、连续变量)
主要统计方法	计算各组频数，进行列联表分析、χ^2 检验等非参数方法		计算各种统计量，进行参数估计和检验、回归分析、方差分析等参数方法

(三)两类数据的转换

根据统计分析的需要，定量数据与定性数据之间经常要做数据类型的转换。

1. 定量数据的定性化转换　例如，学习成绩由百分制转化成优、良、中、及格、不及格的五等级制，这时定量数据就成了定性数据。

2. 定性数据的数量化转换　为了便于统计处理，有时需要对定性数据赋值进行数量化转换。例如，对定性变量性别中的定性数据"男"和"女"可以分别取值为"1"和"0"，此时取值 1 和 0 之间没有量的差别，只是一种"数据代码"。又如对受教育程度，如果是按未上过学、小学、初中、高中、大专及以上这五组进行分类，则受教育程度变量属于定序变量，对这五类数据赋值时可分别取值为 1、2、3、4、5。此时取值之间不仅是一种"数据代码"，也有量的区别。

(四)统计数据的搜集和来源

统计数据资料的搜集是指根据统计研究的目的，采用科学研究或调查方法，向研究或调查对象搜集数据的过程，它是统计分析的基础。统计数据资料搜集的基本要求是：准确性、及时性和系统性。

通过数据搜集，可得到两类不同来源的数据资料：

1. 原始资料(raw data)**或一手资料**　通过专门进行的科学试验或调查来采集得到的直接来源数据资料。其中科学试验是取得自然科学数据的重要手段，而专门调查是取得社会经济数据的重要手段。

2. 次级资料(secondary data)**或二手资料**　利用已公开出版(报道)的信息资料或尚未公开的信息资料来搜集的间接来源数据资料，包括图书资料和报刊杂志、广播电视等媒体和互联网中的各种数据资料，使用时应注意数据的含义、计算口径和方法，并在引用时注明数据来源。

(五)常用的统计软件简介

在实际处理时，尤其是对于数据量较大的实际问题，一般通过计算机利用有关统计软件进行有关数据整理和统计图表显示等工作。目前常用的统计软件主要有 SAS(统计分析系统)、SPSS(社会科学统计软件)等。

1. SAS　SAS 系统，全称 Statistical Analysis System(统计分析系统)，是模块化、集成化的应用软件系统，具有完备的数据管理、数据分析、数据存取、数据显示等功能，除统计分析外还有制图、矩阵运算、运筹规划、质量控制和医药临床研究等功能，为医药研究、经济管理、社会科学、自然科学等各领域的众多用户所采用，是当前最为流行的国际标准通用的分析统计软件，但其操作略为烦琐。

2. SPSS(社会科学统计软件)　SPSS，全称 Statistical Package for Social Science(社会科学统计软件)，具有操作简便、统计功能并全、数据交换强大以及视窗组合等特点，也是当前最为流行的统计分析软件，在商务、政府部门、教学与科研单位的定量研究中发挥了巨大的作用。

由于 SPSS 软件普及程度高，操作运算也较为简便，本书主要介绍 SPSS 软件的统计分析与运算处理的操作，以提高和拓展数据处理和统计分析的应用能力。

二、SPSS 软件的应用基础

(一)SPSS 的主要操作界面

SPSS 软件的主要操作界面是由多个窗口组成的，实际应用中常用的有两个基本窗口：【Data Editor(数据编辑)】和【Output Viewer(结果输出)】窗口。

启动 SPSS 后，系统自动打开【Data Editor(数据编辑)】窗口，它是 SPSS 核心窗口。
【Data Editor(数据编辑)】窗口又包括【Data View(数据视图)】窗口和【Variable View(变量视图)】窗口，其中【Data View(数据视图)】窗口用于录入编辑和管理数据，显示 SPSS 数据的内容，主要由窗口标题栏、菜单栏、工具栏、变量名栏、数据编辑区、观测序号和系统状态显示区组成。SPSS 的统计分析操作主要通过各种菜单的选择来完成。菜单栏包括 SPSS 的【File(文件)】等 11 个菜单(图 1-1)。用户可以通过选择菜单命令完成相应的操作。菜单对应的功能如表 1-2 所示。

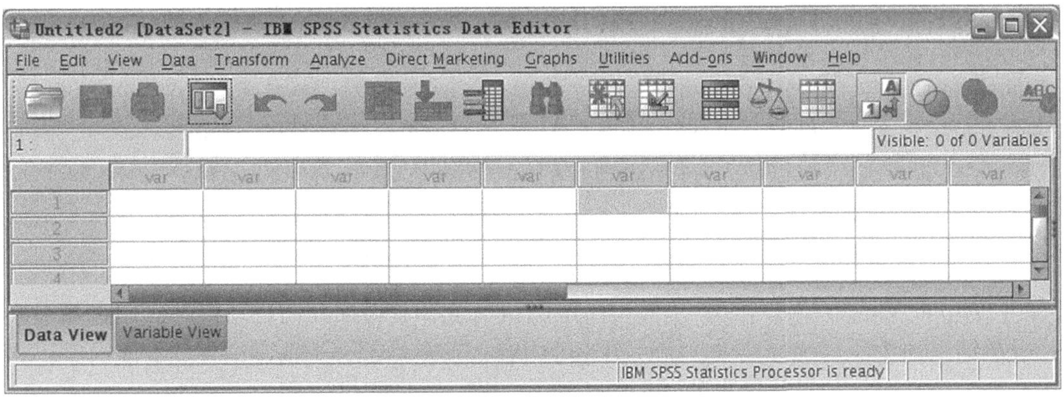

图 1-1　SPSS 的数据编辑窗口

表 1-2　Data Editor 窗口主菜单及功能

菜单名	功能	说明
File(文件)	文件操作	对 SPSS 相关文件进行基本管理( )如文件的新建、打开、保存、打印等( )
Edit(编辑)	数据编辑	对数据编辑窗口中的数据进行基本编辑(如撤销/恢复、剪切、复制、粘贴)，并实现数据查找、参数设置等功能
View(视图)	窗口状态管理	对 SPSS 窗口外观等进行设置(如状态栏、表格线、变量、标签等是否显示，字体设置等)
Data(数据)	数据的操作管理	对数据编辑窗口中的数据进行加工整理(如数据的排序、转置、抽样选取、分类汇总、加权等)
Transform(转换)	数据基本处理	对数据编辑窗口中的数据进行基本处理(如生成新变量、计数、分组等)
Analyze(分析)	统计分析	对数据编辑窗口中的数据进行统计分析和建模(如基本统计分析、均值比较、相关分析、回归分析、非参数检验等)
Direct Marketing(直销)	市场销售问题分析	识别最佳客户、客户分组、生成潜在客户概要文件、邮政编码响应率、购买倾向分析及比较活动效果
Graphs(图形)	制作统计图形	对数据编辑窗口中的数据生成各种统计图形(如条形图、直方图、饼图、线图、散点图等)
Utilities(实用程序)	实用程序	SPSS 其他辅助管理(如显示变量信息、定义变量集、菜单编辑器等)
Window(窗口)	窗口管理	对 SPSS 中的多个窗口进行管理(如窗口切换、最小化窗口等)
Help(帮助)	帮助	实现 SPSS 的联机帮助(如语句检索、统计辅导等)

【Variable View】窗口用于定义或显示 SPSS 数据的结构即变量的 11 个属性，其意义如表 1-3 所示。

表 1-3　【Variable View】窗口的变量属性意义

属性	说明
Name（名称）	变量名称。变量名的字符不能超过 64 个（汉字不超过 32 个），首字母必须是字母或汉字，结尾不能是圆点、句号或下划线
Type（类型）	变量取值的类型。主要包括数值型、字符型和日期型等三种基本数据类型
Width（宽度）	变量格式宽度。即变量所占单元格的列宽度，可通过该列中上下按钮来调整
Decimals（小数）	变量小数位数。系统默认为两位，可通过该列中的上下按钮来调整其小数位数
Label（标签）	变量名标签。是对变量名含义的说明，可用中文，总长度可达 120 个字符
Values（值标签）	变量值标签。对变量取值含义的说明，对定性变量通常需定义其变量值标签
Missing（缺失值）	变量的缺失值。用于定义变量缺失值。默认的缺失值 SPSS 中用"·"表示
Columns（列宽）	变量显示的列宽。用于定义变量值的列显示宽度，默认宽度为 8
Align（对齐）	变量值的对齐方式。变量在单元格中对齐方式有：居左、居右和居中
Measure（测度水平）	变量的测度水平。可根据变量数据的实际类型，选择 scale（数值型数据）、ordinal（定序或等级数据）或 nominal（定类数据）等三种测度水平
Role（角色）	变量的角色。定义变量在统计分析中的功能作用，可选 Input、Target 等类型

　　【Output Viewer（结果输出）】窗口一般随执行统计分析命令而自动打开，用于显示统计分析结果，主要是统计报告、统计图表等内容，其左半部分为输出结果的导航目录，右半部分为统计分析的具体输出的图表等内容。如图 1-2 所示。

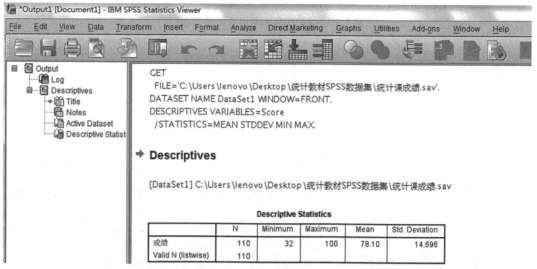

图 1-2　SPSS 的结果输出窗口

（二）SPSS 数据文件的建立

　　1. 在 SPSS 软件中直接录入数据　当启动 SPSS 系统后，界面显示数据编辑窗口（或者选择菜单栏中的【File（文件）】→【New（新建）】→【Date（数据）】），即可按照需求在其【Variable View】页面定义变量，然后在其【Data View】页面直接输入数据，保存后便形成 SPSS 数据文件（后缀名为.sav）。

　　下面根据案例 1.1 的受教育程度数据（参见表 1-4）为例，来建立对应的 SPSS 数据集。其操作步骤为：

首先启动 SPSS 软件，在数据编辑窗口的【Variable View】页面进行变量的定义，如图 1-3 所示。

	Name	Type	Width	Decimals	Label	Values	Missing	Columns	Align	Measure	Role
1	education	String	10	0	受教育程度	None	None	12	Left	Nominal	Input
2	pop	Numeric	8	2	人口数（万）	None	None	10	Right	Scale	Input
3											
4											

图 1-3　对案例 1.1 数据集变量定义的【Variable View】

然后在数据编辑窗口的【Data View】页面录入数据，如图 1-4 所示。

	education	pop
1	未上过学	112.89
2	小学	519.96
3	初中	760.05
4	高中	243.44
5	中职	82.66
6	大学专科	135.18
7	大学本科	117.52
8	研究生	11.65

图 1-4　案例 1.1 数据录入的【Data View】

最后，选择菜单【File】→【Save】，在文件名框中输入 "2015 年人口抽样受教育程度"，点击【Save】按钮，即可建成 SPSS 数据集〈2015 年人口抽样受教育程度.sav〉。

2. 利用 Excel 文件导入数据　在 SPSS 软件中可以很方便地导入 Excel 数据文件，并可建立对应的 SPSS 数据集。

在 SPSS 软件的数据编辑窗口，选择菜单栏中的【File】→【Open】→【Date】，弹出【Open Date】对话框，在文件类型选中 "Excel"，文件名选中已有的需导入的 Excel 数据文件名，单击【Open】按钮，即可在 SPSS 系统中打开该 Excel 数据文件，导入相应数据。

需要时，可对新导入的数据重新定义其变量的有关属性，选择菜单【File】→【Save As】，定义其 SPSS 的文件名，即可建成相应的 SPSS 数据集。

三、数据的统计整理和图示

统计工作一般分为统计设计、收集资料、整理资料和分析资料四个阶段，其中数据资料的统计整理就是根据统计研究的任务，对搜集到的数据资料进行科学的汇总和处理，使数据资料系统化，以反映研究总体的特征、规律和趋势。

数据资料的统计整理和图示通常包括下列步骤：

（1）对数据资料进行审核和订正；

（2）对数据资料进行统计分组（分类）；

（3）进行统计汇总，计算各组频数，编制频数分布表；

（4）给出统计图表或报告。

在对数据进行统计整理时，应根据不同的数据类型进行处理，对定性数据（定类数据和定序数据）主要作分类整理，对定量数据（数值数据）主要作分组整理。

(一)定性数据的整理和图示

对于定性数据(品质数据)主要作分类整理。定性数据包括定类和定序数据,其数据本身就是对事物的一种分类或类别排序,进行数据整理时,只需按不同数据(类别)进行分组,算出各组的频数或频率、百分比(对于定序数据,还可以算出各组的累积频数或累积频率、累积百分比),列出频数分布表,再用条形图或圆形图等统计图形显示其整理结果。

频数(frequence 或 absolute frequency)是指落在各类别中的数据个数;频率(frequency 或 relative frequency)则是指各类别的数据个数占数据总个数的比例值;将各个类别及其相应的频数(或频率、百分比)用表格形式全部列出来就是频数分布表(frequency table)。

下面首先来考察本章开始时提出的案例 1.1 的问题。

案例 1.1(续一) **解** 根据案例 1.1 提供的 2015 年全国 1%人口抽样调查资料中我国 6 岁以上抽样人口的受教育程度数据资料,可整理成频数分布表,如表 1-4 所示。

表 1-4 2015 年我国 6 岁以上抽样人口的受教育程度

受教育程度	未上过学	小学	初中	高中	中职	大学专科	大学本科	研究生	合计
人数/万	112.89	519.96	760.05	243.44	82.66	135.18	117.52	11.65	1983.35
百分比/%	5.69	26.22	38.32	12.27	4.17	6.82	5.93	0.59	100.00

数据来源:国家统计局人口和就业统计司 2017. 2015 年全国 1%人口抽样调查资料. 北京:中国统计出版社.

【SPSS 软件应用】 根据频数分布表 1-4 的数据建立对应的 SPSS 数据集〈2015 年人口抽样受教育程度〉,包括两个变量:education(受教育程度)和 pop(人口数),见图 1-4。

在 SPSS 中,打开该数据集,选择菜单【Graphs】→【Legacy Dialogs(旧对话框)】→【Bar(条形图)】;在打开的【Bar Charts】对话框中,选定【Simple】,再选定⊙Values of individual cases,点击 Define 按钮。在打开的对话框【Define Simple Bar】中选定作图变量:

pop(人数)→Bar Represent;education(受教育程度)→⊙Variable

如图 1-5 所示。点击 OK。

对输出的条形图稍作图形编辑后,即可制得条形图如图 1-6 所示,它直观反映了 2015 年人口抽样中我国各种受教育程度人口分布状态。

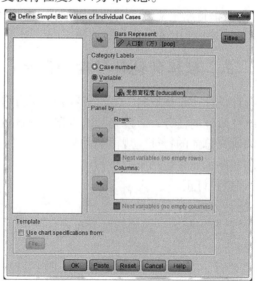

图 1-5 【Define Simple Bar】对话框

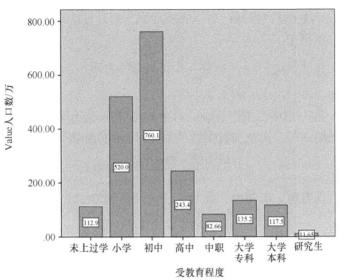

图 1-6　人口受教育程度的垂直条形图

对定性数据或离散变量数据,条形图和圆形图是反映数据分布特征和构成比的常用统计图形,在统计图表显示中起着很好的作用,这两种统计图形将在本章第三节作简要介绍。

(二)定量数据的整理和图示

定量数据资料统计整理的目的是了解定量数据的分布规律和类型,并根据分布类型选用适当的统计指标描述其集中趋势和离散趋势等统计特征。其整理和显示主要包括按数量标志进行分组,编制频数分布表,并采用直方图及频数折线图等统计图形来表示其结果,以更直观清晰地表示其频数分布状态。

定量数据统计分组方法有单变量值分组和组距分组两种。单变量值分组是按每个变量值作为一组,主要用于离散变量且变量值较少的情形。对于连续变量或变量值较多的情形,通常采用组距分组,即将全部变量值依次划分为若干个区间,每个区间作为一组。在组距分组中,每个组的最小值称为该组的下限(lower limit)、最大值称为该组的上限(upper limit)。

例 1.1　现有某高校某专业 110 名学生某门课的成绩(单位:分)数据如下,试编制频数分布表来进行数据的整理显示。

```
76  42  94  97  72  88  55  96  62  83  99  80  81  77  68  90  67  85  69  61
76  73  81  65  61  87  87  93  88 100  89  99  65  61  74  97  62  72  91  49
72  82  98  100 73  51  71  99  68  94  82  85  79  74  55  87  49  85  72  78
97  86  53  71  73  90  88  77  80  86  71  96  85  46  73  66  98  55  98  81
79  84  86  74  86  62  74  79  59  96  97  69  89  86  81  78  84  99  45  95
82  91  67  73  89  89  84  74  32  72
```

解　以该例数据整理为例,给出定量数据组距分组法编制频数分布表的步骤。

1. 确定组数　组数 K 的确定应以能够显示数据的分布特征和规律为目的,一般设 5～15 组,可根据数据本身的特征和数据的个数来定。通常当数据个数小于 50 时,可分为 5～6 组;当数据个数为 100 左右时,可分为 7～10 组;当数据个数超过 500 时,可分为 10～15 组。在实际分组时,也可按 Sturges 提出的经验公式来定组数 k:

$$k = 1 + \frac{\ln N}{\ln 2}$$

其中 ln 为以 e 为底的自然对数，N 为数据个数，对计算结果取整数后即组数，在实用中可参考使用。在本例中，

$$k = 1 + \frac{\ln 110}{\ln 2} = 1 + 6.78 \approx 7.78$$

即大致可分为 8 组。

2. 确定组距　在分组中，组距(class width)d 是指该组上限与下限之差，一般多采用等组距。此时，组距 d 可以由全部数据的最大值、最小值和组数 k 来定

$$d = \frac{最大值 - 最小值}{组数 k} \quad (取整)$$

取整是为了便于数据整理。本例中，最大值=100，最小值=32，故组距

$$d = \frac{100 - 32}{8} = 8.5$$

为便于计算，组距一般取 5 或 10 的倍数，而且第一组的下限应低于数据的最小值，最后一组的上限应该不低于数据的最大值。因此，本例中组距 d 取 10，首组下限为 30，实际分组数是 7 组。

3. 分组计算频数，形成频数分布表　对上面数据进行分组，采用手工划记法或计算机汇总，计算各组频数，列出频数分布表，如表 1-5 所示。

表 1-5　成绩数据频数分布表

成绩分组	30～	40～	50～	60～	70～	80～	90～100	合计
频数 f_i	1	5	6	15	27	32	24	110
频率	0.090	0.045	0.055	0.136	0.245	0.291	0.218	1.000
百分比/%	9.0	4.5	5.5	13.6	24.5	29.1	21.8	100.0

组距分组时，应该遵循"不重不漏"的原则，即数据在计入分组频数时，不重复不遗漏。对连续变量采用相邻两组组限重叠时，一般规定"组上限不在内"，只有最后一组包括上限。如在表 1-5 分组中，"30～"表示[30，40)，即上限 40 在分组时不计入该组，而应该计入下一组。另外，为避免出现空白组(数据频数为 0)或个别极端值被漏掉，第一组和最后一组可以采用开口组"××以下"及"××以上"，开口组通常以相邻组的组距作为其组距。

上面的分组是组距相等的等距分组。有时，为了特定研究的需要，也可采用组距不相等的不等距分组。例如，对人口年龄的分组，人口学研究中常分为 0 ～14 岁(少年儿童人口)、15～59 岁(劳动年龄人口)、60 岁以上(老年人口)的不等距分组。

有时，为反映各组数据的一般水平，通常用组中值(middle point value)作为该组数据的代表值，即

$$组中值 = \frac{下限值 + 上限值}{2}$$

组中值在用频数分布表数据进行均值、方差等计算或制作频数折线图时起作用。

为了统计分析需要，有时需要观察某一数值以下(或以上)的频数或频率之和，这称为累积频数(cumulative frequence)或累积频率(cumulative frequency)，见表 1-6。

表 1-6　成绩数据累积频数分布表

成绩分组	30～	40～	50～	60～	70～	80～	90～100
组中值	35	45	55	65	75	85	95
频数	1	5	6	15	27	32	24
累积频数	1	6	12	27	54	86	110
累积频率	0.009	0.055	0.109	0.245	0.491	0.782	1.000

4. 结果的统计图示　为了显示定量数据的整理结果,一般用直方图和频数折线图等专门用于显示分组数据频数分布特征的统计图,以便直观全面地认识和分析定量数据的分布特征和规律。

例 1.1(续一)　根据例 1.1 的 110 名学生的统计课成绩数据,利用 SPSS 软件制作其等组距的频数直方图,其中数据范围为 30～100,组距为 10。

【**SPSS 软件应用**】　首先建立对应的 SPSS 数据集〈统计课成绩〉,包括一个变量:Score（成绩）。如图 1-7 所示。

在 SPSS 中,打开该数据集,选择菜单【Graphs】→【Legacy Dialogs】→【Histogram(直方图)】,在对话框【Histogram】中选定:Score（成绩）→Variable;点击 Define。即可得如图 1-8 所示的成绩数据的初步频数直方图(默认格式)。

	Score	var
1	76.00	
2	42.00	
3	94.00	
4	97.00	

图 1-7　数据集〈统计课成绩〉

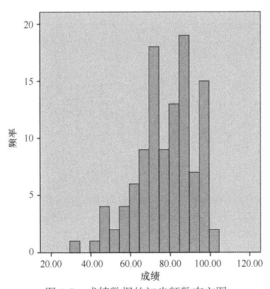

图 1-8　成绩数据的初步频数直方图

注意到在图 1-8 中所得的直方图的组距是 5,因此需要对该直方图进行图形编辑。

在输出窗口中,双击分析结果中的频数直方图,即可进入图形编辑窗口【Chart Editor】,单击图形中需要改动的相应部分,即可进入相应的属性对话框进行编辑调整。

首先单击直方图中条形部分,即进入条形【Properties】对话框,如图 1-9 所示,选择:
【**Binning(分箱)**】　→ X Axis ⊙Custom→ ⊙Interval width（区间宽度）:10
点击 Apply 按钮。即可将直方图的区间宽度由原来的 5 改为 10。

再单击直方图中 X 轴的刻度值(如 100),即进入 X 轴【Properties】对话框,如图 1-10 所示,选择【Scale(刻度)】→【Range(范围)】,选定:

Minmum:30;Maximum:100;Major Increment:10;Origin:0

点击 Apply 。即可改变 X 轴的刻度值。

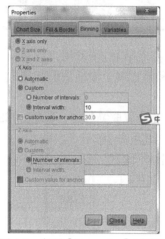
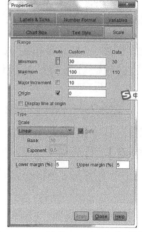

图 1-9　条形【Properties】对话框　　图 1-10　X 轴【Properties】对话框

最后在图表编辑器工具栏中,点击图标 ,即可在直方图的条形上标出其频数值。关闭其图表编辑器后,输出窗口中最后所得的成绩数据的频数直方图如图 1-11 所示。

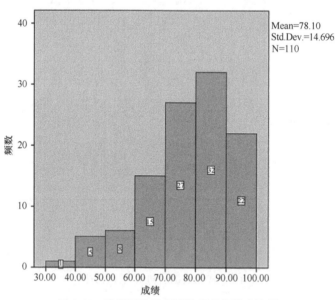

图 1-11　编辑调整后成绩数据的频数直方图

第二节　数据分布特征的统计概括

从数据整理得到的频数分布表或直方图等,可以大致了解数据分布的形状和特征,而对于数据分布的特征和规律的全面掌握和定量刻画,则需要了解反映数据分布特征不同侧面的统计指标即统计量。这里将介绍的常用统计量,可从以下三方面分别对数据分布的特征进行描述和概括：①分布的集中趋势；②分布的离散趋势；③分布的形状。

一、数据分布集中趋势的测度

描述数据分布集中趋势的测度值即统计量主要有均值、众数和中位数，又被称为数据分布的位置度量，反映了数据水平的代表值或中心值，其中最重要的是均值。

(一)均值

均值(mean)也称为算术平均值，是全部数据的算术平均，记为 $\bar{x}$。均值是数据分布集中趋势的最主要测度值，在统计学中具有重要的地位。它适用于定量数据，不能用于定性数据。均值的计算公式将根据数据形式的不同而不同。

对未经分组整理的原始数据，设数据观察值为 x_1，x_2，$\cdots$，x_n，均值的计算采用简单算术平均数公式

$$\bar{x} = \frac{x_1 + x_2 + \cdots + x_n}{n} = \frac{1}{n}\sum_{i=1}^{n} x_i \tag{1-1}$$

例如，对例 1.1 中的原始数据，计算 110 名学生考试成绩的均值为

$$\bar{x} = \frac{76 + 42 + 94 + \cdots + 72}{110} = \frac{8591}{110} = 78.10$$

对分组整理的数据，设原始数据被分为 k 组，各组的组中值为 x_1，x_2，$\cdots$，x_k。各组观察值出现的频数分别为 f_1，f_2，$\cdots$，f_k，其中 $\sum_{i=1}^{k} f_i = n$，均值的计算采用加权算术平均数公式：

$$\bar{x} \approx \frac{x_1 f_1 + x_2 f_2 + \cdots + x_k f_k}{f_1 + f_2 + \cdots + f_k} \approx \frac{1}{n}\sum_{i=1}^{k} x_i f_i \tag{1-2}$$

例 1.1(续二) 根据前面频数分布表 1-6 中的数据，试计算 110 名学生成绩的均值。

解 计算过程如表 1-7 所示。

表 1-7 成绩数据计算表

成绩分组	30~	40~	50~	60~	70~	80~	90~100
组中值 m_i	35	45	55	65	75	85	95
频数 f_i	1	5	6	15	27	32	24

根据式(1-2)得

$$\bar{x} \approx \frac{1}{n}\sum_{i=1}^{k} x_i f_i = \frac{35 \times 1 + 45 \times 5 + \cdots + 95 \times 24}{110} = \frac{8590}{110} = 78.09$$

显然，该结果是前面根据原始数据计算公式(1-1)所得的均值精确值 78.10 的近似，因为这里(1-2)式是用组中值代表各组的实际观察值进行计算的。当各组数据在组中均匀分布时，利用(1-2)式计算的近似结果还是较为准确的(如本例)，而计算量却可减少。

均值是我们进行统计分析和统计推断的基础，并具有以下重要的数学性质：

(1)各数据观察值与均值的离差之和为零，即 $\sum_{i=1}^{n}(x_i - \overline{x}) = 0$；

(2)各数据观察值与其均值之差的平方和(称为离差平方和)最小，即对任意常数 C，有

$$\sum_{i=1}^{n}(x_i - \overline{x})^2 \leqslant \sum_{i=1}^{n}(x_i - C)^2$$

上述性质表明，均值是误差最小的总体数据的代表值，因此当数据分布为对称或近似对称时，均值是集中趋势的最好代表值。但是当数据分布的偏斜程度较大时，均值易受数据极端值的影响，不能很好地反映数据的集中趋势，此时宜考虑使用下面将介绍的中位数等。另外，为消除少数特别大或特别小数值的影响，有时也可采用截尾均值。如在某些评奖评级的平均分值计算中，往往先去掉一些最低分和最高分，再求平均分。

(二)中位数

将一组数据观察值 x_1，x_2，$\cdots$，x_n 按大小顺序排列后，设为

$$x_{(1)}，x_{(2)}，\cdots，x_{(n)}$$

处于正中间位置的值称为中位数(median)，记为 M_e，即

$$M_e = \begin{cases} x_{\left(\frac{n+1}{2}\right)}, & n\text{为奇数} \\ \dfrac{1}{2}\left(x_{\left(\frac{n}{2}\right)} + x_{\left(\frac{n}{2}+1\right)}\right), & n\text{为偶数} \end{cases}$$

即中位数的位置=$(n+1)/2$，当 n 为奇数时，数据的中间值取作中位数；当 n 为偶数时，两个中间值的平均值取作中位数。显然，中位数将全部数据等分成两部分，上下各有 50% 的数据值。中位数主要用于定序数据，也可用于定量数据，但不能用于定类数据。

例如，对例 1.1 的成绩数据，$n=110$ 为偶数，中位数的位置=$(n+1)/2=55.5$，将成绩数据按大小排序后，两个中间值第 55、56 个数据观察值均为 80，故中位数

$$M_e = \frac{80 + 80}{2} = 80$$

对于已分组的频数分布，一般只求中位数所在组，即累积频数超过 $n/2$ (或累积频率超过 0.5)的那个最低组。例如，对于表 1-5 给出的频数分布，由表 1-6 知累积频数超过 110/2=55 的最低组为 80～组，即为中位数所在组。

中位数是典型的位置平均数，其数值不受极端值的影响，具有稳健性的特点，同时中位数还具有与各数据观察值的距离之和最短的性质，即

$$\sum_{i=1}^{n}|x_i - M_e| = \text{最小}$$

该性质在工程设计中有较好的应用。

(三)众数

众数(mode)是数据中出现次数最多的观察值，用 M_o 表示。主要用于测度定性数据的集中趋势，对于定量数据，意义不大，有时可能有多个众数或没有众数。

例如，对例 1.1 的学生成绩数据，观察值 72、73、74、86 出现的次数均为 5 次(最大频数)，故均为众数。

对于分组且等距的频数分布，一般只求众数所在组，即频数最大的组。例如，对于表

1-5 给出的频数分布，频数最大的组为 80～组，故众数所在组为 80～组。

众数的特点是易理解，不受数据极端值的影响。但其灵敏度、计算功能和稳定性差，具有不唯一性，故当数据集中趋势不明显或有两个以上分布中心时不宜使用。

二、数据分布离散程度的测度

作为数据分布的另一重要特征，数据的离散程度反映了各数据观察值偏离其中心值的程度，故也称为离中趋势。前面介绍的反映集中趋势的各测度值作为数据的概括性度量，对数据一般水平的代表性的好坏依赖于数据的离散程度，即数据的离散程度越小，集中趋势的测度值对该组数据的代表性就越好。

常用描述数据离散程度的测度值有极差、方差、标准差、变异系数等，其中最重要的是方差、标准差。

(一)极差

极差(range)又称全距，是一组数据的最大值与最小值之差，即

$$R = 最大值 - 最小值$$

其中 R 表示极差。对于已分组的频数分布，极差也可近似表示为

$$R \approx 最高组上限值 - 最低组下限值$$

例如，对例 1.1 的学生成绩原始数据，最大值=100，最小值=32，故极差

$$R = 100 - 32 = 68$$

而根据表 1-5 的分组频数分布表计算的极差

$$R \approx 100 - 30 = 70$$

极差简单易算，但只利用了数据的两个极端值信息，不能反映中间数据的离散性，故难以准确描述数据的分散状况。

(二)分位数和四分位间距

1. 分位数 分位数(quantile)就是将数据等分后位于等分点上的数据值。常用的分位数主要有四分位数和百分位数。

四分位数(quartile)也称四分位点，是用 3 个点将已从小到大排序的全部数据四等分后在分位点上的数值。其中，第一个等分点称为下四分位数(lower quartile)，记为 Q_1；第二个等分点就是中位数 M_e，记为 Q_2；第三个等分点称为上四分位数(upper quartile)，记为 Q_3。

四分位数的计算与中位数相似，即先对数据进行排序，再确定其位置，然后确定其数值。对于未分组的原始数据，各四分位数的位置分别为

$$Q_1 位置 = \frac{1}{4}(n+1)；\quad Q_2 位置 = \frac{1}{2}(n+1)；\quad Q_3 位置 = \frac{3}{4}(n+1)$$

对于分组数据，各四分位数的位置分别为

$$Q_1 位置 = \frac{1}{4}n；\quad Q_2 位置 = \frac{1}{2}n；\quad Q_3 位置 = \frac{3}{4}n$$

当四分位数的位置不在某个数值上时，应该根据其位置，按比例分摊四分位数位置两侧数值的差值。

百分位数(percentile)是数据排序后，将数据 100 等分，位于 $i(i=1, 2, \cdots, 99)$ 个等分点上的数据值。第 i 百分位数记为 P_i，它使得有 $i\%$ 的数据项 ≤ 该值，且有 $(100-i)\%$ 的数据

项≥该值。显然第 25 百分位数 P_{25} 就是下四分位数 Q_1，第 50 百分位数 P_{50} 就是中位数 M_e，第 75 百分位数 P_{75} 就是上四分位数 Q_3。百分位数的计算思路与四分位数一样。

2. 四分位间距 四分位间距(quartile range 或四分位差、内距)是上四分位数 Q_3 与下四分位数 Q_1 之差，记为 Q_d。其计算公式为

$$Q_d = Q_3 - Q_1$$

四分位间距反映了中间 50%数据的离散程度，其数值越小，说明中间的数据越集中；数值越大，说明中间的数据越分散。它具有不受极端值影响的特点，在一定程度上克服了用极差描述数据离散程度的不足。四分位间距只适用于描述定序数据或数值数据的离散程度，而不适用于定类数据。

(三)方差和标准差

方差(variance)是各数据观测值与均值间离差的平方和的平均，是关于定量数据离散程度的最重要的测度值，方差的平方根就是标准差(standard deviation)。根据观察数据的不同，又有总体方差和样本方差之分。

1. 总体方差和标准差 当观察数据 x_1，x_2，…，x_N 为研究对象的全体数据，称为总体数据(population data)，则总体方差(population variance)的计算公式为

$$\sigma^2 = \frac{1}{N}\sum_{i=1}^{N}(x_i - \overline{x})^2$$

其总体标准差(population standard deviation)的计算公式为

$$\sigma = \sqrt{\sigma^2} = \sqrt{\frac{1}{N}\sum_{i=1}^{N}(x_i - \overline{x})^2}$$

为方便计算，我们通常还采用下列等价的简化公式

$$\sigma^2 = \frac{1}{N}\sum_{i=1}^{N}x_i^2 - \overline{x}^2, \qquad \sigma = \sqrt{\sigma^2} = \sqrt{\frac{1}{N}\sum_{i=1}^{N}x_i^2 - \overline{x}^2}$$

2. 样本方差和标准差 在实用中，观察数据一般都是研究对象的部分个体的数据，称为样本数据(sample data)，设为 x_1，x_2，…，x_n，则样本方差(sample variance)的计算公式为

$$S^2 = \frac{1}{n-1}\sum_{i=1}^{n}(x_i - \overline{x})^2$$

样本方差的平方根就是样本标准差，其样本标准差(sample standard deviation)的计算公式为

$$S = \sqrt{S^2} = \sqrt{\frac{1}{n-1}\sum_{i=1}^{n}(x_i - \overline{x})^2}$$

标准差与方差都反映了每个数据偏离其均值的平均程度，其中标准差具有与实际观察值相同的量纲，其意义较方差更明确，故比方差更常用。

例如，对例 1.1 的学生成绩原始数据，已知 $n=110$，均值 $\overline{x}=78.10$，故样本方差和样本标准差分别为

$$S^2 = \frac{1}{n-1}\sum_{i=1}^{n}(x_i - \overline{x})^2 = [(76-78.10)^2 + (42-78.10)^2 + \cdots + (72-78.10)^2]/109 \approx 215.98$$

$$S = \sqrt{S^2} = \sqrt{215.98} \approx 14.7$$

该结果表明,每个学生的成绩与平均成绩 78.10 分相比,平均相差 14.7 分。

对于已分组的频数分布数据,设组数为 k, x_1, x_2, $\cdots$, x_k 为各组的组中值,f_1, f_2, $\cdots$, f_k 为各组频数,设 $\sum_{i=1}^{k} f_i = n$,则其样本方差 S^2 和样本标准差 S 的计算公式分别为

$$S^2 = \frac{\sum_{i=1}^{k}(x_i - \overline{x})^2 f_i}{\sum_{i=1}^{k} f_i - 1} = \frac{1}{n-1}\sum_{i=1}^{k}(x_i - \overline{x})^2 f_i$$

$$S = \sqrt{S^2} = \sqrt{\frac{1}{n-1}\sum_{i=1}^{k}(x_i - \overline{x})^2 f_i}$$

例 1.1(续三) 试根据表 1-5 中的频数分布数据,计算 110 名学生成绩的方差 S^2 和标准差 S。

解 由例 1.1(续一)知,根据表 1-5 中的频数分布数据计算得学生成绩均值 $\overline{x} = 78.09$,则再利用表 1-5 中的组中值 x_i 和频数 f_i 计算得

$$S^2 = \frac{1}{n-1}\sum_{i=1}^{k}(x_i - \overline{x})^2 f_i = \frac{1}{109}\left[(35\text{-}78.09)^2 \times 1 + (45\text{-}78.09)^2 \times 5 + \cdots + (95\text{-}78.09)^2 \times 24\right]$$
$$\approx 21749.1/109 = 199.53$$
$$S = \sqrt{S^2} = \sqrt{199.53} \approx 14.12$$

上述结果与根据原始数据计算公式所得的精确值 $S^2 = 215.98$,$S = 14.7$ 相比相差不大,而计算量却大为减少。

为化简样本方差和样本标准差的计算,通常还可采用下列等价的简化公式

$$S^2 = \frac{1}{n-1}\left(\sum_{i=1}^{n} x_i^2 - n\overline{x}^2\right)$$

对于已分组的频数分布数据,有(其中 x_i 为各组的组中值)

$$S^2 = \frac{1}{n-1}\left(\sum_{i=1}^{k} x_i^2 f_i - n\overline{x}^2\right)$$

其中 $n = \sum_{i=1}^{k} f_i$。

实际计算时,通常可用计算器上的统计功能来帮助计算。对于较大的数据集,往往利用电子计算机的统计软件功能(如 SAS、SPSS、Excel 软件等)来进行处理。

3. 标准化值 当求得一组数据的均值和标准差后,我们就可以对该组数据进行标准化处理,即得到各数据观察值 x_i 的标准化值(standardized value)u_i

$$u_i = \frac{x_i - \overline{x}}{S}$$

利用上列统计标准化公式,原数据集 $\{x_i\}$ 就转为均值是 0、标准差是 1 的标准化数据集 $\{u_i\}$。

在对具有不同量纲的多个变量进行统计分析时,往往需要首先对这些变量的观察值进行标准化处理。标准化值给出了数据中各数据观察值的相对位置,即以标准差为衡量单位给出该数值偏离其均值的相对大小。一般而言,在一组数据中约有 95% 的数值,其标准化

值的绝对值不超过 2；仅有 0.3%的数值在 3 个标准差之外，这些值称为离群点(outlier)或异常值。

对例 1.1 的学生成绩数据，已知均值$\bar{x}$=78.10，样本标准差 S=14.7，则其统计标准化公式为

$$u_i = \frac{x_i - 78.10}{14.70}$$

(四)标准误

标准误即样本标准误(sample standard error)也是描述离散程度的统计量，其计算公式为

$$S_{\bar{x}} = \frac{S}{\sqrt{n}}$$

其中 S 是数据的样本标准差。当用样本均值来推断估计总体均值时，样本标准误反映了样本均值偏离总体均值的平均程度，故又称为均值的标准差(standard deviation for mean)。

例如，对例 1.1 的成绩原始数据，其样本标准误为

$$S_{\bar{x}} = \frac{S}{\sqrt{n}} = \frac{14.7}{\sqrt{110}} = 1.40$$

(五)变异系数

前面介绍的方差、标准差和极差都反映了数据分布离散程度的绝对水平，其大小与原数据的均值水平和计量单位有关。而变异系数(coefficient of variation)则是测度数据离散程度的相对指标，是标准差与均值之比，常用百分比表示，即

$$CV = \frac{S}{|\bar{x}|} \times 100\%$$

例如，对例 1.1 的成绩原始数据，其变异系数为

$$CV = \frac{S}{|\bar{x}|} \times 100\% = \frac{14.7}{78.1} \times 100\% = 18.82\%$$

变异系数是无量纲的相对变异性的测度，其大小反映了数据偏离其均值的相对偏差。在比较不同总体，特别是不同量纲的两组数据的离散程度时，通常不能用方差、标准差和极差等变异性的测度，而应该用变异系数。

例 1.2 现有某地 25 岁男子 50 人，测得其身高的均值为 172.05cm，标准差为 7.68cm；体重的均值为 65.34kg，标准差为 5.62kg，试比较身高与体重的变异程度。

解 由于身高和体重的量纲不同，故不能直接由标准差比较，而应比较其变异系数。则

$$CV(身高) = \frac{S}{|\bar{x}|} \times 100\% = \frac{7.68}{172.05} \times 100\% = 4.46\%$$

$$CV(体重) = \frac{S}{|\bar{x}|} \times 100\% = \frac{5.62}{65.34} \times 100\% = 8.60\%$$

可见，该地男子体重的变异较大，或说身高比体重稳定。

三、数据分布形状的测度

集中趋势和离散程度是数据分布的两个重要特征，但要全面了解数据分布的特点，还

需知道数据分布的形状特征。偏度和峰度是关于数据分布形状的粗度值测度值即统计量。

(一)偏度

偏度(skewness 又称偏态系数)是描述数据分布非对称性的统计量,记为S_k。计算偏度的方法很多,在对未分组的原始数据计算偏度时,通常采用下面的公式

$$S_k = \frac{n \sum (x_i - \overline{x})^3}{(n-1)(n-2)S^3}$$

式中S是样本标准差,即偏度约为离差三次方的平均数再除以标准差的三次方。

偏度S_k描述了数据分布的非对称性程度。当分布对称时,离差三次方的正负离差可以相互抵消,则偏度S_k=0;当分布不对称时,正负离差不能抵消,就形成了正或负的偏度S_k。当$S_k>0$时,表示正偏离差值较大,故称为正偏或右偏;反之,当$S_k<0$时,表示负偏离差值较大,可以判断为负偏或左偏。S_k的绝对数值越大,表示偏斜程度就越大。

例如,对例1.1中的成绩原始数据计算的偏度S_k=-0.654,表明成绩的分布为负偏或左偏,但偏斜程度不是很大,这一点可从图1-11的直方图中显示出来。

根据分组数据计算偏度,可采用下面的公式

$$S_k = \frac{\sum_{i=1}^{k} (m_i - \overline{x})^3 f_i}{nS^3}$$

其中m_i、f_i分别为各组的组中值、观察值出现的频数。

实际上,比较众数、中位数和均值之间的相对位置关系就可以大体判断数据频数分布是否对称。图1-12给出了对称、左偏(负偏)和右偏(正偏)的频数分布图形。其特点是:

(1)对称分布的众数、中位数和均值在相同的位置,三者合一;

(2)具有偏斜性的分布,中位数总是介于众数与均值之间,均值则突出在外,偏向分布的尾端。

即对于单峰分布,其关系为(图1-12):

对称:$M_o = M_e = \overline{x}$;左偏:$\overline{x} < M_e < M_o$;右偏:$M_o < M_e < \overline{x}$

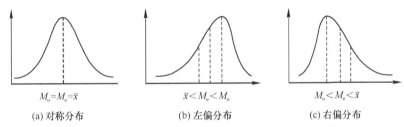

(a) 对称分布   (b) 左偏分布   (c) 右偏分布

图 1-12 众数、中位数和均值之间的相对位置关系

(二)峰度

峰度(kurtosis)又称峰态系数,是描述数据分布平峰或尖峰程度的统计量,记为K_u。在根据原始数据计算峰度K_u时,通常采用公式

$$K_u = \frac{\sum (x_i - \overline{x})^4}{nS^4} - 3$$

式中S是样本标准差。

峰态通常是与标准正态分布相比较而言的。如果一组数据服从标准正态分布，则峰度值 K_u 等于 0；若峰度值 K_u 明显不同于 0，表明该分布比正态分布更平或更尖；当 $K_u>0$ 时为尖峰分布，当 $K_u<0$ 时为平峰分布。

例如，对例 1.1 的成绩原始数据计算的峰度 $K_u=0.128>0$，说明成绩的分布与标准正态分布相比略有一些尖峰。

根据分组数据计算峰度 K_u 公式为

$$K_u = \frac{\sum_{i=1}^{k}(m_i - \overline{x})^4 f_i}{nS^4} - 3$$

式中 S 是样本标准差。

需要注意的是，上述峰度公式中峰度的计算也可不减 3（不妨记之为 K），此时的比较标准是 3，即当 $K>3$ 时为尖峰分布，当 $K<3$ 时为平峰分布。

例 1.1(续四)　根据例 1.1 的 110 名学生的统计课成绩数据，利用 SPSS 软件计算其常用统计量的结果。

【SPSS 软件应用】　在 SPSS 中，对于数据集〈统计课成绩〉（图 1-7），选择菜单【Analyze】→【Descriptive Statistics（描述统计）】→【Descriptives（描述）】，在打开的对话框【Descriptives】中，如图 1-13 所示，选定变量：Score（成绩）→Variable(s)。

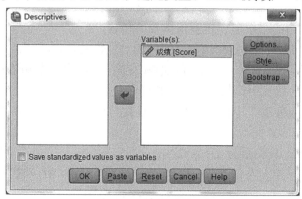

图 1-13　对话框【Descriptives】

再点击选项 Options ，在打开的对话框【Descriptives：Options】中，选定如图 1-14 所示的各统计量指标。

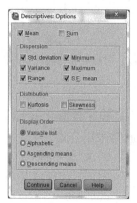

图 1-14　对话框【Descriptives：Options】

点击 [Continue]，最后点击 [OK]，即可得统计课成绩数据的主要统计量结果，如图 1-15 所示。表中 Statistics 代表这些统计指标，Std.Error 代表这些统计指标对应的标准误。其意义如表 1-8 所示。

Descriptive Statistics								
	N	Range	Minimum	Maximum	Mean		Std. Deviation	Variance
	Statistic	Statistic	Statistic	Statistic	Statistic	Std. Error	Statistic	Statistic
成绩	110	68.00	32.00	100.00	78.1000	1.40124	14.69628	215.981
Valid N (listwise)	110							

图 1-15　【描述统计】对成绩数据的计算结果

表 1-8　SPSS 计算的常用统计量结果表

统计量	计算结果	统计量	计算结果
N（观测个数）	110	Mean（均值）	78.10
Range（极差）	68	Mean/Std Error（标准误）	1.40124
Minimum（最小值）	32	Std deviation（标准差）	14.69628
Maximum（最大值）	100	Variance（方差）	215.981

第三节　数据的直观描述：统计图表

统计图和统计表是对统计资料进行描述的重要工具，它能使分组统计结果的对比关系和数据分布规律比用文字更加简洁清晰。统计图表的合理采用可以使统计数据资料得以准确表达，使人容易理解，便于数据资料的对比分析和全面了解。

一、统　计　图

统计图（statistical graph）是利用点、线、面等各种直观形象的几何图形将复杂的统计数据表现出来的一种形式，其特点是简单明了、形象全面，可以直观反映数量变化的统计特征和规律。

统计图的种类很多，应注意根据作图的目的要求和数据本身特性来确定合适的统计图类型。统计图的制作一般由计算机利用统计软件（如 SAS、SPSS、Excel 等）来完成。这里介绍几种常用的统计图：条形图、圆形图、直方图、频数折线图、茎叶图、箱图、线图和时间序列图等，所示图例均用 SPSS 软件来制作完成。

(一)条形图

对定性数据或离散变量数据，通常用条形图、圆形图来反映数据的分布特征和构成比。

条形图（bar chart）是用相互间隔的等宽直条来表示各指标数值大小的图形，主要用于定性数据及离散型数值变量分布的图示。在表示定性数据的分布时，条形的长短表示各类别数据的频数或频率，图中各直条可以纵列，也可以横排，纵列时又称为垂直条形图或柱形图（例如图 1-6）；横排时又叫水平条形图或带形图。

(二)圆形图或饼图

圆形图（pie chart）也称饼图，是用整个圆的面积表示研究对象总体，圆内各扇形面积来表示组成总体的各构成部分所占比例的一种统计图形，主要用来表示定性数据的构成比。

案例 1.1(续二)   利用案例 1.1 给出的表 1-4 的 2015 年我国 6 岁以上抽样人口的受教育程度及对应的 SPSS 数据集〈2015 年人口抽样受教育程度〉，制作我国各种受教育程度的人口数的圆形图。

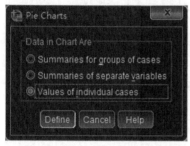

图 1-16   【Pie Charts】对话框

【**SPSS 软件应用**】   在 SPSS 中，打开该数据集〈2015 年人口抽样受教育程度〉，选择菜单【Graphs】→【Legacy Dialogs】→【Pie(饼图)】，在对话框【Pie Charts】中，如图 1-16 所示，选定⊙Values of individual cases(个案值)，点击 Define。

在打开的对话框【Define Pie：Values of individual cases】中，与前面制作条形图(参见图 1-5)类似，选定作图变量：

pop(人口数)→Slices Represent；

education(受教育程度)→⊙Variable

点击 OK。再对得到的圆形图稍作编辑后，即可得全面地反映 2015 年我国各种受教育程度抽样人口数构成比的圆形图，如图 1-17 所示。

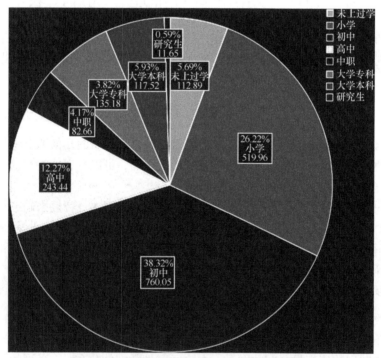

图 1-17   我国各种受教育程度人口数的圆形图

(三)直方图

对于已分组的连续变量数据，通常用直方图和频数折线图来直观表示其数据分布特征。

直方图(histogram)又称频数分布图，是用一组无间隔的直条图来表示连续变量数据频数分布特征的统计图。直方图中，每一直条的高度表示相应组别的频数或频率(百分比)，宽度则表示各组的组距。注意：直方图的各直条是连续排列，形成一密闭图形；而条形图的各直条则是分开排列。

例如，根据例 1.1 的成绩数据，利用 SPSS 软件即可得到成绩频数分布直方图(图 1-11)。

(四)频数折线图

频数折线图(frequency polygon)也称频数多边形图，是在直方图的基础上，把直方图各组的顶部中点(即组中值与频数的对应点)用直线连接起来的统计图，为保证图形的封闭性，折线向左右两边各延伸一组，并取频数为 0。如图 1-18 就是例 1.1 的学生成绩的频数折线图。

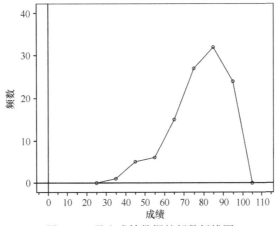

图 1-18　学生成绩数据的频数折线图

如果数据量很大且整理数据时分组的组数越来越多，则组距会越来越小，此时所得到的频数折线图将越来越光滑，逐渐形成一条平滑的频数分布曲线(frequency distribution curve)。分布曲线是反映统计量和分布规律的重要方法，在统计中起着重要作用。

(五)茎叶图

直方图和频数折线图主要用于展示分组数据的分布，对于未分组的连续变量原始数据，可以用茎叶图和箱形图来考察其分布。

茎叶图(stem-leaf plot)将数据分成两部分：整数部分和尾数部分，整数部分形成图的茎，尾数部分形成图的叶。茎叶图的排列方式与频数表有些类似，每行用一个整数的茎和若干叶构成。左边是茎(stem)的数值，右边是叶(leaf)，显示每个叶的尾数数值。而图的下方一般会列出茎宽(stem width)和每个叶(each leaf)代表几个实际数据。茎叶图可非常直观地显示数据的分布范围和形态，是近年来比较常用的统计图形。

在实用中，茎叶图行数可根据数据个数和分散状况来确定，以能充分显示其分布特征为佳。当数据较多，茎叶图显得过于拥挤时，可根据需要将其"拉长"或扩展。本例 SPSS 实际产生该茎叶图时，因为每行频数太多，故每个树茎重复两次，分为两行，叶子上的数分别表示为 0～4 和 5～9。有时每个叶子上的数字代表几个数据，等等。

例 1.1(续五)　对例 1.1 的 110 名学生的统计课成绩数据，制作其成绩的茎叶图。

【**SPSS 软件应用**】　在 SPSS 中，打开〈统计课成绩〉，选择菜单【Analyze 】→【 Dscriptive

```
成绩 Stem - and - Leaf Plot
Frequency    Stem & Leaf
   2.00      Extremes (=<42)
    .00      4 .
   4.00      4 . 5699
   2.00      5 . 13
   4.00      5 . 5559
   6.00      6 . 111222
   9.00      6 . 556778899
  18.00      7 . 111222223333344444
   9.00      7 . 667788999
  13.00      8 . 0011112223444
  19.00      8 . 5555666667778889999
   7.00      9 . 0011344
  15.00      9 . 566677778889999
   2.00     10 . 00

Stem width:     10.00
Each leaf:       1 case(s)
```

图 1-19　成绩数据的茎叶图

Statistics 】→【 Explore（探索性）】，在对话框【 Explore 】中选定：

Score（成绩）→Dependent List

点击 OK 。所得输出结果可产生如图 1-19 所示的统计课成绩数据的茎叶图。

该茎叶图中，第一列给出右侧茎叶图中对应各组的数据频数，在右侧茎叶图中，以第三行（4. 5699）为例，茎数是 4，各叶尾数是 5、6、9、9，构成的茎叶数值是 4.5，4.6，4.9，4.9，同时图中下方列出 stem width（茎宽）为 10，实际数据值＝茎.叶×茎宽，故该组表示的实际成绩数据是 45，46，49，49。显然，茎叶图类似于横向的直方图，它既给出了数据分布的特征，又能保留每个原始数据的信息，而直方图则不能给出原始数值的信息。

（六）箱图

箱图（box plot）又称箱线图、盒状图，是用数据的最大值、最小值、中位数和上、下四分位数这 5 个特征值制成的、反映原始数据分布状况的统计图形。如图 1-20 所示，箱图由一个箱子和两条线段组成，其中箱子两端边线分别是下四分位数 Q_1 和上四分位数 Q_3，箱子中间横线是中位数，连线两端分别是除异常值外的最大值和最小值，异常值则另外标记。

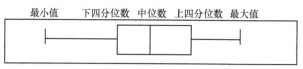

图 1-20　简单箱图与其 5 个特征值

箱图中箱子的长度是四分位间距，整个箱子包括了中间 50%样本的数值分布范围。箱子越大，数据的变异程度越大。如果中间横线即中位数在箱子的中点，表明分布对称，否则不对称。异常值是指与箱子边线的距离超过四分位间距（箱子长度）1.5 倍的数据值，用"○"表示，超过 3 倍的为极端值，用"＊"表示。箱形图不仅可以反映一组数据分布的特征，还可用于多组数据分布特征的比较。

例 1.1（续六）　对例 1.1 的统计课成绩数据，制作其成绩的箱图。

【**SPSS 软件应用**】　在 SPSS 中，打开〈统计课成绩〉，选择菜单【 Graphs 】→【 Legacy Dialogs 】→【 Boxplot（箱图）】，在对话框【 Boxplot 】中，选定【 Simple 】，并选定⊙Summaries of separate variable ，点击 Define 。

在打开的对话框【 Define Simple Boxplot 】中选定作图变量：

Score（成绩）→Boxes Represent

点击 OK 。由此即可得学生统计课成绩数据的简单箱图，如图 1-21 所示。由此即可直观地了解该组成绩数据分布的主要特征，其中有两个异常值点，用"○"表示，其编号分别为 2、109。

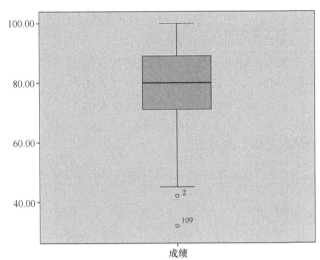

图 1-21　成绩数据的箱图

(七)线图和时间序列图

线图(ling plot)又称折线图，是在平面坐标上用折线反映数量变化特征和规律的统计图。当横轴指标为时间变量时，又称为时间序列图(time sequence plot)。线图形式简单易懂，尤其在同一图上进行多组现象比较时应用更广。

表 1-9 是根据国家统计局编《中国统计年鉴 2012》的统计数据所得的 1997~2012 年我国城乡居民人均收入表。

表 1-9　1997~2012 年我国城乡居民人均收入

年份	城镇居民人均可支配收入/元	农村居民人均纯收入/元	年份	城镇居民人均可支配收入/元	农村居民人均纯收入/元
1997	5160	2090	2005	10493	3255
1998	5425	2162	2006	11760	3587
1999	5854	2210	2007	13786	4140
2000	6280	2253	2008	15781	4761
2001	6860	2366	2009	17175	5153
2002	7703	2476	2010	19109	5919
2003	8472	2622	2011	21810	6977
2004	9422	2936	2012	24565	7917

数据来源：国家统计局，2012. 中国统计年鉴 2012. 北京：中国统计出版社.

例 1.3　根据 1997~2012 年我国城乡居民人均收入数据(表 1-9)，制作其对应时间序列图。

【SPSS 软件应用】　首先根据表 1-9 的数据建立对应的 SPSS 数据集＜我国城乡人均收入＞，包括三个数值变量：Year(年份)、City_income(城镇人均收入)和 Rural_income(农村人均收入)。如图 1-22 所示。

在 SPSS 中，打开该数据集，选择菜单【Graphs】→【Legacy Dialogs】→【Line(线

	Year	City_income	Rural_income
1	1997	5160	2090
2	1998	5425	2162
3	1999	5854	2210
4	2000	6280	2253

图 1-22　数据集〈我国城乡人均收入〉

图）】，在对话框【Line Charts】中，选定【Multiple（多线线图）】，并选定⊙Summaries of separate variable（各个变量的摘要）|，点击 Define 。

在打开的对话框【Define Multiple Lines（定义多线线图）】中，选定作图变量：City_income（城镇人均收入）、Rural_income（农村人均收入）→Lines Represent Year（年份）→Category Axis

点击 OK 。由此即可得自 1997～2012 年反映我国城乡居民人均收入变化趋势和差异的时间序列图，简单编辑的结果如图 1-23 所示。

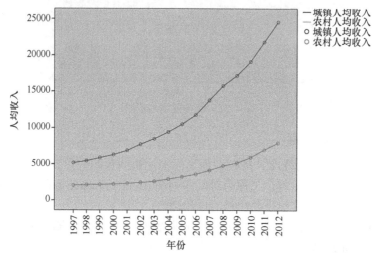

图 1-23　1997～2012 年我国城乡居民人均收入的时间序列图

统计图还有多种，其中散点图将在第十章介绍，其他还有环形图、雷达图、统计地图、人口金字塔图、股价走势图等，这里就不一一介绍，需要时可参阅有关参考书。

二、统 计 表

统计表（statistical table）是以表格的形式列出统计分析的事物及指标，用于统计结果的精确表达和对比分析。统计表结构要求简洁，一般一张表只包括一个中心内容，使数据资料具有条理性，一目了然。

（一）统计表的结构与绘制要求

表的基本结构一般由标题、标目、线条、数字四部分组成（有时附有备注），如表 1-10 所示。

表 1-10　2016 年我国各年龄段的人口数

各年龄段	人口数/万	百分比/%
少年儿童（0～14 岁）	24438	17.7
劳动年龄（15～59 岁）	90747	65.6
老年（60 岁及以上）	23086	16.7
合计	138271	100.0

数据来源：国家统计局.2016 年国民经济和社会发展统计公报

绘制统计表的基本要求是：

(1)标题：位于表的上方，简要说明表的内容，有时包括时间和空间范围等信息。若有多张表时，应在标题前加表序号，如表1，表2或表3-1，表3-2等。

(2)标目：用以指明表内数字的含义，分为横标目与纵标目。横标目用以表示被研究的事物，是表的主语，位于表的左侧；纵标目用以表示横标目的统计指标，是表的谓语，通常位于表的右上方，必要时纵标目应注明计量单位；横、纵标目连读可以组成一句完整而通顺的话。需要时，横标目下方与纵标目右边可以设合计栏。

(3)线条：不宜过多，除必须绘制的顶线、底线、标目线与合计上面的分隔线外，其余线条一般均省略，以突出表中数字。

(4)数字：一律采用阿拉伯数字，必须完整准确无误。同一指标的小数位数应一致，位次对齐。表内不宜留空格，暂缺或无记录的可用"…"表示，无数字的用"—"表示，数字为零时则填明"0"。

(5)备注：不是表的必备项目，用以说明资料来源及对表中的有关内容作必要的说明等，可用"*"标出，列在表的底线下方。

(二)统计表的种类

统计表按其主语的分类标志的多少，可以分为简单表和复合表两类。

1. 简单表(simple table)　只按单一变量分组，即主语只有一个分类标志，如表1-4是按不同受教育程度分组的。

2. 复合表(combinative table)　按两个及两个以上变量分组，即主语的分类标志不止一个，通常对纵标目分层列示。如表1-11是2015年我国各高等教育类型研究生、本科、专科招生数与在校生数的比较，它有两个分类标志：高等教育类型和学历，这样结合分组的统计表称为复合表。

表1-11　2015年我国各高等教育类型的研究生、本科、专科学生数

高等教育类型	招生数/万人			在校生数/万人		
	研究生	本科	专科	研究生	本科	专科
普通高等教育	64.51	389.42	348.43	191.14	1576.69	1048.61
成人高等教育	12.79	101.47	135.28	58.75	279.34	356.60
网络高等教育	0	74.87	128.54	0	229.48	398.99

数据来源：国家统计局，2016. 中国统计年鉴 2016. 北京：中国统计出版社.

第四节　综 合 例 题

例 1.4　证明：各数据观察值与其均值之差的平方和(称为离差平方和)最小，即对任意常数 C，有

$$\sum_{i=1}^{n}(x_i - \bar{x})^2 \leqslant \sum_{i=1}^{n}(x_i - C)^2$$

证明　设 $f(C) = \sum_{i=1}^{n}(x_i - C)^2$，由函数极值的求法，对此关于 C 求导数得

$$f'(C) = -2\sum_{i=1}^{n}(x_i - C) = -2\sum_{i=1}^{n}x_i + 2nC, \quad f''(C) = 2n$$

令 $f'(C)=0$，得唯一驻点

$$C = \frac{1}{n}\sum_{i=1}^{n} x_i = \overline{x}$$

由于 $f''(\overline{x}) = 2n > 0$，故当 $C = \overline{x}$ 时 $f(C)$ 有最小值，其最小值为

$$f(\overline{x}) = \sum_{i=1}^{n} (x_i - \overline{x})^2$$

证二　因为对任意常数 C 有

$$\sum_{i=1}^{n}(x_i - \overline{x})^2 - \sum_{i=1}^{n}(x_i - C)^2 = \sum_{i=1}^{n} x_i^2 - n\overline{x}^2 - \left(\sum_{i=1}^{n} x_i^2 - 2C\sum_{i=1}^{n} x_i + nC^2\right)$$

$$= -n\overline{x}^2 + 2C\sum_{i=1}^{n} x_i - nC^2 = -n(\overline{x}^2 - 2C\overline{x} + C^2)$$

$$= -n(\overline{x} - C)^2 \leq 0$$

故有

$$\sum_{i=1}^{n}(x_i - \overline{x})^2 \leqslant \sum_{i=1}^{n}(x_i - C)^2$$

本章 SPSS 软件应用概要

统计项目	SPSS 软件应用实现的菜单选项
制作条形图	【Graphs】 → 【Legacy Dialogs】 → 【Bar】(案例 1.1(续一))
制作直方图	【Graphs】 → 【Legacy Dialogs】 → 【Histogram】(例 1.1(续一))
制作圆形图	【Graphs】 → 【Legacy Dialogs】 → 【Pie】(案例 1.1(续二))
制作茎叶图	【Analyze】 → 【Descriptive Statistics】 → 【Explore】(例 1.1(续五))
制作箱图	【Graphs】 → 【Legacy Dialogs】 → 【Boxplot】(例 1.1(续六))
制作线图	【Graphs】 → 【Legacy Dialogs】 → 【Line】(例 1.3)
计算统计量	【Analyze】 → 【Descriptive Statistics】 → 【Descriptive】(例 1.1(续四))

知识链接　描绘一场惨烈战争的统计图

图 1-24 是由法国工程师、拿破仑撤退时的道路与桥梁监督官 C.J.米纳(C.J.Minaral，1781~1870)于 1861 年绘制，是反映拿破仑 1812 年入侵俄国时遭受惨败命运的经典统计图。图 1-24 在地图上绘制，以浅色条表示法军进攻莫斯科的路线，深色条表示法军由莫斯科撤退的路线，条形宽度表现了法军人数，图的下方标示了法军由莫斯科大撤退时的几个战役的时间、地点和寒冷的温度，是一张集数据、地图和时间序列等于一体的统计图。

1812 年 6 月出发时(图 1-24 左边浅色宽带形)，法军 42 万大军浩浩荡荡进攻俄国；到 9 月法军经过多次激烈交战攻入莫斯科空城时(图 1-24 右上方)，其主力部队已只剩约 10 万人；最后在 12 月中旬法军惨败撤离俄国时(图 1-24 左边黑色窄条形)，士兵已折损殆尽，仅剩 1 万人。拿破仑希望用闪电战术征服俄国，但在交战地区就地补充给养的策略使法军无法在冰封荒野的俄罗斯大地获得足够的战争必需品，加上俄军的顽强反击，惨败也就在所难免。

这张图之所以被一些统计学家誉为"历史上最好的统计图"，就是因为简单的图示中包含了大量的统计信息：军队的人数(带形宽度)、军队的挺进方向、军队前行中的地理位置、从莫斯科撤退期间的不同日期和气温等，再结合地图，使这场持续半年的惨烈战争主要过程完全展现在一张简单的统计图中。

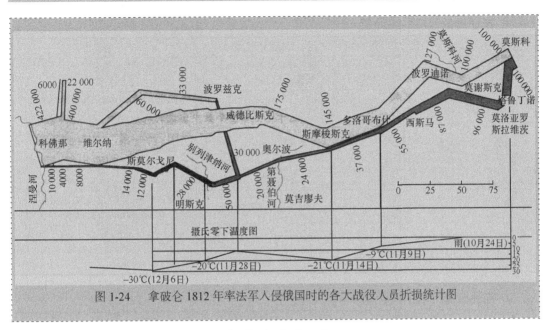

图 1-24 拿破仑 1812 年率法军入侵俄国时的各大战役人员折损统计图

本章内容提要

(一)数据的分类

数据类型	定性数据(品质数据)		定量数据
	定类数据 (计数数据)	定序数据 (等级数据)	数值数据 (计量数据)
表现形式	类别 (无序)	类别 (有序)	数值 ($+-\times\div$)
对应变量	定类变量	定序变量	数值变量 (离散变量、连续变量)
主要统计方法	计算各组频数,进行列联表分析、χ^2 检验 等非参数方法		计算各种统计量,进行参数估计和检验、回归 分析、方差分析等参数方法
常用统计图形	条形图、圆形图(饼图)		直方图、折线图、茎叶图、箱图、线图、时间 序列图、散点图

(二)常用描述性统计量

1. 描述集中趋势的统计量

名称	公式(原始数据)	公式(分组数据)	意义
均值 $\bar{x}$	$\bar{x}=\dfrac{1}{n}\sum\limits_{i=1}^{n}x_i$	$\bar{x}\approx\dfrac{1}{n}\sum\limits_{i=1}^{k}m_if_i$	反映数据取值的平均水平,是 描述数据分布集中趋势的最 主要统计量
中位数 M_e	将一组数据排序后处于中间位置的值	中位数所在组: 累积频数超过 $n/2$ 的那 个最低组	是典型的位置平均数,不受极 端值的影响
众数 M_o	数据中出现次数最多的观察值	众数所在组;频数最大 的组	测度定性数据集中趋势,对于 定量数据意义不大

2. 描述离散程度的统计量

名称	公式(原始数据)	公式(分组数据)	意义
极差 R	$R=$ 最大值－最小值	$R\approx$最高组上限值－最低组下限值	反映离散程度的最简单统计量，不能反映中间数据的离散性
样本方差 S^2	$S^2=\dfrac{1}{n-1}\sum_{i=1}^{n}(x_i-\bar{x})^2$	$S^2=\dfrac{1}{n-1}\sum_{i=1}^{k}(m_i-\bar{x})^2 f_i$	反映每个样本数据偏离其样本均值的平均程度，是离散程度最重要的统计量，其中标准差具有与观察值数据相同的量纲
样本标准差 S	$S=\sqrt{S^2}$ $=\sqrt{\dfrac{1}{n-1}\sum_{i=1}^{n}(x_i-\bar{x})^2}$	$S=\sqrt{S^2}$ $=\sqrt{\dfrac{1}{n-1}\sum_{i=1}^{k}(m_i-\bar{x})^2 f_i}$	
变异系数 CV		$CV=\dfrac{S}{|\bar{x}|}\times100\%$	反映数据偏离其均值的相对偏差，是无量纲的相对变异性测度
样本标准误 $S_{\bar{x}}$		$S_{\bar{x}}=\dfrac{S}{\sqrt{n}}$	反映样本均值偏离总体均值的平均程度，在用样本均值估计总体均值时测度偏差

3. 描述分布形状的统计量

名称	公式(原始数据)	公式(分组数据)	意义
偏度 S_k	$S_k=\dfrac{n\sum(x_i-\bar{x})^3}{(n-1)(n-2)S^3}$	$S_k=\dfrac{\sum_{i=1}^{k}(m_i-\bar{x})^3 f_i}{nS^3}$	对数据分布非对称性的测度 $S_k=0$ 对称；$S_k>0$ 时正偏或右偏；$S_k<0$ 时为负偏或左偏
峰度 K_u	$K_u=\dfrac{\sum(x_i-\bar{x})^4}{nS^4}-3$	$K_u=\dfrac{\sum_{i=1}^{k}(m_i-\bar{x})^4 f_i}{nS^4}-3$	对数据分布平峰或尖峰程度的测度 $K_u=0$ 时为与标准正态相似的峰态；$K_u>0$ 时为尖峰分布；$K_u<0$ 时为扁平分布

思考与练习一

1. 统计数据可以分为_____数据和_____数据两大类，其中定性数据又可分为_____数据和_____数据。

2. 常用于表示定性数据整理结果的统计图有_____、_____；而_____、_____是专用于表示定量数据的特征和规律的统计图。

3. 用于数据整理和统计分析的常用统计软件有_____、_____等。

4. 描述数据集中趋势的常用测度值主要有_____、_____和_____，其中最重要的是_____；描述数据离散程度的常用测度值主要有_____、_____、_____和_____等，其中最重要的是_____、_____。

5. 各样本观察值均加同一常数 c 后（　　）。

A. 样本均值不变，样本标准差改变　　　　B. 样本均值改变，样本标准差不变

C. 两者均不变　　　　　　　　　　　　　D. 两者均改变

6. 关于样本标准差，以下哪项是错误的（　　）。

A. 反映样本观察值的离散程度　　　　　　B. 度量了数据偏离样本均值的大小

C. 反映了均值代表性的好坏　　　　　　　D. 不会小于样本均值

7. 比较腰围和体重两组数据变异度大小宜采用（　　）。

A. 变异系数(CV) 　　　　　　　　　B. 方差(S^2)

C. 极差(R) 　　　　　　　　　　　D. 标准差(S)

习　题　一

1. 在某药合成过程中，测得的转化率(%)如下：

94.3	92.8	92.7	92.6	93.3	92.9	91.8	92.4	93.4
92.2	93.0	92.9	92.2	92.4	92.2	92.8	92.4	93.9
93.5	93.6	93.0	93.0	93.4	94.2	92.8	93.2	92.2
92.5	93.6	93.9	92.4	91.8	93.8	93.6	92.1	92.0
92.6	92.0	91.8	90.8					

(1) 取组距为 0.5，最低组下限为 90.5，试作出频数分布表；

(2) 作直方图；

(3) 根据频数分布表的分组数据，计算样本均值和样本标准差。

2. 测得 10 名接触某种病毒的工人的白细胞$(10^9/L)$如下：

　　　　7.1，6.5，7.4，6.35，6.8，7.25，6.6，7.8，6.0，5.95

(1) 计算其样本均值、方差、标准差及标准误；

(2) 求出该组数据对应的标准化值。

3. 已知某年某城市居民家庭月人均支出分组数据如下表所示：

按月人均收入分组/元	家庭户数占总户数的比例/%
200 以下	1.5
200~500	18.2
500~800	46.8
800~1000	25.3
1000 以上	8.2
合计	100

试计算该市平均每户月人均支出的均值和标准差，并指出其月人均支出的中位数与众数所在组。

4. 设 x_1, x_2, $\cdots$, x_n 和 y_1, y_2, $\cdots$, y_n 为两组样本观察值，它们有下列关系

$$y_i = \frac{x_i - a}{b}, \qquad i = 1, 2, \cdots, n$$

其中 a，b 为常数且 $b \neq 0$，求样本均值 $\bar{x}$ 与 $\bar{y}$ 及样本方差 S_x^2 和 S_y^2 之间的关系。

5. 在某次实验中，用洋地黄溶液分别注入若干家鸽和豚鼠内，直至动物死亡。将致死量折算至原来洋地黄叶粉的重量。根据如下记录，试计算下列两组数据的变异系数。

家鸽组(mg/kg)：97.3　91.3　102　129　92.8　98.4　96.3　99.0　89.2　90.1

豚鼠组(mg/kg)：118　134　104　165　116　110　148　116　155　124

上机训练题

1. 在 2016 年我国的国内生产总值中，第一产业为 63671 亿元，第二产业为 296236 亿元，第三产业为 384221 亿元，试用 SPSS 来绘制 2016 年我国的国内生产总值各产业产值的条形图和圆形图(饼图)。

2. 在 SPSS 中，输入习题一第 2 题的白细胞数据，计算其常用描述性统计量，并验证你所计算的结果。

3. 现从某高校在校男大学生中随机抽取 40 人，测得其身高为(单位：cm)

$$
\begin{array}{cccccccccc}
176 & 168 & 176 & 180 & 184 & 167 & 168 & 164 & 167 & 172 \\
174 & 173 & 177 & 170 & 168 & 177 & 170 & 172 & 173 & 160 \\
171 & 176 & 163 & 175 & 158 & 161 & 172 & 172 & 172 & 179 \\
163 & 169 & 178 & 181 & 166 & 178 & 176 & 171 & 172 & 157
\end{array}
$$

试在 SPSS 中，输入上列身高数据，计算身高数据的描述统计量，并取组距为 5，最小组下限为 155，生成频数分布表和直方图。

(高祖新 阎航宇)

第二章 随机事件和概率

在自然界和人们的社会生活中各种现象形形色色,千姿百态,但不外乎可分为两大类。一类是在一定条件下必然发生或不发生的确定性现象,我们可事先预知它是否发生。例如,在正常状况下,水在 0℃时结成冰。另一类现象是在一定的条件下可能发生,也可能不发生,可能出现这样或那样的结果的随机现象(random phenomena)。例如,抛掷一枚硬币,既可能出现正面朝上,也可能出现反面朝上,其结果是无法事先确定的;又如用某种新药来治疗患者的疾病,其结果可能是有效或无效。虽然随机现象在个别观察或试验中,其结果具有不确定性,但在多次重复试验或观察中却会表现出某种规律性。例如,多次重复抛掷同一枚质地均匀的硬币,就会发现,正面朝上和反面朝上的次数大致各占一半,这种随机现象在多次重复试验或观察中所出现的规律性称为统计规律性(statistical law)。

概率论就是从数量侧面来研究随机现象统计规律性的数学学科。在本章中,我们将考察研究与随机现象有关的问题,诸如下列案例所示。

> **案例 2.1(彩票中奖问题)** 某种彩票每周开奖一次,每次中大奖的可能性是十万分之一(10^{-5}),若你每周买一张彩票,尽管你坚持了十年(每年 52 周),但是从未中过大奖。
>
> **问题**:买彩票十年从未中过大奖的可能性有多大,该现象是否正常?

本章开始我们就学习如何用概率来度量不确定性,并介绍概率、随机变量及其分布等的概率论基本知识,而利用这些概率论基础知识,我们就可以解决上述案例问题,同时也为以后学习统计推断等数理统计基本理论和统计分析方法奠定基础。

第一节 随机事件及其运算

一、随机试验和随机事件

概率论与数理统计是研究随机现象统计规律性的数学学科。而我们对于随机现象的研究,总是伴随着随机试验进行的。为研究随机现象的统计规律性而进行的各种科学实验或观测等都称为试验(experiment)。而将具有以下三个特征的试验称为随机试验(random experiment):

(1)试验在相同的条件下可重复地进行;

(2)试验的所有可能结果事先是明确可知的,且不止一个;

(3)每次试验恰好出现其中之一,但试验前无法预知到底出现哪一个结果。

例如:①抛掷一枚硬币,观察其是否正面朝上;②观察一种新药对患者所患疾病的治疗是否有效;③在某批元件中任取一只,测试其使用寿命,等等,这些都是具备以上三个特点的随机试验。为简便起见,以后我们将随机试验简称为试验。

在试验中,每个可能结果称为基本事件(simple event)或样本点(sample point),记为 ω。基本事件的全体,即试验中所有的可能结果组成的集合称为试验的样本空间(sample space),记为 Ω。在进行试验的过程中,人们往往关心带有某些特征的基本事件所组成的集合，我们将由单个或多个基本事件组成的集合称为随机事件（random event），简称事件（event），通常用大写字母 A、B、C 等表示。显然，一个随机事件对应于样本空间的一个子集。在随机试验中，如果发生的结果是事件 A 所含的基本事件 ω，就称事件 A 发生，记为 $\omega \in A$。

样本空间 Ω 包含所有基本事件，在每次试验中必然发生，故称为必然事件（certain event）；空集 $\varnothing$ 不含有任何基本事件，在每次试验中都不发生，称为不可能事件（impossible event）。显然，必然事件与不可能事件发生与否已失去"不确定性"，但为方便起见，仍视为特殊的随机事件。实际上，它们是随机事件的两种极端情形。

例如，我们考察随机试验："掷一枚骰子，观察其出现的点数"。如果设
$$i=\{掷一枚骰子所出现的点数为 i\}$$
则该试验共有六个基本事件：$\{1\}$，$\{2\}$，$\{3\}$，$\{4\}$，$\{5\}$，$\{6\}$，其样本空间为
$$\Omega=\{1,\ 2,\ 3,\ 4,\ 5,\ 6\}$$
"出现奇数点"这一随机事件是由 1、3、5 这三个基本事件组成，可表示为 $\{1,\ 3,\ 5\}$。在该试验中"点数不超过 6"就是必然事件，"出现 7 点"就是不可能事件。

二、随机事件的关系和运算

事件是样本空间的子集，同一个样本空间可有多个事件，要研究事件的规律性，就必然要考虑事件间的关系和运算。下面的讨论总认为在给定的样本空间 Ω 上进行，其中 A、B、C 等是该 Ω 中的事件。

（一）事件的包含与相等

如果事件 A 发生则事件 B 一定发生，即事件 A 的每一基本事件都包含在事件 B 中，称事件 B 包含（inclusion）事件 A，记为 $B \supset A$ 或 $A \subset B$。

例如，掷一枚骰子，事件 $A=\{3\}$ 发生则事件 $B=\{出现奇数点\}$ 一定发生，故有 $A \subset B$。

对任一事件 A，有 $\varnothing \subset A \subset \Omega$。在概率论中常用一个长方形表示样本空间 Ω，用其中的圆（或其他几何图形）表示事件，这类图形称为 Venn 图（Venn graph）。如图 2-1 表示 $A \subset B$ 的 Venn 图。

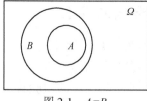

图 2-1　$A \subset B$

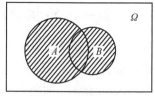

图 2-2　$A+B$（或 $A \cup B$）

如果 $A \supset B$ 并且 $B \supset A$，即事件 A 和 B 包含相同的基本事件，称事件 A 与 B 相等（equation），记为 $A=B$。

（二）事件的和（或并）

称"事件 A 与 B 至少有一个发生"的事件为事件 A 与 B 的和（addition）或并（union），记为 $A+B$ 或 $A \cup B$，它为事件 A 与 B 中所有基本事件所构成的集合（图 2-2）。

类似地，称事件 A_1，A_2，$\cdots$，A_n 中至少有一个发生所构成的事件为事件 A_1，A_2，$\cdots$，A_n 的并，记为 $A_1+A_2+\cdots+A_n$（$A_1 \cup A_2 \cup \cdots \cup A_n$），简记为 $\sum\limits_{i=1}^{n} A_i$（或 $\bigcup\limits_{i=1}^{n} A_i$）。

(三)事件的积(或交)

称"事件 A 和 B 同时发生"的事件为事件 A 与 B 的积(production)或交(intersection),记为 AB 或 $A\cap B$,它为事件 A 与 B 中所有公共的基本事件所构成的集合(图 2-3)。

类似地,称事件 A_1, A_2, $\cdots$, A_n 同时发生所构成的事件为事件 A_1, A_2, $\cdots$, A_n 的积(或交),记为 $A_1A_2\cdots A_n$(或 $A_1\cap A_2\cap\cdots\cap A_n$),简记为 $\prod\limits_{i=1}^{n}A_i$(或 $\bigcap\limits_{i=1}^{n}A_i$)。

例如,掷一枚骰子,事件 $A=\{$出现点数$\leqslant 3\}$,事件 $B=\{$出现偶数点$\}$,则 $A+B=\{1,2,3,4,6\}$,$AB=\{2\}$。

(四)事件的差

称"事件 A 发生而 B 不发生"的事件为事件 A 与 B 的差(minus),记为 $A-B$,它由属于事件 A 但不属于 B 中所有基本事件所构成的集合(图 2-4)。

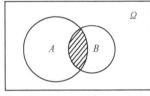 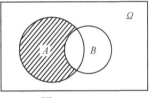

图 2-3 AB(或 $A\cap B$)　　图 2-4 $A-B$

例如,掷一枚骰子,事件 $A=\{$出现点数$>3\}$,事件 $B=\{$出现奇数点$\}$,则 $A-B=\{4,6\}$,而 $B-A=\{1,3\}$。

(五)事件的互不相容

如果事件 A 和 B 不能同时发生,称事件 A 与 B 互不相容(mutually exclusive 或互斥)(图 2-5)。此时事件 A 和 B 没有共同的基本事件,即 $AB=\varnothing$。

如果 n 个事件 A_1, A_2, $\cdots$, A_n 中任意两个事件不能同时发生,即 $A_iA_j=\varnothing(1\leqslant i<j\leqslant n)$,则称这 n 个事件是两两互不相容的。

例如,掷一枚骰子,事件 $A=\{$出现点数$>3\}$,事件 $B=\{1,2\}$,则事件 A 与 B 互不相容。

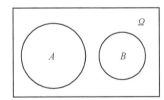 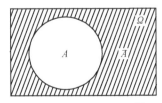

图 2-5 A 与 B 互不相容　　图 2-6 A 的对立事件 $\overline{A}$

(六)对立事件

称"事件 A 不发生"的事件为 A 的对立事件(complementary event 或逆事件),记为 $\overline{A}$,它由样本空间中所有不属于 A 的基本事件所构成(图 2-6)。易知,此时 A 与 $\overline{A}$ 互为对立事件,即 A 也为 $\overline{A}$ 的对立事件,而在每次试验中,A 与 $\overline{A}$ 必发生其中之一,且不能同时发生,即有

$$A\overline{A} =\varnothing, \quad A+\overline{A}=\Omega$$

又必然事件 Ω 与不可能事件 $\varnothing$ 显然也互为对立事件。利用对立事件，我们还可将事件 A 与 B 的差表示为 $A-B=A\overline{B}$ 。

例如，掷一枚骰子，事件 A ={出现点数 >3}，事件 B ={1，2，3}，则事件 A 与 B 互为对立事件，即 $A=\overline{B}$ ， $B=\overline{A}$ 。

(七)事件的运算规则

由上述定义不难发现，事件的运算满足下列规则：

1. 交换律　$A+B=B+A$ ； $AB=BA$ 。

2. 结合律　$(A+B)+C=A+(B+C)$ ； $(AB)C=A(BC)$ 。

3. 分配律　$(A+B)C=AC+BC$ ； $A+(BC)=(A+B)(A+C)$ 。

4. 差积转换律　$A-B=A\overline{B}=A-AB$ 。

5. 德·摩根 (De Morgan) 对偶律　$\overline{A+B}=\overline{A}\,\overline{B}$ ； $\overline{AB}=\overline{A}+\overline{B}$ 。

对更一般的情形，有

$$\overline{A_1+A_2+\cdots+A_n}=\overline{A_1}\,\overline{A_2}\cdots\overline{A_n} ;$$

$$\overline{A_1A_2\cdots A_n}=\overline{A_1}+\overline{A_2}+\cdots+\overline{A_n} 。$$

对于上述运算规则，我们可以利用 Venn 图和事件间的关系来验证其正确性。后面我们将会利用这些规则来进行有关概率问题的求解。

事件的运算还应遵循下列运算顺序：先求"对立"，再求"积"，最后求"和""差"，遇有括号，先算括号内的。

例如，如果计算 $A\overline{B}+B\overline{A}$ ，应先求 $\overline{B}$ 、 $\overline{A}$ ，再求 $A\overline{B}$ 、 $B\overline{A}$ ，最后求得 $A\overline{B}+B\overline{A}$ 。而对于 $A(\overline{B}+B)\overline{A}$ ，由于应先计算括号内的，我们有 $A(\overline{B}+B)\overline{A}=A\Omega\overline{A}=A\overline{A}=\varnothing$ ，这与 $A\overline{B}+B\overline{A}$ 是完全不同的。

在事件表示中，我们称以运算符号联结起来的事件表示式为事件式 (event expression)。掌握了事件的关系和运算，我们就可以用简单事件的表达式来表示各种复杂事件。

例 2.1　某种新药依次用于三名患者的疾病治疗， A 、 B 、 C 分别表示第一人、第二人、第三人服用该药治疗有效，试用 A 、 B 、 C 三个事件表示下列事件：

(1) "只有第一人有效" $=A\overline{B}\overline{C}$ ；

(2) "只有一人有效" $=A\overline{B}\overline{C}+\overline{A}B\overline{C}+\overline{A}\,\overline{B}C$ ；

(3) "至少有一人有效" $=A\overline{B}\overline{C}+\overline{A}B\overline{C}+\overline{A}\,\overline{B}C+AB\overline{C}+\overline{A}BC+A\overline{B}C+ABC=A+B+C$ ；

(4) "三人都有效" $=ABC$ ；

(5) "三人都无效" $=\overline{A}\,\overline{B}\,\overline{C}=\overline{A+B+C}$ 。

第二节　古典概率

由于随机事件在一次试验中可能发生，也可能不发生，我们自然希望知道事件在试验中发生的可能性有多大，而这种可能性的大小就由概率来刻画。

定义 2.1　事件 A 发生的概率 (probability) 是事件 A 在试验中出现的可能性大小的数值度量，用 $P(A)$ 表示。

基于对概率的不同情形的应用和不同解释，概率的定义有所不同，主要有古典概率、统计概率和主观概率等定义。

我们首先考虑一类最简单的随机现象，诸如掷硬币、从一批产品中任意抽检一件等，这些问题具有下列两个特点：

(1)试验的结果即基本事件的总数是有限的；

(2)每个基本事件发生的可能性是相同的。

这类随机试验的数学模型称为古典概型(classical probability model)或有限等可能概型，这是因为它是概率论发展初期研究的主要对象。

对于古典概型问题，我们有下列古典概率定义。

定义 2.2　设随机试验是古典概型，即样本空间的基本事件总数为 n，每个基本事件发生的可能性相等，若 A 事件由其中 m 个基本事件所组成，则事件 A 的古典概率(classical probability)是

$$P(A) = \frac{m}{n} = \frac{A\text{所含的基本事件数}}{\text{基本事件总数}}$$

显然，由定义易知

$$0 \leqslant P(A) \leqslant 1$$

且对于对立事件 A 和 $\overline{A}$，有

$$P(A) = 1 - P(\overline{A}), \quad P(\overline{A}) = 1 - P(A)$$

实际求解古典概率问题时，往往需要用排列组合知识及概率性质。

例 2.2　把一个表面涂有红色的正方体锯成 1000 个同样大小的小正方体，再将其搅匀后任取一个小正方体，试分别求该小正方体有 $K=0,1,2,3$ 面涂有红色的概率。

解　一个正方体在每个面上按 10×10 开锯即可锯成 1000 个同样大小的小正方体，其中在正方体顶点上的 8 个小正方体 3 面有红色，在正方体边线上的(除了顶点上的)$8 \times 12 = 96$ 个小正方体 2 面有红色，在正方体面上(除了边线上)的 $64 \times 6 = 384$ 个小正方体 1 面有红色，在正方体内层的 $8 \times 8 \times 8 = 512$ 个小正方体 0 面有红色，故所求概率为

$$P(K=3) = \frac{8}{1000} = 0.008 \ ; \quad P(K=2) = \frac{96}{1000} = 0.096$$

$$P(K=1) = \frac{384}{1000} = 0.384 \ ; \quad P(K=0) = \frac{512}{1000} = 0.512$$

例 2.3　箱中共装有 7 件药品，其中 3 件为不合格品，现从中随机选取 3 件作检测，试求下列事件的概率：

(1)3 件抽样药品中恰有 1 件不合格品(事件 A)；

(2)3 件抽样药品中至少有 1 件不合格品(事件 B)。

解一　现将从 4 件合格品和 3 不合格品这 7 件药品中选取 3 件的每种选法作为每个基本事件。又因为选取是随机的，则每种选法的可能性相同，且共有 C_7^3 种选法，故属于古典概型问题。而其基本事件总数 $n = C_7^3$。

(1)对事件 A，因为对应于事件 A 的取法共有 $C_3^1 C_4^2$ 种，故 A 所含的基本事件数 $m = C_3^1 C_4^2$。

$$P(A) = \frac{m}{n} = \frac{C_3^1 C_4^2}{C_7^3} = \frac{18}{35} = 0.514$$

(2)由于事件 B 所含的情形有：3 件抽样产品中恰有 1 件不合格品、2 件不合格品和 3 件都是不合格品这三种，故对应于事件 B 的选法也即事件 B 所含的基本事件数

$$m = C_3^1 C_4^2 + C_3^2 C_4^1 + C_3^3$$

则
$$P(B) = \frac{m}{n} = \frac{C_3^1 C_4^2 + C_3^2 C_4^1 + C_3^3}{C_7^3} = \frac{31}{35} = 0.886$$

解二 题(2)还可以用对立事件公式来解。考虑事件 B 的对立事件

$$\overline{B} = \{3 \text{ 件抽样产品中没有不合格品}\}$$

则 $\overline{B}$ 所含的基本事件数也即 3 件抽样产品中全是合格品的取法数为 $\overline{m} = C_4^3$，故

$$P(B) = 1 - P(\overline{B}) = 1 - \frac{\overline{m}}{n} = 1 - \frac{C_4^3}{C_7^3} = \frac{31}{35} = 0.886$$

显然，这比前面直接用定义求解来得简便。

例 2.4 某城市的电话号码由 0,1,2,…,9 这 10 个数字中任意 8 个数字组成，试求下列电话号码出现的概率：(1)数字各不相同的电话号码(事件 A)；(2)不含 2 和 7 的电话号码(事件 B)；(3)5 恰好出现两次的电话号码(事件 C)。

解 将不同的电话号码视为不同的基本事件，则基本事件的总数，即 8 位数电话号码的总数 $n=10^8$。显然，每个电话号码的出现是等可能的，故这属于古典概型问题。

(1)对事件 A，其电话号码的第一位可从 10 个数字中任取 1 个，而第二位则在第一位号码取定后剩下的 9 个数字中任取 1 个，如此下去，直至 8 位号码全部取定，则对应于事件 A 所含的电话号码数为 $10 \times 9 \times 8 \times 7 \times 6 \times 5 \times 4 \times 3$，这也即从 10 个数字中任取 8 个得到的选排列数 A_{10}^8，故

$$P(A) = \frac{m}{n} = \frac{10 \times 9 \times 8 \times 7 \times 6 \times 5 \times 4 \times 3}{10^8} = \frac{A_{10}^8}{10^8} = 0.01814$$

(2)对事件 B，因其电话号码不含 2 和 7，这相当于每次都从 0，1，3，4，5，6，8，9 这 8 个数中(有放回地)任取一数来排定电话号码的每个号码，故 B 事件所含的基本事件数为 $m=8^8$。则

$$P(B) = \frac{m}{n} = \frac{8^8}{10^8} = 0.1678$$

(3)对事件 C，首先从 8 位号码中任取 2 位排定数字 5，这有 C_8^2 种排法。而在其他 6 位号码上，每一位都在剩下的 9 个数字中任取一个排定，这有 9^6 种排法，合起来，对应于事件 C 的电话号码数，即 C 事件所含的基本事件数 $m=C_8^2 \times 9^6$。故

$$P(C) = \frac{m}{n} = \frac{C_8^2 \times 9^6}{10^8} = 0.1488$$

从上述几个例题，我们看到，在计算古典概型的概率时，往往利用排列组合知识来帮助解题。一般地，若采用不放回抽样方式，当考虑顺序时，常用不同元素的排列方法来计算；而当不考虑顺序时，则利用组合方法来计算。若采用有放回抽样方式，常常采用有重复的排列方式来解题。

第三节 几 何 概 率

前面我们讨论了古典概型的概率问题。在古典概型中，我们要求随机现象的所有可能结果，即基本事件的总数只能是有限多个，这给许多实际问题的解决带来了很大的限制。

有时我们必须考虑可能结果有无限多个的随机现象问题，例如：向平面上一有限区域 S 任意投点，我们希望求出点落在 S 内小区域 G 中的概率(图2-7)。此时，由于投点的任意性，点落在 G 中任一点的可能性相同，但落点的所有可能结果，即 S 内所有点的个数却是无限多个，这显然已不属于古典概型的问题了。

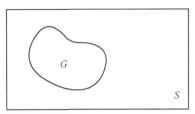

图 2-7 向平面上区域 S 任意投点的示意图

一般地，我们考虑这样一类随机现象，它具有以下两个特点：

(1)试验的样本空间对应于一个测度有限的几何区域 S，此时，试验的任一事件 A 必有 S 内的某一区域 G 与其对应；

(2)每个试验结果出现的可能性是相同的，即任意事件 A 的概率只与其对应区域 G 的测度成正比，而与 G 的形状或所在位置等无关。

这类随机现象的数学模型称为几何概型。这里所说的几何区域可以是一维、二维、三维等情形，而其测度相应地为长度、面积、体积等。

定义 2.3 在几何概型中，我们定义任意事件 A 的几何概率为

$$P(A) = \frac{\mu(G)}{\mu(S)} = \frac{G的测度}{S的测度}$$

式中的 $\mu(G)$、$\mu(S)$ 分别表示事件 A 的对应区域 G、样本空间 Ω 的对应区域 S 的几何测度(长度、面积或体积等)。

下面我们举例说明如何求解几何概型的概率。

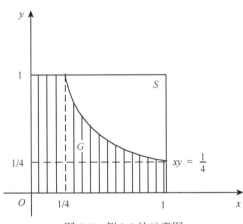

图 2-8 例 2.5 的示意图

例 2.5 从区间[0，1]内任取两个数，求这两个数的乘积小于 1/4 的概率。

解 以 x，y 表示从区间[0，1]中任取的两个数，则 x，y 的可能变化范围为 $0 \leqslant x \leqslant 1$，$0 \leqslant y \leqslant 1$。

现建立直角坐标系 xOy 如图 2-8 所示，则 (x, y) 的样本空间对应于图 2-8 中边长为 1 的正方形区域 S，显然，这属于几何概型问题。

而我们所关心的事件 $A = \{[0,1]$ 中任取的两数之积小于 1/4$\}$ 发生的充分必要条件为

$$0 \leqslant x, y \leqslant 1, \quad xy < 1/4$$

这即对应于图 2-8 中阴影部分 G，其面积为

$$\mu(G) = \frac{1}{4} \times 1 + \int_{\frac{1}{4}}^{1} \frac{1}{4x} \mathrm{d}x = \frac{1}{4} + \frac{1}{2} \ln 2$$

故所求事件的概率为

$$P(A) = \frac{\mu(G)}{\mu(S)} = \frac{\frac{1}{4} + \frac{1}{2}\ln 2}{1 \times 1} = 0.5966$$

由该例的解法可知，一般求解几何概率问题的步骤为：

(1)首先选定与问题有关的变量(x，y 等)；

(2)确定这些变量所有可能的变化区域 S;

(3)然后用含这些变量的不等式来表示所关心事件 A 发生的充分必要条件，从而得到其对应区域 G;

(4)尽可能借助于坐标系上的作图来帮助计算区域 S, G 的测度(面积等);

(5)计算 S, G 的测度(面积等)的比值即为所求的概率。

第四节 统 计 概 率

定义 2.4 在相同的条件下重复进行 n 次试验，事件 A 出现 m_A 次，则称

$$f_n(A) = \frac{m_A}{n}$$

为 A 事件在 n 次试验中的频率(relative frequency)。

注意：随机事件频率 $f_n(A)$ 是随着试验总次数 n 的变化而变动的值，不可与古典概率 $P(A)$ 混淆。

虽然事件的频率随着试验总次数的变化而变化，但在大量重复的试验中，事件的频率具有一定的稳定性。例如拉普拉斯在 18 世纪末对欧洲几个国家这段时期人口资料进行研究，发现这些国家的男婴出生率都稳定地接近 22/43=0.512。

历史上还有许多人做过掷硬币试验，以观察其正面向上频率，结果如表 2-1 所示。

表 2-1 掷硬币试验正面向上的频率

试验者	投掷硬币次数 n	正面向上次数 m_A	正面向上频率 m_A/n
De Morgan	2048	1061	0.5181
Buffon	4040	2048	0.5069
K. Pearson	12000	6019	0.5016
André Weil	30000	14994	0.4998

这表明，虽然事件 A 的频率随 n 而变动，但当试验次数足够多时，频率将逐渐稳定地趋于某个固定的常数(如表 2-1 中掷硬币试验中的 0.5)，这称为频率的稳定性(stability of relative frequency)。

利用频率的稳定性，我们就可得到下列统计概率的定义。

定义 2.5 在相同的条件下重复进行 n 次试验，当 n 很大时，事件 A 出现的频率 $f_n(A) = \dfrac{m_A}{n}$ 将稳定地在某一常数值 p 附近波动，且一般当 n 越大时，波动幅度越小，逐渐趋于稳定。则称该频率的稳定值 p 为事件 A 发生的统计概率(statistical probability)，即 $P(A) = p$。

在实际应用时，利用上述统计概率的定义，即可将试验次数充分大时事件 A 出现的频率值作为事件的概率近似值，即 $P(A) \approx \dfrac{m_A}{n}$，这在概率不易求出时很有效。

例如，国家《新药审批办法》规定，新药临床试验一般不得少于 300 例，并设对照组。如果某种新药在 350 例临床试验中有 278 例是有效的，其有效率为

$$f_n(A) = \frac{278}{350} \approx 0.794$$

则该新药有效的概率就可认为是 0.794。

例 2.6 从某鱼池中取 100 条鱼，做上记号后再放入该鱼池中。现从该池中任意捉来 50 条鱼，发现其中有两条有记号，问池内大约有多少条鱼？

解 设池内大约有 n 条鱼，则从池中捉到有记号鱼的概率为 $\dfrac{100}{n}$，它近似于捉到有记号鱼的频率 $\dfrac{2}{50}$，即

$$\frac{100}{n} \approx \frac{2}{50}$$

解之得：$n=2500$。故池内大约有 2500 条鱼。

现实生活中，许多现象并不能进行统计概率所需要的大量重复试验，也不满足古典概型或几何概率的特点。例如，估计明天下雨的可能性有多大；某种新药上市后能够畅销的概率有多大，等等。这些事件显然不能用古典概率、几何概率或统计概率的定义来解释，而需要根据人们的经验和所掌握的资料，以个人信念为基础去估计概率，即需要应用主观概率对不确定的现象作出判断。

定义 2.6 人们根据自己的经验和所掌握的多方面信息，对事件发生的可能性大小加以主观的估计，由此确定的概率称为主观概率(subjective probability)。

例如一位外科医师认为下一个外科手术成功的概率是 0.9，这是他根据多年的手术经验和该手术的难易程度加以综合估计的结果，是主观概率。

主观概率比前两种概率方法更具灵活性，实用中，决策者应依据个人的判断和更新更完全的信息对概率进行调整。这里我们只给出主观概率的概念，显然它不是本书讨论的重点。

第五节　概率的性质与运算法则

一、概率公理化定义

以上几种概率的定义，是确定概率的不同方法。由上述概率的定义，可得出概率的三条公理，它概括了概率各种定义的共性，是概率的最基本性质，也是概率公理化定义的基础。

公理 2.1(非负性) 对任一事件 A，有 $0 \leqslant P(A) \leqslant 1$；

公理 2.2(规范性) 必然事件的概率为 1，不可能事件的概率为 0，即

$$P(\Omega)=1, \qquad P(\varnothing)=0$$

公理 2.3(可列可加性) 对于两两互不相容事件 A_1, A_2, $\cdots$, A_n, $\cdots$, $(A_iA_j=\varnothing, i \neq j)$，有

$$P(A_1+A_2+\cdots+A_n+\cdots) = P(A_1) + P(A_2)+\cdots+ P(A_n)+\cdots$$

定义 2.7 设 Ω 是随机试验的样本空间，如果对 Ω 中任意事件 A，都对应一个实数 $P(A)$，而且 $P(A)$ 满足公理 2.1～公理 2.3，则称 $P(A)$ 为随机事件 A 的概率(probability)。

该定义称为概率的公理化定义或一般定义，对所有的随机试验都适用。古典概率、统计概率等概率定义都是此定义的特殊情形。

二、概率的重要性质

由上述概率的公理和公理化定义，结合 Venn 图，我们就可以推出下列概率的重要性质，也即概率的运算法则。

性质 1(互不相容事件加法公式)　如果事件 A 与 B 互不相容，即 $AB=\varnothing$，则

$$P(A+B)=P(A)+P(B)$$

更一般地，对于 n 个两两互不相容的事件 A_1，A_2，…，A_n ($A_iA_j=\varnothing$，$i\neq j$)，有

$$P(A_1+A_2+\cdots+A_n)=P(A_1)+P(A_2)+\cdots+P(A_n)$$

证明　取 $A_{n+1}=A_{n+2}=\cdots=\varnothing$，由规范性 $P(\varnothing)=0$ 得

$$P(A_{n+1})=P(A_{n+2})=\cdots=P(\varnothing)=0$$

再由可列可加性得

$$\begin{aligned}P(A_1+A_2+\cdots+A_n)&=P(A_1+A_2+\cdots+A_n+\varnothing+\varnothing+\cdots)\\&=P(A_1)+P(A_2)+\cdots+P(A_n)+P(\varnothing)+P(\varnothing)+\cdots=P(A_1)+P(A_2)+\cdots+P(A_n)\end{aligned}$$

性质 2(对立事件公式)　对任一事件 A 及其对立事件 $\overline{A}$，有

$$P(A)=1-P(\overline{A})\text{，}P(\overline{A})=1-P(A)$$

证明　因 A 与 $\overline{A}$ 互为对立事件，则 $A+\overline{A}=\Omega$，$A\overline{A}=\varnothing$，故

$$1=P(\Omega)=P(A+\overline{A})=P(A)+P(\overline{A})$$

移项得

$$P(A)=1-P(\overline{A})\quad\text{或}\quad P(\overline{A})=1-P(A)$$

性质 3(事件之差公式)　对任意事件 A、B，有

$$P(A-B)=P(A)-P(AB)$$

特别地，当 $B\subset A$ 时，有 $P(A-B)=P(A)-P(B)$。

证明　利用 Venn 图(图 2-9)易知

$$A=(A-B)+AB\text{，且}(A-B)AB=\varnothing$$

即$(A-B)$与 AB 互不相容。则

$$P(A)=P((A-B)+AB)=P(A-B)+P(AB)$$

移项得

$$P(A-B)=P(A)-P(AB)$$

特别地，当 $B\subset A$ 时，$AB=B$，故

$$P(A-B)=P(A)-P(AB)=P(A)-P(B)$$

性质 4(一般加法公式)　对于任意两个事件 A、B，有

$$P(A+B)=P(A)+P(B)-P(AB)$$

而当事件 A 与 B 互不相容时，$AB=\varnothing$，则 $P(A+B)=P(A)+P(B)$，该性质的公式就变成性质 1 的形式了。

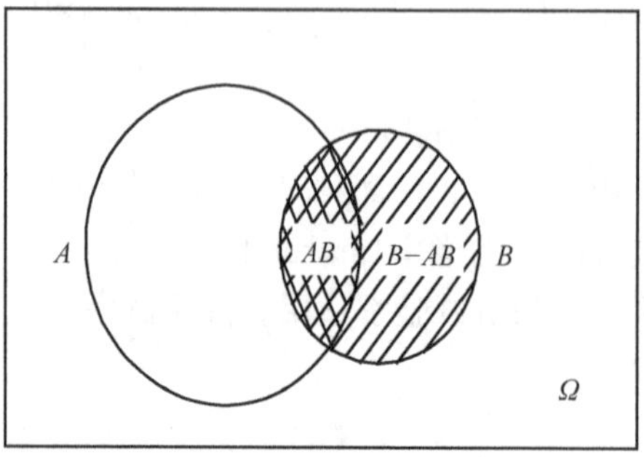

图 2-9　一般加法公式证明示意图

证明　利用 Venn 图(图 2-9)易知

$$A+B=A+(B-AB)\text{且}A(B-AB)=\varnothing\text{，}AB\subset B$$

则由性质 1 和性质 3 知

$$\begin{aligned}P(A+B)&=P(A+(B-AB))=P(A)+P(B-AB)\\&=P(A)+P(B)-P(AB)\end{aligned}$$

该性质可以推广到三个事件的情形：

对于任意三个事件 A、B、C，有

$$P(A+B+C)=P(A)+P(B)+P(C)-P(AB)-P(AC)-P(BC)+P(ABC)$$

一般地，对于任意 n 个事件 A_1，A_2，$\cdots$，A_n，由归纳法可以证得

$$P(A_1+A_2+\cdots+A_n)=\sum_{i=1}^{n}P(A_i)-\sum_{1\leqslant i<j\leqslant n}P(A_iA_j)+\sum_{1\leqslant i<j<k\leqslant n}P(A_iA_jA_k)-\cdots+(-1)^{n-1}P(A_1A_2\cdots A_n)$$

例 2.7 已知 $P(A)=0.3$，$P(A+B)=0.6$，试分别就 (1) A 与 B 互不相容时；(2) $A\subset B$ 时；(3) 已知 $P(AB)=0.1$ 时，求 $P(B)$ 的值。

解 由题设已知 $P(A)=0.3$，$P(A+B)=0.6$，故

(1) 因 A 与 B 互不相容，则有 $P(A+B)=P(A)+P(B)$，故
$$P(B)=P(A+B)-P(A)=0.6-0.3=0.3$$

(2) 因 $A\subset B$，则 $B=A+B$，故 $P(B)=P(A+B)=0.6$。

(3) 已知 $P(AB)=0.1$，则由一般加法公式 $P(A+B)=P(A)+P(B)-P(AB)$ 得
$$P(B)=P(A+B)-P(A)+P(AB)=0.6-0.3+0.1=0.4$$

例 2.8 某大学学生中近视眼学生占 22%，色盲学生占 2%，其中既是近视眼又是色盲的学生占 1%。现从该校学生中随机抽查一人，试求：

(1) 被抽查的学生是近视眼或色盲的概率；

(2) 被抽查的学生既非近视眼又非色盲的概率。

解 令 $A=\{$被抽查者是近视眼$\}$，$B=\{$被抽查者是色盲$\}$，由题意知
$$P(A)=0.22，\quad P(B)=0.02，\quad P(AB)=0.01$$

则 (1) 利用一般加法公式，所求概率为
$$P(A+B)=P(A)+P(B)-P(AB)=0.22+0.02-0.01=0.23$$

(2) 利用对立事件公式、德·摩根对偶律和 (1) 的结果，所求概率为
$$P(\overline{A}\overline{B})=P(\overline{A+B})=1-P(A+B)=1-0.23=0.77$$

第六节 条件概率和事件的独立性

一、条 件 概 率

前面讨论的概率 $P(A)$ 都是在给定的随机试验的样本空间上进行的，除了该基本条件外没有其他条件。但有时我们往往需要考虑事件 A 在"某一事件 B 已发生"这一条件下的概率，此时事件 A 发生的概率是否受到"B 事件已发生"这一特定条件的影响呢？我们先来看个例子。

例 2.9 对 200 位成年人进行性别与文化程度的调查，其结果如下表所示 (表 2-2)：

表 2-2 200 位成年人性别与文化程度调查结果

性别	小学	中学	大学
男	28	38	22
女	34	61	17

现随机抽取一人，试求下列事件的概率：

(1) 此人是大学文化程度的概率；

(2) 已知此人是女性，求此人是大学文化程度的概率。

解 设 $A=\{$抽到的人是大学文化程度$\}$，$B=\{$抽到的人是女性$\}$；

(1) 所求概率可根据统计概率定义，由表可得

$$P(A) \approx \frac{17+22}{200} = \frac{39}{200} = 0.195$$

(2) 所求概率是事件 A 在"事件 B 已发生"条件下的概率，可将其表示为 $P(A|B)$。此时，由于事件 B 已发生，样本空间缩减到仅含女性的 112 人中，相应地事件 A 所含的基本事件数只是女性中大学文化程度人数 17 人，则由上表可直接求得

$$P(A|B) \approx \frac{17}{34+61+17} = \frac{17}{112} = 0.152$$

显然，$P(A|B)=0.152 \neq P(A)$，因为 $P(A|B)$ 是事件 A 在"B 事件已发生"这一特定条件限制下的概率，这正是本节将要讨论的条件概率。

定义 2.8 对任意两个事件 A、B，若 $P(B)>0$，则称

$$P(A|B) = \frac{P(AB)}{P(B)}$$

为在已知事件 B 发生的条件下，事件 A 发生的条件概率(conditional probability)，记作 $P(A|B)$。

对此定义公式，我们可结合 Venn 图(图 2-10)加以逻辑说明。

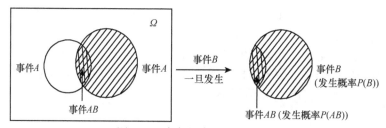

图 2-10　条件概率定义示意图

由图 2-10 可知，若事件 B 已经发生，样本空间就缩减到 B 所涵盖的圆形区域 Ω_B，其中只有 B 区域左侧与 A 区域相交的部分(即 AB 区域)才是目前能够观测到的 A 事件发生的区域，所以在事件 B 发生的条件下，事件 A 发生的概率就可以由 AB 区域与 B 区域之比来表示，即

$$P(A|B) = \frac{P(AB)}{P(B)}$$

对例 2.9(2)，我们可以用条件概率公式来解

$$P(A|B) = \frac{P(AB)}{P(B)} = \frac{17/200}{(34+61+17)/200} = \frac{17}{112} = 0.152$$

例 2.10 某种动物活到 12 岁的概率为 0.8，活到 20 岁的概率为 0.4，问现年 12A 的这种动物活到 20 岁的概率为多少？

解 设 $A=\{$活到 20 岁$\}$，$B=\{$活到 12 岁$\}$；则 $P(A)=0.4$，$P(B)=0.8$。

而"活到 20 岁"一定要先"活到 12 岁"，即有 $A \subset B$，且 $AB=A$，则所求概率是条件概率

$$P(A|B) = \frac{P(AB)}{P(B)} = \frac{P(A)}{P(B)} = \frac{0.4}{0.8} = 0.5$$

二、乘 法 公 式

利用条件概率公式，我们可立刻得到下列概率的乘法公式。

定理 2.1（乘法公式）　对于任意两个事件 A、B，若 $P(B)>0$，则

$$P(AB)=P(B)P(A|B)$$

同样地，若 $P(A)>0$，则

$$P(AB)=P(A)P(B|A)$$

此公式还可以推广到 n 个事件 A_1，A_2，$\cdots$，A_n 的情形，当 $P(A_1A_2\cdots A_{n-1})>0$ 时，有

$$P(A_1A_2\cdots A_n)=P(A_1)P(A_2|A_1)P(A_3|A_1A_2)\cdots P(A_n|A_1A_2\cdots A_{n-1})$$

例 2.11　设有 12 件药品，其中 4 件是次品。现进行两次无放回抽样，即每次抽 1 件不放回去，试求两次都抽到正品的概率。

解　令 $A=\{$第一次抽到正品$\}$，$B=\{$第二次抽到正品$\}$，由题意知，$P(A)=8/12$，$P(B|A)=7/11$，则利用乘法公式，所求概率为

$$P(AB)=P(A)P(B|A)=\frac{8}{12}\times\frac{7}{11}=\frac{14}{33}\approx0.424$$

又解　本题还可以用古典概率来解，因对于 n 次无放回抽样，每次取 1 件的概率计算问题总可视为一次抽取 n 件的问题来处理，故所求概率为

$$P(AB)=\frac{C_8^2}{C_{12}^2}=\frac{8\times7/2}{12\times11/2}=\frac{14}{33}\approx0.424$$

例 2.12　设某地区位于河流甲、乙的交汇处，而任一河流泛滥时，该地区即被淹没。已知某时期河流甲、乙泛滥的概率分别为 0.2 和 0.3，又当河流甲泛滥时，"引起"河流乙泛滥的概率为 0.4，求（1）当河流乙泛滥时，"引起"河流甲泛滥的概率；（2）该时期内该地区被淹没的概率。

解　令 $A=\{$河流甲泛滥$\}$，$B=\{$河流乙泛滥$\}$，由题意知

$$P(A)=0.2，\quad P(B)=0.3，\quad P(B|A)=0.4$$

再由乘法公式 $P(AB)=P(A)P(B|A)=0.2\times0.4=0.08$。

则（1）所求概率为 $P(A|B)=\dfrac{P(AB)}{P(B)}=\dfrac{0.08}{0.3}=0.267$。

（2）所求概率为　$P(A+B)=P(A)+P(B)-P(AB)=0.2+0.3-0.08=0.42$。

三、事件的独立性

在例 2.11 中，如果抽样改为放回抽样，则由题意，有

$$P(A)=8/12，\quad P(B|A)=8/12，\quad P(B)=8/12$$

即

$$P(B)=P(B|A)$$

故所求"两次都抽到正品"的概率为

$$P(AB)=P(A)P(B|A)=P(A)P(B)=\frac{8}{12}\times\frac{8}{12}=\frac{4}{9}\approx0.444$$

此时，A 事件的发生对 B 事件发生的概率没有任何影响，即事件 A 与 B 是相互独立的。一般地，我们有如下定义。

定义 2.9　对于任意两个事件 A、B，若满足

$$P(AB)=P(A)P(B)$$

则称事件 A 与 B 相互独立(mutual independence)。

对于事件的独立性,我们还有下列结论。

定理 2.2 (1)如果若 $P(A)>0$(或 $P(B)>0$),则事件 A 与 B 相互独立的等价条件是

$$P(B)=P(B|A) \quad (或 \ P(A)=P(A|B))$$

(2)如果事件 A 与 B 相互独立,则 A 与 $\bar{B}$,$\bar{A}$ 与 B,$\bar{A}$ 与 $\bar{B}$ 都相互独立。

证明 (1)(必要性)因 $P(A)>0$,事件 A 与 B 相互独立,则 $P(AB)=P(A)P(B)$,故有

$$P(B|A)=\frac{P(AB)}{P(A)}=\frac{P(A)P(B)}{P(A)}=P(B)$$

(充分性)因为 $P(B)=P(B|A)$,则由乘法公式

$$P(AB)=P(A)P(B|A)=P(A)P(B)$$

因此事件 A 与 B 相互独立。

同理可证,事件 A 与 B 相互独立的等价条件是 $P(A)=P(A|B)$。

(2)因事件 A 与 B 相互独立,则 $P(AB)=P(A)P(B)$,故有

$$P(A\bar{B})=P(A-B)=P(A)-P(AB)=P(A)-P(A)P(B)=P(A)(1-P(B))=P(A)P(\bar{B})$$

因此 A 与 $\bar{B}$ 相互独立。利用 A、B 的对称性可证明,此时 $\bar{A}$ 与 B,$\bar{A}$ 与 $\bar{B}$ 也相互独立。

事实上,对于事件 A 和 B,无论是 $P(B)=P(B|A)$ ($P(A)>0$)还是 $P(A)=P(A|B)$ ($P(B)>0$)成立,都表示事件 A 和 B 的发生互不影响,即 A 与 B 相互独立。此时,A 与 B,A 与 $\bar{B}$,$\bar{A}$ 与 B,$\bar{A}$ 与 $\bar{B}$ 之一相互独立时,则其余事件对也相互独立。因此,关于事件 A 与 B 的相互独立性,除了按上述定义进行判断外,还可以按下列定义直接进行判断。

定义 2.10 在随机实验中,若事件 A 发生的概率不受事件 B 是否发生的影响,则称事件 A 与 B 相互独立。

实际应用时,一般先根据上列定义由实际意义判断事件 A 与 B 的相互独立性,再利用前面定义公式:$P(AB)=P(A)P(B)$ 来计算事件 A、B 同时发生的概率。

例 2.13 有甲、乙两批种子,发芽率分别为 0.8 和 0.7,在两批种子中各任意抽取一粒,求下列事件的概率:(1)两粒种子都能发芽;(2)至少有一粒种子能发芽;(3)恰好有一粒种子能发芽。

解 令 $A=\{$甲种子能发芽$\}$,$B=\{$乙种子能发芽$\}$。

则由题意知,A、B 相互独立,且 $P(A)=0.8$,$P(B)=0.7$,则所求概率为

(1)$P(AB)=P(A)P(B)=0.8 \times 0.7=0.56$。

(2)$P(A+B)=1-P(\overline{A+B})=1-P(\bar{A}\bar{B})=1-P(\bar{A})P(\bar{B})=1-0.2 \times 0.3=0.94$。

(3)$P(A\bar{B}+\bar{A}B)=P(A)P(\bar{B})+P(\bar{A})P(B)=0.8 \times 0.3+0.2 \times 0.7=0.38$。

例 2.14 设 A、B、C 是随机试验中的三个事件,已知 $P(B|A)=0.4$,$P(C)=2P(A)=0.6$,$P(B+C)=0.72$,且 B 与 C 相互独立;试求 $P(A+B)$ 的值。

解 $P(A+B)=P(A)+P(B)-P(AB)$,由于 B,C 相互独立,且 $P(B+C)=0.72$,所以

$$P(B+C)=P(B)+P(C)-P(BC)=P(B)+P(C)-P(B)P(C)=P(B)[1-P(C)]+P(C)$$
$$=0.4 \times P(B)+0.6=0.4 \times P(B)+0.6=0.72$$

解之得 $P(B)=0.3$。

又因为 $P(A)=0.3$,$P(B|A)=0.4$,故

$$P(A+B)=P(A)+P(B)-P(AB)=P(A)+P(B)-P(A)P(B|A)$$
$$=0.3+0.3+0.3 \times 0.4=0.48$$

关于事件的独立性可推广到多个事件的情形。

定义 2.11　设 A_1，A_2，$\cdots$，A_n 为 n 个事件，如果对其中任意 $k(2 \leqslant k \leqslant n)$ 个事件 A_{i1}，A_{i2}，$\cdots$，A_{ik}，均有

$$P(A_{i1}A_{i2}\cdots A_{ik}) = P(A_{i1})P(A_{i2})\cdots P(A_{ik})$$

成立，则称事件 A_1，A_2，$\cdots$，A_n 相互独立。

由该定义可知，对三个相互独立的事件 A，B，C，需满足的条件为

$$P(AB)=P(A)P(B)$$
$$P(AC)=P(A)P(C)$$
$$P(BC)=P(B)P(C)$$
$$P(ABC)=P(A)P(B)P(C)$$

如果 A，B，C 仅满足前面三个等式，则称 A，B，C 两两独立。

对于 n 个事件，我们也有相应于定理 2.2 的性质。同时还易知道，若 A_1，A_2，$\cdots$，A_n 相互独立，则其中任意 $m(2 \leqslant m \leqslant n)$ 个事件(或其对立事件)都相互独立。

特别地，当事件 A_1，A_2，$\ldots$，A_n 相互独立时，有

$$P(A_1A_2\cdots A_n) = P(A_1)P(A_2)\cdots P(A_n)$$

反之，则不一定成立。

现在利用事件的独立性来考察案例 2.1 的彩票中奖问题。

案例 2.1　解　通过计算十年来从未中过大奖的可能性即概率来判断该现象是否正常。

每周买一张彩票而买了十年，每年 52 周，则共买了 520 张，现设

$$A_i = \{第\ i\ 次买彩票中大奖\}，i=1，2，\cdots，520$$

由题意有

$$P(A_i) = 10^{-5}，\ P(\overline{A_i}) = 1-10^{-5}，i=1，2，\cdots，520$$

由于每周开奖是相互独立的，故十年从未中过大奖的概率为

$$P(\overline{A_1}\,\overline{A_2}\cdots\overline{A_{520}}) = P(\overline{A_1})P(\overline{A_2})\cdots P(\overline{A_{520}}) = (1-10^{-5})^{520} \approx 0.9948$$

该概率依然很大，说明十年从未中过大奖可能性很大，该现象的出现是很正常的。

第七节　全概率公式和贝叶斯公式

一、全概率公式

当计算一个较复杂事件的概率时，我们往往将其分解为一些互不相容的简单事件之和，然后分别计算这些简单事件的概率，再利用概率的加法定理和乘法定理加以解决。该方法的一般化就产生了全概率公式。

定义 2.12　在随机试验中，如果事件 B_1，B_2，$\cdots$，B_n 必发生其一而且两两互不相容，即满足

(1) $B_1+B_2+\cdots+B_n=\Omega$；

(2) $B_i B_j=\varnothing\ (i \neq j，i，j=1，2，\cdots，n)$，

则称事件组 B_1，B_2，$\cdots$，B_n 为完备事件组(complete group of events)。

定理 2.3(全概率公式)　设事件 B_1，B_2，$\cdots$，B_n 为随机试验的一个完备事件组，而且 $P(B_i)>0(i=1，2，\cdots，n)$，则对任一事件 A，有

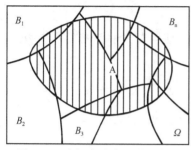

$$P(A) = P(A\,|\,B_1)P(B_1) + P(A\,|\,B_2)P(B_2) + \cdots$$
$$+ P(A\,|\,B_n)P(B_n) = \sum_{i=1}^{n} P(A\,|\,B_i)P(B_i)$$

该公式就称为全概率公式。

证明　如图 2-11 所示，因 $B_1 + B_2 + \cdots + B_n = \Omega$，则对事件 A

图 2-11　全概率公式证明示意图

$$A = A\Omega = A(B_1 + B_2 + \cdots + B_n) = AB_1 + AB_2 + \cdots + AB_n$$

又因 B_1，B_2，$\cdots$，B_n 互不相容，则 AB_1，AB_2，$\cdots$，AB_n 也两两互不相容，故由加法公式和乘法公式得

$$P(A) = P(AB_1 + AB_2 + \cdots + AB_n) = P(AB_1) + P(AB_2) + \cdots + P(AB_n)$$
$$= P(A\,|\,B_1)P(B_1) + P(A\,|\,B_2)P(B_2) + \cdots + P(A\,|\,B_n)P(B_n)$$
$$= \sum_{i=1}^{n} P(A\,|\,B_i)P(B_i)$$

全概率公式通常用于将一个复杂事件的概率分解成一些简单事件的概率之和，从而求出所需的概率。其中事件 B_i 往往可看成导致发生的原因，通常能够在事件 A 发生之前得出其概率 $P(B_i)$，故又称 $P(B_i)$ 为先验概率（prior probability），而事件 A 是由各互不相容事件 AB_i 全体之和构成的，故称 $P(A)$ 为全概率。

例 2.15　设一医院药房中的某种药品是由三个不同的药厂生产的，其中一厂、二厂、三厂生产的药品分别占 1/4、1/4、1/2。已知一厂、二厂、三厂生产药品的次品率分别是 7%、5%、4%。现从中任取一药品，试求该药品是次品的概率。

解　令 A={该药品是次品}，B_1={药品是由一厂生产的}，B_2={药品是由二厂生产的}，B_3={药品是由三厂生产的}；显然，B_1，B_2，B_3 两两互不相容，而且事件 A 只能与事件 B_1，B_2，B_3 之一同时发生，因此事件 B_1，B_2，B_3 构成一个完备事件组。

再由题意知

$P(B_1) = 0.25$，$P(B_2) = 0.25$，$P(B_3) = 0.5$，$P(A|B_1) = 0.07$，$P(A|B_2) = 0.05$，$P(A|B_3) = 0.04$

由全概率公式，所求概率为

$$P(A) = P(A|B_1)P(B_1) + P(A|P_2)P(B_2) + P(A|B_3)P(B_3)$$
$$= 0.07 \times 0.25 + 0.05 \times 0.25 + 0.04 \times 0.50 = 0.05$$

二、逆概率公式（贝叶斯公式）

在实际问题中，我们还需解决与全概率公式相反的问题：已知各项先验概率 $P(B_i)$ 和对应的条件概率 $P(A|B_i)$，如果事件 A 已经发生，需求出此时事件 B_i 发生的条件概率 $P(B_i\,|\,A)$。

例 2.16　在例 2.15 中，若已知任取的药品是次品，求该次品是由三厂生产的概率。

解　令 A、B_1、B_2、B_3 表示与例 2.15 相同的事件，则有

$P(B_1) = 0.25$，$P(B_2) = 0.25$，$P(B_3) = 0.5$，$P(A|B_1) = 0.07$，$P(A|B_2) = 0.05$，$P(A|B_3) = 0.04$

由题意知需求的概率

$$P(B_3|A) = \frac{P(B_3 A)}{P(A)} = \frac{P(B_3)P(A\,|\,B_3)}{P(A)} = \frac{0.5 \times 0.04}{0.05} = 0.4$$

一般地，我们可用下列逆概率公式（或贝叶斯公式）来解决此类问题。

定理 2.4(贝叶斯公式) 设事件 B_1，B_2，$\cdots$，B_n 为随机试验的一个完备事件组，A 为任一事件，且 $P(B_i)>0(i=1，2，\cdots，n)$，$P(A)>0$，则

$$P(B_j\,|\,A) = \frac{P(A\,|\,B_j)P(B_j)}{\displaystyle\sum_{i=1}^{n} P(A\,|\,B_i)P(B_i)}$$

证明 由条件概率的定义有

$$P(B_j\,|\,A) = \frac{P(AB_j)}{P(A)}$$

又由全概率公式 $P(A) = \displaystyle\sum_{i=1}^{n} P(A\,|\,B_i)P(B_i)$ 及乘法公式 $P(AB_j) = P(A\,|\,B_j)P(B_j)$ ，代入上式得

$$P(B_j\,|\,A) = \frac{P(A\,|\,B_j)P(B_j)}{\displaystyle\sum_{i=1}^{n} P(A\,|\,B_i)P(B_i)}$$

该公式于 1763 年由英国统计学家 T·贝叶斯给出，故称为贝叶斯(Bayes)公式或逆概率公式。其中为区别于条件概率 $P(A|B_i)$，我们称 $P(B_i|A)$ 为后验概率(posterior probability)。

注意到全概率公式和贝叶斯公式应用的条件是相同的，只是所需解决的问题不一样。若我们把事件 B_1，B_2，$\cdots$，B_n 看作导致试验结果事件 A 发生的"原因"，而事件 A 只能伴随着"原因"B_1，B_2，$\cdots$，B_n其中之一发生，又已知各"原因"B_i 的概率和在每个"原因"下事件 A 发生的概率，当我们要求出该事件 A 发生的概率时，通常用全概率公式；如果在进行该试验中，事件 A 已经发生，要求出由某个"原因"B_j 导致该结果发生的概率，往往用贝叶斯公式。

例 2.17 用血清法诊断肝癌，临床实践表明，患肝癌的患者中95%试验呈阳性，也有2%的非肝癌患者化验呈阳性。若将此法用于人口肝癌普查，设人口中肝癌患病率 0.2%，现某人在普查中化验结果呈阳性，求此人确患肝癌的概率。

解 令 $B=\{$被化验者确患癌症$\}$，$A=\{$被化验者化验结果呈阳性$\}$；由题意知

$$P(A\,|\,B) = 0.95，\quad P(A\,|\,\overline{B}) = 0.02，P(B) = 0.002$$

又 $P(\overline{B}) = 1 - P(B) = 0.998$ 。由贝叶斯公式，所求概率为

$$P(B\,|\,A) = \frac{P(A\,|\,B)P(B)}{P(A\,|\,B)P(B) + P(A\,|\,\overline{B})P(\overline{B})} = \frac{0.95\times0.002}{0.95\times0.002 + 0.02\times0.998} = 0.087$$

该例表明，虽然血清法在肝癌临床诊断中，误诊率较低，但若用于肝癌普查，由于在总人口中肝癌患病率非常低，仅靠该法来确诊某人患肝癌的概率也较低，不到 0.1，此时，当需采用其他方法才能作出正确的诊断。同时我们还应注意不能混淆条件概率 $P(A|B)$ 和 $P(B|A)$，否则就会导致不良的结果。

第八节 独立试验与伯努利概型

由于概率论是从数量侧面研究随机现象的统计规律性，而随机现象的统计规律性只有在大量的重复独立试验中才能体现出来，因此，独立重复试验在概率度化和数理统计中有极为重要的地位。

定义 2.13 在相同条件下进行 n 次重复试验，如果各次试验结果的出现互不影响，则

称这 n 次重复试验为 n 重独立重复试验。

在独立重复试验中，我们考虑最简单的一类随机试验，它具有如下特征：

(1) 试验在相同条件下独立重复地进行 n 次；

(2) 每次试验只有两个可能结果，A 和 $\bar{A}$，且

$$P(A)=p(0<p<1), \qquad P(\bar{A})=1-p=q$$

这类随机试验的数学模型就称为 n 重伯努利概型(Bernoulli probability model)或 n 重伯努利试验(Bernoulli trials)。

伯努利概型是历史上研究最早、应用最广泛的概率模型之一，只要我们在独立重复试验中仅对某事件是否发生感兴趣，就可用伯努利概型来处理。例如，多次重复掷同一枚硬币，观察是否正面向上；在一批药品中进行放回抽样，观察抽到的是否为次品，以及向某一目标进行多次射击，观察每次射击是否命中目标，等等，都属于伯努利概型。

定理 2.5 在 n 重贝努里试验中，事件 A 恰好发生 k 次的概率为

$$P_n(k) = C_n^k p^k q^{n-k}, \quad k=1, 2, \cdots, n; \quad q=1-p$$

证明 由于在 n 重伯努利试验中，各次试验相互独立，且在每次试验中 $P(A)=p$，则事件 A 在指定的 k 次试验中发生，而在其余 $n-k$ 次试验中不发生的概率应为

$$\underbrace{p \cdot p \cdots p}_{k\text{个}}\underbrace{(1-p)(1-p)\cdots(1-p)}_{n-k\text{个}} = p^k (1-p)^{n-k} = p^k q^{n-k}$$

在 n 次试验中，由于事件 A 在不同的 k 次试验中发生的情形共 C_n^k 种，且它们是互不相容的，其概率均为 $p^k q^{n-k}$，由概率的有限可加性，在 n 次试验中事件 A 恰好发生 k 次的概率为

$$P_n(k) = C_n^k p^k q^{n-k}, \quad k=0, 1, \cdots, n$$

例 2.18 据报道，有 10%的人对某药有胃肠道反应。为考察某厂的产品质量，现任选 5 人服用此药，试求下列事件的概率：

(1) 有人有反应；(2) 有反应的人不超过 2 人；(3) 至少有 3 人有反应。

解 在大量的人群中任选 5 人服药，观察各人是否有胃肠道反应，就相当于做了 5 次独立重复试验，每次试验都是考察事件 $A=\{$有胃肠道反应$\}$是否发生的伯努利概型，其中 $P(A)=0.1$。这即 $n=5$，$p=0.1$ 的伯努利试验。

(1) 有人有反应就是至少有一人有反应，故所求概率为

$$P_1=\sum_{k=1}^{5} C_5^k 0.1^k 0.9^{5-k} = 1 - P_5(0) = 1 - 0.9^5 =0.40951$$

(2) 有反应的人不超过 2 人的概率为

$$P_2 = P_5(0) + P_5(1) + P_5(2) = \sum_{k=0}^{2} C_5^k 0.1^k 0.9^{5-k}$$

$$= 0.59049 + 0.32805 + 0.0729 = 0.99144$$

(3) 至少有 3 人有反应的概率为(利用附表 1 二项分布表)

$$P_3 = \sum_{k=3}^{5} C_5^k 0.1^k 0.9^{5-k} = 0.00856$$

或注意到该事件是(1)"有人有反应"事件的对立事件，则所求概率为

$$P_3=1-P_2=1-0.99144 = 0.00856$$

例 2.19 已知某疾病的发生率为 0.2%，某单位共有 800 人，问该单位患有此病的人数

不超过 3 人的概率。

解 令 $X=\{$单位患有此病的人数$\}$，则
$$P(X=k)=P_n(k)=C_{800}^k\left(0.002\right)^k\left(0.998\right)^{800-k}, \quad k=1，2，\cdots，800$$
故所求概率为

$$P(X\leqslant 3)=\sum_{k=0}^{3}P\{X=k\}=\sum_{k=0}^{3}P_n(k)=\sum_{k=0}^{3}C_{800}^k\left(0.002\right)^k\left(0.998\right)^{800-k}$$
$$=0.2016+0.3232+0.2587+0.1379=0.9214$$

我们看到，当 n 较大时，直接计算 $P_n(k)=C_n^k p^k q^{n-k}$ 是颇为麻烦的。实际上，当 n 很大时，p 很小时，我们可以利用下列泊松近似公式进行近似计算

$$P_n(k)=C_n^k p^k\left(1-p\right)^{n-k}\approx\frac{(np)^k}{k!}e^{-np}$$

当 n 越大，p 越小时，该公式近似程度就越好。在实际计算中，当 $n>20$，$p<0.1$ 时，就可用 $\frac{\lambda^k}{k!}e^{-\lambda}(\lambda=np)$ 作为 $C_n^k p^k\left(1-p\right)^{n-k}$ 的近似值，而当 $n\geqslant 100$，$p\leqslant 0.01$ 时，近似效果则非常好，而 $\frac{\lambda^k}{k!}e^{-\lambda}$ 的值在本书附表 2(泊松分布表)中即可查得。

例如，在例 2.19 中，我们用泊松近似公式来计算所求概率。由
$$np=800\times 0.002=1.6$$
则所求概率为(利用附表 2)

$$P(X\leqslant 3)\approx 1-\sum_{k=4}^{\infty}\frac{(1.6)^k}{k!}e^{-1.6}=1-0.0788=0.9212$$

该概率的近似值与例 2.19 中解得的精确值相比仅差 0.0002，其近似程度非常好。

第九节 综 合 例 题

例 2.20 将 n 个人等可能分配到 $N(n\leqslant N)$ 间房中去，试求下列事件的概率：

(1)$A=\{$某指定的 n 间房中各有一个$\}$；

(2)$B=\{$恰有 n 间房，其中各有一人$\}$；

(3)$C=\{$某指定的房中恰有 $m(m\leqslant n)$ 个人$\}$。

解 把 n 个人等可能地分配到 N 间房中去，由于并没有限定每一间房中的人数，故是一可重复的排列问题，这样的分法共有 N^n 种。

(1)对事件 A，对指定的 n 间房，第一个人可分配到该 n 间房的任一间，有 n 种分法；第二个人可分配到余下的 $n-1$ 间房中的任一间，有 $n-1$ 种分法，以此类推，得到 A 共含有 $n!$ 个基本事件，故

$$P(A)=\frac{n!}{N^n}$$

(2)对事件 B，因为 n 间房没有指定，所以可先在 N 间房中任意选出 n 间房(共有 C_N^n 种选法)，然后对于选出的某 n 间房，按照上面的分析，可知 B 共含有 $C_N^n\cdot n!$ 个基本事件，从而

$$P(B) = \frac{C_N^n \cdot n!}{N^n}$$

(3)对于事件 C，由于 m 个人可从 n 个人中任意选出，故有 C_n^m 种选法，而其余 $n-m$ 个人可任意地分配到其余的 $N-1$ 间房中，共有 $(N-1)^{n-m}$ 种分配法，故 C 中共含有 $C_n^m \cdot (N-1)^{n-m}$ 个基本事件，因此

$$P(C) = \frac{C_n^m (N-1)^{n-m}}{N^n} = C_n^m \left(\frac{1}{N}\right)^m \left(1 - \frac{1}{N}\right)^{n-m}$$

注意：可归入上述"分房问题"来处理的古典概型的实际问题非常多，例如：

(1)生日问题：n 个人的生日的可能情形，这时 $N=365$ 天（$n \leqslant 365$）；

(2)乘客下车问题：一客车上有 n 名乘客，它在 N 个站上都停，乘客下车的各种可能情形；

(3)印刷错误问题：n 个印刷错误在一本有 N 页的书中的一切可能的分布（n 不超过每一页的字符数）；

(4)放球问题：将 n 个球放入 N 个盒子的可能情形。

值得注意的是，在处理这类问题时，要分清什么是"人"，什么是"房"，一般不能颠倒。

例 2.21（1994 年考研题）　设 A，B 为两事件，且 $P(A)=p$，$P(AB)=P(\overline{A}\,\overline{B})$，求 $P(B)$。

解　由于

$$P(\overline{A}\,\overline{B}) = P(\overline{A+B}) = 1 - P(A+B) = 1 - [P(A) + P(B) - P(AB)]$$

现因为 $P(AB)=P(\overline{A}\,\overline{B})$，所以

$$P(AB) = 1 - P(A) - P(B) + P(AB)$$

又 $P(A)=p$，故 $P(B) = 1 - P(A) = 1 - p$。

注意：事件运算的德·摩根对偶律及对立事件公式的恰当应用。

例 2.22（2005 年考研题）　从数 1，2，3，4 中任取一个数，记为 X，再从 1，2，$\cdots$，X 中任取一个数，记为 Y，则 $P(Y=2)=(\quad\quad)$。

答案：13/48。

【解析】　本题涉及两次随机试验，想到用全概率公式，且第一次试验的各两两互不相容的结果即为完备事件组。

$$P(Y=2) = P(X=1)P(Y=2|X=1) + P(X=2)P(Y=2|X=2) + P(X=3)P(Y=2|X=3) + P(X=4)P(Y=2|X=4)$$

$$= \frac{1}{4} \times 0 + \frac{1}{4} \times \frac{1}{2} + \frac{1}{4} \times \frac{1}{3} + \frac{1}{4} \times \frac{1}{4} = \frac{13}{48}$$

例 2.23（2012 年考研题）　设 A、B、C 是随机事件，A、C 互不相容，$P(AB)=\frac{1}{2}$，$P(C)=\frac{1}{3}$，则 $P(AB|\overline{C}) = \underline{\quad\quad\quad}$。

答案：$\frac{3}{4}$。

【解析】　由条件概率的定义知，所求的 $P(AB|\overline{C}) = \dfrac{P(AB\overline{C})}{P(\overline{C})}$。其中

$$P(\overline{C}) = 1 - P(C) = 1 - \frac{1}{3} = \frac{2}{3}, \quad P(AB\overline{C}) = P(AB) - P(ABC) = \frac{1}{2} - P(ABC)$$

由于 A，C 互不相容，即 $AC = \varnothing$，$P(AC) = 0$，又 $ABC \subset AC$，故 $P(ABC) = 0$，代入上式得 $P(AB\overline{C}) = \frac{1}{2}$，故

$$P(AB \mid \overline{C}) = \frac{1/2}{2/3} = \frac{3}{4}$$

例 2.24(2007 年考研题) 某人向同一目标独立重复射击，每次射击命中目标的概率为 $p(0 < p < 1)$，则此人第 4 次射击恰好第 2 次命中目标的概率为（   ）。

A. $3p(1-p)^2$ B. $6p(1-p)^2$ C. $3p^2(1-p)^2$ D. $6p^2(1-p)^2$

答案：C。

【解析】 本题需计算伯努利概型的概率。所求概率为

$$A = \{前三次仅有一次击中目标，第 4 次击中目标\}$$

事件的概率，故 $P(A) = C_3^1 p(1-p)^2 p = 3p^2(1-p)^2$。故选 C。

例 2.25 某药厂的车间有各自独立运行的同类设备 200 台，若每台设备发生故障的概率为 0.02，且每台设备的故障需一名维修人员来排除，则应配备多少名维修人员，才能使设备发生故障而得不到及时维修的概率小于 0.001？

解 维修人员是否能及时维修发生故障的设备，取决于同一时刻发生故障的设备数。

令 $X = \{同一时刻发生故障的设备台数\}$，显然本例属于 $n = 200$ 的 n 重伯努利概型问题，且有

$$P(X = k) = P_{200}(k) = C_{200}^k (0.02)^k (0.98)^{200-k}, \quad k = 0, 1, \cdots, 200$$

问题为确定最小的正整数 m，使得 $P(X > m) < 0.001$。

现因为 $n = 200$ 很大，$p = 0.02$ 很小，故可利用泊松近似公式，其中

$$\lambda = np = 200 \times 0.02 = 4$$

故

$$P(X > m) = \sum_{k=m+1}^{\infty} C_{200}^k (0.02)^k (0.98)^{200-k} \approx \sum_{k=m+1}^{\infty} \frac{4^k}{k!} e^{-4} < 0.001$$

查附表 2(泊松分布表)，有 $\sum_{k=12}^{\infty} \frac{4^k}{k!} e^{-4} = 0.000915 < 0.001$，即 $m+1 = 12$，故 $m = 11$。

故只要配备 11 名维修人员即可达到目的。

此时，因维修人员不足而使设备的故障得不到及时维修的概率低于 0.001，平均而言，在 8 小时内出现这种情形的时间将低于 $8 \times 60 \times 0.001 = 0.48$(分钟)，即不到半分钟，这对一般的工厂来说，显然能满足其要求了。而对于不同要求的工厂，我们可通过改变不能及时维修的概率来得到相应的维修人员的人数，这样我们利用概率论的方法解决了设备维修人员配备的实际问题。

知识链接 **柯尔莫哥洛夫与概率的公理体系**

在现代概率论的建立和发展过程中，苏联(俄国)数学家做出了卓越的贡献。其中柯尔莫哥洛夫和他建立起的概率公理化体系影响最大。

柯尔莫哥洛夫(A.N.Kolmogrov, 1903～1987)是公认的 20 世纪最有影响的苏联(俄国)杰出数学家和概率统计学家。

1929 年 26 岁的柯尔莫哥洛夫发表的文章《概率论与测度论的一般理论》，首次给出

了测度论基础的概率论公理结构。1931 年他出版了《概率论基本概念》一书，在世界上首次以测度论和积分论为基础建立了概率论的公理化定义，从而使概率论建立在完全严格的数学基础之上，奠定了现代概率论的理论基础。

柯尔莫哥洛夫研究范围广泛，论著多达 230 多种，在基础数学、数理逻辑、函数论、泛函分析、数理统计、测度论、湍流力学、拓扑学等很多领域，特别是概率论和信息论领域做出了杰出的贡献，并创建了一些新的数学分支，如信息算法论、概率算法论、语言统计学等。由于他的卓越成就，他被授予苏联"劳动英雄"称号，成为美、法、英等二十多个国家的科学院院士或皇家学会会员，并于 1980 年获得了有数学界诺贝尔奖之称的沃尔夫(Wolf)奖。

他告诫想出科学成就的年轻人，除了要努力培养三种能力：复杂运算和巧妙算法能力、几何直观能力以及逻辑推理能力之外，更要具备坚忍的意志、高尚的情操和强烈的爱国主义思想。

本章内容提要

(一)随机事件及关系

名称	内容
概念	(随机)试验、样本空间Ω、基本事件(样本点)、 (随机)事件、事件的发生、必然事件Ω、不可能事件$\varnothing$
事件间关系	包含$B \supset A$、相等$A=B$
	对立事件$\bar{A}$：$A\bar{A}=\varnothing$，$A+\bar{A}=\Omega$
	互不相容：$AB=\varnothing$
	相互独立：$P(AB)=P(A)P(B)$
	完备事件组：(1)$B_1+B_2+\cdots+B_n=\Omega$， (2)$B_1$，$B_2$，$\cdots$，$B_n$互不相容且$P(B_i)>0(i=1,2,\cdots,n)$
事件间运算	和(或并)：$A+B$(或$A\cup B$)
	积(或交)：AB(或$A\cap B$)
	差：$A-B$
运算规则	交换律：$A+B=B+A$；$AB=BA$
	结合律：$(A+B)+C=A+(B+C)$；$(AB)C=A(BC)$
	分配律：$(A+B)C=AC+BC$；$A+(BC)=(A+B)(A+C)$
	德·摩根对偶律：$\overline{A+B}=\bar{A}\bar{B}$，$\overline{AB}=\bar{A}+\bar{B}$
	差积转换律：$A-B=A\bar{B}=A-AB$

(二)概率的定义

类型	定义公式
古典概率	$P(A)=\dfrac{m}{n}=\dfrac{A\text{所含的基本事件数}}{\text{基本事件总数}}$
几何概率	$P(A)=\dfrac{\mu(A)}{\mu(\Omega)}=\dfrac{A\text{的几何测度}}{\Omega\text{的几何测度}}$
统计概率	$P(A)=p\left(\approx f_n(A)=\dfrac{n_A}{n}\right)$

续表

类型	定义公式
公理化定义 (基本性质)	对样本空间中任意事件 A 对应的一个实数 $P(A)$，满足 公理1(非负性) $0 \leqslant P(A) \leqslant 1$ 公理2(规范性) $P(\Omega)=1$，$P(\varnothing)=0$ 公理3(可加性) 若 A_1，A_2，$\cdots$，A_n，$\cdots$，两两互不相容， $P(A_1+A_2+\cdots+A_n+\cdots)=P(A_1)+P(A_2)+\cdots+P(A_n)+\cdots$ 则称 $P(A)$ 为随机事件 A 的概率
条件概率	$P(A\mid B)=\dfrac{P(AB)}{P(B)}$ $(P(B)>0)$

(三)概率的计算公式

名称	计算公式
加法公式	$P(A+B)=P(A)+P(B)-P(AB)$ 若 A、B 互不相容 $(AB=\varnothing)$：$P(A+B)=P(A)+P(B)$
对立事件公式	$P(A)=1-P(\bar{A})$；$P(\bar{A})=1-P(A)$
事件之差公式	$P(A-B)=P(A)-P(AB)$ 若 $B \subset A$：$P(A-B)=P(A)-P(B)$
条件概率公式	$P(A\mid B)=\dfrac{P(AB)}{P(B)}$ $(P(B)>0)$
乘法公式	若 $P(B)>0$，$P(AB)=P(B)P(A\mid B)$ 若 $P(A)>0$，$P(AB)=P(A)P(B\mid A)$
独立事件公式	A、B 相互独立：$P(AB)=P(A)P(B)$ A_1，A_2，$\cdots$，A_n 相互独立：$P(A_1A_2\ldots A_n)=P(A_1)P(A_2)\ldots P(A_n)$
全概率公式	若 B_1，B_2，$\cdots$，B_n 为完备事件组，对事件 A $P(A)=\displaystyle\sum_{i=1}^{n}P(A\mid B_i)P(B_i)$
贝叶斯公式 (逆概率公式)	若 B_1，B_2，$\cdots$，B_n 为完备事件组，$P(A)>0$ $P(B_j\mid A)=\dfrac{P(A\mid B_j)P(B_j)}{\displaystyle\sum_{i=1}^{n}P(A\mid B_i)P(B_i)}$
伯努利公式	$P_n(k)=C_n^k p^k q^{n-k}$，其中 $p=P(A)$，$q=1-p$
泊松近似公式	若 $n>20$，$p<0.1$ 时：$P_n(k)=C_n^k p^k (1-p)^{n-k} \approx \dfrac{(np)^k}{k!}e^{-np}$

思考与练习二

1.下列说法正确的是( )。

A. 任一事件的概率总在(0，1)之内　　B. 不可能事件的概率不一定为 0

C. 必然事件的概率一定为 1　　D. 以上均不对

2. 以 A 表示事件"甲种药品畅销，乙种药品滞销"，则其 A 的对立事件为( )。

A. "甲，乙两种药品均畅销"　　B. "甲种药品滞销，乙种药品畅销"

C. "甲种药品滞销"　　D. "甲种药品滞销或乙种药品畅销"

3. 有100张从1到100号的卡片,从中任取一张,取到卡号是7的倍数的概率为( )。

A. $\dfrac{7}{50}$　　　　B. $\dfrac{7}{100}$　　　　C. $\dfrac{7}{48}$　　　　D. $\dfrac{15}{100}$

4. 若 $P(A)=0.3$，$P(B)=0.6$，则

(1)若 A 和 B 独立，则 $P(A+B)=$_____，$P(B-A)=$_____；

(2)若 A 和 B 互不相容，则 $P(A+B)=$_____，$P(B-A)=$_____；

(3)若 $A\subset B$，则 $P(A+B)=$_____，$P(B-A)=$_____。

5. 设 A 和 B 互不相容，且 $P(A)>0$，$P(B)>0$，则下列结论正确的是（　　）。

A. $P(B|A)>0$　　　　　　　　　　B. $P(A)=P(A|B)$

C. $P(A|B)=0$　　　　　　　　　　D. $P(AB)=P(A)P(B)$

6. 如果 A 与 B 相互独立，且 $P(A)=P(B)=0.7$，则 $P(\overline{A}\,\overline{B})=$_____。

7. 在 4 次独立重复试验中，事件 A 至少出现 1 次的概率为 $\dfrac{65}{81}$，则在每次试验中事件 A 出现的概率是_____。

习 题 二

1. 用事件 A、B、C 表示下列各事件：

(1)A 出现，但 B、C 不出现；(2)A、B 出现，但 C 不出现；(3)三个都出现；(4)三个中至少有一个出现；(5)三个中至少有两个出现；(6)三个都不出现；(7)只有一个出现；(8)不多于一个出现；(9)不多于两个出现。

2. 设 $\Omega=\{1,2,3,4,5,6,7\}$，$A=\{2,3,4\}$，$B=\{3,4,5\}$。试求下列事件：(1) $\overline{A}B$；(2) $\overline{A}+B$。

3. 在一本标准英语词典中共有 55 个由两个不同字母组成的单词，现从 26 个英文字母中任取两个字母排成一个字母对，求它恰是上述字典中单词的概率。

4. 一部五卷的文集，按任意次序放到书架上去，试求下列事件的概率：

(1)第一卷出现在两边；(2)第一卷及第五卷出现在两边；(3)第一卷或第五卷出现在两边；(4)第三卷正好在正中。

5. 在一副扑克牌(52 张)中任取 4 张，求 4 张牌花色全不相同的概率。

6. 口袋里有两个伍分、三个贰分和五个壹分的硬币，从中任取五个，求总值超过一角的概率。

7. 房间里有 10 个人，分别佩戴着 1～10 号的纪念章，现等可能地任选三人，记录其纪念章号码，试求：(1)最小号码为 5 的概率；(2)最大号码为 5 的概率。

8. 某城市共发行 A，B，C 三种报纸。在这城市的居民中，订阅 A 报的占 45%，订阅 B 报的占 35%，订阅 C 报的占 30%，同时订阅 A 及 B 报的占 10%，同时订阅 A 及 C 报的占 8%，同时订阅 B 及 C 报的占 5%，同时订阅 A、B 及 C 报的占 3%，试求下列事件的概率：(1)只订阅 A 报的；(2)只订阅 A 及 B 报的；(3)只订阅一种报纸的；(4)正好订阅两种报纸的；(5)至少订阅一种报纸的；(6)不订阅任何报纸的。

9. 设 $P(A)=0.5$，$P(B)=0.3$ 且 $P(AB)=0.1$，求：(1)$P(A+B)$；(2)$P(\overline{A}+B)$。

10. 在 1 至 100 中任取一数，试求：(1)该数既能被 4 整除，又能被 6 整除的概率；(2)该数既不能被 4 整除又不能被 6 整除的概率。

11. 假设接受一批药品时，检验其中一半，若不合格品不超过 2%，则接收，否则拒收。

假设该批药品共 100 件，其中有 5 件不合格，试求该批药品经检验被接收的概率。

12. 设 A，B 为任意两个事件，且 $P(A) > 0$，$P(B) > 0$。证明：

(1) 若 A 与 B 互不相容，则 A 和 B 不独立；

(2) 若 $P(B|A) = P(B|\bar{A})$，则 A 和 B 相互独立。

13. 已知 $P(A) = 0.1$，$P(B) = 0.3$，$P(A|B) = 0.2$，求：(1) $P(AB)$；(2) $P(A+B)$；(3) $P(B|A)$；(4) $P(A\bar{B})$；(5) $P(\bar{A}|\bar{B})$。

14. 甲、乙、丙三人各自独立地去破译一密码，他们能译出该密码的概率分别是 1/5, 2/3，1/4，求该密码被破译的概率。

15. 电路由电池 A 与两个并联的电池 B、C 串联而成，设电池 A、B、C 是否损坏相互独立，且它们损坏的概率依次为 0.3，0.2，0.2，求电路发生间断的概率。

16. 设甲、乙两城的通信线路间有 n 个相互独立的中继站，每个中继站中断的概率均为 p，试求：(1) 甲、乙两城间通信中断的概率；(2) 若已知 $p = 0.005$，问在甲、乙两城间至多只能设多少个中继站，才能保证两地间通信不中断的概率不小于 0.95?

17. 在一定条件下，每发射一发炮弹击中飞机的概率是 0.6，现有若干门这样的炮独立地同时发射一发炮弹，问欲以 99% 的把握击中飞机，至少需要配置多少门这样的炮?

18. 甲袋中有 3 只白球，7 只红球，15 只黑球；乙袋中 10 只白球，6 只红球，9 只黑球。现从两袋中各取一球，求两球颜色相同的概率。

19. 甲箱中有 2 个白球 1 个黑球，乙箱中有 1 个白球 2 个黑球。现从甲箱中任取一球放入乙箱内，再从乙箱中任取一球，问取得白球的概率是多少?

20. 在某地供应的某药品中，甲、乙两厂的药品各占 65%、35%，且甲、乙两厂的该药品合格率分别为 90%、80%，现用 A_1、A_2 分别表示甲、乙两厂的药品，B 表示合格品，试求：$P(A_1)$、$P(A_2)$、$P(B|A_1)$、$P(B|A_2)$ 和 $P(B)$。

21. 某地为甲种疾病多发区，其所辖的三个小区 A_1，A_2，A_3 的人口比例为 9：7：4，据统计资料，甲种疾病在这三个小区的发病率依次为 4‰，2‰，5‰，求该地甲种疾病的发病率。

22. 若某地成年人中肥胖者 (A_1) 占有 10%，中等者 (A_2) 占 82%，瘦小者 (A_3) 占 8%，又肥胖者、中等者、瘦小者患高血压的概率分别为 20%、10%、5%。(1) 求该地成年人患高血压的概率；(2) 若知某人患高血压，他最可能属于哪种体型?

23. 三个射手向一敌机射击，射中概率分别为 0.4、0.6 和 0.7。若一人射中，敌机被击落的概率为 0.2；若两人射中，敌机被击落的概率为 0.6；若三人射中，则敌机必被击落。(1) 求敌机被击落的概率；(2) 已知敌机被击落，求该机是三人击中的概率。

24. (小概率事件原理) 设随机试验中某事件 A 发生的概率为 ε。试证明，不论 $\varepsilon > 0$ 如何小，只要不断独立重复地做此试验，事件 A 迟早会发生的概率为 1。

25. 自 1875 年到 1955 年的某 60 年中，上海夏季(5 月至 9 月共 153 天)共发生暴雨 180 次(设每次以 1 天计算)，试求在一个夏季中发生暴雨不超过 4 次的概率(利用泊松近似公式)。

（王 菲）

第三章　随机变量及其分布

通过第二章对随机事件及其概率的研究，我们发现许多随机现象的试验结果即随机事件可以直接用数量来描述，例如掷骰子出现的点数；对一批药品随机抽检时出现的次品数；在 n 重伯努利试验中，事件 A 发生的次数；对一群动物注射某种药物，其血药浓度达到最大值的时间，等等。也有一些随机现象的试验结果不是数值形式，而表现为某种属性，但可以数量化。例如，掷一枚硬币的可能结果是"正面向上"和"反面向上"，我们可以用 1 和 0 分别表示。对于这类考虑其某个随机事件 A 是否出现的随机现象，我们总可通过定义

$$X = \begin{cases} 1, & \text{事件} A \text{发生} \\ 0, & \text{事件} A \text{不发生} \end{cases}$$

使它与数值发生联系。一般来说，我们总可以建立起随机事件与数量之间的对应关系，由于试验结果的出现是随机的，所以对应的数量也是随机的。

定义 3.1　对于随机试验，若其试验结果可用一个取值带有随机性的变量来表示，且变量取这些值的概率是确定的，则称这种变量为随机变量(random variable)，常用 X、Y 等表示。

由定义知，随机变量 X 的取值将随试验结果的不同而不同，故 X 具有随机性；同时，由于各试验结果的出现具有一定的概率，则 X 的取值具有确定的概率，因而 X 还具有统计规律性。这两个特性正是随机变量与普通函数的本质区别之所在。

引进随机变量后，随机事件就可用随机变量的取值来表示。例如，在掷骰子试验中，取随机变量 X={掷骰子出现的点数}，则"掷出的点数不超过 3 点"的随机事件就可以用 $X \leqslant 3$ 来表示；同样，掷硬币试验中"正面向上"的事件可用 $X=1$ 表示，等等。这样通过随机变量的研究，就可以非常方便地研究随机现象的各种可能结果及其出现的概率。

正如研究随机事件时那样，我们不仅要知道试验可能出现哪些结果，更要了解这些结果出现的概率有多大。同样对随机变量，我们不仅要知道它取哪些值，还要知道它取这些值的概率，而且一旦了解了随机变量的取值范围和取这些值的概率，我们也就了解了该随机变量的统计规律性。

定义 3.2　随机变量 X 的可能取值范围和它取这些值的概率称为 X 的概率分布(probability distribution)。

本章将学习随机变量 X 的概率分布、常用的数字特征等知识，并用于解决诸如下列案例所提出的概率应用问题。

案例 3.1(血液化验问题)　某地区流行某种传染病，患者约占 3%，为此该地区的某校决定对全校 5000 名师生进行抽血化验。现有两个化验方案：

(1)逐个化验；(2)按每 5 人一组将血液混在一起化验，若发现有问题再逐个化验。

显然，方案(2)中各组的混合血液是否有问题是随机的。

问题：如何判定哪种方案更好？

下面首先研究随机变量及其概率分布，并根据随机变量的取值不同而分为离散型和连续型随机变量两大类来分别进行讨论。

第一节 随机变量及其概率分布

一、离散型随机变量的分布

定义 3.3 如果随机变量 X 的取值仅为有限或者可列无穷多个数值，即可以一一列举，则称 X 是离散型随机变量（discrete random variable）。

设离散型随机变量 X 的全部取值为 x_1, x_2, $\cdots$, x_k, $\cdots$；其相应概率为

$$p_1, \quad p_2, \quad \cdots, \quad p_k, \quad \cdots$$

则定义离散型随机变量 X 的分布律（distribution law）为

$$P(X=x_k)=p_k, \quad k=1, 2, \cdots$$

它表示了离散型随机变量 X 的概率分布。该分布律还可表示为下列表形式

X	x_1	x_2	$\cdots$	x_k	$\cdots$
P	p_1	p_2	$\cdots$	p_k	$\cdots$

其中 $p_k(k=1, 2, \cdots)$ 具有下列性质：

$(1)\,p_k \geq 0$, $k=1$, 2, $\cdots$; $(2) \sum\limits_{k=1}^{\infty} p_k = 1$。

反之，若数列 $\{p_k\}$ 满足上述两个性质，则必存在某离散型随机变量 X，使得 $\{p_k\}$ 成为 X 对应取值的概率分布值。

例 3.1 设有 10 件药品，其中 3 件是次品，现从中任取 4 件，试求：(1)抽样药品中次品数 X 的概率分布律；(2)$P(X \leq 2)$。

解 (1)易知，X 的取值为 0，1，2，3，相应概率为

$$P(X=k)= \frac{C_3^k C_7^{4-k}}{C_{10}^4}, \quad k=0, 1, 2, 3$$

故所求次品数 X 的概率分布律为

$$P(X=k)= \frac{C_3^k C_7^{4-k}}{C_{10}^4}, \quad k=0, 1, 2, 3$$

或

$$P(X=0)= \frac{C_7^4}{C_{10}^4}=\frac{1}{6}, \quad P(X=1)=\frac{C_3^1 C_7^3}{C_{10}^4}=\frac{1}{2}$$

$$P(X=2)= \frac{C_3^2 C_7^2}{C_{10}^4}=\frac{3}{10}, \quad P(X=3)=\frac{C_3^3 C_7^1}{C_{10}^4}=\frac{1}{30}$$

即所求次品数 X 的概率分布律为

X	0	1	2	3
P	$\frac{1}{6}$	$\frac{1}{2}$	$\frac{3}{10}$	$\frac{1}{30}$

(2) $P(X \leqslant 2) = P(X=0) + P(X=1) + P(X=2) = \dfrac{1}{6} + \dfrac{1}{2} + \dfrac{3}{10} = \dfrac{29}{30}$。

注意：利用 $\sum\limits_{k=1}^{4} p_k = \dfrac{1}{6} + \dfrac{1}{2} + \dfrac{3}{10} + \dfrac{1}{30} = 1$ 的验算可以验证离散型分布律的概率计算的正确性。

二、随机变量的分布函数

前面我们用概率分布律来描述离散型随机变量的概率分布，但对于连续型随机变量，其取值不能一一列举，故不能用概率分布律来描述。为此，我们引入一种用来描述所有随机变量概率分布的统一形式，这就是随机变量的分布函数。

定义 3.4 设 X 为一随机变量，称函数

$$F(x) = P(X \leqslant x) = P(X \in (-\infty, x]), \quad -\infty < x < +\infty$$

为随机变量 X 的分布函数(distribution function)，记为 $X \sim F(x)$。

显然，分布函数 $F(x)$ 在 x 的值即为随机变量 X 落 $(-\infty, x]$ 范围内的概率，故 $F(x)$ 是定义在整个实数轴上且取值于[0, 1]区间的普通函数。当随机变量 X 的分布函数给定时，一些常用事件的概率就可用 $F(x)$ 来表示，如

$$P(a < X \leqslant b) = P(X \leqslant b) - P(X \leqslant a) = F(b) - F(a)$$
$$P(X > a) = 1 - P(X \leqslant a) = 1 - F(a)$$
$$P(X < a) = \lim_{x \to a-0} P(X \leqslant x) = \lim_{x \to a-0} F(x) = F(a-0)$$
$$P(X \geqslant a) = 1 - P(X < a) = 1 - F(a-0)$$
$$P(X = a) = P(X \leqslant a) - P(X < a) = F(a) - F(a-0)$$

由此，一旦给出随机变量 X 的分布函数 $F(x)$，就不难得到 X 的取值范围及取这些值的概率，这表明分布函数 $F(x)$ 完全刻画了随机变量 X 的概率分布。它的引入使许多概率问题转化为函数问题，从而得到简化。

例 3.2 设随机变量 X 的概率分布律如下表所示

X	-1	1	2
P	0.3	0.6	C

试求：(1)常数 C；(2) X 的分布函数 $F(x)$；(3) $P(X > 1.5)$，$P(0.5 < X \leqslant 2)$，$P(1 \leqslant X \leqslant 2)$。

解 (1)由 p_k 的性质知：$\sum\limits_{k=1}^{3} p_k = 0.3 + 0.6 + C = 1$，故 $C = 0.1$。

(2)又当 $x < -1$ 时，$F(x) = P(X \leqslant x) = P(\varnothing) = 0$；

当 $-1 \leqslant x < 1$ 时，$F(x) = P(X \leqslant x) = P(X=-1) = 0.3$；

当 $1 \leqslant x < 2$ 时，$F(x) = P(X \leqslant x) = P(X=-1) + P(X=1) = 0.3 + 0.6 = 0.9$；

当 $x \geqslant 2$ 时，$F(x) = P(X \leqslant x) = P(X=-1) + P(X=1) + P(X=2) = 0.3 + 0.6 + 0.1 = 1$。

故 X 的分布函数为

$$F(x) = \begin{cases} 0, & x < -1 \\ 0.3, & -1 \leqslant x < 1 \\ 0.9, & 1 \leqslant x < 2 \\ 1, & x \geqslant 2 \end{cases}$$

(3)　　　　　$P(X>1.5)=1-P(X\leqslant1.5)=1-F(1.5)=1-0.9=0.1$

$P(0.5<X\leqslant2)=F(2)-F(0.5)=1-0.3=0.7$

$P(1\leqslant X\leqslant2)=P(1<X\leqslant2)+P(X=1)=F(2)-F(1)+0.6=1-0.9+0.6=0.7$

图 3-1 给出了 $F(x)$ 的图形，它为一条介于 0 和 1 之间的阶梯形上升曲线，且分别在 $x=-1$、1、2 有跳跃，其跳跃值分别为 0.3、0.6 和 0.1。

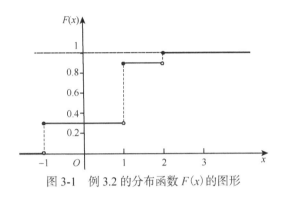

图 3-1　例 3.2 的分布函数 $F(x)$ 的图形

由上列 $F(x)$ 的图形，我们看到该随机变量 X 的分布函数具有一些较明显的特征。一般地，对任意随机变量的分布函数 $F(x)$，都具有以下些性质：

(1) $0\leqslant F(x)\leqslant1$；

(2) $F(x)$ 为 x 的单调不减函数，即对 $x_1<x_2$，有 $F(x_1)\leqslant F(x_2)$；

(3) $\lim\limits_{x\to-\infty}F(x)=F(-\infty)=0$，$\lim\limits_{x\to+\infty}F(x)=F(+\infty)=1$；

(4) $F(x)$ 为 x 的右连续函数，即对任意的 x_0，$F(x_0)=\lim\limits_{x\to x_0+0}F(x)=F(x_0+0)$。

反之，可以证明若有一函数 $F(x)$ 具有上述性质，则该 $F(x)$ 必为某个随机变量的分布函数。由此可知，这些性质完全刻画了分布函数的本质特性。

三、连续型随机变量的分布

连续型随机变量的特点是它可能取某一区间内所有值，例如灯管的寿命可以是 $[0，+\infty)$ 内任意一个值。对于连续型随机变量，一一列举其取值及其对应概率是不可能的也是没有意义的，通常对连续型随机变量 X，主要考虑事件 $a<X\leqslant b$ 的概率。

定义 3.5　设随机变量 X 在 $(-\infty，+\infty)$ 上取值，如果存在一个非负可积函数 $f(x)$，对任意实数 a、$b(a<b)$ 都有

$$P(a<X\leqslant b)=\int_a^b f(x)\mathrm{d}x$$

则称 X 为连续型随机变量 (continuous random variable)，$f(x)$ 称为 X 的概率密度函数 (probability density function)，简称密度 (density)。

根据定义和定积分的几何意义可知，连续型随机变量 X 在 a 与 b 之间的概率可以表示为概率密度 $f(x)$ 在 $(a，b)$ 上的曲边梯形面积(图 3-2)。

由定义知，连续型随机变量的密度有下列基本性质：

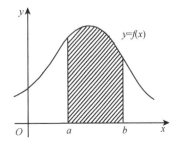

图 3-2　连续型随机变量定义的几何图示

(1)对任意实数 x，$f(x) \geqslant 0$；(2) $\int_{-\infty}^{+\infty} f(x)\mathrm{d}x = 1$。

事实上，对于(2)，有 $\int_{-\infty}^{+\infty} f(x)\mathrm{d}x = P(-\infty < X \leqslant +\infty) = 1$，从图形上看，这两条性质表明曲线 $y = f(x)$ 位于 x 轴上方，且与 x 轴之间部分的面积为 1。

反之，可以证明，若可积函数 $f(x)$ 具有上述两条性质，则它必为某个随机变量的密度。

由连续型随机变量的定义，易知其分布函数为

$$F(x) = P(X \leqslant x) = \int_{-\infty}^{x} f(x)\mathrm{d}x, \quad -\infty < x < +\infty$$

再由数学分析及分布函数的有关性质知，连续型随机变量 X 还具有下列性质(其中 $F(x)$、$f(x)$ 分别为 X 的分布函数和密度)：

(1) $F(x)$ 为连续函数；

(2) $P(a < X \leqslant b) = F(b) - F(a) = \int_a^b f(x)\mathrm{d}x$；

(3)若 $f(x)$ 在 x 点连续，则 $f(x) = F'(x)$，即 X 的密度是其分布函数的导数；

(4)连续型随机变量取任一实数 a 的概率为 0，即 $P(X=a) = 0$。

事实上，我们有

$$0 \leqslant P(X=a) \leqslant P(a-\Delta x < X \leqslant a) = \int_{a-\Delta x}^{a} f(x)\mathrm{d}x$$

则

$$0 \leqslant P(X=a) \leqslant \lim_{\Delta x \to 0^+} \int_{a-\Delta x}^{a} f(x)\mathrm{d}x = 0$$

故 $P(X=a) = 0$。

这样，在我们计算连续型随机变量 X 在某个区间上的概率时，就不必介意该区间是开的还是闭的，亦即

$$P(a < X < b) = P(a \leqslant X \leqslant b) = P(a \leqslant X < b) = P(a < X \leqslant b) = \int_a^b f(x)\mathrm{d}x$$

这表明，连续型随机变量在某个区间上取值的概率与区间端点无关。同时，该性质体现了与离散型随机变量截然不同的特性，并表明概率为 0 的事件不一定都是不可能事件。

例 3.3 设随机变量 X 的概率密度为

$$f(x) = \begin{cases} \dfrac{1}{b-a}, & a \leqslant x \leqslant b \\ 0, & \text{其他} \end{cases}$$

则称 X 在区间 $[a, b]$ 上服从均匀分布(uniform distribution)，试求其分布函数 $F(x)$。

解 因 X 的概率密度为分段函数，故 X 的分布函数为

当 $x < a$ 时，$F(x) = \int_{-\infty}^{x} f(x)\mathrm{d}x = \int_{-\infty}^{x} 0\mathrm{d}x = 0$；

当 $a \leqslant x < b$ 时，$F(x) = \int_{-\infty}^{x} f(x)\mathrm{d}x = \int_{-\infty}^{a} 0\mathrm{d}x + \int_a^x \dfrac{1}{b-a}\mathrm{d}x = \dfrac{x-a}{b-a}$；

当 $x \geqslant b$ 时，$F(x) = \int_{-\infty}^{x} f(x)\mathrm{d}x = \int_{-\infty}^{a} 0\mathrm{d}x + \int_a^b \dfrac{1}{b-a}\mathrm{d}x + \int_b^x 0\mathrm{d}x = \dfrac{b-a}{b-a} = 1$。

即

$$F(x) = \int_{-\infty}^{x} f(x)\mathrm{d}x = \begin{cases} 0, & x < a \\ \dfrac{x-a}{b-a}, & a \leqslant x < b \\ 1, & x \geqslant b \end{cases}$$

均匀分布的 $f(x)$ 和 $F(x)$ 的图形如图 3-3，图 3-4 所示。

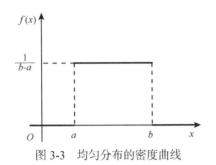

图 3-3　均匀分布的密度曲线

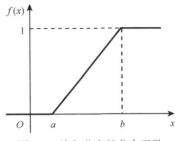

图 3-4　均匀分布的分布函数

若随机变量 X 服从区间 $[a, b]$ 上的均匀分布，则 X 落在 $[a, b]$ 中任一子区间 $(x_1, x_1 + \Delta x]$ 上的概率为

$$P(X \in (x_1, x_1 + \Delta x]) = \int_{x_1}^{x_1 + \Delta x} \frac{1}{b-a} dx = \frac{1}{b-a}[x_1 + \Delta x - x_1] = \frac{1}{b-a} \cdot \Delta x$$

该概率只与子区间的长度 Δx 有关，而与具体的位置无关。这表明，服从均匀分布 $U[a, b]$ 的随机变量 X 在区间 $[a, b]$ 内取任一点的可能性都是"均匀"相等的。

例 3.4　设连续型随机变量 X 的密度为

$$f(x) = \begin{cases} k(4 - x^2), & 0 < x < 2 \\ 0, & \text{其他} \end{cases}$$

试求 (1) 常数 k；(2) X 的分布函数 $F(x)$；(3) $P(1 < X < 3)$。

解　(1) 由密度的性质

$$\int_{-\infty}^{\infty} f(x) dx = \int_{-\infty}^{0} 0 dx + k \int_{0}^{2} (4 - x^2) dx + \int_{2}^{\infty} 0 dx = k \left[4x - \frac{x^3}{3} \right]_0^2 = \frac{16}{3} k$$

因 $\int_{-\infty}^{\infty} f(x) dx = 1$，则 $\frac{16}{3} k = 1$，故 $k = \frac{3}{16}$。

(2) 因为 X 的概率密度为

$$f(x) = \begin{cases} \dfrac{3}{16}(4 - x^2), & 0 < x < 2 \\ 0, & \text{其他} \end{cases}$$

所以 X 的分布函数为

当 $x < 0$ 时，$F(x) = \int_{-\infty}^{x} f(x) dx = \int_{-\infty}^{x} 0 dx = 0$；

当 $0 \leqslant x < 2$ 时，$F(x) = \int_{-\infty}^{x} f(x) dx = \int_{-\infty}^{0} 0 dx + \int_{0}^{x} \frac{3}{16}(4 - x^2) dx = \frac{3}{4} x - \frac{1}{16} x^3$；

当 $x \geqslant 2$ 时，$F(x) = \int_{-\infty}^{x} f(x) dx = \int_{-\infty}^{0} 0 dx + \int_{0}^{2} \frac{3}{16}(4 - x^2) dx + \int_{2}^{x} 0 dx = \left[\frac{3}{4} x - \frac{1}{16} x^3 \right]_0^2 = 1$，

即

$$F(x) = \begin{cases} 0, & x < 0 \\ \dfrac{3}{4} x - \dfrac{1}{16} x^3, & 0 \leqslant x < 2 \\ 1, & x \geqslant 2 \end{cases}$$

(3)（解法一）利用分布函数来解：

$$P(1 < X < 3) = F(3) - F(1) = 1 - \left(\frac{3}{4} - \frac{1}{16} \right) = 1 - \frac{11}{16} = \frac{5}{16}$$

（解法二）利用概率密度来解：

$$P(1 < X < 3) = \int_1^3 f(x)\mathrm{d}x = \int_1^2 \frac{3}{16}(4 - x^2)\mathrm{d}x + \int_2^3 0\mathrm{d}x = \frac{3}{16} \left[4x - \frac{x^3}{3} \right]_1^2 = \frac{5}{16}$$

第二节　随机变量的数字特征

前面我们讨论了随机变量及其概率分布，并用概率分布律或密度去刻画随机变量的取值及概率。当我们了解了随机变量的分布律或密度，也就掌握了随机变量的概率特性。但是，对于一般的随机变量，要完全确定其概率分布往往并不容易。而在许多实际问题中，有时并不需要完全知道随机变量的概率分布，而只需了解随机变量的某些特征，如随机变量取值的平均大小和集中程度等就足够了。这些特征，通常可用数值来刻画，这种刻画随机变量某方面特征的数值就称为随机变量的数字特征(numerical characteristic)。有些随机变量，特别是一些常用的随机变量，只要知道它的某几个数字特征，就可完全确定其概率分布。因此，随机变量数字特征不论在理论研究上，还是在实际应用中，都起着非常重要的作用。

这里我们将介绍随机变量的常用数字特征，即数学期望(均值)、方差、标准差和矩等。

一、数　学　期　望

随机变量 X 的数学期望，来源于通常的平均概念，体现了随机变量的平均取值大小。下面对于离散型和连续型这两类常用随机变量分别研究其数学期望。

(一)离散型随机变量的数学期望

对于取值为有限或可列个数值的离散型随机变量，当给定其概率分布律后，如何去求其平均取值即数学期望呢？先考察一个有关彩票回报的实例。

例 3.5　考察发行额很大的彩票平均回报问题。现发行彩票 10 万张，每张 1 元。设置奖金如下表所示，共五等，金额由 10000 元至 10 元不等。试计算每张彩票平均的获奖金额(表 3-1)。

表 3-1　例 3.5 的奖金等级设置与频率

获奖等级	一等奖	二等奖	三等奖	四等奖	五等奖	无奖
奖金/元	10000	5000	1000	100	10	0
个数	1	2	10	100	1000	98887
中奖频率	$\frac{1}{10^5}$	$\frac{2}{10^5}$	$\frac{10}{10^5}$	$\frac{100}{10^5}$	$\frac{1000}{10^5}$	$\frac{98887}{10^5}$

解　所求每张彩票平均的获奖金额为

$$\frac{10000 \times 1 + 5000 \times 2 + 1000 \times 10 + 100 \times 100 + 10 \times 1000 + 0 \times 98887}{10^5} = \frac{50000}{10^5} = 0.5$$

即每张彩票平均获奖金额为 0.5 元，平均回报为一半。上式还可表示为

$$10000 \times \frac{1}{10^5} + 5000 \times \frac{2}{10^5} + 1000 \times \frac{10}{10^5} + 100 \times \frac{100}{10^5} + 10 \times \frac{1000}{10^5} + 0 \times \frac{98887}{10^5} = 0.5$$

即为各等级奖金额值与其中奖频率的乘积之和。

类似地，对于给定概率分布律的离散型随机变量，求其平均取值时，只需用更稳定的概率取代上式中的频率，由此即可得到下列数学期望的定义。

定义 3.6 设离散型随机变量 X 的概率分布律为

$$P(X=x_k)=p_k, \quad k=1, 2, \cdots$$

若级数 $\sum_{i=1}^{+\infty} x_k p_k$ 绝对收敛，则称 $\sum_{i=1}^{+\infty} x_k p_k$ 为 X 的数学期望(mathematical expectation)，记为 $E(X)$，即

$$E(X)=\sum_{k=1}^{+\infty} x_k p_k$$

数学期望是随机变量取值关于其概率的加权平均值，它反映了随机变量 X 取值的真正"平均"，故也称为均值(mean)。

例 3.6 甲、乙两位外科医师各自对每十人一组的心脏病患者进行手术治疗，假定这些患者的病情和基本状况等大致相同，现在用 X、Y 分别表示这两位医师的手术成功例数，根据以往资料可得其概率分布表如表 3-2、表 3-3 所示，试比较这两位医师技术水平的高低。

表 3-2 X 的概率分布表

X	0	1	2	3	4	5	6	7	8	9	10
P	0.028	0.121	0.234	0.267	0.200	0.103	0.037	0.009	0.001	0.000	0.000

表 3-3 Y 的概率分布表

Y	0	1	2	3	4	5	6	7	8	9	10
P	0.001	0.010	0.044	0.117	0.205	0.247	0.2205	0.117	0.004	0.010	0.000

解 问题归结为甲、乙两位医师的手术成功的例数数学期望值的比较，其值分别为

$$E(X)=0 \times 0.028+1 \times 0.121+\cdots+9 \times 0.000+10 \times 0.000=2.998$$
$$E(Y)=0 \times 0.001+1 \times 0.010+\cdots+9 \times 0.010+10 \times 0.000=4.995$$

因为乙医师的平均手术成功例数高于甲医师，说明乙医师的技术水平较高。

例 3.7 若随机变量 X 的分布律为

$$P(X=k)=\frac{\lambda^k}{k!}\mathrm{e}^{-\lambda}, \ k=0, 1, 2, \cdots$$

其中 $\lambda>0$ 是常数，则称 X 服从参数为 λ 的泊松分布(Poisson distribution)，试求 $E(X)$。

解 $$E(X)=\sum_{k=0}^{+\infty} kp_k=\sum_{k=1}^{+\infty} k\frac{\lambda^k}{k!}\mathrm{e}^{-\lambda}=\mathrm{e}^{-\lambda}\lambda\sum_{k=1}^{+\infty}\frac{\lambda^{k-1}}{(k-1)!}=\lambda\mathrm{e}^{-\lambda}\mathrm{e}^{\lambda}=\lambda$$

即泊松分布的数学期望就是其参数 λ。

(二)连续型随机变量的数学期望

对于连续型随机变量 X，由于其概率分布不是通过各点的概率值定义，显然不能像离散型随机变量那样用级数 $\sum_{k=1}^{+\infty} x_k p_k$ 来定义其均值。但是可设想将连续型随机变量 X 的取值

区间分成无穷多个小区间$(x_k, x_k+\Delta x_k]$，设 X 的密度函数为 $f(x)$，则当 Δx_k 很小时，X 在每个小区间上取值的概率为

$$P(x_k < X \leq x_k + \Delta x_k) = \int_{x_k}^{x_k + \Delta x_k} f(x)\mathrm{d}x \approx f(x_k)\Delta x_k$$

与前面均值的定义类似可得

$$E(X) \approx \sum_{k=1}^{n} x_k P(x_k < X \leq x_k + \Delta x_k) \approx \sum_{k=1}^{n} x_k f(x_k)\Delta x_k$$

当 $\max\limits_{k}|\Delta x_k| \to 0$ 时，上列右式的极限为 $\int_{-\infty}^{+\infty} xf(x)\mathrm{d}x$，由此就可得到连续型随机变量 X 的数学期望(均值)定义。

定义 3.7 设连续型随机变量 X 的概率密度函数为 $f(x)$，若积分 $\int_{-\infty}^{+\infty} xf(x)\mathrm{d}x$ 绝对收敛，则称 $\int_{-\infty}^{+\infty} xf(x)\mathrm{d}x$ 为 X 的数学期望(或均值)，记为 $E(X)$。即

$$E(X) = \int_{-\infty}^{+\infty} xf(x)\mathrm{d}x$$

例 3.8 设随机变量 X 服从均匀分布，其概率密度为

$$f(x) = \begin{cases} \dfrac{1}{b-a}, & a \leq x \leq b \\ 0, & 其他 \end{cases}$$

试求其数学期望 $E(X)$。

解 $E(X) = \int_{-\infty}^{+\infty} xf(x)\mathrm{d}x = \int_{-\infty}^{a} x \cdot 0\mathrm{d}x + \int_{a}^{b} x \cdot \dfrac{1}{b-a}\mathrm{d}x + \int_{b}^{+\infty} x \cdot 0\mathrm{d}x = \dfrac{1}{b-a}\int_{a}^{b} x\mathrm{d}x$

$= \dfrac{1}{b-a}\left[\dfrac{x^2}{2}\right]_{a}^{b} = \dfrac{1}{2}\dfrac{b^2-a^2}{b-a} = \dfrac{1}{2}(b+a)$

即 $E(X)$ 恰为区间$[a, b]$的中点。

(三) 随机变量函数的数学期望

对随机变量 X 的函数 $Y=g(X)$，由于 $Y=g(X)$ 也为随机变量，则也可利用数学期望定义去求 $EY=E[g(X)]$。当已知随机变量 X 的概率分布时，可先求出 $Y=g(X)$ 的概率分布律或密度，再由 $E(Y)$ 的定义去求之(参见本章第五节)。但实际上，当我们已知 X 的概率分布而要求 $E(Y) = E[g(X)]$ 时，可根据下列定理，直接利用 X 的分布律或密度去求出 $E[g(X)]$，从而避免了求解 $Y=g(X)$ 的概率分布过程。

定理 3.1 对随机变量 X 的函数 $Y=g(X)$，设 $g(X)$ 的数学期望存在，

(1) 若 X 为离散型随机变量，其分布律为 $P(X = x_k) = p_k$，$k=1,2,\cdots$，则

$$E(Y) = E[g(X)] = \sum_{k=1}^{\infty} g(x_k)P(X = x_k) = \sum_{k=1}^{\infty} g(x_k)p_k$$

(2) 若 X 为连续型随机变量，其概率密度为 $f(x)$，则

$$E(Y) = E[g(X)] = \int_{-\infty}^{\infty} g(x)f(x)\mathrm{d}x$$

例 3.9 设随机变量 X 的概率分布律为

X	-1	0	1	2	3
P	0.15	0.1	0.3	0.2	0.25

试求 $Y_1=X+2$ 和 $Y_2=X^2+1$ 的数学期望 $E(Y_1)$，$E(Y_2)$。

解 对离散型随机变量 X，通常可利用下列表格法来求 $E(Y_1)$，$E(Y_2)$：

X	-1	0	1	2	3
$Y_1=X+2$	1	2	3	4	5
$Y_2=X^2+1$	2	1	2	5	10
P	0.15	0.1	0.3	0.2	0.25

则有
$$E(Y_1)=1\times0.15+2\times0.1+3\times0.3+4\times0.2+5\times0.25=3.3$$
$$E(Y_2)=2\times0.15+1\times0.1+2\times0.3+5\times0.2+10\times0.25=4.5$$

例 3.10 对某厂生产的六味地黄丸(球状)的直径 X 作近似测量，其值服从区间 $[a, b]$ 上的均匀分布

$$f(x)=\begin{cases} \dfrac{1}{b-a}, & a\leqslant x\leqslant b \\ 0, & \text{其他} \end{cases}$$

试求六味地黄丸体积 Y 的数学期望。

解 六味地黄丸的体积为 $Y=\dfrac{4}{3}\pi\left(\dfrac{X}{2}\right)^3=\dfrac{1}{6}\pi X^3$，则其数学期望为

$$E(Y)=E\left(\frac{1}{6}\pi X^3\right)=\int_{-\infty}^{\infty}\frac{1}{6}\pi x^3 f(x)\mathrm{d}x=\int_{a}^{b}\frac{1}{6}\pi x^3\frac{1}{b-a}\mathrm{d}x=\frac{\pi}{6(b-a)}\int_{a}^{b}x^3\mathrm{d}x$$

$$=\frac{\pi}{6(b-a)}\left[\frac{x^4}{4}\right]_{a}^{b}=\frac{\pi(b^4-a^4)}{24(b-a)}=\frac{\pi}{24}(a+b)(a^2+b^2)$$

(四)数学期望的性质

数学期望具有以下一些重要性质：

(1)设 C 为常数，则 $E(C)=C$；

(2)设 X 是随机变量，C 为常数，则 $E(CX)=CE(X)$；

(3)$E(aX+b)=aE(X)+b$，(a，b 为常数)；

(4)对任意随机变量 X、Y，$E(X+Y)=E(X)+E(Y)$，一般地，对任意 n 个随机变量 $X_1,\cdots$，X_n，有
$$E(X_1+X_2+\cdots+X_n)=E(X_1)+E(X_2)+\cdots+E(X_n)；$$

(5)若 X、Y 相互独立，则 $E(XY)=E(X)\cdot E(Y)$。

证明 这里我们仅对(3)就连续型情形给出证明。设 X 的密度为 $f(x)$，则

$$E(aX+b)=\int_{-\infty}^{\infty}(ax+b)f(x)\mathrm{d}x=a\int_{-\infty}^{\infty}xf(x)\mathrm{d}x+b\int_{-\infty}^{\infty}f(x)\mathrm{d}x=aE(X)+b$$

在求解数学期望时，如能恰当利用上述性质，将使求解过程变得更为简捷有效。

下面就来考察本章开始时提出的案例 3.1 的血液化验问题。

案例 3.1 解 第(1)种方案逐个化验要化验 5000 次。

对第(2)种方案,用 X_i 表示第 i 组化验的次数($i=1$, 2, $\cdots$, 1000),则 X_i 是一个随机变量,且 $X_i(i=1$, 2, $\cdots$, 1000)均服从相同的分布,其分布律为

X_i	1	6
P	$(1-0.03)^5$	$1-(1-0.03)^5$

各组化验次数 X_i 的数学期望(即平均化验次数)为($i=1$, 2, $\cdots$, 1000)

$$E(X_i)=1 \times (1-0.03)^5+6 \times [1-(1-0.03)^5]= 1 \times 0.859+6 \times 0.141=1.706$$

所以,对于方案(2),化验总次数 X 的数学期望(平均化验次数)为

$$E(X)=E(X_1+X_2+\cdots+X_{1000}) = E(X_1)+E(X_2)+\cdots+E(X_{1000})=1000 \times 1.706=1706$$

可见方案(2)显著优于方案(1),平均而言仅需化验 1706 次,与方案(1)相比,大致可以减少 2/3 的工作量。

二、方差与标准差

数学期望是随机变量的重要数字特征,它体现了随机变量取值的平均程度。但有时我们不仅需要了解随机变量取值的平均,还要知道随机变量取值的分散程度。例如,有甲、乙两台药品自动装瓶机,每瓶标准重量为 100(g)。若以 X、Y 表示这两台药品自动装瓶机所装的每瓶重量,由以往装瓶结果知,X、Y 的分布律为表 3-4、表 3-5。

表 3-4 X 的概率分布表   表 3-5 Y 的概率分布表

X	99	100	101
P	0.2	0.6	0.2

Y	98	99	100	101	102
P	0.15	0.2	0.3	0.2	0.15

易知 $E(X)=E(Y)=100$,即它们所装药瓶平均重量均为 100(g)。显然,由此难以比较这两台装瓶机的优劣。但由分布律可看出,X 的取值较 Y 的取值更集中于均值 100,这表明甲装瓶机的质量优于乙装瓶机,那么应如何表征这种随机变量取值偏离其均值的程度呢?我们自然会想到利用 $E[|X-E(X)|]$,即用随机变量的取值偏离均值的绝对值的平均大小来表示。但因绝对值不便于计算,故我们通常将绝对值改为平方来考虑,即用 $E[(X-E(X))^2]$ 来衡量随机变量的取值与其均值 $E(X)$ 的偏离程度。

定义 3.8 对随机变量 X,若 $E[(X-E(X))^2]$ 存在,则称 $E[(X-E(X))^2]$ 为随机变量 X 的方差(variance),记为 $D(X)$ 或 $\mathrm{Var}(X)$,即

$$D(X) = E[(X - E(X))^2]$$

而称

$$\sigma(X) = \sqrt{D(X)}$$

为 X 的标准差(standard deviation)。

由定义 3.8,方差 $D(X)$ 实际上为随机变量 X 的函数 $g(X)=(X-E(X))^2$ 的数学期望,故当 X 为离散型随机变量时,设其分布律为 $P(X=x_i)=p_i$, $i=1$, 2, $\cdots$,则

$$D(X) = E[(X - E(X))^2] = \sum_{k=1}^{+\infty} (x_k - E(X))^2 p_k$$

而当 X 为连续型随机变量时,设其密度为 $f(x)$,则

$$D(X) = E[(X - E(X))^2] = \int_{-\infty}^{+\infty} (x - E(X))^2 f(x) dx$$

显然，由方差的定义知，方差是一个非负数，该常数的大小刻画了随机变量 X 的取值偏离其均值的分散程度。方差越大，X 的取值越分散；方差越小，则 X 的取值越集中。但方差的量纲与 X 的量纲不同，如果希望量纲一致，则可用标准差来反映 X 取值的分散程度。

在前面提到的装瓶机例子中，由方差定义知

$$D(X) = \sum_{k=1}^{3} (x_k - E(X))^2 p_k = (-1)^2 \times 0.2 + 0^2 \times 0.6 + 1^2 \times 0.2 = 0.4$$

$$D(Y) = \sum_{k=1}^{5} (y_k - E(Y))^2 p_k = (-2)^2 \times 0.15 + (-1)^2 \times 0.2 + 0^2 \times 0.3 + 1^2 \times 0.2 + 2^2 \times 0.15 = 1.6$$

由于 $D(X) < D(Y)$，这表明甲装瓶机所装瓶的重量较乙装瓶机而言更集中于均值 $100(g)$，这表明甲装瓶机的质量优于乙装瓶机。

在计算方差 $D(X)$ 时，还可利用下列方差重要公式

$$D(X) = E(X^2) - [E(X)]^2$$

证明 利用数学期望的性质可得

$$D(X) = E[(X - E(X))^2] = E[X^2 - 2X \cdot E(X) + E(X)^2] = E(X^2) - 2E(X) \cdot E(X) + E(X)^2$$
$$= E(X^2) - [E(X)]^2$$

例 3.11 随机变量 X 服从参数为 λ 的泊松分布

$$P(X=k) = \frac{\lambda^k}{k!} e^{-\lambda}, \quad k=0, 1, 2, \cdots$$

其中 $\lambda > 0$ 是常数，试求 $D(X)$。

解 由例 3.7 知，$E(X) = \lambda$。再由方差的重要公式知

$$D(X) = E(X^2) - [E(X)]^2 = \sum_{k=0}^{+\infty} k^2 \frac{\lambda^k}{k!} e^{-\lambda} - \lambda^2 = e^{-\lambda} \sum_{k=1}^{+\infty} [k(k-1) + k] \frac{\lambda^k}{k!} - \lambda^2$$

$$= e^{-\lambda} \left[\sum_{k=2}^{+\infty} \frac{\lambda^{k-2}}{(k-2)!} \lambda^2 + \sum_{k=1}^{+\infty} \frac{\lambda^{k-1}}{(k-1)!} \lambda \right] - \lambda^2 = e^{-\lambda} [\lambda^2 e^{\lambda} + \lambda e^{\lambda}] - \lambda^2 = \lambda^2 + \lambda - \lambda^2 = \lambda$$

即泊松分布的方差和数学期望均为其参数 λ。

例 3.12 设随机变量 X 服从 $[a, b]$ 上的均匀分布

$$f(x) = \begin{cases} \dfrac{1}{b-a}, & a \leqslant x \leqslant b \\ 0, & \text{其他} \end{cases}$$

试求 X 的方差 $D(X)$。

解 由例 3.8 知，$E(X) = \dfrac{a+b}{2}$，而

$$E(X^2) = \int_{-\infty}^{+\infty} x^2 f(x) dx = \int_a^b x^2 \frac{1}{b-a} dx = \frac{1}{b-a} \left[\frac{x^3}{3} \right]_a^b = \frac{1}{b-a} \frac{b^3 - a^3}{3} = \frac{1}{3}(b^2 + ab + a^2)$$

再由方差的重要公式得

$$D(X) = E(X^2) - [E(X)]^2 = \frac{1}{3}(b^2 + ab + a^2) - \left(\frac{a+b}{2} \right)^2 = \frac{1}{12}(b-a)^2$$

方差具有以下一些重要性质(设下列等式右边的方差均存在):

(1)对任意常数 C,$D(C)=0$;

(2)设 X 是随机变量,C 为常数,则 $D(CX)=C^2D(X)$;

(3)对任意常数 a、b,$D(aX+b)=a^2D(X)$;

(4)若随机变量 X 与 Y 相互独立,则 $D(X\pm Y)=D(X)+D(Y)$,一般地,如果 n 个随机变量 X_1,$\cdots$,X_n 相互独立,则有

$$D(X_1+X_2+\cdots+X_n)=D(X_1)+D(X_2)+\cdots+D(X_n);$$

(5)$D(X)=0$ 充分必要条件为存在常数 a,使 $P(X=a)=1$,这里 $a=E(X)$。

证明 这里我们仅对(3)给出证明。由方差的定义和数学期望的性质,有

$$D(aX+b)=E[(aX+b)-E(aX+b)]^2=E[(aX+b-aE(X)-b)^2]=E[a^2(X-E(X))^2]$$
$$=a^2E[(X-E(X))^2]=a^2D(X)$$

在已知随机变量 X 的均值 $E(X)$ 和方差 $D(X)$ 时,常考虑 X 的标准化随机变量(standardized random variable)

$$X^*=\frac{X-E(X)}{\sqrt{D(X)}}$$

对标准化随机变量 X^*,有

$$E(X^*)=E\left(\frac{X-E(X)}{\sqrt{D(X)}}\right)=\frac{1}{\sqrt{D(X)}}\left(E(X)-E(X)\right)=0$$

$$D(X^*)=D\left(\frac{X-E(X)}{\sqrt{D(X)}}\right)=\frac{1}{D(X)}D(X-E(X))=\frac{D(X)}{D(X)}=1$$

即对于标准化随机变量 X^*,其数学期望等于0,其方差总为1。

例 3.13 随机变量 X 的概率密度为

$$f(x)=\begin{cases}a+bx^2, & 0<x<1\\0, & 其他\end{cases}$$

已知 $E(X)=\dfrac{3}{5}$,试求方差 $D(X)$ 和 $D(5X+3)$。

解 因 $1=\displaystyle\int_{-\infty}^{\infty}f(x)dx=\int_0^1(a+bx^2)dx=\left[ax+b\frac{x^3}{3}\right]_0^1=a+\frac{1}{3}b$

再由已知条件

$$\frac{3}{5}=E(X)=\int_{-\infty}^{\infty}xf(x)dx=\int_0^1x(a+bx^2)dx=\frac{1}{2}a+\frac{1}{4}b$$

联立以上两式解之得 $a=\dfrac{3}{5}$,$b=\dfrac{6}{5}$。

故

$$E(X^2)=\int_{-\infty}^{\infty}x^2f(x)dx=\int_0^1x^2\left(\frac{3}{5}+\frac{6}{5}x^2\right)dx=\frac{11}{25}$$

从而

$$D(X)=E(X^2)-[E(X)]^2=\frac{11}{25}-\left(\frac{3}{5}\right)^2=\frac{2}{25}$$

$$D(5X+3)=5^2D(X)=25\times\frac{2}{25}=2$$

三、矩

除了前面介绍的数学期望 $E(X)$ 和方差 $D(X)$ 外，常用的数字特征还有矩、协方差和相关系数等，其中协方差和相关系数将在本章第六节介绍。

定义 3.9 对随机变量 X 和非负整数 k，若 $E(X^k)$ 存在，则称 $E(X^k)$ 为 X 的 k 阶原点矩（origin moment），简称 k 阶矩；若 $E[(X-E(X))^k]$ 存在，则称 $E[(X-E(X))^k]$ 为 X 的 k 阶中心矩（central moment）。

显然，X 的均值 $E(X)$ 即为其一阶矩，而方差 $D(X)$ 为其二阶中心矩，故 X 的 k 阶矩和 k 阶中心矩就是其均值和方差的推广。又因 X 的矩（或中心矩）实际上都是 X 的函数的数学期望，故可由随机变量函数的数学期望相应计算公式求得。这即：

当 X 为离散型时，设其分布律为 $P(X=x_i)=p_i, i=1,2,\cdots$，则

$$E(X^k) = \sum_{i=1}^{\infty} x_i^k P(X=x_i) = \sum_{i=1}^{\infty} x_i^k \cdot p_i$$

当 X 为连续型时，设其密度为 $p(x)$，则

$$E(X^k) = \int_{-\infty}^{\infty} x^k f(x)\mathrm{d}x$$

在已知 X 的均值 $E(X)$ 和方差 $D(X)$，而要求 X 的二阶矩 $E(X^2)$ 时，由方差的重要公式知

$$E(X^2) = D(X) + (E(X))^2$$

知识链接　【SPSS 软件应用基础】——SPSS 函数概述

SPSS 函数是 SPSS 软件中事先编好的并能实现某些特定计算任务的一段计算机程序。执行这些程序段得到的计算结果称为函数值。使用时只需选用 SPSS 的具体函数形式：函数名(参数)，SPSS 便会自动计算函数值。其中，函数名是 SPSS 已经规定好的。圆括号中的参数可以是常量(字符型常量应用引号引起来)，也可以是变量或算术表达式。参数可有多个，各参数之间用逗号分隔。

SPSS 函数大致可以分成算术函数、统计函数、分布相关函数、查找函数、字符函数、缺失值函数、日期函数等类别。SPSS 的算术函数名主要有 Sqrt(平方根)、Sin(正弦)、Cos(余弦)、Exp(指数)、Ln(自然对数)等；统计函数名有 Mean(平均值)、Sd(标准差)、Variance(方差)、Sum(总和)、Cfvar(变异系数)、Max(最大值)、Min(最小值)等。

SPSS 的分布类函数是用来产生一个服从某种统计分布的随机数序列或计算特定的函数值，函数值为数值型，可以通过【Transform】→【Compute Variable】找到各种函数。SPSS 的主要的分布类函数如表 3-6 所示。

表 3-6　SPSS 的主要的分布类函数

函数名	表达式	功能
随机变量函数	Normal (x)	产生服从正态分布的随机数序列
	Uniform (x)	产生服从均匀分布的随机数序列
	RV.分布名(参数，$\cdots$)	产生服从指定统计分布的随机数序列
概率密度函数	PDF.分布名$(x$，参数，$\cdots)$	计算 x 取特定值的指定分布的概率或密度
累积概率分布函数	CDF.分布名$(x$，参数，$\cdots)$	计算 x 对应的指定分布的累积概率
分位数(临界值)函数	PROBIT (p)	计算标准正态分布中累积概率为 p 的分位数
	IDF.分布名$(p$，参数，$\cdots)$	计算指定统计分布中累积概率为 p 的分位数

第三节　常用离散型随机变量分布

医药应用中有许多现象的统计规律可用离散型随机变量的概率分布来描述。下面我们介绍几类常见的离散型随机变量所服从的分布(简称为离散型分布)。

一、二　项　分　布

(一)伯努利试验

在医药模型中，许多试验只有相互对立的两个结果，如药物疗效的结果，有效或无效；生化试验的结果，阴性或阳性；毒性试验的结果，存活或死亡等。为了考察这些试验结果的统计规律，往往需要在相同条件下独立重复地做 n 次试验。这种每次试验只有两个对立结果(A 和 $\overline{A}$)的 n 次独立重复试验称为 n 重伯努利试验，对应的概率模型称为伯努利概型。

显然，n 重伯努利试验是最简单的一类独立重复试验，其共同特征是：

(1)独立重复性：试验在相同条件下重复进行，每次试验结果互不影响；

(2)对立性：每次试验只能是两个相互对立的结果之一，A 或 $\overline{A}$ 出现，且每次试验中 A 事件发生的概率都是 p，即 $P(A)=p$，$(0<p<1)$。通常令 $P(\overline{A})=q$，则有 $q=1-p$。

伯努利试验模型是历史上研究最早、应用最广泛的概率试验模型之一，只要在独立重复试验中仅对某事件是否发生感兴趣，就可用伯努利概型来处理。例如，多次重复掷同一枚硬币，观察是否正面向上；用某种药物对多个同类患者进行治疗，观察各个患者的治疗是否有效；在一批产品中进行有放回抽样，观察抽到的是否为次品，等等，都属于伯努利试验的模型。

定理 3.2　在 n 重伯努利试验中，设
$$X=\{n \text{ 重伯努利试验中事件 } A \text{ 发生的次数}\}$$
事件 A 恰好发生 k 次的概率为
$$P(X=k) = C_n^k p^k q^{n-k}, \quad k=1,2,\cdots,n; \quad q=1-p$$

证明　由于在 n 重伯努利试验中，各次试验相互独立，且在每次试验中 $P(A)=p$，则事件 A 在指定的 k 次试验中发生，而在其余 $n-k$ 次试验中不发生的概率应为
$$\underbrace{p \cdot p \cdots p}_{k\text{个}} \underbrace{(1-p)(1-p)\cdots(1-p)}_{n-k\text{个}} = p^k(1-p)^{n-k} = p^k q^{n-k}$$

在 n 次试验中，由于事件 A 在不同的 k 次试验中发生的情形共 C_n^k 种，且它们是互不相容的，其概率均为 $p^k q^{n-k}$，由概率的有限可加性，在 n 次试验中事件 A 恰好发生 k 次的概率为
$$P(X=k) = C_n^k p^k q^{n-k}, \quad k=0,1,\cdots,n$$

例 3.14　某药治某病的治愈率为 80%，今用该药治病 20 例。试求：(1)有人未治愈的概率；(2)恰有 2 例未治愈的概率；(3)未治愈的不超过 2 例的概率。

解　在大量的人群中任选 20 人服药治疗，观察各患者是否未被治愈，就相当于做了 20 次独立重复试验，每次试验均考察事件 $A=\{$该患者未被治愈$\}$是否发生的伯努利概型，因为治愈率为 80%，则未治愈率为 20%，即 $P(A)=0.2$。这即是 $n=20$，$p=0.2$ 的伯努利试验。设

$$X=\{20\text{ 人中未被治愈的人数}\}$$

由定理 3.2 得

$$P(X=k)=C_{20}^{k}0.2^{k}0.8^{20-k}, \quad k=0,1,2,\cdots,n$$

(1) 有人未治愈就是至少有 1 人未治愈，故所求概率为

$$P(X\geqslant 1)=\sum_{k=1}^{20}C_{20}^{k}0.2^{k}0.8^{20-k}=1-P(X=0)=1-0.8^{20}=0.9885$$

(2) 恰有 2 例未治愈的概率

$$P(X=2)=C_{20}^{2}0.2^{2}0.8^{18}=0.1369$$

(3) 未治愈的人不超过 2 人的概率为

$$P(X\leqslant 2)=\sum_{k=0}^{2}C_{20}^{k}0.2^{k}0.8^{20-k}=0.0115+0.0576+0.1369=0.2060$$

实际计算上述概率时，还可利用本书二项分布累积概率 $P(X\geqslant k)$ 表（见附表 1）来查表进行。此时，只需对 $n=20$，$p=0.2$，直接查附表 1 的 $P(X\geqslant k)$ 值可得：

(1) $P_1=P(X\geqslant 1)=0.98847$；

(2) $P_2=P(X=2)=P(X\geqslant 2)-P(X\geqslant 3)=0.93082-0.79392=0.13690$；

(3) $P_3=P(X\leqslant 2)=1-P(X\geqslant 3)=1-0.79392=0.20608$。

(二) 两点分布

定义 3.10 若随机变量 X 的分布律为

$$P(X=1)=p, \quad P(X=0)=q, \quad (0<p<1, \ q=1-p)$$

则称 X 服从参数为 p 的两点分布（two-point distribution）或 0-1 分布（0-1 distribution），记为 $X\sim B(1,p)$。两点分布的分布还可表示为表 3-7 分布列形式。

表 3-7 两点分布的分布列

X	0	1
P	q	p

两点分布 $B(1,p)$ 对应于一次伯努利试验中事件 A 发生次数的分布。在实际问题中，产品一次抽样中，抽到的是"次品"还是"正品"；参加一次考试，成绩是"合格"还是"不合格"；做一次药效试验，其疗效是"有效"还是"无效"，等等，都可用两点分布来描述。

对两点分布，其数学期望和方差分别为：$E(X)=p$，$D(X)=pq$。

(三) 二项分布

定义 3.11 若随机变量 X 的分布律为

$$P(X=k)=C_{n}^{k}p^{k}q^{n-k}, \quad k=0,1,\cdots,n$$

则称 X 服从二项分布（binomial distribution），记为 $X\sim B(n,p)$。这里 n、p 为参数，$q=1-p$，C_{n}^{k} 是组合数。二项分布的分布还可表示为表 3-8 分布列形式。

表 3-8 二项分布的分布列

X	0	1	$\cdots$	k	$\cdots$	n
P	q^n	$C_n^1 pq^{n-1}$	$\cdots$	$C_n^k p^k q^{n-k}$	$\cdots$	p^n

对二项分布，有 $p_k = C_n^k p^k q^{n-k} \geq 0 (k=0,\ 1,\ \cdots,\ n)$ 且

$$\sum_{k=0}^{n} p_k = \sum_{k=0}^{n} C_n^k p^k q^{n-k} = (p+q)^n = 1$$

即满足分布概率 p_k 的基本性质，同时 $p_k = C_n^k p^k q^{n-k}$ 恰好是二项式 $(p+q)^n$ 的通项，这也是二项分布名称的来历。

由定理 3.2 可知，二项分布对应于多重伯努利试验模型的分布。即若以 X 表示 n 重伯努利试验中事件 A 出现的次数，则随机变量 X 将服从二项分布 $B(n,\ p)$，其中 p 为每次试验中 A 事件发生的概率。

特别地，当 $n=1$ 时，二项分布化为两点分布，这时

$$P(X=k) = p^k q^{1-k}, \quad k=0,1$$

若 $X_i (i=1,\ 2,\ \cdots,\ n)$ 相互独立且服从相同的两点分布 $B(1,\ p)$，则

$$X = X_1 + X_2 + \cdots + X_n \sim B(n,\ p)$$

为了对二项分布概型有较直观的深刻认识，图 3-5 给出了对于 $p=0.2$ 及 $n=9$、16、25 的二项分布值 $P_n(k)$ 的相应图形。

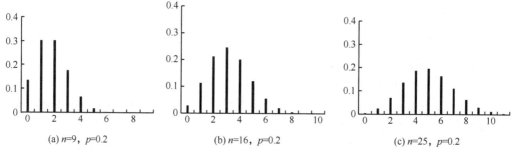

(a) $n=9$, $p=0.2$ (b) $n=16$, $p=0.2$ (c) $n=25$, $p=0.2$

图 3-5   二项分布 $B(n,\ p)$ 概率分布

由图 3-5 可知，对于固定的 n、p，二项分布的概率 $P_n(k)$ 先随着 k 增大而单调增大到最大值，然后单调减少，通常称使分布概率 $P_n(k)$ 达最大的 k_0 为分布的最可能值(the most probable value)。对二项分布，可知其最可能值为

$$k_0 = \begin{cases} (n+1)p - 1 \text{或} (n+1)p, & (n+1)p \text{为整数} \\ [(n+1)p], & (n+1)p \text{为非整数} \end{cases}$$

其中 $[(n+1)p]$ 表示对 $(n+1)p$ 之值取整。

对二项分布 $B(n,\ p)$，其数学期望为

$$E(X) = \sum_{k=0}^{n} k p_k = \sum_{k=1}^{n} k C_n^k p^k q^{n-k} = \sum_{k=1}^{n} \frac{kn!}{k!(n-k)!} p^k q^{n-k} = np \sum_{k=1}^{n} \frac{(n-1)!}{(k-1)!(n-k)!} p^{k-1} q^{(n-1)-(k-1)}$$

$$= np \sum_{k=1}^{n} C_{n-1}^{k-1} p^{k-1} q^{(n-1)-(k-1)} = np(p+q)^{n-1} = np$$

类似的计算可得其方差和标准差分别为

$$D(X) = npq, \quad \sigma(Y) = \sqrt{D(Y)} = \sqrt{npq}$$

计算二项分布的概率时，还可利用本书二项分布累积概率 $P(X \geq k)$ 表(见附表 1)来查表进行。

例 3.15(药效试验) 设某种鸭正常情况下受某种传染病感染的概率为 20%,现考察 25 只健康鸭子是否受感染的问题:

(1)正常时这些鸭子中最可能受感染的鸭子数和概率各为多少?

(2)正常时这些鸭子中受感染鸭子的平均数和方差、标准差各为多少?

(3)现发明一种疫苗,该疫苗注射在这 25 只鸭后至多有一只感染,试初步估计该疫苗是否有效?

解 对于 25 只鸭,考察每只鸭子是否受感染,即可归结为 $n=25$ 的 n 重伯努利概型问题。令 $X=\{25$ 只鸭中受感染的鸭子数$\}$,则 X 将服从 $n=25$、$p=0.2$ 的二项分布 $B(25, 0.2)$。

(1)因其最可能值

$$k_0=[(n+1)p]=[26 \times 0.2]=[5.2]=5$$

故最可能有 5 只鸭子受感染,其概率为

$$P(X=5)=C_{25}^5 (0.2)^5 (0.8)^{20}=0.196$$

或查附表 1 得

$$P(X=5)=P(X \geqslant 5)-P(X \geqslant 6)=0.57933-0.38331=0.196$$

(2)即求均值 $E(X)$、方差 $D(Y)$ 和标准差 $\sigma(Y)$:

$$E(X)=np=25 \times 0.2=5;\ D(Y)=npq=25 \times 0.2 \times 0.8=4;\ \sigma(Y)=\sqrt{D(Y)}=\sqrt{4}=2$$

(3)若疫苗完全无效,则鸭子受感染的概率仍为 0.2,而 25 只鸭中至多有一只受感染的概率为

$$P(X \leqslant 1)=(0.8)^{25}+C_{25}^1 (0.2)(0.8)^{24}=0.0274$$

或查附表 1 得

$$P(X \leqslant 1)=1-P(X \geqslant 2)=1-0.97261=0.02739$$

显然该概率 0.0274 非常小,这表示在正常情况下,如果该疫苗完全无效,则不大可能发生这种情形,由此就可认为该疫苗真的有效。

【SPSS 软件应用】 在 SPSS 中,用 SPSS 概率函数 Pdf.Binom 可计算二项分布的概率值 $P(X=x)$;用 SPSS 累积分布函数 Cdf.Binom 可计算二项分布的累积概率值 $P(X \leqslant x)$,即

$$P(X=x)=\text{Pdf.Binom }(x, n, p);\ P(X \leqslant x)=\text{Cdf.Binom }(x, n, p)$$

其中 n,p 分别为二项分布 $B(n, p)$ 的参数。

下面用 SPSS 软件求例 3.15 中(1)(3)的概率值,例中二项分布为 $B(25, 0.2)$。

对例 3.15(1),在 SPSS 中,打开空白数据集,在首列输入 5,选择菜单【Transform】→【Compute Variable】,在对话框【Compute Variable】中,如图 3-6 所示,在【Target Variable】中输入新变量名 P1,再在【Function group】中选定:PDF & Noncentral PDF,在【Functions and Special Variables】中选定二项分布的概率函数:Pdf.Binom,点击 ⬆,则在【Numeric Expression】中出现:PDF.BINOM(?, ?, ?),根据函数提示说明,依次输入参数值:5,25 和 0.2,点击 OK,在数据集窗口即可得概率 $P(X=5)$ 的值 P1 为:0.19604。

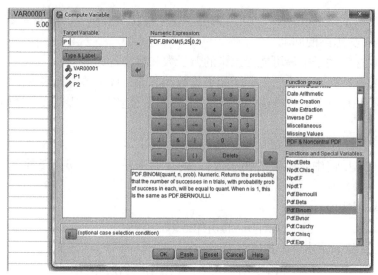

图 3-6　对话框【Compute Variable】计算概率值

对例 3.15(3)，考虑用 SPSS 来求 $P(X{\leqslant}1)$ 的值。与上述操作类似，在【Target Variable】中输入：P2，再在【Numeric Expression】中选定：Cdf.Binom（1，25，0.2），点击 OK，在数据集窗口即得分位数 $P(X{\leqslant}1)$ 值 P2 为：0.02739。

二、泊 松 分 布

当 n 很大，p 较小时，二项分布的概率计算颇为烦琐。对此，法国数学家泊松(Possion)提出了下列泊松近似公式：

定理 3.3(泊松近似定理)　当 n 很大，p 较小时(一般只要 $n{\geqslant}30$，$p{\leqslant}0.2$ 时)，对任一确定的 k，有

$$C_n^k p^k q^{n-k} \approx \frac{\lambda^k}{k!}e^{-\lambda}，\text{（其中}\lambda=np\text{）}$$

(证明略)

定义　若随机变量 X 的分布律为

$$P(X=k)=\frac{\lambda^k}{k!}e^{-\lambda}，\ k=0，1，2，\cdots$$

其中 $\lambda>0$ 是常数，则称 X 服从参数为 λ 的泊松分布(Poisson distribution)，记为 $X\sim P(\lambda)$。

泊松分布的分布律还可表示为

X	0	1	2	$\cdots$	k	$\cdots$
P	$e^{-\lambda}$	$\lambda e^{-\lambda}$	$\dfrac{\lambda^2}{2!}e^{-\lambda}$	$\cdots$	$\dfrac{\lambda^k}{k!}e^{-\lambda}$	$\cdots$

泊松定理表明，当 $np_n\to\lambda$(常数)时，二项分布 $B(n，p)$ 以泊松分布 $P(\lambda)$ 为其极限分布。这表明泊松分布可作为描述大量试验中稀疏现象(小概率事件)发生次数的概率分布模型，同时还常用于研究单位时间或空间内某事件发生次数的分布。诸如某地区生三胞胎数、某种少见病(如食管癌)的发病数以及一分钟内电话总机接到的呼叫数、一定时间内放射性

物质放射出的 α 粒子数等现象都服从泊松分布。图 3-7 给出了 $\lambda=5$ 的泊松分布概率分布图。

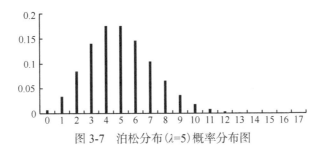

图 3-7 泊松分布($\lambda=5$)概率分布图

显然，作为二项分布的极限分布，对固定的 λ，泊松分布的 p_k 具有与二项分布类似的上升下降性。其最可能值

$$k_0 = \begin{cases} \lambda 或 \lambda-1, & \lambda 为整数 \\ [\lambda], & \lambda 为非整数 \end{cases}$$

其中 $[\lambda]$ 表示对 λ 的值取整。

对泊松分布，由例 3.7、例 3.11 知其数学期望和方差均为其参数 λ

$$E(X)=\lambda; \quad D(X)=\lambda$$

即泊松分布的分布律由其数学期望或方差 λ 唯一确定。

计算泊松分布的概率问题时，一般利用泊松分布表(附表 2)进行。

例 3.16 某车间有各自独立运行的机床若干台，设每台机床发生故障的概率为 0.01，每台机床的故障需要一名维修工来排除，试求在下列两种情形下机床发生故障而得不到及时维修的概率：(1)一人负责 15 台机床的维修；(2)3 人共同负责 80 台机床的维修。

解 (1)显然维修人员能否及时维修机床，取决于同一时刻发生故障的机床数。现设

$$X=\{15 台机床中同时发生故障的台数\}$$

则 X 服从 $n=15$，$p=0.01$ 的二项分布 $B(15, 0.01)$，从而

$$P(X=k)=C_{15}^k (0.01)^k (0.99)^{15-k}, \quad k=0, 1, \cdots, 15$$

故所求概率为

$$P(X \geqslant 2)=1-P(X \leqslant 1)=1-P(X=0)-P(X=1)=1-(0.99)^{15}-15 \times 0.01 \times (0.99)^{14}$$
$$=1-0.8600-0.1303=0.0097$$

(2)当 3 人共同负责 80 台机床的维修时，设

$$Y=\{80 台机床中同时发生故障的台数\}$$

则 Y 服从 $n=80$、$p=0.01$ 的二项分布 $B(80, 0.01)$，此时因为 $n=80 \geqslant 30$，$p=0.01 \leqslant 0.2$，所以可以利用泊松近似公式(定理 3.3)来计算。

由 $\lambda=np=80 \times 0.01=0.8$，利用泊松分布表(附表 2)，所求概率为

$$P(Y \geqslant 4)=\sum_{k=4}^{80} C_{80}^k (0.01)^k (0.99)^{80-k} \approx \sum_{k=4}^{80} \frac{(0.8)^k}{k!} e^{-0.8}=0.0091$$

我们发现，虽然第二种情况平均每人需维修 26 台多，比第一种情况增加了近 80% 的工作量，但是其管理质量反而提高了。这也体现了概率统计的研究对于国民经济特别是生产管理等方面问题的解决所具有的重要意义。

【SPSS 软件应用】 在 SPSS 中，用 SPSS 概率函数 Pdf.Poisson 可计算泊松分布的概率值 $P(X=x)$；用 SPSS 累积分布函数 Cdf.Poisson 可计算泊松分布的累积概率值 $P(X \leqslant x)$；

即

$$P(X=x)=\text{Pdf.Poisson}(x, \lambda); \quad P(X\leqslant x)=\text{Cdf.Poisson}(x, \lambda)$$

其中 λ 为泊松分布 $P(\lambda)$ 的参数。

下面用 SPSS 软件求案例 3.16(2) 中泊松分布 $P(\lambda)(\lambda=0.8)$ 的概率 $P(Y\geqslant 4)$ 的值。

根据 SPSS 累积分布函数的意义,先求 $P(Y\leqslant 3)$ 的值。在 SPSS 的数据集视窗中输入 3,与前面计算累积概率函数值类似,选择菜单【Transform】→【Compute Variable】,在【Target Variable】中输入:P3,在【Numeric Expression】中选定:Cdf.Poisson(3, 0.8),点击 $\boxed{\text{OK}}$,在数据集窗口即可得累积概率 $P(Y\leqslant 3)$ 值 P3 为:0.9909。故

$$P(Y\geqslant 4)=1-P(Y\leqslant 3)=1-0.9909=0.0091$$

三、超几何分布

定义 3.12 若随机变量 X 的分布律为

$$P(X=k)=\frac{C_N^k C_{N-M}^{n-k}}{C_N^n}, \quad k=0, 1, \cdots, \min(M, n)$$

则称 X 服从参数为 N,M,n 的超几何分布 (hyper-geometric distribution),记为 $X\sim H(N, M, n)$。其中 $M\leqslant N$,$n\leqslant N$,N,M,n 是正整数。

超几何分布主要用于产品的不放回抽样。一般地,在一批 N 个同类产品中有 M 个次品,现从中任取 n 个,则这 n 个抽样产品中所含次品数 X 就是服从参数为 N,M,n 的超几何分布 $H(N, M, n)$ 的随机变量。例 3.1 就是超几何分布的应用例子。

对超几何分布,当 $N\to\infty$ 时,$\dfrac{M}{N}\to p$,而 n,k 不变时,有

$$\lim_{N\to\infty}\frac{C_N^k C_{N-M}^{n-k}}{C_N^n}=C_n^k p^k q^{n-k}$$

即此时超几何分布以二项分布为极限分布。例如,在产品抽样检验中,当产品总数很多时,无放回抽样的超几何分布可以当作有放回抽样的二项分布来近似计算。

第四节　常用连续型随机变量分布

下面我们介绍几类常见的连续型随机变量所服从的分布,简称连续型分布。

一、均　匀　分　布

定义 3.13 若随机变量 X 的概率密度为

$$f(x)=\begin{cases} \dfrac{1}{b-a}, & a\leqslant x\leqslant b \\ 0, & 其他 \end{cases}$$

则称 X 在区间 $[a, b]$ 上服从均匀分布(uniform distribution),记为 $X\sim U[a, b]$。

均匀分布的分布函数及概率密度图、分布函数图等参见例 3.3。其数学期望和方差分别为(参见例 3.8 和例 3.12)

$$E(X)=\frac{a+b}{2}, \quad D(X)=\frac{1}{12}(b-a)^2$$

均匀分布在实际应用中经常出现。例如，某公共汽车站每隔 5 分钟有辆车，则某位乘客到达该站后的候车时间将服从均匀分布 $U(0, 5)$，这是由于该乘客任一时刻到达该车站都是等可能的。又如，在计算机上定点计算中，若要求数据在运算中保留到小数点后第 n 位，其后的数字四舍五入，令 X 表示数据的真值，$\tilde{X}$ 表示舍入后的值，由于舍入误差 $Z = X - \tilde{X}$ 在区间 $[-0.5 \times 10^{-n}, 0.5 \times 10^{-n})$ 中取任一值的可能性都一样，故舍入误差

$$Z = X - \tilde{X} \sim U\left[-0.5 \times 10^{-n}, 0.5 \times 10^{-n}\right)$$

例 3.17 设某公共汽车站每隔 10 分钟有辆车，则在任一时刻乘客到达该站后的候车时间 X（单位：分钟）将服从均匀分布 $U[0, 10)$，试求 $P(X \leqslant 1)$，$P(1 < X < 3)$，$P(X > 6)$。

解 由题意知，X 服从的密度为

$$f(x) = \begin{cases} \dfrac{1}{10}, & 0 \leqslant x < 10 \\ 0, & \text{其他} \end{cases}$$

故

$$P(X \leqslant 1) = \int_{-\infty}^{1} f(x)\mathrm{d}x = \int_{0}^{1} \frac{1}{10}\mathrm{d}x = \frac{1}{10}$$

$$P(1 < X < 3) = \int_{1}^{3} f(x)\mathrm{d}x = \int_{1}^{3} \frac{1}{10}\mathrm{d}x = \frac{1}{5}$$

$$P(X > 6) = \int_{6}^{+\infty} f(x)\mathrm{d}x = \int_{6}^{10} \frac{1}{10}\mathrm{d}x = \frac{2}{5}$$

二、指 数 分 布

定义 3.14 若随机变量 X 的概率密度为

$$f(x) = \begin{cases} \lambda \mathrm{e}^{-\lambda x}, & x \geqslant 0 \\ 0, & x < 0 \end{cases}$$

其中 $\lambda > 0$ 为常数，则称 X 服从参数为 λ 的指数分布（exponential distribution），记为 $X \sim E(\lambda)$。

利用上列指数分布密度公式，即可得到 X 的分布函数 $F(x)$：

$$F(x) = \begin{cases} 1 - \mathrm{e}^{-\lambda x}, & x \geqslant 0 \\ 0, & x < 0 \end{cases}$$

指数分布的密度 $f(x)$ 和分布函数 $F(x)$ 的图形如图 3-8，图 3-9 所示。

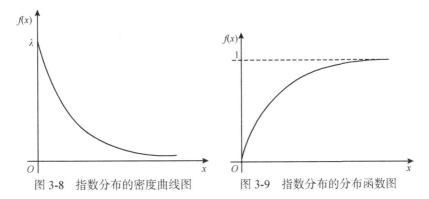

图 3-8 指数分布的密度曲线图　　　图 3-9 指数分布的分布函数图

指数分布的数学期望和方差分别为

$$E(X) = \frac{1}{\lambda}; \quad D(X) = \frac{1}{\lambda^2}$$

指数分布常用于描述各种"寿命",如动物寿命、电子元件的寿命、电力设备的寿命等的概率分布模型。此外,许多"等待时间",如电话中的通话时间和其他随机服务系统时间都认为服从指数分布,故指数分布在排队论和可靠性理论等领域有着广泛的应用。

例 3.18 已知某批医用电子监测仪的使用寿命 X 服从参数是 λ 的指数分布,且其平均寿命为 1000 小时,现从中任取一台,试求:

(1)它能正常使用 1000 小时以上的概率;

(2)若已知一医用电子监测仪已正常使用 1000 小时,求它能再正常使用 1000 小时以上概率;

(3)医用电子监测仪正常使用多少小时后,其正常使用的概率将不超过 0.2?

解 对医用电子监测仪的使用寿命 X,已知 X 服从参数是 λ 的指数分布,而且平均寿命是 1000 小时,即 $E(X) = \frac{1}{\lambda} = 1000$,则 $\lambda = \frac{1}{1000}$,因此 X 服从的概率分布密度为

$$f(x) = \begin{cases} \dfrac{1}{1000}e^{-\frac{x}{1000}}, & x \geq 0 \\ 0, & 其他 \end{cases}$$

则 (1) $P(X > 1000) = \int_{1000}^{+\infty} \frac{1}{1000}e^{-\frac{x}{1000}}dx = \left[e^{-\frac{x}{1000}}\right]_{1000}^{+\infty} = e^{-1} \approx 0.368$

(2)所求概率为

$$P(X>2000 \mid X>1000) = \frac{P(X>2000, X>1000)}{P(X>1000)} = \frac{P(X>2000)}{P(X>1000)}$$

$$= \frac{\int_{2000}^{+\infty} \frac{1}{1000}e^{-\frac{x}{1000}}dx}{e^{-1}} = \frac{e^{-2}}{e^{-1}} = e^{-1} = 0.368$$

(3)设医用电子监测仪正常使用 x 小时后,其正常使用的概率将不超过 0.2,即有

$$P(X>x) = \int_x^{+\infty} \frac{1}{1000}e^{-\frac{x}{1000}}dx = e^{-\frac{x}{1000}} \leq 0.2$$

则

$$-\frac{x}{1000} \leq \ln 0.2$$

由此即可得

$$x \geq -1000 \ln 0.2 \approx 1610$$

此例(2)中,医用电子监测仪正常使用 1000 小时以上的概率为 e^{-1},但若发现某医用电子监测仪已使用了 1000 小时,它还能正常使用 1000 小时的概率仍为 e^{-1},这是指数分布的一个重要而有趣的性质——"无记忆性"。

【SPSS 软件应用】 在 SPSS 中,用 SPSS 累积分布函数 Cdf. Exp 可计算指数分布的累积概率值 $P(X \leq x)$;用 SPSS 分位数函数 Idf. Exp 可计算指数分布的分位数值 x_α。即

$$P(X \leq x) = \text{Cdf. Exp}(x, \lambda), \quad x_\alpha = \text{Idf. Exp}(1-\alpha, \lambda)$$

其中 λ 为指数分布 $E(\lambda)$ 的参数。

对例 3.18,指数分布为 $E(\lambda)$,$\lambda = 1/1000 = 0.001$。在 SPSS 中,与前面计算累积概率

函数值类似，选择菜单【Transform】→【Compute Variable】，在【Numeric Expression】中选定：Cdf. Exp（1000，0.001），即可得累积概率 $P(X \leqslant 1000)$ 的值为：0.6321。故

$$P(X>1000)=1-P(X \leqslant 1000)=1-0.6321=0.3679$$

三、正　态　分　布

正态分布是概率论与数理统计的理论与应用中最重要最常用的分布，它的应用极为广泛。该分布最早是由法国数学家棣莫弗（De Moivre，1667～1754）于1733年提出，德国数学家高斯（C.F.Gauss，1777～1855）在研究误差理论时曾用它来刻画误差，因此也称高斯分布（Gauss distribution）。许多统计分析方法都是以正态分布理论为基础的，许多随机变量，如工厂产品的质量指标，农作物的产量，人的身高、体重、红细胞数和胆固醇含量等，都服从或近似服从正态分布。这些随机变量的共同特点是其数值多数集中在均值附近的中间状态，偏离均值较远的数值出现较少，即"中间多，两头少"的分布形态。实际上，如果影响某一数量指标有许多随机因素，而每个随机因素都不起主要的作用（作用微小）时，可由中心极限定理证明，该数量指标将服从正态分布。另外有许多重要的分布如二项分布等，可以用正态分布近似；还有许多重要分布如 t 分布、χ^2 分布等，可以由正态分布导出。

（一）正态分布

定义 3.15　若随机变量 X 的概率密度为

$$f(x)=\frac{1}{\sqrt{2\pi}\sigma}e^{-\frac{(x-\mu)^2}{2\sigma^2}}, \quad -\infty<x<+\infty$$

其中 μ，$\sigma(>0)$ 均为常数，则称 X 服从正态分布（normal distribution），记为 $X \sim N(\mu, \sigma^2)$。正态分布的概率密度图形如图3-10所示。

正态分布的分布函数为

$$F(x)=\int_{-\infty}^{x}\frac{1}{\sqrt{2\pi}\sigma}e^{-\frac{(x-\mu)^2}{2\sigma^2}}dx$$

它是介于[0，1]之间且单调递增的连续函数（图3-11），并有 $F(\mu)=0.5$。

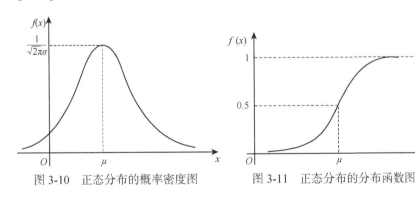

图3-10　正态分布的概率密度图　　　　图3-11　正态分布的分布函数图

对正态分布，其数学期望为

$$E(X)=\int_{-\infty}^{+\infty}xf(x)dx=\int_{-\infty}^{+\infty}x\frac{1}{\sqrt{2\pi}\sigma}e^{-\frac{(x-\mu)^2}{2\sigma^2}}dx$$

作积分变换，令 $t = \dfrac{x-\mu}{\sigma}$，则 $x = \sigma t + \mu$，$\mathrm{d}x = \sigma \mathrm{d}t$，故有

$$E(X) = \int_{-\infty}^{\infty} (\sigma t + \mu) \frac{1}{\sqrt{2\pi}} \mathrm{e}^{-\frac{t^2}{2}} \mathrm{d}t = \frac{\sigma}{\sqrt{2\pi}} \int_{-\infty}^{\infty} t \mathrm{e}^{-\frac{t^2}{2}} \mathrm{d}t + \mu \int_{-\infty}^{\infty} \frac{1}{\sqrt{2\pi}} \mathrm{e}^{-\frac{t^2}{2}} \mathrm{d}t = \frac{\sigma}{\sqrt{2\pi}} \left[-\mathrm{e}^{-\frac{t^2}{2}} \right]_{-\infty}^{\infty} + \mu = \mu$$

而正态分布的方差为

$$D(X) = E[(X-\mu)^2] = \int_{-\infty}^{\infty} (x-\mu)^2 \frac{1}{\sqrt{2\pi}\sigma} \mathrm{e}^{-\frac{(x-\mu)^2}{2\sigma^2}} \mathrm{d}x$$

作积分变换，令 $t = \dfrac{x-\mu}{\sigma}$，得

$$D(X) = \frac{\sigma^2}{\sqrt{2\pi}} \int_{-\infty}^{\infty} t^2 \mathrm{e}^{-\frac{t^2}{2}} \mathrm{d}t = \frac{\sigma^2}{\sqrt{2\pi}} \left(\left[t\mathrm{e}^{-\frac{t^2}{2}} \right]_{-\infty}^{+\infty} + \int_{-\infty}^{\infty} \mathrm{e}^{-\frac{t^2}{2}} \mathrm{d}t \right) = \sigma^2 \int_{-\infty}^{\infty} \frac{1}{\sqrt{2\pi}} \mathrm{e}^{-\frac{t^2}{2}} \mathrm{d}t = \sigma^2$$

即正态分布 $N(\mu, \sigma^2)$ 的参数 μ、σ^2 分别为正态随机变量 X 的数学期望 $E(X)$、方差 $D(X)$：

$$E(X) = \mu, \quad D(X) = \sigma^2$$

故正态分布 $N(\mu, \sigma^2)$ 完全由其数学期望 μ 和方差 σ^2 完全确定。

正态分布概率密度 $f(x)$ 曲线，称为正态曲线 (curve of normal density)，如图 3-12、图 3-13 所示，其重要特征为：

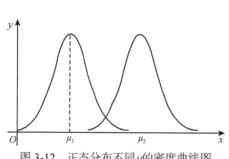

图 3-12　正态分布不同 μ 的密度曲线图

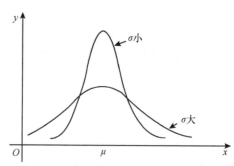

图 3-13　正态分布不同 σ 的密度曲线图

（1）正态曲线为 x 轴上方的"钟形"光滑曲线，关于 $x=\mu$ 对称，并在 $x=\mu$ 达到最大值 $\dfrac{1}{\sqrt{2\pi}\sigma}$。这表明随机变量 X 的取值主要集中在 $x=\mu$ 附近，μ 的值确定了 $f(x)$ 曲线的位置（图 3-12），且离 $x=\mu$ 越远，$f(x)$ 的值也就越小。

（2）当 $x\to\pm\infty$ 时，$f(x)\to 0$，即 $f(x)$ 曲线以 x 轴为其渐近线，且在 $x=\mu+\sigma$ 和 $x=\mu-\sigma$ 处有拐点。

（3）标准差 σ 值决定了曲线的陡缓程度，即 σ 越大，曲线越平坦，分布越分散；σ 越小，曲线越陡峭，分布越集中（图 3-13）。可见 σ 的大小决定了 $f(x)$ 曲线的形状，刻画了 X 取值的集中程度。

（4）正态曲线下的总面积等于 1，即

$$\int_{-\infty}^{+\infty} \frac{1}{\sqrt{2\pi}\sigma} \mathrm{e}^{-\frac{(x-\mu)^2}{2\sigma^2}} \mathrm{d}x = 1$$

这是所有概率密度必须具有的性质，正态分布也不例外。

服从正态分布的随机变量称为正态变量(normal variable)。可以证明,正态变量具有下列重要性质。

定理 3.4 (1)若 X 服从正态分布 $N(\mu, \sigma^2)$,则对任意常数 a、b,有

$$aX+b \sim N(a\mu+b, a^2\sigma^2)$$

(2)若 $X \sim N(\mu_1, \sigma_1^2)$,$Y \sim N(\mu_2, \sigma_2^2)$,且 X 与 Y 相互独立,则

$$X \pm Y \sim N(\mu_2 \pm \mu_1, \sigma_2^2+\sigma_1^2)$$

证明略。

该定理可推广到多个随机变量的一般情形:有限个相互独立而且服从正态分布的随机变量,其任何线性组合也服从正态分布。

(二)标准正态分布

对于正态分布 $N(\mu, \sigma^2)$,当 $\mu=0$、$\sigma=1$ 时,称 X 服从标准正态分布(standard normal distribution),记为 $X \sim N(0, 1)$。对标准正态分布 $N(0, 1)$,通常用 $\varphi(x)$ 表示其密度,用 $\Phi(x)$ 表示分布函数,即

$$\varphi(x) = \frac{1}{\sqrt{2\pi}} e^{-\frac{x^2}{2}}, \quad -\infty < x < +\infty$$

$$\Phi(x) = \int_{-\infty}^{x} \frac{1}{\sqrt{2\pi}} e^{-\frac{x^2}{2}} dx, \quad -\infty < x < +\infty$$

标准正态分布的密度曲线是关于 y 轴对称、形态适中的对称"钟形"曲线(图 3-14)。

由于正态分布的广泛应用,为计算方便,人们编制了标准正态分布 $N(0, 1)$ 的分布函数值 $\Phi(x)$ 表(附表 3)。

若随机变量 X 服从标准正态分布,即 $X \sim N(0, 1)$,需求

$$P(a < X \leqslant b) = \Phi(b) - \Phi(a)$$

则利用 $N(0, 1)$ 分布函数表(附表 3)直接查 $\Phi(b)$、$\Phi(a)$ 的值即可得到。

对于负的 x 值,利用其密度 $\varphi(x)$ 的对称性及密度曲线与 x 轴所围面积是常数 1(图 3-14),可得

$$\Phi(-x) = 1 - \Phi(x)$$

由此即可转化为 x 的正值问题,查标准正态分布表(附表 3)即得。

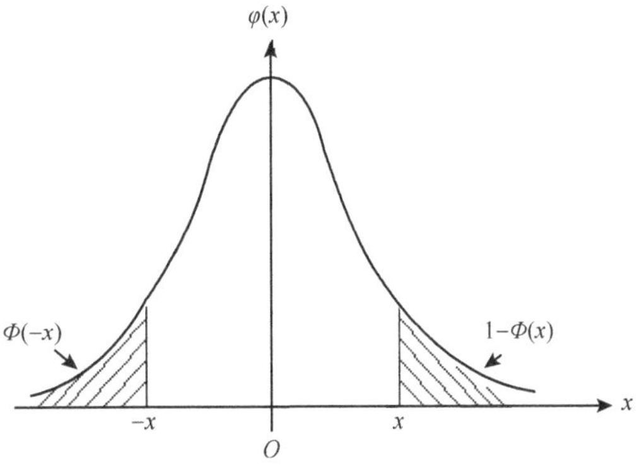

图 3-14 $\Phi(-x)=1-\Phi(x)$ 图示

例 3.19 设 $X \sim N(0, 1)$,求(1)$P(0.32 < X < 1.58)$;(2)$P(-1 \leqslant X \leqslant 1)$;(3)$P(|X| > 1.96)$。

解 (1)$P(0.32 < X < 1.58) = \Phi(1.58) - \Phi(0.32) = 0.9430 - 0.6255 = 0.3175$

(2)$P(-1 \leqslant X \leqslant 1) = \Phi(1) - \Phi(-1) = \Phi(1) - [1 - \Phi(1)] = 2\Phi(1) - 1$
$$= 2 \times 0.84135 - 1 = 0.6827$$

(3)$P(|X| > 1.96) = P(X > 1.96) + P(X < -1.96) = (1 - P(X \leqslant 1.96)) + P(X < -1.96)$
$$= 1 - \Phi(1.96) + \Phi(-1.96) = 1 - \Phi(1.96) + [1 - \Phi(1.96)]$$
$$= 2[1 - \Phi(1.96)] = 2[1 - 0.9750] = 0.05$$

或者 $P(|X| > 1.96) = 1 - P(|X| \leqslant 1.96) = 1 - P(-1.96 \leqslant X \leqslant 1.96) = 1 - [\Phi(1.96) - \Phi(-1.96)]$
$$= 2 - 2\Phi(1.96) = 2 - 2 \times 0.9750 = 0.05$$

若随机变量 X 服从一般正态分布，即 $X \sim N(\mu, \sigma^2)$，对于给定的 μ 和 σ，只要将 X 转化为其标准化随机变量 U，就有

$$U = \frac{X - \mu}{\sigma} \sim N(0, 1)$$

就可化为服从标准正态分布 $N(0, 1)$ 的随机变量问题。对应地，我们有下列重要结果。

定理 3.5 若 $X \sim N(\mu, \sigma^2)$，$F(x)$ 为其分布函数，则有

$$F(x) = \Phi\left(\frac{x - \mu}{\sigma}\right)$$

其中 $\Phi(x)$ 为标准正态分布 $N(0, 1)$ 的分布函数，其值可由附表 3 查得。

证明略。

由该公式，对 $X \sim N(\mu, \sigma^2)$，有

$$P(X \leqslant x) = F(x) = \Phi\left(\frac{x - \mu}{\sigma}\right)$$

$$P(X > x) = 1 - F(x) = 1 - \Phi\left(\frac{x - \mu}{\sigma}\right)$$

$$P(a < X \leqslant b) = F(b) - F(a) = \Phi\left(\frac{b - \mu}{\sigma}\right) - \Phi\left(\frac{a - \mu}{\sigma}\right)$$

这样，有关一般正态分布 $N(\mu, \sigma^2)$ 的概率计算问题就可化为服从标准正态分布 $N(0, 1)$ 的概率问题，查标准正态分布表（附表 3）即可解决。

由上列公式，易知

$$P(\mu - \sigma \leqslant X \leqslant \mu + \sigma) = \Phi\left(\frac{\mu + \sigma - \mu}{\sigma}\right) - \Phi\left(\frac{\mu - \sigma - \mu}{\sigma}\right) = \Phi(1) - \Phi(-1)$$
$$= 2\Phi(1) - 1 = 0.6827 = 68.27\%$$

$$P(\mu - 2\sigma \leqslant X \leqslant \mu + 2\sigma) = \Phi\left(\frac{\mu + 2\sigma - \mu}{\sigma}\right) - \Phi\left(\frac{\mu - 2\sigma - \mu}{\sigma}\right) = \Phi(2) - \Phi(-2)$$
$$= 2\Phi(2) - 1 = 0.9545 = 95.45\%$$

$$P(\mu - 3\sigma \leqslant X \leqslant \mu + 3\sigma) = \Phi\left(\frac{\mu + 3\sigma - \mu}{\sigma}\right) - \Phi\left(\frac{\mu - 3\sigma - \mu}{\sigma}\right) = \Phi(3) - \Phi(-3)$$
$$= 2\Phi(3) - 1 = 0.9973 = 99.73\%$$

这表明，当 $X \sim N(\mu, \sigma^2)$ 时，随机变量 X 基本上只在区间 $[\mu - 2\sigma, \mu + 2\sigma]$ 内取值，而 X 的值落在 $[\mu - 3\sigma, \mu + 3\sigma]$ 之外的概率很小，不到 0.3%，即 X 的值几乎全部落在区间 $[\mu - 3\sigma, \mu + 3\sigma]$ 内（图 3-15），这称为 "3σ-原则"。该原则在实际问题的统计推断中，特别是在产品的质量检测中有着重要作用。

例 3.20 设 $X \sim N(3, 2^2)$，求（1）$P(-2 < X < 8)$；（2）$P(X > 3)$；（3）$P(|X| > 2)$。

解 （1）$P(-2 < X < 8) = \Phi\left(\frac{8-3}{2}\right) - \Phi\left(\frac{-2-3}{2}\right) = 2\Phi(2.5) - 1 = 0.9876$。

（2）$P(X > 3) = 1 - P(X \leqslant 3) = 1 - F(3) = 1 - \Phi\left(\frac{3-3}{2}\right) = 1 - \Phi(0) = 0.5$。

（3）$P(|X| > 2) = P(X > 2) + P(X < -2) = [1 - P(X \leqslant 2)] + P(X < -2)$

$$= 1 - \Phi\left(\frac{2-3}{2}\right) + \Phi\left(\frac{-2-3}{2}\right) = \Phi(0.5) + 1 - \Phi(2.5) = 0.6977$$

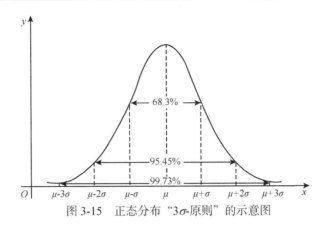

图 3-15 正态分布 "3σ-原则" 的示意图

例 3.21 已知某种药片的片重 $X \sim N(\mu, \sigma^2)$，其中 $\mu=135$ (毫克)。

(1)若已知 $\sigma=5$，试求药片片重 X 在 130 与 150 之间的概率；

(2) σ 为何值时，$P(130 \leqslant X \leqslant 140)=0.8$?

解 (1)因药片的片重 $X \sim N(135, 5^2)$，故其分布函数

$$F(x) = \Phi\left(\frac{x-135}{5}\right)$$

故所求概率为

$$P(130 \leqslant X \leqslant 150) = F(150) - F(130) = \Phi\left(\frac{150-135}{5}\right) - \Phi\left(\frac{130-135}{5}\right) = \Phi(3) - \Phi(-1)$$

$$= \Phi(3) - (1-\Phi(1)) = 0.9987 - (1-0.8413) = 0.84$$

$$(2) P(130 \leqslant X \leqslant 140) = F(140) - F(130) = \Phi\left(\frac{140-135}{\sigma}\right) - \Phi\left(\frac{130-135}{\sigma}\right)$$

$$= \Phi\left(\frac{5}{\sigma}\right) - \Phi\left(-\frac{5}{\sigma}\right) = 2\Phi\left(\frac{5}{\sigma}\right) - 1 = 0.8$$

即

$$\Phi\left(\frac{5}{\sigma}\right) = \frac{1+0.8}{2} = 0.9$$

查 $N(0, 1)$ 表(附表 3)得 $\dfrac{5}{\sigma}=1.28$，故 $\sigma=3.91$。

(三)标准正态分布的分位数

定义 3.16 对于标准正态随机变量 X 和给定的 $\alpha(0<\alpha<1)$，我们称满足

$$P(X > u_\alpha) = \int_{u_\alpha}^{+\infty} \frac{1}{\sqrt{2\pi}} \mathrm{e}^{-\frac{x^2}{2}} \mathrm{d}x = \alpha$$

的点 u_α 称为标准正态分布的上侧 α 分位数 (upside α quantile 或临界值 critical value) (图 3-16)。

对于给定的 α，由临界值定义公式得

$$P(X > u_\alpha) = 1 - P(X \leqslant u_\alpha) = 1 - \Phi(u_\alpha) = \alpha$$

从而

$$\Phi(u_\alpha) = 1 - \alpha$$

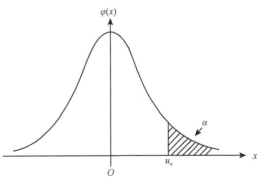

图 3-16 标准正态分布的上侧 α 分位数

查附表 3 即可以得到临界值 u_α 之值。

例如，给定 α=0.05，得 $\Phi(u_{0.05})$=1−0.05=0.95，查附表 3 中概率为 0.95 的临界值，即得 $u_{0.05}$=1.645。

对于一般正态变量 $X \sim N(\mu, \sigma^2)$，若要求 $P(X>x_0) = \alpha$ 的临界值 $x_0(x_0>0)$，可先由 $\Phi(u_\alpha)$=1−α 查附表 3 得 u_α，再由 $\dfrac{x_0-\mu}{\sigma}=u_\alpha$ 即可求得临界值 $x_0=\mu+u_\alpha\sigma$。

例 3.22 某省高考采用标准化计分方法,认为考生成绩 X 近似服从正态分布 $N(500, 100^2)$。如果该省的本科生录取率为 42.8%,问该省的本科生录取分数线应该划定在多少分以上?

解 (解法一)设录取分数线应该划定在 x_0 分以上，则应有
$$P(X>x_0) = 0.428$$
因为 $X \sim N(\mu, \sigma^2)$，其中 μ=500，σ^2=100^2，则

$$P(X>x_0) = 1-P(X \leqslant x_0) = 1-F(x_0) = 1-\Phi\left(\frac{x_0-\mu}{\sigma}\right)=0.428$$

从而有
$$\Phi\left(\frac{x_0-\mu}{\sigma}\right)=1-0.428=0.572$$

查表得 $\dfrac{x_0-\mu}{\sigma}$=0.18，故

$$x_0=\mu+0.18\sigma=500+0.18 \times 100=518$$

即该省的本科生录取分数线应该划定在 518 分以上。

(解法二)设录取分数线应该划定在 x_0 分以上，x_0 应由 $P(X>x_0) = 0.428$ 来确定，其中 $X \sim N(\mu, \sigma^2)$。由于

$$\Phi(u_\alpha)=1-0.428=0.572$$

查标准正态分布表(附表 3)得 u_α=0.18，则有

$$x_0=\mu+u_\alpha\sigma=500+0.18 \times 100=518(分)$$

【SPSS 软件应用】 在 SPSS 中，用 SPSS 累积分布函数 Cdf.Normal 可计算正态分布 $N(\mu, \sigma^2)$ 的累积概率值 $P(X \leqslant x)$；用 SPSS 分位数函数 Idf.Normal 可计算正态分布 $N(\mu, \sigma^2)$ 的分位数值 x_α，即

$$P(X \leqslant x)=\text{Cdf.Normal}(x, \mu, \sigma)，\quad x_\alpha=\text{Idf.Normal}(1-\alpha, \mu, \sigma)$$

其中 μ、σ 为正态分布 $N(\mu, \sigma^2)$ 的参数。

下面用 SPSS 软件来求解例 3.21(1)和例 3.22。

对例 3.21(1)，正态分布为 $N(135, 5^2)$，在 SPSS 的数据集中输入 135，选择菜单【Transform】→【Compute Variable】，在【Numeric Expression】中选定：

$$\text{Cdf.Normal}(150, 135, 5)-\text{Cdf.Normal}(130, 135, 5)$$

即可得概率值：$P(130 \leqslant X \leqslant 150) = P(X \leqslant 150)-P(X \leqslant 130)$=0.8399。

对例 3-22，正态分布为 $N(500, 100^2)$，所求 x_0 即该正态分布的分位数 $x_{0.428}$：$P(X>x_0) = 0.428$，即 $P(X \leqslant x_0) = 0.572$。在 SPSS 中，选择菜单【Transform】→【Compute Variable】，在【Function group】中选定：Inverse DF，在【Functions and Special Variables】中选定正态分布的分位数函数：Idf.Normal，在【Numeric Expression】设定：Idf.Normal (0.572，500，100)，即可在数据集中得到所求的分位数 x_0 的值：518.15。

第五节　随机变量函数的分布

在实际问题中，我们还常会碰到需要考虑随机变量 X 的函数的情形。

例如：在统计物理中，已知分子运动速度的绝对值 X 服从马克斯威尔(Maxwell)分布，需求出其动能 $Y=\frac{1}{2}mX^2$ 的概率分布。又如，设随机变量 $X \sim N(\mu, \sigma^2)$，考虑 $Z=\frac{X-\mu}{\sigma}$ 是否服从标准正态分布 $N(0, 1)$？

当随机变量 X 取值 x 时，随机变量 Y 取相应值 $y=g(x)$，则称 Y 为随机变量 X 的函数，记为 $Y=g(X)$，显然 Y 也为随机变量。

需要解决的问题是：若已知随机变量 X 的概率分布，求 $Y=g(X)$ 的概率分布。下面分 X 作为离散型和连续型随机变量两种情形来讨论。

一、离散型随机变量函数的分布

若已知离散型随机变量 X 的分布律为

$$P(X=x_k)=p_k, \quad k=1, 2, \cdots$$

或

X	x_1	x_2	$\cdots$	x_k	$\cdots$
P	p_1	p_2	$\cdots$	p_k	$\cdots$

由于 X 取某一值 x_k 时，$Y=g(X)$ 相应地取值 $g(x_k)$，当所有 $g(x_k)$ 的值互不相等时，我们就得到了 Y 的分布律

$$P(Y=g(x_k))=P(X=x_k)=p_k, \quad k=1, 2, \cdots$$

或

Y	$g(x_1)$	$g(x_2)$	$\cdots$	$g(x_k)$	$\cdots$
P	p_1	p_2	$\cdots$	p_k	$\cdots$

如果其中有某些 $g(x_i)$ 相等，则应对它们作适当的并项，即把对应于相等值 $g(x_i)$ 的相应概率加起来作为 Y 取 $g(x_i)$ 值的概率，从而得到对应的 Y 分布列。

例 3.23　设

X	-1	0	1	2	3
P	0.15	0.1	0.3	0.2	0.25

试求 $Y_1=X+2$ 和 $Y_2=X^2+1$ 的分布列。

解　对离散型随机变量 X，通常可利用下列表格法来求其函数的分布律。

X	-1	0	1	2	3
$Y_1=X+2$	1	2	3	4	5
$Y_2=X^2+1$	2	1	2	5	10
P	0.15	0.1	0.3	0.2	0.25

故 $Y_1=X+2$ 的分布律为

Y_1	1	2	3	4	5
P	0.15	0.1	0.3	0.2	0.25

对 $Y_2=X^2+1$，将 $Y_2=2$ 的两个概率值 0.15 和 0.3 相加作为其概率值，再将 Y_2 的所有取值按从小到大顺序排列，即可得 $Y_2=X^2+1$ 的分布律

Y_2	1	2	5	10
P	0.1	0.45	0.2	0.25

例 3.24 已知随机变量 X 的概率分布律为

$$P(X=k)=1/2^k, \quad k=1, 2, \cdots$$

试求 $Y=\sin\left(\dfrac{\pi}{2}X\right)$ 的概率分布律。

解 对随机变量 $Y=\sin\left(\dfrac{\pi}{2}X\right)$，当 X 取 $1, 2, \cdots, n, \cdots$ 时，Y 取值为 $1, 0, -1, 0, \cdots$，即

X	1	2	3	4	5	6	7	$\cdots$
$Y=\sin(\frac{\pi}{2}X)$	1	0	-1	0	1	0	-1	$\cdots$
P	$\frac{1}{2}$	$\frac{1}{2^2}$	$\frac{1}{2^3}$	$\frac{1}{2^4}$	$\frac{1}{2^5}$	$\frac{1}{2^6}$	$\frac{1}{2^7}$	$\cdots$

则 $Y=\sin\left(\dfrac{\pi}{2}X\right)$ 只以 $-1, 0, 1$ 为其取值，其取值概率为

$$P(Y=-1)=P(X=3)+P(X=7)+P(X=11)+\cdots=\frac{1}{2^3}+\frac{1}{2^7}+\frac{1}{2^{11}}+\cdots=\frac{1}{8}\times\frac{1}{1-\frac{1}{16}}=\frac{2}{15}$$

$$P(Y=0)=P(X=2)+P(X=4)+P(X=6)+\cdots=\frac{1}{2^2}+\frac{1}{2^4}+\frac{1}{2^6}+\cdots=\frac{1}{4}\times\frac{1}{1-\frac{1}{4}}=\frac{1}{3}$$

$$P(Y=1)=P(X=1)+P(X=5)+P(X=9)+\cdots=\frac{1}{2}+\frac{1}{2^5}+\frac{1}{2^9}+\cdots=\frac{1}{2}\times\frac{1}{1-\frac{1}{16}}=\frac{8}{15}$$

（或 $P(Y=1)=1-P(X=-1)-P(X=0)=1-\dfrac{2}{15}-\dfrac{1}{3}=\dfrac{8}{15}$ ）

故 Y 的分布律为

Y	-1	0	1
P	$\frac{2}{15}$	$\frac{1}{3}$	$\frac{8}{15}$

二、连续型随机变量函数的分布

设 X 连续型随机变量，其概率密度 $f_X(x)$ 已知，则 X 的函数 $Y=g(X)$ 也为连续型随机变量，通常需由 X 的已知密度 $f_X(x)$ 去求出 $Y=g(X)$ 的概率密度 $f_Y(y)$。下面我们通过实例说明解决此类问题的一般方法——分布函数法。

例 3.25 设随机变量 X 服从参数为 λ 的指数分布：

$$f(x) = \begin{cases} \lambda e^{-\lambda x}, & x>0 \\ 0, & x \le 0 \end{cases}$$

其中 $\lambda>0$ 为常数。试求 $Y=X^3$ 所服从的密度 $f_Y(y)$。

解 先考虑 $Y=X^3$ 的分布函数。由题意，X 的取值范围为 $(0, +\infty)$，函数 $y=x^3$ 在 $(0, +\infty)$ 内严格单调，其取值范围也为 $(0, +\infty)$。

显然，当 $y \le 0$ 时，$F_Y(y)=P(Y \le y)=0$；

当 $y>0$ 时，$F_Y(y)=P(Y \le y)=P(X^3 \le y)=P(X \le y^{1/3})=F_X(y^{1/3})$。

两边对 y 求导，得

$$f_Y(y) = F_Y'(y) = \frac{1}{3} y^{-2/3} F_X'(y^{1/3}) = \frac{1}{3} y^{-2/3} f_X(y^{1/3}) = \frac{1}{3} y^{-2/3} \lambda \exp(-\lambda y^{1/3})$$

故 Y 的密度为

$$f_Y(y) = \begin{cases} \dfrac{1}{3} y^{-2/3} \lambda \exp(-\lambda y^{1/3}), & x>0 \\ 0, & x \le 0 \end{cases}$$

在上例中，我们首先考虑 $Y=g(X)$ 的分布函数 $F_Y(y)=P(Y \le y)$，再利用 $Y=g(X)$ 使 $P(X \le y)$ 转化为 X 在某区间上的概率，由于 X 服从的 $f_X(x)$ 已知，由此即可求得 $F_Y(y)$，求导后即得 $f_Y(y)$。这种方法对于求连续型随机变量 X 的函数的密度具有一般性，通常称之为分布函数法。

当 $y=g(x)$ 为严格单调函数时，我们有下列便于应用的结果。

定理 3.6 设随机变量 X 的密度有

$$f_X(x) = \begin{cases} >0, & a<x<b \\ 0, & \text{其他} \end{cases}$$

其中 a 可为 $-\infty$，b 可为 $+\infty$，而 $y=g(x)$ 在 (a, b) 上恒满足 $g'(x)>0$（或恒有 $g'(x)<0$），即 $y=g(x)$ 在 (a,b) 上严格单调。记 $y=g(x)$ 的反函数为 $x=h(y)$，则连续型随机变量 $Y=g(X)$ 的概率密度为

$$f_Y(y) = \begin{cases} f_X[h(y)] \cdot |h'(y)|, & \alpha<y<\beta \\ 0, & \text{其他} \end{cases}$$

其中 $\alpha = \min\{g(a), g(b)\}$，$\beta = \max\{g(a), g(b)\}$。（证明略）

例 3.26 已知随机变量 $X \sim N(\mu, \sigma^2)$，求 $Y = \dfrac{X-\mu}{\sigma}$（$\sigma>0$）的密度 $f_Y(y)$。

解 因随机变量 $X \sim N(\mu, \sigma^2)$，则 X 的密度为

$$f_X(x) = \frac{1}{\sqrt{2\pi}\sigma} e^{-\frac{(x-\mu)^2}{2\sigma^2}}, \quad -\infty<x<+\infty$$

由 $y = \dfrac{x-\mu}{\sigma}$，$y' = \dfrac{1}{\sigma}>0$，则 y 为 x 的严格单调函数。又 $y = \dfrac{x-\mu}{\sigma}$ 的反函数为 $x=h(y)=\sigma y+\mu$，

则 $h'(y)=\sigma$，由定理 3.6 的公式知，Y 的密度为

$$f_Y(y) = f_X[h(y)] \cdot |h'(y)| = f_X(\sigma y + \mu) \cdot |\sigma| = \frac{1}{\sqrt{2\pi}\sigma} e^{-\frac{(\sigma y + \mu - \mu)^2}{2\sigma^2}} \sigma = \frac{1}{\sqrt{2\pi}} e^{-\frac{y^2}{2}}, \quad -\infty < y < +\infty$$

是标准正态分布的概率密度 $\varphi(x)$。这即

$$Y = \frac{X - \mu}{\sigma} \sim N(0, \ 1)$$

该结论实际上是定理 3.5 的另一表达形式。

对于例 3.25，由于 $Y=X^3$ 的对应函数 $y=x^3$ 在 $f_X(x)$ 的非零区间 $(0, +\infty)$ 上为严格单调增加的，故可利用定理 3.6 的公式直接计算 $Y=X^3$ 的密度。此时，由 $y=x^3$ 得其反函数为

$$x = h(y) = y^{1/3}, \quad x' = h'(y) = \frac{1}{3} y^{-2/3}$$

故 Y 的密度为

$$f_Y(y) = \begin{cases} f_X[h(y)] \cdot |h'(y)| \\ 0 \end{cases} = \begin{cases} f_X[y^{1/3}] \cdot \left| \frac{1}{3} y^{-2/3} \right| \\ 0 \end{cases} = \begin{cases} \frac{1}{3} y^{-2/3} \lambda \exp(-\lambda y^{1/3}), & y > 0 \\ 0, & y \leq 0 \end{cases}$$

显然，当 $y=g(x)$ 是 $f_X(x)$ 的非零区间上严格单调函数时，我们就可利用定理 3.6 的公式法很方便地直接求出 Y 的密度 $f_Y(y)$。但当 $y=g(x)$ 不是严格单调函数时，就不能应用上述定理的公式，而只能利用"分布函数法"，即先考虑 Y 的分布函数

$$F_Y(y) = P(Y \leq y) = P(g(X) \leq y) = \int_{\{x : g(x) \leq y\}} f_X(x) \mathrm{d}x$$

再对 $F_Y(y)$ 求导，从而得到 $Y=g(X)$ 的密度 $f_Y(y) = F'_Y(y)$。

第六节 综合例题

例 3.27（1991 年考研题） 一汽车沿一街道行驶，需要通过三个均设有红绿灯的路口。每个信号灯为红或绿与其他信号灯为红或绿相互独立，且红绿两种信号显示的时间相等。以 X 表示该汽车首次遇到红灯前已通过的路口个数，求 X 的概率分布。

解 首先，由题设可知，X 的可能值为 0，1，2，3。现设

$$A_i = \{汽车在第 i 个路口首次遇到红灯\}, \quad i=1, 2, 3$$

则事件 A_1，A_2，A_3 相互独立，且 $P(A_i) = P(\overline{A_i}) = \frac{1}{2}$ $(i = 1, 2, 3)$，故有

$$P(X = 0) = P(A_1) = \frac{1}{2}, \quad P(X = 1) = P(\overline{A_1})P(A_2) = \frac{1}{2^2}$$

$$P(X = 2) = P(\overline{A_1 A_2} A_3) = P(\overline{A_1})P(\overline{A_2})P(A_3) = \frac{1}{2^3}$$

$$P(X = 3) = P(\overline{A_1 A_2 A_3}) = P(\overline{A_1})P(\overline{A_2})P(\overline{A_3}) = \frac{1}{2^3}$$

所以，X 的分布律为

X	0	1	2	3
P	$\frac{1}{2}$	$\frac{1}{2^2}$	$\frac{1}{2^3}$	$\frac{1}{2^3}$

注意：利用性质：$\sum\limits_i p_i = 1$，可检查离散型概率分布律的正确与否。同时，若 X 的某个取值 x_0 的概率较难计算，而其他所有取值的概率已算出时，则也可以利用上述性质得到

$$P(X = x_0) = 1 - \sum\limits_{i : x_i \neq x_0} p_i$$

比如本例中

$$P(X = 3) = 1 - P(X = 0) - P(X = 1) - P(X = 2) = \frac{1}{2^3}$$

例 3.28（2010 年考研题）　设随机变量 X 的分布函数

$$F(x) = \begin{cases} 0, & x < 0 \\ \dfrac{1}{2}, & 0 \leqslant x < 1 \\ 1 - \mathrm{e}^{-x}, & x \geqslant 1 \end{cases}$$

则 $P(X=1) = (\quad)$。

A. 0　　　　　B. $\dfrac{1}{2}$　　　　　C. $\dfrac{1}{2} - \mathrm{e}^{-1}$　　　　　D. $1 - \mathrm{e}^{-1}$

答案：C。

【解析】　由于分布函数在 $x=1$ 处不连续，所以利用 $P(X=1) = F(1) - F(1-0)$ 求，其中 $F(1-0)$ 是 $F(x)$ 在 $x=1$ 的左极限。

$$P(X=1) = F(1) - F(1-0) = 1 - \mathrm{e}^{-1} - \frac{1}{2} = \frac{1}{2} - \mathrm{e}^{-1}$$

故选 C。

例 3.29（2010 年考研题）　设随机变量 X 概率分布为 $P\{X = k\} = \dfrac{C}{k!}, k = 0, 1, 2, \cdots$，则 $E(X^2) = \underline{\quad\quad}$。

答案：2。

【解析】　由概率分布的性质 $\sum\limits_{k=0}^{\infty} P(X=k) = 1$，有 $\sum\limits_{k=0}^{\infty} \dfrac{C}{k!} = C \sum\limits_{k=0}^{\infty} \dfrac{1}{k!} = C\mathrm{e} = 1$，则 $C = \mathrm{e}^{-1}$，即

$P(X = k) = \dfrac{\mathrm{e}^{-1}}{k!}, k = 0, 1, 2, \cdots$ 为参数 λ 为 1 的泊松分布，则有

$$E(X) = 1, \quad D(X) = 1$$

故 $E(X^2) = D(X) + [E(X)]^2 = 2$。

例 3.30（1989 年考研题）　设随机变量 X 在区间 $[1, 6]$ 上服从均匀分布，求方程 $t^2 + Xt + 1 = 0$ 中 t 有实根的概率。

解　（分析）易知方程 $t^2 + Xt + 1 = 0$ 有实根当且仅当 $\Delta = X^2 - 4 \geqslant 0$，即 $|X| \geqslant 2$。故所求问题转化为：已知 $X \sim U[1, 6]$，求 $P(|X| \geqslant 2)$。

现因 X 在 $[1, 6]$ 上服从均匀分布，故 X 的概率密度为

$$f(x) = \begin{cases} \dfrac{1}{5}, & 1 \leqslant x \leqslant 6 \\ 0, & \text{其他} \end{cases}$$

方程 $t^2 + Xt + 1 = 0$ 有实根的充要条件是 $\Delta = X^2 - 4 \geqslant 0$，即 $|X| \geqslant 2$，故

$$P(|X| \geqslant 2) = 1 - P(|X| < 2) = P(-2 < X < 2) = 1 - \int_{-2}^{2} f(x) \mathrm{d}x$$

$$= 1 - \left(\int_{-2}^{1} 0 \mathrm{d}x + \int_{1}^{2} \frac{1}{5} \mathrm{d}x \right) = 1 - \frac{1}{5} = \frac{4}{5}$$

例 3.31(1989 年考研题)　设随机变量 X 和 Y 独立,且 X 服从均值为 1,标准差为 $\sqrt{2}$ 的正态分布, 而 Y 服从标准正态分布, 试求随机变量 $Z = 2X - Y + 3$ 的概率密度函数。

解　由于 X 和 Y 相互独立且都服从正态分布, 所以 Z 作为 X, Y 的线性组合也服从正态分布, 故只需求 $E(Z)$ 和 $D(Z)$ 就可确定 Z 的概率密度函数了。

由题设知, $X \sim N(1,2)$, $Y \sim N(0,1)$。则由期望和方差的性质得

$$E(Z) = E(2X - Y + 3) = 2E(X) - E(Y) + 3 = 5$$
$$D(Z) = D(2X - Y + 3) = 2^2 D(X) + D(Y) = 9$$

又因 X, Y 是相互独立的正态随机变量, Z 是 X, Y 的线性函数, 故 Z 也为正态随机变量, 即 $Z \sim N(\mu, \sigma^2)$, 且 $\mu = E(Z) = 5$, $\sigma^2 = D(Z) = 9$。则 Z 的概率密度为

$$f_Z(z) = \frac{1}{3\sqrt{2\pi}} \mathrm{e}^{-\frac{(z-5)^2}{2 \times 9}}, \quad -\infty < z < +\infty$$

注意: 本题主要考察的性质是: 一是独立正态分布的线性组合仍为正态分布; 二是正态分布 $N(\mu, \sigma^2)$ 完全由其期望 μ 和方差 σ^2 决定。

例 3.32　将 M 个球, 随机放入 N 个盒子中, 设 X 表示有球的盒的个数, 求 $E(X)$。

解　直接确定 X 的分布律比较困难, 此时可将每个盒子标上顺序标号, 并用 X_i 表示第 i 个盒子是否有球的随机变量, 则 X_i 的分布律容易求出, 且 $X = \sum_{i=1}^{N} X_i$, 由此不难利用数学期望的性质来求得 $E(X)$。设

$$X_i = \begin{cases} 1, & \text{第} i \text{号盒有球,} \\ 0, & \text{第} i \text{号盒无球,} \end{cases} \quad i = 1, 2, \cdots, N$$

则 X_i 的分布律为

X_i	0	1
P	$\left(1 - \dfrac{1}{N}\right)^M$	$1 - \left(1 - \dfrac{1}{N}\right)^M$

故

$$E(X_i) = 1 - \left(1 - \frac{1}{N}\right)^M, \quad i = 1, 2, \cdots, N$$

因此

$$E(X) = E\left(\sum_{i=1}^{N} X_i\right) = \sum_{i=1}^{N} E(X_i) = N\left[1 - \left(1 - \frac{1}{N}\right)^M\right]$$

注意: (1) 将 X 分解为简单随机变量 X_1、X_2, $\cdots$, X_N 之和是解决数学期望等计算问题的重要技巧, 而本题中 X_1, X_2, $\cdots$, X_N 已不相互独立。

(2) 本题的另一表述方式为: 汽车上有 M 个乘客, 每个乘客有 N 个站可以下车, 如到一站无人下车就不停车, 各乘客在哪站下车相互独立, X 表示停车次数, 求 $E(X)$。

例 3.33(1998 年考研题)　设某种商品每周的需求量 X 服从区间 [10, 30] 上均匀分布的随机变量, 而经销商店进货数量为区间 [10, 30] 中的某一整数, 已知商店每销售一单位的

商品获利 500 元。若商品供大于求，则削价处理，每处理 1 单位商品亏损 180 元；若商品供不应求，则从外部调剂供应，此时每 1 单位商品仅获利 300 元。为使商店获利的期望值不少于 9280 元，试确定最少进货量。

解 设商店的进货量为 a，利润为 Y，则

$$Y = \begin{cases} 500a + 300(X - a), & a < X \leqslant 30 \\ 500X - 100(a - X), & 10 \leqslant X \leqslant a \end{cases}$$

即

$$Y = \begin{cases} 300X + 200a, & a < X \leqslant 30 \\ 600X - 100a, & 10 \leqslant X \leqslant a \end{cases}$$

因为 X 服从区间[10，30]上的均匀分布，故 X 的概率密度为

$$f(x) = \begin{cases} \dfrac{1}{20}, & 10 \leqslant x \leqslant 30 \\ 0, & \text{其他} \end{cases}$$

所以 Y 的期望利润为

$$E(Y) = \int_0^{30} \frac{1}{20} y\,\mathrm{d}x = \frac{1}{20}\left[\int_{10}^a (600x - 100a)\mathrm{d}x + \int_a^{30} (300x + 200a)\mathrm{d}x \right]$$

$$= \frac{1}{20}\left[600 \cdot \frac{x^2}{2} - 100ax \right]_{10}^a + \frac{1}{20}\left[300 \cdot \frac{x^2}{2} + 200ax \right]_{10}^a = -7.5a^2 + 350a + 5250$$

依题意，有
$$-7.5a^2 + 350a + 5250 \geqslant 9280$$
$$7.5a^2 - 350a + 4030 \leqslant 0$$

解之得
$$20\frac{2}{3} \leqslant a \leqslant 26$$

因此最少进货量为 21 单位。

本章 SPSS 软件应用提要

统计项目			SPSS 软件应用实现的菜单选项
统计分布的概率值、累积概率值或临界值(分位数)的计算			【Transform】→【Compute Variable】(SPSS 函数计算)
SPSS 函数计算	二项分布	概率值	$P(X=x) = $ Pdf.Binom (x, n, p)
		累积概率值	$P(X \leqslant x) = $ Cdf.Binom (x, n, p)
	泊松分布	概率值	$P(X=x) = $ Pdf. Poisson (x, λ)
		累积概率值	$P(X \leqslant x) = $ Cdf. Poisson (x, λ)
	正态分布	累积概率值	$P(X \leqslant x) = $ Cdf.Normal (x, μ, σ)
		临界值(分位数)	$x_\alpha = $ Idf.Normal $(1-\alpha, \mu, \sigma)$
	指数分布	累积概率值	$P(X \leqslant x) = $ Cdf. Exp (x, λ)
		临界值(分位数)	$x_\alpha = $ Idf. Exp $(1-\alpha, \lambda)$

知识链接 伯努利——数学统计学家的显赫家族

伯努利(Bernoulli)是 17 世纪瑞士巴塞尔的堪称盛产数学家和自然科学家的大家族。祖孙三代，在欧洲历史上曾留下11位著名的数学家，其中包括三位最为杰出者：雅各布、约翰、丹尼尔。

雅各布·伯努利(Jacob Bernoulli, 1654~1705)创立了最早的伯努利大数定理，建立

了描述独立重复试验序列的"伯努利概型",并撰写了最早的概率论专著——《猜度术》,从而将概率理论系统化。他在数学上的重要贡献涉及微积分、解析几何、概率论以及变分法等多个领域。

约翰·伯努利(Johann Bernoulli, 1667~1748)是雅各布之弟,他最先将函数概念规定为由变量和常量组成的解析表达式,并提出最速降落线问题,给出空间坐标的定义,所出版的《积分学教程》,系统地阐述了微积分学。

丹尼尔·伯努利(Daniel Bernoulli, 1700~1782),约翰的次子,他在代数学、概率论和微分方程等方面都有重要成果,在概率论中引入正态分布误差理论,发表了第一个正态分布表。曾十次获得法兰西科学院的嘉奖。

伯努利家族在欧洲享有盛誉,传说年轻的丹尼尔·伯努利在一次穿越欧洲的旅行中与一个陌生人聊天,他自我介绍道:"我是丹尼尔·伯努利"。那个人当时就怒了,讽刺说:"我还是艾萨克·牛顿呢!"丹尼尔认为这是他听过的最衷心的赞扬。

本章内容提要

(一)随机变量及分布

名称	定义	性质
分布函数	$F(x)=P(X\leq x)$，$-\infty<x<+\infty$	1. $0\leq F(x)\leq 1$ 2. $P(a<X\leq b)=F(b)-F(a)$
离散型: 分布律	$P(X=x_k)=p_k$，$k=1, 2, \cdots$ 或 <table><tr><td>X</td><td>x_1 x_2 $\cdots$ x_k $\cdots$</td></tr><tr><td>P</td><td>p_1 p_2 $\cdots$ p_k $\cdots$</td></tr></table>	1. $p_k\geq 0$，$k=1, 2, \cdots$ 2. $\sum\limits_{k=1}^{\infty}p_k=1$
连续型: 密度函数 $f(x)$	对任意 $a<b$ 有 $P(a<X\leq b)=\int_a^b f(x)\mathrm{d}x$ 或:对 X 的分布函数 $F(x)=\int_{-\infty}^x f(t)\mathrm{d}t$，$-\infty<x<+\infty$	1. $f(x)\geq 0$ 2. $\int_{-\infty}^{+\infty}f(x)\mathrm{d}x=1$ 3. X 的分布函数 $F(x)$ 连续 4. X 的密度: $f(x)=F'(x)$ 5. 对常数 a，$P(X=a)=0$

(二)随机变量的数字特征

类型	定义	性质	备注
数学期望 $E(X)$	离散型 $E(X)=\sum\limits_{k=1}^{+\infty}x_k p_k$ 连续型 $E(X)=\int_{-\infty}^{+\infty}xf(x)\mathrm{d}x$	1. $E(C)=C$（C 为常数） 2. $E(CX)=C\cdot E(X)$ 3. $E(X\pm Y)=E(X)\pm E(Y)$	描述随机变量所有可能取值的平均水平
方差 $D(X)$ 标准差 $\sigma(X)$	$D(X)=E[(X-E(X))^2]$ $\sigma(X)=\sqrt{D(X)}$ $=\sqrt{E[(X-E(X))^2]}$	1. $D(C)=0$（C 为常数） 2. $D(CX)=C^2\cdot D(X)$ 3. 若 X、Y 相互独立,则 $D(X\pm Y)=D(X)+D(Y)$ 4. $D(X)=E(X^2)-(E(X))^2$	描述随机变量取值相对于均值的平均离散程度

(三)常用分布及其数字特征

分布名称	概率分布(或密度函数)	数学期望	方差
二项分布 $B(n,p)$	$P(X=k)=C_n^k p^k q^{n-k}$，$k=0, 1, \cdots, n$	np	npq

续表

分布名称	概率分布(或密度函数)	数学期望	方差
泊松分布 $P(\lambda)$	$P(X=k)=\dfrac{\lambda^k}{k!}\mathrm{e}^{-\lambda}, \quad k=0,1,2,\cdots$	λ	λ
均匀分布 $U(a,b)$	$f(x)=\begin{cases}\dfrac{1}{b-a} & a\leqslant x\leqslant b \\ 0, & 其他\end{cases}$	$\dfrac{a+b}{2}$	$\dfrac{(b-a)^2}{12}$
正态分布 $N(\mu,\sigma^2)$	$f(x)=\dfrac{1}{\sqrt{2\pi}\sigma}\mathrm{e}^{-\frac{(x-\mu)^2}{2\sigma^2}}, \quad -\infty<x<+\infty$	μ	σ^2
标准正态分布 $N(0,1)$	$\varphi(x)=\dfrac{1}{\sqrt{2\pi}}\mathrm{e}^{-\frac{x^2}{2}}, \quad -\infty<x<+\infty$	0	1
指数分布 $E(\lambda)$	$f(x)=\begin{cases}\lambda\mathrm{e}^{-\lambda x}, & x\geqslant 0 \\ 0, & x<0\end{cases}\quad(\lambda>0)$	$\dfrac{1}{\lambda}$	$\dfrac{1}{\lambda^2}$

(四) 随机变量函数 $Y=g(X)$ 的分布

X 的类型	X 的分布	函数 $Y=g(X)$ 的分布		数学期望公式
X 离散型	X 的分布律 $P(X=x_k)=p_k$, $k=1,2,\cdots$	Y 的分布律为 $P(Y=g(x_k))=p_k$, $k=1,2,\cdots$ 若有某些 $g(x_i)$ 相等，则对其作适当的并项，即对应概率相加		$E(Y)=E(g(X))$ $=\sum\limits_{k=1}^{+\infty}g(x_k)p_k$
X 连续型	X 的密度为 $f_X(x)$	分布函数法	$F_Y(y)=P(Y\leqslant y)=P(g(X)\leqslant y)$ $=\int_{\{x:g(x)\leqslant y\}}f_X(x)\mathrm{d}x$ $Y=g(X)$ 的密度：$f_Y(y)=F_Y'(y)$	$E(Y)=E[g(X)]$ $=\int_{-\infty}^{\infty}g(x)f(x)\mathrm{d}x$
		定理公式法	若 $y=g(x)$ 在 $f_X(x)$ 非零区间上严格单调，$h(y)$ 是 $y=g(x)$ 的反函数 $f_Y(y)=\begin{cases}f_X[h(y)]\,|h'(y)|, & \alpha<y<\beta \\ 0, & 其他\end{cases}$	

思考与练习三

1. 设离散型随机变量 X 的概率分布为
$$P(X=k)=ab^k, \qquad k=1,2,\cdots$$
其中 $a>0,b>0$ 为常数，则下列结论正确的是（　　）。

　　A. b 是大于零的任意实数　　　B. $b=a+1$　　　C. $b=\dfrac{1}{1+a}$　　　D. $b=\dfrac{1}{a-1}$

2. 已知 X 服从二项分布 $B(n,p)$，且 $E(X)=6$，$D(X)=4.2$，则 $n=$_____，$p=$_____。

3. 设有一群人中受某病感染患病的占 20%。现随机地从此群人中抽出 50 人，则患者数的数学期望和方差分别为（　　）。

　　A. 25 和 8　　　B. 10 和 28　　　C. 25 和 64　　　D. 10 和 8

4. 设随机变量 X 的分布函数为
$$F(x)=P(X\leqslant x)=\begin{cases}0, & 若x<-1 \\ 0.4, & 若-1\leqslant x<1 \\ 0.8, & 若1\leqslant x<3 \\ 1, & 若x\geqslant 3\end{cases}$$

则 X 的分布律为

X	-1	1	3
P			

5. 设随机变量 X_1，X_2 相互独立，且 X_1 服从二项分布 $B(20, 0.7)$；X_2 服从 $\lambda=3$ 的泊松分布 $P(3)$。记 $Y=X_1-2X_2+2$，则 $E(Y)=$_____；$D(Y)=$_____。

6. 已知 $E(2X)=1$，$D(3X)=1$，则 $E(X^2)=$_____。

7. 设 X_1、X_2 是随机变量，其数学期望、方差都存在，C 是常数，下列命题中
(1) $E(CX_1+b)=CE(X_1)+b$；   (2) $E(X_1+X_2)=E(X_1)+E(X_2)$；
(3) $D(CX_1+b)=C^2D(X_1)+b$；   (4) $D(X_1+X_2)=D(X_1)+D(X_2)$；
正确的有（   ）。
A. 4 个   B. 3 个   C. 2 个   D. 1 个

8. 正态分布有两个参数 μ 与 σ，（   ）相应的正态曲线的形状越扁平。
A. μ 越大   B. μ 越小   C. σ 越大   D. σ 越小

9. 设 $X \sim N(\mu, \sigma^2)$，对常数 a，b 有：$E(aX+b)=$_____；$D(aX+b)=$_____。

10. 若 $X \sim N(0, 1)$，$\Phi(x)$ 是 X 的分布函数，则下面错误的是（   ）。
A. $\Phi(-x)=1-\Phi(x)$ B. $P(|X|<x)=\Phi(x)-\Phi(-x)$
C. $P(|X|<x)=1-2\Phi(x)$ D. $P(|X|>x)=2[1-\Phi(x)]$

习 题 三

1. 下面两表是否可作为离散型随机变量的分布列？为什么？

X	-1	0	2
P	-0.5	0.9	0.6

X	0	1	2
P	0.6	0.1	0.15

2. 一盒中有五枚纪念章，编号为 1，2，3，4，5，从中任取 3 枚，用 X 表示取出的纪念章的最大号码，求 X 的分布律。

3. C 取何值时，下列数列成为概率分布律：

(1) $p_k=C\left(\dfrac{2}{3}\right)^k$，$k=1$，2，3；(2) $p_k=C\dfrac{\lambda^k}{k!}$，$k=1$，2，…。

4. 设随机变量 X 服从泊松分布 $P(\lambda)$，且已知 $P(X=1)=P(X=2)$，求 $P(X=4)$。

5. 进行某种试验，成功的概率为 3/4，失败的概率为 1/4，以 X 表示直到试验成功所需试验的次数，(1) 试写出 X 的概率分布；(2) 求 X 取偶数的概率。

6. 设随机变量 X 的分布列为

X	0	1	2	3
P	0.4	0.2	p_3	0.1

求：(1) p_3；(2) $P(0<X<3)$；(3) $F(x)$；(4) $E(X)$；(5) $D(X)$。

7. 设随机变量 X 的分布列为

X	-2	0	2
P	0.4	0.3	0.3

试求：$E(X)$，$E(X^2)$，$E(3X+5)$。

8. 甲、乙两批原料，过筛后得知颗粒分布如下

粒度		180	200	220	240	260
百分比%	甲	5	15	60	15	5
	乙	20	20	20	20	20

平均说来，哪一批颗粒较粗？哪一批颗粒均匀性较差？

9. 设随机变量 X 的概率分布

$$P(X=k)=\frac{a}{N}, \quad k=1, 2, \cdots, N$$

试确定常数 a，并计算 $E(X)$ 及 $D(X)$。

10. 设离散型随机变量 X 的可能取值为 x_1，$x_2(x_1<x_2)$，且已知

$$P(X=x_1)=\frac{3}{5}, \quad P(X=x_2)=\frac{2}{5}, \quad E(X)=\frac{7}{5}, \quad D(X)=\frac{6}{26}$$

求 X 的概率分布。

11. 设 X 服从的概率分布为

$$P(X=k)=pq^{k-1}, \quad k=1, 2, \cdots$$

其中 $0<p<1$，$q=1-p$ 是常数，则称 X 服从参数为 p 的几何分布 $g(p)$。试求 $E(X)$。

12. 设随机变量 X 的概率密度为

$$f(x)=\begin{cases} Cx, & 0<x<1 \\ 0, & 其他 \end{cases}$$

求：(1) 常数 C；(2) X 落在 (0.3，0.7) 内的概率。

13. 设随机变量 X 的概率密度为

$$f(x)=\begin{cases} \dfrac{C}{\sqrt{1-x^2}}, & |x|<1 \\ 0, & 其他 \end{cases}$$

求：(1) 常数 C；(2) X 落在 (-0.5，0.5) 内的概率。

14. 设随机变量 X 的分布函数为

$$F(x)=\begin{cases} 1-e^{-x}, & x\geq 0 \\ 0, & x<0 \end{cases}$$

求：(1) $P(X<4)$，$P(X>1)$；(2) 概率密度函数 $f(x)$。

15. 设随机变量 X 的概率密度为

$$f(x)=\begin{cases} x, & 0\leq x<1 \\ 2-x, & 1\leq x\leq 2 \\ 0, & 其他 \end{cases}$$

试求：(1) 分布函数 $F(x)$；(2) 数学期望 $E(X)$。

16. 设随机变量 X 在 (0，5) 上均匀分布，求方程 $4t^2+4Xt+(X+2)=0$ 中，t 有实根的

概率。

17. 某车间有 12 台车床独立工作，每台车床开车时间占总工作时间的 2/3，又开车时每台车床需用电力是 1 单位，问：(1)车间需要电力的最可能值是多少单位？(2)若供给车间 9 单位电力，则因电力不足而耽误生产的概率等于多少？(3)供给车间至少多少单位电力，才能使因电力不足而耽误生产概率小于 1%？

18. 一电子仪器由 200 个元件构成，每一元件在一年的工作期内发生故障的概率为 0.001。设各元件是否发生故障是相互独立的，且只要有一元件发生故障，仪器就不能正常工作。求：(1)仪器正常工作一年以上的概率；(2)一年内有 2 个以上元件发生故障的概率。

19. 某药治某病的治愈率为 90%，今用该药试治某病 20 例。问：(1)恰有 2 例未治愈的概率；(2)未治愈的不超过 2 例的概率；(3)全部治愈的概率。

20. 某地胃癌的发病率为 0.01%，现普查 5 万人，其中没有胃癌患者的概率是多少？胃癌患者少于 5 人的概率是多少？

21. 一电话交换台每分钟接到的呼唤次数服从参数为 4 的泊松分布，试求：(1)一分钟内有 8 次呼唤的概率；(2)一分钟内呼唤次数大于 10 的概率。

22. 设 $X \sim N(5, 2^2)$，查表计算概率：(1)$P(5 \leqslant X < 7)$；(2)$P(2 \leqslant X \leqslant 8)$。

23. 将一温度调节器放置在贮存某种液体的容器内，调节器调整在 d℃，则液体温度 X 是一个随机变量，且 $X \sim N(d, 0.5^2)$。(1)若 $d=90$，求 $X<89$ 的概率；(2)若要保持液体温度至少为 80℃的概率不小于 0.99，问 d 至少为多少？

24. 大炮射击某目标的横向偏差 $X \sim N(0, 10^2)$（单位：m），试求：(1)在一次射击中 X 绝对值不超过 15m 的概率；(2)在两次射击中至少有一次 X 绝对值不超过 15m 的概率。

25. 某工厂生产的螺栓长度(cm)服从参数 $\mu=10.05$，$\sigma=0.06$ 的正态分布，如果规定长度在 10.05 ± 0.12 内为合格品，求任取一螺栓为不合格品的概率。

26. 设 $X \sim N(\mu, \sigma^2)$，若 $P(|X-\mu|<C)=0.5$，则称 C 为 X 的可能偏差，问 C/σ 等于多少？

27. 设随机变量 $X \sim N(60, 3^2)$，现有分位数 x_1，x_2，使 X 分别落在区间 $(-\infty, x_1)$，(x_1, x_2)，$(x_2, +\infty)$ 内的概率之比为 $3:4:5$，试求 x_1，x_2 之值。

28. 某厂生产的电子管寿命 X(小时)服从参数 $\mu=160$，$\sigma=\sigma_0$ 的正态分布，试问 σ_0 为何值时能使 $P(120<X<200)=0.8$？

29. 设随机变量 X 的密度函数为

$$f(x) = \begin{cases} \mathrm{e}^{-x}, & x \geqslant 0 \\ 0, & x < 0 \end{cases}$$

试求：(1)$Y=2X$ 的数学期望；(2)$Y=\mathrm{e}^{-2X}$ 的数学期望。

30. 已知随机变量 X 的概率分布为

X	−2	−0.5	0	0.5	4
P	1/8	1/4	1/8	1/6	1/3

求下列随机变量的分布律：(1)$2X$；(2)X^2；(3)$\sin\left(\dfrac{\pi}{2} X\right)$。

31. 设随机变量 X 服从几何分布 $g(p)$

$$P(X=k)=pq^{k-1}, \quad k=1, 2, \cdots, \quad q=1-p$$

又

$$f(x)=\begin{cases}-1, & x\text{为偶数}\\ 1, & x\text{为奇数}\end{cases}$$

试求 $Y=f(X)$ 的分布律。

32. 设随机变量 X 的概率密度为

$$f(x)=\begin{cases}2x, & 0<x<1\\ 0, & \text{其他}\end{cases}$$

试求下列随机变量的密度：(1) $2X$；(2) X^2。

33. 已知球体直径在 (a, b) 内服从均匀分布，其中 $0<a<b$，试求：(1) 球体积 Y 的概率密度；(2) $P(0<Y<C)$ 的值 $\left(0<C<\dfrac{\pi}{6}b^3\right)$。

上机训练题

1. 对上列第 17 题、第 21 题，分别利用 SPSS 中的统计函数来求解。

2. 对上列第 22 题、第 23 题的概率计算问题，利用 SPSS 中的统计函数来求解。

（王　菲）

第四章　随机向量及其分布

前面讨论了随机变量及其概率分布，但在实际问题中，还有许多随机现象是由多个随机因素造成的，仅用一个随机变量来描述是不够的，需同时考虑多个随机变量。

> **案例 4.1（炮弹落地点问题）**　以炮弹射击的目标为原点，建立直角坐标系 xOy，设炮弹落地点的位置为 (X, Y)，且 X 与 Y 分别为相互独立的服从标准正态分布 $N(0, 1)$ 的随机变量。
>
> **问题**：炮弹落地点与目标的平均距离是多少？

又如，在研究某地区的儿童的身体素质时，往往需同时考察其身高 X_1、体重 X_2、心肺功能 X_3 等多个随机变量。此时，我们不仅要研究这些随机变量各自的统计规律，还要研究它们彼此之间的统计相依关系，即必须把与同一个随机现象相联系的多个随机变量作为一个整体（即向量）来研究。我们称 n 个随机变量 $X_1, X_2, \cdots, X_n$ 构成的向量 $X=(X_1, X_2, \cdots, X_n)$ 为 n 维随机向量（n dimensional random vector）。

一维随机变量即为我们前面所考察的随机变量。本章则主要讨论二维随机向量及其概率分布、数字特征等，从而解决类似于上述案例问题，同时其结论也不难推广到 n 维随机向量情形。

第一节　二维随机向量及其分布函数

定义 4.1　以随机变量 X，Y 作为分量所构成的向量 (X, Y) 称为二维随机向量（two dimensional random vector）或二维随机变量。

二维随机向量 (X, Y) 的性质，不仅与随机变量 X 和 Y 的各自性质有关，而且还依赖于 X 与 Y 之间的相互关系。为了全面了解随机变量 (X, Y) 的概率特性，我们首先考察其分布函数。

定义 4.2　设 (X, Y) 为二维随机向量，对任意实数 x、y，二元函数

$$F(x, y)=P(X\leqslant x, Y\leqslant y)$$

称为 (X, Y) 的联合分布函数（joint distribution function），简称分布函数。

几何上，若将随机向量 (X, Y) 看成平面上随机点的坐标，则分布函数 $F(x, y)$ 在 (x, y) 处的值就是随机点 (X, Y) 落在以 (x, y) 为顶点的左下方的无穷矩形区域内的概率，如图 4-1 所示。

当给定联合分布函数后，事件 $\{x_1<X \leqslant x_2, y_1<Y \leqslant y_2\}$ 的概率为

$$P(x_1<X \leqslant x_2, y_1<Y \leqslant y_2) = F(x_2, y_2) - F(x_1, y_2) - F(x_2, y_1) + F(x_1, y_1)$$

分布函数 $F(x, y)$ 具有下列性质：

(1) $F(x, y)$ 是 x，y 的单调不减函数，即对确

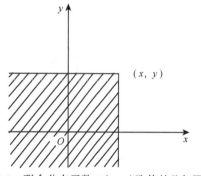

图 4-1　联合分布函数 $F(x, y)$ 取值的几何图示

定的 y，当 $x_1 < x_2$ 时，$F(x_1, y) \leqslant F(x_2, y)$；而对确定的 x，当 $y_1 < y_2$ 时，$F(x, y_1) \leqslant F(x, y_2)$。

(2) $0 \leqslant F(x,y) \leqslant 1$，且

$$F(-\infty, -\infty) = \lim_{\substack{x \to -\infty \\ y \to -\infty}} F(x, y) = 0 , \quad F(+\infty, +\infty) = \lim_{\substack{x \to +\infty \\ y \to +\infty}} F(x, y) = 1$$

对于任意固定的 y 或 x，分别有

$$F(-\infty, y) = \lim_{x \to -\infty} F(x, y) = 0, \quad F(x, -\infty) = \lim_{y \to -\infty} F(x, y) = 0$$

(3) $F(x, y)$ 对关于每个自变量右连续，即

$$F(x+0, y) = F(x, y), \quad F(x, y+0) = F(x, y)$$

(4) 对任意实数 $x_1 \leqslant x_2$，$y_1 \leqslant y_2$，有

$$F(x_2, y_2) - F(x_1, y_2) - F(x_2, y_1) + F(x_1, y_1) \geq 0$$

反之，若二元函数 $F(x, y)$ 满足上述四个性质，则必存在随机变量 X 与 Y(在某一特定的样本空间上)，使得 $F(x, y)$ 为 (X, Y) 的分布函数。

上述性质中，性质(1)~(3)与随机变量的分布函数性质相类似。性质(4)结合其公式和 $F(x, y)$ 在 (x, y) 取值的几何意义不难证明。

例 4.1　设二维随机向量 (X, Y) 的分布函数为

$$F(x, y) = A\left(B + \arctan \frac{x}{2}\right)\left(B + \arctan \frac{y}{3}\right), \quad -\infty < x < +\infty, \quad -\infty < y < +\infty$$

(1)试确定常数 A，B，C；(2)求概率 $P(2 < X < +\infty, 0 < Y \leqslant 3)$。

解　由二维随机向量分布函数的性质(2)，可得

$$F(+\infty, +\infty) = A\left(B + \frac{\pi}{2}\right)\left(C + \frac{\pi}{2}\right) = 1$$

$$F(-\infty, +\infty) = A\left(B - \frac{\pi}{2}\right)\left(C + \frac{\pi}{2}\right) = 0$$

$$F(+\infty, -\infty) = A\left(B + \frac{\pi}{2}\right)\left(C - \frac{\pi}{2}\right) = 0$$

由第一个等式知　　　　　　$A \neq 0$，$B + \dfrac{\pi}{2} \neq 0$，$C + \dfrac{\pi}{2} \neq 0$

再由其他两个等式得　　　　$B - \dfrac{\pi}{2} = 0$，$C - \dfrac{\pi}{2} = 0$

从而解得　　　　　　　　　$B = \dfrac{\pi}{2}$，$C = \dfrac{\pi}{2}$，$A = \dfrac{1}{\pi^2}$

故 (X,Y) 的分布函数为

$$F(x, y) = \frac{1}{\pi^2}\left(\frac{\pi}{2} + \arctan \frac{x}{2}\right)\left(\frac{\pi}{2} + \arctan \frac{y}{3}\right), \quad -\infty < x < +\infty, \quad -\infty < y < +\infty$$

(2) $P(2 < X < +\infty, 0 < Y \leqslant 3) = F(+\infty, 3) - F(+\infty, 0) - F(2, 3) + F(2, 0)$

$$= \frac{1}{\pi^2}\left(\frac{\pi}{2} + \frac{\pi}{2}\right)\left(\frac{\pi}{2} + \frac{\pi}{4}\right) - \frac{1}{\pi^2}\left(\frac{\pi}{2} + \frac{\pi}{2}\right)\left(\frac{\pi}{2} + 0\right) - \frac{1}{\pi^2}\left(\frac{\pi}{2} + \frac{\pi}{4}\right)\left(\frac{\pi}{2} + \frac{\pi}{4}\right) + \frac{1}{\pi^2}\left(\frac{\pi}{2} + \frac{\pi}{4}\right)\left(\frac{\pi}{2} + 0\right)$$

$$= \frac{1}{16}$$

定义 4.3　二维随机向量 (X, Y) 中分量 X(或 Y)的概率分布称为 (X, Y) 关于 X(或 Y) 的边缘分布(marginal distribution)。

由(X, Y)的分布函数$F(x, y)$，我们就可得到X的边缘分布函数(marginal distribution function)

$$F_X(x) = P(X \leqslant x) = P(X \leqslant x, Y < +\infty) = \lim_{y \to +\infty} F(x, y) = F(x, +\infty)$$

即当(X, Y)的分布函数$F(x, y)$已知时，只要令$y \to +\infty$，就可得到X的边缘分布函数

$$F_X(x) = F(x, +\infty)$$

同理我们可得到Y的边缘分布函数

$$F_Y(y) = P(Y \leqslant y) = P(X < +\infty, Y \leqslant y) = \lim_{x \to +\infty} F(x, y) = F(+\infty, y)$$

即

$$F_Y(y) = F(+\infty, y)$$

前面我们研究过随机事件之间的独立性，对于随机变量，也有相应的独立性概念。

定义 4.4 设X、Y是两个随机变量，若对所有的实数x、y，有

$$P(X \leqslant x, Y \leqslant y) = P(X \leqslant x)P(Y \leqslant y)$$

即

$$F(x, y) = F_X(x) \cdot F_Y(y)$$

则称随机变量X与Y相互独立(mutual independence)。

由定义 4.4 可知，随机变量X与Y的相互独立性就是随机变量X的取值与Y的取值的相互独立性，也即为事件独立性的推广。同时，当X与Y相互独立时，(X, Y)的联合分布函数可由其分量X、Y的边缘分布唯一确定，即此时(X, Y)的性质可由其各自分量的性质所决定。下面我们再不加证明地给出随机变量独立性的一个重要性质。

定理 4.1 若随机变量X与Y相互独立，而$f(x)$、$g(y)$为连续函数或分段连续函数，则随机变量$f(X)$与$g(Y)$也相互独立。

应注意的是，在利用随机变量的独立性解决问题时，我们往往从问题的实际意义出发来判断随机变量的独立性，然后再用定义公式或有关性质进行推导运算。有关随机变量独立性的讨论，我们以后将继续进行。

下面，与一维随机变量相类似，我们对二维随机向量的讨论，也只关于离散型和连续型这两大类分别进行。

第二节　二维离散型随机向量

定义 4.5 若二维随机向量(X, Y)的可能取值(x, y)为有限多个或可列无穷多个值(x_i, y_j) $(i, j=1, 2, \cdots)$，则称(X, Y)为二维离散型随机向量(two dimensional discrete random vector)。称

$$P(X = x_i, Y = y_j) = p_{ij}, \ i, j = 1, 2, \cdots$$

为离散型随机向量(X, Y)的联合分布律或X和Y的联合概率分布。

联合概率分布中概率p_{ij}具有下列性质：

(1) $p_{ij} \geqslant 0$, i, $j=1$, 2, $\cdots$; (2) $\sum\limits_{i=1}^{\infty} \sum\limits_{j=1}^{\infty} p_{ij} = 1$。

对二维离散型随机向量(X, Y)，其分布函数为

$$F(x, y) = \sum_{x_i \leq x} \sum_{y_j \leq y} p_{ij}$$

X、Y的边缘分布函数分别为

$$F_X(x) = F(x, +\infty) = \sum_{x_i \leqslant x} \sum_{j=1}^{\infty} p_{ij}, \qquad F_Y(y) = F(+\infty, y) = \sum_{y_j \leqslant y} \sum_{i=1}^{\infty} p_{ij}$$

由此可得 X 和 Y 的概率分布分别为

$$P(X = x_i) = \sum_{j=1}^{\infty} p_{ij} = p_{i\cdot}, \quad i = 1, 2, \cdots; \quad P(Y = y_j) = \sum_{j=1}^{\infty} p_{ij} = p_{\cdot j}, \quad j = 1, 2, \cdots$$

其中 $p_{i\cdot}(i=1,2,\cdots)$ 和 $p_{\cdot j}(j=1,2,\cdots)$ 分别被称为 (X, Y) 关于 X 和关于 Y 的边缘概率分布律 (marginal probability distribution)。它们还可表示为下列表格形式

X	$x_1,$	$x_2,$	$\cdots,$	$x_{i,}$	$\cdots$
P	$p_{1\cdot},$	$p_{2\cdot},$	$\cdots,$	$p_{i\cdot},$	$\cdots$

和

Y	$y_1,$	$y_2,$	$\cdots,$	$y_{j,}$	$\cdots$
P	$p_{\cdot 1},$	$p_{\cdot 2},$	$\cdots,$	$p_{\cdot j},$	$\cdots$

其中 $p_{i\cdot}$ 中的"·"表示由 p_{ij} 关于 j 求和而得到；同样，$p_{\cdot j}$ 表示由 p_{ij} 关于 i 求和的结果。二维离散型随机向量 (X, Y) 的概率分布律通常还表示为下列概率分布表形式：

X \\ Y	y_1	y_2	y_3	$\cdots$	$p_{i\cdot}(=\sum_j p_{ij})$
x_1	p_{11}	p_{12}	p_{13}	$\cdots$	$p_{1\cdot}$
x_2	p_{21}	p_{22}	p_{23}	$\cdots$	$p_{2\cdot}$
$\vdots$	$\vdots$	$\vdots$	$\vdots$		$\vdots$
$p_{\cdot j}(=\sum_i p_{ij})$	$p_{\cdot 1}$	$p_{\cdot 2}$	$p_{\cdot 3}$	$\cdots$	$(\sum_i \sum_j p_{ij} = 1)$

在上述概率分布表中，我们同时给出了 (X, Y) 联合分布律和边缘分布律。其中中间部分为 (X, Y) 的联合分布律 (p_{ij})，边缘部分别为 X 的边缘分布律 $(p_{i\cdot})$ 和 Y 的边缘分布律 $(p_{\cdot j})$，它们分别由联合分布律 p_{ij} 经同一行或同一列相加而得到，这也是"边缘分布律"名称的由来。

定理 4.2 设 (X, Y) 为二维离散型随机向量，则 X 与 Y 相互独立的充分必要条件是：对于任何 $i, j=1, 2, \cdots$，有

$$P(X = x_i, Y = y_j) = P(X = x_i)P(Y = y_j)$$

即

$$p_{ij} = p_{i\cdot} \cdot p_{\cdot j} \quad (\text{证明略})$$

这表明，当 X、Y 相互独立时，X、Y 的边缘分布律也就完全确定了它们的联合分布律。

例 4.2 设 (X, Y) 的联合分布律为

X \\ Y	-1	0
1	1/4	1/4
2	1/6	a

求：(1) 常数 a；(2) 联合分布函数在点 $\left(\dfrac{3}{2}, \dfrac{1}{2}\right)$ 处的值 $F\left(\dfrac{3}{2}, \dfrac{1}{2}\right)$；(3) $P(X = 1 | Y = 0)$。

解 (1)由联合分布律的性质 $\sum_i \sum_j p_{ij} = 1$ 知

$$1 = \sum_i \sum_j p_{ij} = \frac{1}{4} + \frac{1}{4} + \frac{1}{6} + a$$

求得 $a = \frac{1}{3}$。

(2) (X, Y) 的联合分布函数 $F(x, y)$ 在点 $\left(\frac{3}{2}, \frac{1}{2}\right)$ 处的值应为

$$F\left(\frac{3}{2}, \frac{1}{2}\right) = P\left(X \leqslant \frac{3}{2}, Y \leqslant \frac{1}{2}\right) = P(X = 1, Y = -1) + P(X = 1, Y = 0) = \frac{1}{4} + \frac{1}{4} = \frac{1}{2}$$

(3) $P(X = 1 | Y = 0) = \dfrac{P(X = 1, Y = 0)}{P(Y = 0)} = \dfrac{1/4}{1/4 + 1/6} = \dfrac{3}{7}$。

注意：求联合分布函数 $F(x, y)$ 的值时，只需把取值满足 $x_i \leqslant x$，$y_j \leqslant y$ 的点 (x_i, y_j) 的概率 p_{ij} 找出来，然后求和就可以了。

例 4.3 在一个装有 7 只正品、3 只次品的药品盒中，分别进行两次有放回和无放回的药品抽样，令

$$X = \begin{cases} 1, & \text{第一次抽样得正品,} \\ 0, & \text{第一次抽样得次品;} \end{cases} \qquad Y = \begin{cases} 1, & \text{第二次抽样得正品} \\ 0, & \text{第二次抽样得次品} \end{cases}$$

试就放回抽样和无放回抽样这两种情形分别给出 (X, Y) 的联合分布律和边缘分布律，并考虑 X 与 Y 是否互相独立。

解 根据 X，Y 取值的实际含义，由概率计算知识我们可得到下列概率分布表(表 4-1，表 4-2)，以分别表示放回抽样和不放回抽样时 (X, Y) 的联合分布律和边缘分布律。

表 4-1 放回抽样时概率分布表

X	Y		$p_{i\cdot}$
	0	1	
0	$\frac{3}{10} \cdot \frac{3}{10}$	$\frac{3}{10} \cdot \frac{7}{10}$	$\frac{3}{10}$
1	$\frac{7}{10} \cdot \frac{3}{10}$	$\frac{7}{10} \cdot \frac{7}{10}$	$\frac{7}{10}$
$p_{\cdot j}$	$\frac{3}{10}$	$\frac{7}{10}$	1

表 4-2 不放回抽样时概率分布表

X	Y		$p_{i\cdot}$
	0	1	
0	$\frac{3}{10} \cdot \frac{2}{9}$	$\frac{3}{10} \cdot \frac{7}{9}$	$\frac{3}{10}$
1	$\frac{7}{10} \cdot \frac{3}{9}$	$\frac{7}{10} \cdot \frac{6}{9}$	$\frac{7}{10}$
$p_{\cdot j}$	$\frac{3}{10}$	$\frac{7}{10}$	1

表中中间部分为 (X, Y) 的联合分布律，边缘部分为 X，Y 的边缘分布律，是由中间的联合分布律同一行或同一列相加而得到。显然，X，Y 的边缘分布律为同一分布(表 4-3，表 4-4)，即

表 4-3　X 的边缘分布列

X	0	1
P	$\dfrac{3}{10}$	$\dfrac{7}{10}$

表 4-4　Y 的边缘分布列

Y	0	1
P	$\dfrac{3}{10}$	$\dfrac{7}{10}$

由离散型随机变量 X 与 Y 相互独立的充分必要条件：对一切 $i,\ j$，有

$$p_{ij} = p_{i\cdot} \cdot p_{\cdot j}$$

从表 4-1 可知，当放回抽样时，X 与 Y 相互独立；而由表 4-2，在不放回抽样时，X 与 Y 不相互独立。例如

$$P(X=0,Y=0) = \frac{3}{10}\cdot\frac{2}{9} \neq \frac{3}{10}\cdot\frac{3}{10} = P(X=0)P(Y=0)$$

由于 X 与 Y 分别对应于两次抽样的结果，故上述变量的独立性与实际抽样时的独立性直观意义是完全一致的。

同时，我们还看到，虽然这两种情形所对应的 X、Y 的边缘分布律完全一样，但它们的联合分布律却截然不同。这表明，(X,Y) 的联合分布律不能由边缘分布律唯一确定，也即二维随机向量的性质并不能由其分量的个别性质所决定，还决定于分量之间的相互关系，这也表明了我们研究随机向量的重要意义。

第三节　二维连续型随机向量

一、二维连续型随机向量

定义 4.6　对二维随机向量 (X,Y)，若存在非负可积函数 $f(x,y)$，使得对任意二维矩形　$D=\{(x,y):a<x\leqslant b,\ c<y\leqslant d\}$，都有

$$P(a<X\leqslant b,c<Y\leqslant d) = \int_a^b\int_c^d f(x,y)\mathrm{d}x\mathrm{d}y$$

则称 (X,Y) 为二维连续型随机向量(two dimensional continuous random vector)，而称 $f(x,y)$ 为 (X,Y) 的联合概率密度函数(joint probability density function)，简称联合密度(joint density)。

二维连续型随机向量 (X,Y) 的联合密度 $f(x,y)$ 具有下列性质：

(1) $f(x,y)\geqslant 0$；

(2) $\int_{-\infty}^{\infty}\int_{-\infty}^{\infty} f(x,y)\mathrm{d}x\mathrm{d}y = 1$。

反之，若二元函数 $f(x,y)$ 满足上述性质(1)、(2)，即可成为某随机向量 (X,Y) 的联合密度。

(3) 设 G 为 xOy 平面上任一区域，则有

$$P((X,Y)\in G) = \iint\limits_G f(x,y)\mathrm{d}x\mathrm{d}y$$

即 (X,Y) 落在区域 G 中的概率等于 $f(x,y)$ 在 G 上的二重积分，即以 G 为底面，$z=f(x,y)$ 为顶面的柱体体积。

(4) 若 $f(x,y)$ 在点 (x,y) 处连续，则

$$\frac{\partial^2 F(x,y)}{\partial x\partial y} = f(x,y)$$

对二维连续型随机向量 (X, Y)，其联合分布函数为

$$F(x, y) = P(X \leq x, Y \leq y) = \int_{-\infty}^{x} \int_{-\infty}^{y} f(x, y) \mathrm{d}x \mathrm{d}y$$

则 X 的边缘分布函数为

$$F_X(x) = F(x, +\infty) = \int_{-\infty}^{x} \left(\int_{-\infty}^{+\infty} f(x, y) \mathrm{d}y \right) \mathrm{d}x$$

其分布密度

$$f_X(x) = \int_{-\infty}^{\infty} f(x, y) \mathrm{d}y$$

称为 (X, Y) 关于 X 的边缘概率密度 (marginal probability density)，简称为 X 的边缘密度 (marginal density)。

同样，Y 的边缘分布函数为

$$F_Y(y) = F(+\infty, y) = \int_{-\infty}^{y} \left(\int_{-\infty}^{\infty} f(x, y) \mathrm{d}x \right) \mathrm{d}y$$

其分布密度

$$f_Y(y) = \int_{-\infty}^{\infty} f(x, y) \mathrm{d}x$$

称为 (X, Y) 关于 Y 的边缘概率密度函数，简称 Y 的边缘分布密度。

显然，$f_X(x)$、$f_Y(y)$ 也分别为 X、Y 的分布密度函数。

定理 4.3　设 (X, Y) 为二维连续型随机向量，则 X 与 Y 相互独立的充分必要条件是：对于一切 x, y，恒有

$$f(x, y) = f_X(x) \cdot f_Y(y)$$

其中 $f(x, y)$，$f_X(x)$ 和 $f_Y(y)$ 分别为 (X, Y) 的联合密度，X 的边缘密度和 Y 的边缘密度。

上述条件表明，当 X 与 Y 相互独立时，X 与 Y 的边缘密度可唯一地确定其联合密度。

例 4.4　设连续型随机向量 (X, Y) 具有密度

$$f(x, y) = \begin{cases} C\mathrm{e}^{-(2x+3y)}, & x>0, y>0 \\ 0, & \text{其他} \end{cases}$$

试求：(1) 常数 C；(2) 分布函数 $F(x, y)$；(3) X、Y 的边缘密度；(4) X 与 Y 是否相互独立？(5) $P(X+Y \leq 1)$ 的值。

解　(1) 因 $\displaystyle\int_{-\infty}^{\infty} \int_{-\infty}^{\infty} f(x, y) \mathrm{d}x \mathrm{d}y = \int_{0}^{\infty} \int_{0}^{\infty} C\mathrm{e}^{-(2x+3y)} \mathrm{d}x \mathrm{d}y$

$$= C \left(\int_{0}^{\infty} \mathrm{e}^{-2x} \mathrm{d}x \right) \left(\int_{0}^{\infty} \mathrm{e}^{-3y} \mathrm{d}y \right)$$

$$= C \cdot \frac{1}{2} \cdot \frac{1}{3} = \frac{C}{6} = 1$$

故 $C = 6$。

(2) $F(x, y) = \displaystyle\int_{-\infty}^{x} \int_{-\infty}^{y} f(x, y) \mathrm{d}x \mathrm{d}y$

$$= \begin{cases} \displaystyle\int_{0}^{x} \int_{0}^{y} 6\mathrm{e}^{-(2x+3y)} \mathrm{d}x \mathrm{d}y \\ 0 \end{cases} = \begin{cases} (1-\mathrm{e}^{-2x})(1-\mathrm{e}^{-3y}), & x>0, y>0 \\ 0, & \text{其他} \end{cases}$$

(3) X 的边缘密度为

$$f_X(x) = \int_{-\infty}^{\infty} f(x, y) \mathrm{d}y = \begin{cases} \displaystyle\int_{0}^{\infty} 6\mathrm{e}^{-(2x+3y)} \mathrm{d}y \\ 0 \end{cases} = \begin{cases} 2\mathrm{e}^{-2x}, & x>0 \\ 0, & x \leq 0 \end{cases}$$

Y 的边缘密度为

$$f_Y(y) = \int_{-\infty}^{\infty} f(x,y)\mathrm{d}x = \begin{cases} \int_0^\infty 6\mathrm{e}^{-(2x+3y)}\mathrm{d}x \\ 0 \end{cases} = \begin{cases} 3\mathrm{e}^{-3y}, & y>0 \\ 0, & y \leqslant 0 \end{cases}$$

（4）因

$$f_X(x)f_Y(y) = \begin{cases} 2\mathrm{e}^{-2x} \cdot 3\mathrm{e}^{-3y}, & x>0, y>0 \\ 0, & \text{其他} \end{cases} = \begin{cases} 6\mathrm{e}^{-2x-3y}, & x>0, y>0 \\ 0, & \text{其他} \end{cases} = f(x,y)$$

故 X 与 Y 相互独立。

（5）所求概率为（图 4-2）

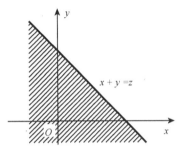

$$P(X+Y \leqslant 1) = \iint\limits_{x+y \leqslant 1} f(x,y)\mathrm{d}x\mathrm{d}y = \int_{-\infty}^{+\infty}\left(\int_{-\infty}^{1-y} f(x,y)\mathrm{d}x\right)\mathrm{d}y$$

$$= \int_0^1\left(\int_0^{1-y} 6\mathrm{e}^{-(2x+3y)}\mathrm{d}x\right)\mathrm{d}y$$

$$= 1 + 2\mathrm{e}^{-3} - 3\mathrm{e}^{-2} = 0.6936$$

图 4-2　例 4.4 $P(X+Y \leqslant 1)$ 的积分区域

二、常用二维连续型分布

这里我们简要介绍常用的二维连续型分布：二维均匀分布和二维正态分布。

（一）二维均匀分布

定义 4.7　设 S 为平面 xOy 上的一个有界区域，其面积为 $\mu(S)$，若二维连续型随机向量 (X, Y) 的联合密度为

$$f(x,y) = \begin{cases} \dfrac{1}{\mu(S)}, & (x,y) \in S \\ 0, & \text{其他} \end{cases}$$

则称 (X, Y) 服从区域 S 上的二维均匀分布（two dimensional uniform distribution）。

如果我们向一个面积为 $\mu(S)$ 的平面区域 S 上等可能地投点，令 (X, Y) 表示落点的坐标，则 (X, Y) 就服从区域 S 上的均匀分布。此时 (X, Y) 落在 S 内小区域 G 中的概率为

$$P((X,Y) \in G) = \iint\limits_D \frac{1}{\mu(S)}\mathrm{d}x\mathrm{d}y = \frac{1}{\mu(S)}\iint\limits_D \mathrm{d}x\mathrm{d}y = \frac{\mu(G)}{\mu(S)}$$

其中 $\mu(G)$ 为区域 G 的面积。因此，二维均匀分布实际上就是平面上几何概型的随机向量描述。

（二）二维正态分布

定义 4.8　若二维随机向量 (X, Y) 的联合密度为：对任意 x、y

$$f(x,y) = \frac{1}{2\pi\sigma_1\sigma_2\sqrt{1-\rho^2}}\exp\left\{-\frac{1}{2(1-\rho^2)}\left[\left(\frac{x-\mu_1}{\sigma_1}\right)^2 - 2\rho\left(\frac{x-\mu_1}{\sigma_1}\right)\left(\frac{y-\mu_2}{\sigma_2}\right) + \left(\frac{y-\mu_2}{\sigma_2}\right)^2\right]\right\}$$

其中 μ_1, μ_2, $\sigma_1>0$, $\sigma_2>0$, $|\rho|<1$ 均为常数，则称 (X, Y) 服从二维正态分布（two dimensional normal distribution），记为

$$(X, Y) \sim N(\mu_1, \mu_2, \sigma_1^2, \sigma_2^2, \rho)$$

二维正态分布的密度 $f(x, y)$ 的曲面形状如图 4-3 所示。

若用平行于 xOy 的任一平面去截该曲面，所得交线为一椭圆；若用与 xOy 面垂直且与

坐标面 xOz 或 yOz 平行的任一平面去截该曲面，所得曲线为正态曲线的形状。

设二维随机向量 $(X, Y) \sim N(\mu_1, \mu_2, \sigma_1^2, \sigma_2^2, \rho)$，不难证明，$X$ 的边缘密度为

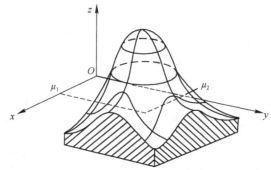

图 4-3   二维正态分布的密度图

$$f_X(x) = \frac{1}{\sqrt{2\pi}\sigma_1} e^{-\frac{(x-\mu_1)^2}{2\sigma_1^2}}, \quad -\infty < x < +\infty$$

即 $X \sim N(\mu_1, \sigma_1^2)$。同理，$Y$ 的边缘密度为

$$f_Y(y) = \frac{1}{\sqrt{2\pi}\sigma_2} e^{-\frac{(x-\mu_2)^2}{2\sigma_2^2}}, \quad -\infty < y < +\infty$$

即 $Y \sim N(\mu_2, \sigma_2^2)$。这表明二维正态分布的边缘分布仍为正态分布。

对于二维正态分布，我们还有：

定理 4.4   设 $(X, Y) \sim N(\mu_1, \mu_2, \sigma_1^2, \sigma_2^2, \rho)$，则 X 与 Y 相互独立的充分必要条件是 $\rho = 0$。

证明   （充分性）由于 $(X, Y) \sim N(\mu_1, \mu_2, \sigma_1^2, \sigma_2^2, \rho)$，则其 X 与 Y 的边缘密度分别为

$$f_X(x) = \frac{1}{\sqrt{2\pi}\sigma_1} e^{-\frac{(x-\mu_1)^2}{2\sigma_1^2}}, \quad -\infty < x < +\infty$$

$$f_Y(y) = \frac{1}{\sqrt{2\pi}\sigma_2} e^{-\frac{(x-\mu_2)^2}{2\sigma_2^2}}, \quad -\infty < y < +\infty$$

当 $\rho = 0$ 时，有

$$f(x, y) = \frac{1}{2\pi\sigma_1\sigma_2} \exp\left\{ -\frac{1}{2}\left[\left(\frac{x-\mu_1}{\sigma_1}\right)^2 + \left(\frac{y-\mu_2}{\sigma_2}\right)^2 \right] \right\}$$

$$= \frac{1}{\sqrt{2\pi}\sigma_1} e^{-\frac{(x-\mu_1)^2}{2\sigma_1^2}} \cdot \frac{1}{\sqrt{2\pi}\sigma_2} e^{-\frac{(y-\mu_2)^2}{2\sigma_2^2}} = f_X(x) \cdot f_Y(y)$$

故 X 与 Y 相互独立

（必要性）若已知 X 与 Y 相互独立，则对任意 x，y，有

$$f(x, y) = f_X(x) \cdot f_Y(y)$$

特别地，取 $x = \mu_1, y = \mu_2$，上式变为

$$\frac{1}{2\pi\sigma_1\sigma_2\sqrt{1-\rho^2}} = \frac{1}{2\pi\sigma_1\sigma_2}$$

从而有 $\rho=0$。

第四节　条　件　分　布

在第二章第六节中，我们曾讨论了随机事件的条件概率，而对于随机变量，也可类似地考虑其条件分布。下面我们只就随机变量为离散型和连续型两种情形来分别进行讨论。

一、离散型随机变量的条件分布律

设 (X, Y) 为二维离散型随机向量，其概率分布律为

$$P(X = x_i, Y = y_j) = p_{ij}, \quad i, j = 1, 2, \cdots$$

则 X、Y 的边缘分布律分别为

$$P(X = x_i) = \sum_{j=1}^{\infty} p_{ij} = p_{i\cdot}, \quad i = 1, 2, \cdots$$

$$P(Y = y_j) = \sum_{i=1}^{\infty} p_{ij} = p_{\cdot j}, \quad j = 1, 2, \cdots$$

可知，对于固定的 j，若 $P(Y=y_i)=p_{\cdot j}>0$，则由事件的条件概率公式

$$P(A \mid B) = \frac{P(AB)}{P(B)}$$

得

$$P(X = x_i \mid Y = y_j) = \frac{P(X = x_i, Y = y_j)}{P(Y = y_j)}, \quad i = 1, 2, \cdots$$

即

$$P(X = x_i \mid Y = y_j) = \frac{p_{ij}}{p_{\cdot j}}, \quad i = 1, 2, \cdots$$

这称为在 $Y = y_j$ 条件下 X 的条件分布律 (conditional distribution law)。

同样，对固定的 i，若 $P(X=x_i)=p_{i\cdot}>0$，则称

$$P(X = y_j \mid X = x_i) = \frac{p_{ij}}{p_{i\cdot}}, \quad j = 1, 2, \cdots$$

为在 $X=x_i$ 条件下 Y 的条件分布律。

例 4.5　已知 (X, Y) 的联合分布律为

X \ Y	1	3	$p_{i\cdot}$
0	0	1/8	1/8
1	3/8	0	3/8
2	3/8	0	3/8
3	0	1/8	1/8
$p_{\cdot j}$	3/4	1/4	

试求 X 在 $Y=1$ 条件下的条件分布律。

解　Y 的边缘分布律分别为

Y	1	3
P	3/4	1/4

由条件分布律公式可得在 $Y=1$ 条件下 X 的条件分布律为

X	0	1	2	3
P	$\dfrac{0}{3/4}$	$\dfrac{3/8}{3/4}$	$\dfrac{3/8}{3/4}$	$\dfrac{0}{3/4}$

即

X	1	2
P	1/2	1/2

二、连续型随机变量的条件密度

定义 4.9 对二维连续型随机向量 (X, Y)，在固定点 y 处，如果 (X, Y) 关于 Y 的边缘密度 $f_Y(y) > 0$，则称

$$f_{X|Y}(x \mid y) = \frac{f(x, y)}{f_Y(y)}$$

为在条件 $Y=y$ 下，X 的条件密度（conditional densidy）。

注意：X 的条件分布密度只有在 $f_Y(y) > 0$ 成立时才存在。

类似地，当 $f_X(x) > 0$ 时，我们称

$$f_{Y|X}(y \mid x) = \frac{f(x, y)}{f_X(x)}$$

为在 $X=x$ 条件下，Y 的条件密度。

例 4.6 设 (X, Y) 服从二维正态分布 $N(\mu_1, \mu_2, \sigma_1^2, \sigma_2^2, \rho)$，且 $\mu_1=\mu_2=0$，$\sigma_1=\sigma_2=1$，求在 $Y=y$ 条件下，X 的条件密度 $f_{X|Y}(x \mid y)$。

解 由本章第三节关于二维正态分布的讨论知

$$f_Y(y) = \frac{1}{\sqrt{2\pi}} e^{-\frac{y^2}{2}}, \quad -\infty < x < +\infty$$

则在 $Y=y$ 条件下，X 的条件密度为

$$f_{X|Y}(x \mid y) = \frac{f(x, y)}{f_Y(y)} = \frac{1}{\sqrt{2\pi}\sqrt{1-\rho^2}} \exp\left\{ -\frac{1}{2(1-\rho^2)}(x^2 - 2\rho xy + y^2) + \frac{y^2}{2} \right\}$$

$$= \frac{1}{\sqrt{2\pi}\sqrt{1-\rho^2}} \exp\left\{ -\frac{(x-\rho y)^2}{2(1-\rho^2)} \right\}$$

这仍是正态分布 $N(\rho y, (1-\rho^2))$ 的密度函数。一般情况下，二维正态分布的条件分布仍为正态分布。例如在 $Y=y$ 条件下，X 的条件分布为

$$N\left(\mu_1 + \rho \frac{\sigma_1}{\sigma_2}(y - \mu_2),\ \sigma_1^2(1-\rho^2) \right)$$

例 4.7 设 (X, Y) 的联合密度为

$$f(x, y) = \begin{cases} 2, & 0 < y < x,\ 0 < x < 1 \\ 0, & \text{其他} \end{cases}$$

求在 $Y=y$ 条件下，X 的条件密度 $f_{X|Y}(x \mid y)$。

解　(X, Y) 关于 Y 的边缘密度 $f_Y(y)$ 为（图 4-4）

$$f_Y(y) = \int_{-\infty}^{\infty} f(x, y) \mathrm{d}x = \begin{cases} \int_y^1 2\mathrm{d}x \\ 0 \end{cases} = \begin{cases} 2(1 - y), & 0 < y < 1 \\ 0, & \text{其他} \end{cases}$$

则当 $0 < y < 1$ 时，（此时，$f_Y(y) > 0$），在 $Y = y$ 条件下，X 的条件密度为

$$f_{X|Y}(x \mid y) = \frac{f(x, y)}{f_Y(y)} = \begin{cases} \dfrac{1}{1 - y}, & y < x < 1 \\ 0, & \text{其他} \end{cases}$$

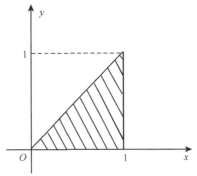

图 4-4　例 4.7 的联合密度的非零区域图示

第五节　二维随机向量函数的分布

对二维随机向量 (X, Y)，其函数 $Z = g(X, Y)$ 为一维随机变量。在实际应用中，我们往往需要由已知的 (X, Y) 的概率分布去求出其函数 $Z = g(X, Y)$ 的概率分布。下面我们分别就 (X, Y) 为离散型和连续型这两种情形来讨论上述问题。

一、二维离散型随机向量函数的分布

对于二维离散型随机向量函数的分布，我们通过举例来说明其求解法。

例 4.8　已知 (X, Y) 的概率分布表为

X ＼ Y	1	2	3
1	0.25	0.15	0.05
2	0.15	0.30	0.10

试求 (1) $Z_1 = X + Y$；(2) $Z_2 = \min\{X, Y\}$ 的概率分布律。

解　由 (X, Y) 的概率分布表可得

(X, Y)	(1, 1)	(1, 2)	(1, 3)	(2, 1)	(2, 2)	(2, 3)
$Z_1 = X + Y$	2	3	4	3	4	5
$Z_2 = \min\{X, Y\}$	1	1	1	1	2	2
p_{ij}	0.25	0.15	0.05	0.15	0.30	0.10

与随机变量函数的分布律求法相同,将 Z 的取值相同的项合并(对应概率值相加)即可。
(1) $Z_1 = X + Y$ 的概率分布律为

Z_1	2	3	4	5
P	0.25	0.30	0.35	0.10

(2) $Z_2 = \min\{X, Y\}$ 的概率分布律为

Z_2	1	2
P	0.60	0.40

上述方法原则上对求二维离散型随机向量函数的分布律都适用，但有时对于(X, Y)的较简单的函数，可利用其函数关系及有关概率意义直接用公式求解。

二、二维连续型随机向量函数的分布

对二维连续型随机向量的(X, Y)，若已知其联合密度$p(x, y)$，而要求其函数$Z=g(X, Y)$的密度时，一般可先考虑$Z=g(X, Y)$的分布函数

$$F_Z(z) = P\{Z \leqslant z\} = P\{g(X,Y) \leqslant z\} = \iint\limits_{g(x,y) \leqslant z} f(x,y)\mathrm{d}x\mathrm{d}y$$

再对求出来的$F_Z(z)$求导即得$Z=g(X, Y)$的密度

$$f_Z(z) = F'_Z(z)$$

例4.9 设随机变量X与Y相互独立，且均服从$N(0, 1)$分布，试求$Z = \sqrt{X^2 + Y^2}$的密度$f_Z(z)$。

解 由X与Y相互独立，且均服从$N(0, 1)$，则(X, Y)的联合密度为

$$f(x,y) = f_X(x)f_Y(y) = \frac{1}{\sqrt{2\pi}}\mathrm{e}^{-\frac{x^2}{2}}\frac{1}{\sqrt{2\pi}}\mathrm{e}^{-\frac{y^2}{2}} = \frac{1}{2\pi}\mathrm{e}^{-\frac{x^2+y^2}{2}}$$

因$Z = \sqrt{X^2 + Y^2} \geqslant 0$，故

当$z < 0$时，$F_Z(z) = P(Z \leqslant z) = 0$；

当$z \geqslant 0$时，$F_Z(z) = P(Z \leqslant z) = P(\sqrt{X^2 + Y^2} \leqslant z) = \iint\limits_{\sqrt{x^2+y^2} \leqslant z} \frac{1}{2\pi}\mathrm{e}^{-\frac{x^2+y^2}{2}}\mathrm{d}x\mathrm{d}y$

（作极坐标变换：$x = r\cos\theta, y = r\sin\theta$）

$$= \int_0^{2\pi}\left(\int_0^z \frac{1}{2\pi}\mathrm{e}^{-\frac{r^2}{2}}r\mathrm{d}r\right)\mathrm{d}\theta = \int_0^z \mathrm{e}^{-\frac{r^2}{2}}r\mathrm{d}r = \left[-\mathrm{e}^{-\frac{r^2}{2}}\right]_0^z = 1 - \mathrm{e}^{-\frac{z^2}{2}}$$

因此，$Z = \sqrt{X^2 + Y^2}$的密度为

$$f_Z(z) = F_Z'(z) = \begin{cases} z\mathrm{e}^{-\frac{z^2}{2}}, & z \geqslant 0 \\ 0, & z < 0 \end{cases}$$

该分布称为瑞利分布(Rayleigh distribution)，在通信等问题中常应用该分布。

利用同样的方法不难得知，当(X, Y)的联合密度为$f(x, y)$时，$Z=X+Y$的概率密度为

$$f_Z(z) = \int_{-\infty}^{+\infty} f(x, z-x)\mathrm{d}x = \int_{-\infty}^{+\infty} f(z-y, y)\mathrm{d}y$$

特别地，当X、Y相互独立，且其密度分别为$f_X(x)$，$f_Y(y)$时，

$$f_Z(z) = \int_{-\infty}^{+\infty} f_X(x)f_Y(z-x)\mathrm{d}x = \int_{-\infty}^{+\infty} f_X(z-y)f_Y(y)\mathrm{d}y$$

这通常称为连续型随机变量的卷积公式。

利用上述连续型随机变量的卷积公式，我们就可推得下面的定理。

定理4.5 设随机变量X与Y相互独立，且$X \sim N(\mu_1, \sigma_1^2)$，$Y \sim N(\mu_2, \sigma_2^2)$，则

$$Z = X + Y \sim N(\mu_1 + \mu_2, \ \sigma_1^2 + \sigma_2^2)$$

(证明略)

该结论还可推广到 n 个随机变量情形，即：

若随机变量 X_1, X_2, $\cdots$, X_n 相互独立，且 X_i 服从 $N(\mu_i, \sigma_i^2)$ 分布，$i=1$, 2, $\cdots n$，则

$$Z = X_1 + \cdots + X_n \sim N(\mu_1 + \cdots + \mu_n, \ \sigma_1^2 + \cdots + \sigma_n^2)$$

特别地，当诸 X_i 相互独立且服从相同的正态分布时，即 $X_i \sim N(\mu, \ \sigma^2)$ 时，有

$$\sum_{i=1}^{n} X_i \sim N(n\mu, n\sigma^2)$$

从而有

$$\bar{X} = \frac{1}{n}\sum_{i=1}^{n} X_i \sim N\left(\mu, \ \frac{\sigma^2}{n}\right)$$

进而有标准化随机变量

$$U = \frac{\bar{X} - \mu}{\sigma/\sqrt{n}} \sim N(0, \ 1)$$

第六节　二维随机向量的数字特征

一、二维随机向量的数学期望和方差

对于二维随机向量 (X, Y)，如果 EX, EY 存在，则称 (EX, EY) 为二维随机向量 (X, Y) 的数学期望。

(1) 若 (X, Y) 为离散型的，其联合分布律为

$$P\{X = x, Y = y_j\} = p_{ij}, \ i, j = 1, 2, \cdots$$

则

$$E(X) = \sum_{i=1}^{\infty}\sum_{j=1}^{\infty} x_i p_{ij} = \sum_{i=1}^{\infty} x_i p_{i\cdot}; \quad E(Y) = \sum_{i=1}^{\infty}\sum_{j=1}^{\infty} y_j p_{ij} = \sum_{j=1}^{\infty} y_j p_{\cdot j}$$

(2) 若 (X, Y) 为连续型的，其联合密度为 $f(x, y)$，则

$$E(X) = \int_{-\infty}^{+\infty}\int_{-\infty}^{+\infty} xf(x, y)\mathrm{d}x\mathrm{d}y = \int_{-\infty}^{+\infty} xf_X(x)\mathrm{d}x$$

$$E(Y) = \int_{-\infty}^{+\infty}\int_{-\infty}^{+\infty} yf(x, y)\mathrm{d}x\mathrm{d}y = \int_{-\infty}^{+\infty} yf_Y(y)\mathrm{d}y$$

例 4.10　设 $(X, Y) \sim N(\mu_1, \mu_2, \sigma_1^2, \sigma_2^2, \rho)$，求 $E(X)$, $E(Y)$。

解　由于 $(X, Y) \sim N(\mu_1, \mu_2, \sigma_1^2, \sigma_2^2, \rho)$，则其 X 与 Y 的边缘密度分别为

$$f_X(x) = \frac{1}{\sqrt{2\pi}\sigma_1}\mathrm{e}^{-\frac{(x-\mu_1)^2}{2\sigma_1^2}}, \quad -\infty < x < +\infty$$

$$f_Y(y) = \frac{1}{\sqrt{2\pi}\sigma_2}\mathrm{e}^{-\frac{(y-\mu_2)^2}{2\sigma_2^2}}, \quad -\infty < y < +\infty$$

从而有　$E(X) = \int_{-\infty}^{\infty}\int_{-\infty}^{\infty} xf(x, y)\mathrm{d}x\mathrm{d}y = \int_{-\infty}^{\infty} xf_X(x)\mathrm{d}x = \int_{-\infty}^{\infty} x\frac{1}{\sqrt{2\pi}\sigma_1}\mathrm{e}^{-\frac{(x-\mu_1)^2}{2\sigma_1^2}}\mathrm{d}x = \mu_1$

同理有 $E(Y) = \mu_2$。

即 $N(\mu_1,\ \mu_2,\ \sigma_1^2,\sigma_2^2,\rho)$ 中参数 μ_1，μ_2 分别为 X、Y 的数学期望。

与随机变量函数的数学期望一样，我们可类似求出二维随机向量 $(X,\ Y)$ 函数的数学期望。

对二维离散型随机向量 $(X,\ Y)$，其函数 $Z=g(X,\ Y)$ 的数学期望为

$$E(Z) = E[g(X,Y)] = \sum_{i=1}^{\infty}\sum_{j=1}^{\infty} g(x_i,y_j)p_{ij}$$

对二维连续型随机向量 $(X,\ Y)$，其函数 $Z=g(X,\ Y)$ 的数学期望为

$$E(Z) = E[g(X,Y)] = \int_{-\infty}^{+\infty}\int_{-\infty}^{+\infty} g(x,y)f(x,y)\mathrm{d}x\mathrm{d}y$$

特别地，有

$$D(X) = E[(X-E(X))^2] = \int_{-\infty}^{+\infty}\int_{-\infty}^{+\infty}(x-E(X))^2 f(x,y)\mathrm{d}x\mathrm{d}y = \int_{-\infty}^{+\infty}(x-E(X))^2 f_X(x)\mathrm{d}x$$

$$D(Y) = E[(Y-E(Y))^2] = \int_{-\infty}^{+\infty}\int_{-\infty}^{+\infty}(y-E(Y))^2 f(x,y)\mathrm{d}x\mathrm{d}y = \int_{-\infty}^{+\infty}(y-E(Y))^2 f_Y(y)\mathrm{d}y$$

例 4.11 设 $(X,\ Y)\sim N(\mu_1,\mu_2,\ \sigma_1^2,\sigma_2^2,\rho)$，求 $D(X)$，$D(Y)$。

解 由于 $(X,Y)\sim N(\mu_1,\mu_2,\sigma_1^2,\sigma_2^2,\rho)$，则 $E(X)=\mu_1$，$E(Y)=\mu_2$，故

$$D(X) = \int_{-\infty}^{+\infty}(x-E(X))^2 f_X(x)\mathrm{d}x = \int_{-\infty}^{\infty}(x-\mu_1)^2 \frac{1}{\sqrt{2\pi}\sigma_1}\mathrm{e}^{-\frac{(x-\mu_1)^2}{2\sigma_1^2}}\mathrm{d}x = \sigma_1^2$$

同理有 $D(Y)=\sigma_2^2$。

即 $N(\mu_1,\mu_2,\sigma_1^2,\sigma_2^2,\rho)$ 中参数 σ_1^2,σ_2^2 分别为 X、Y 的方差。

现在我们就可以考察本章开始时提出的炮弹落地点与目标的平均距离问题。

案例 4.1 解 本案例需求的炮弹落地点 $(X,\ Y)$ 与目标（原点）的平均距离为 $E(\sqrt{X^2+Y^2})$。

根据题意，因 $X\sim N(0,\ 1)$，$Y\sim N(0,\ 1)$ 且相互独立，则 $(X,\ Y)$ 的联合密度为

$$f(x,y) = \frac{1}{\sqrt{2\pi}}\mathrm{e}^{-\frac{x^2}{2}}\cdot\frac{1}{\sqrt{2\pi}}\mathrm{e}^{-\frac{y^2}{2}} = \frac{1}{2\pi}\mathrm{e}^{-\frac{1}{2}(x^2+y^2)}$$

故所求的平均距离为

$$E(\sqrt{X^2+Y^2}) = \int_{-\infty}^{\infty}\int_{-\infty}^{\infty}\sqrt{x^2+y^2}f(x,y)\mathrm{d}x\mathrm{d}y = \int_{-\infty}^{\infty}\int_{-\infty}^{\infty}\sqrt{x^2+y^2}\frac{1}{2\pi}\mathrm{e}^{-\frac{1}{2}(x^2+y^2)}\mathrm{d}x\mathrm{d}y$$

再作极坐标变换：$x=r\cos\theta, y=r\sin\theta$，有

$$E(\sqrt{X^2+Y^2}) = \frac{1}{2\pi}\int_0^{\infty}\int_0^{2\pi} r\mathrm{e}^{-\frac{1}{2}r^2}r\mathrm{d}r\mathrm{d}\theta = \int_0^{\infty} r^2\mathrm{e}^{-\frac{r^2}{2}}\mathrm{d}r = \left[re^{-\frac{r^2}{2}}\right]_0^{\infty} + \int_0^{\infty}\mathrm{e}^{-\frac{r^2}{2}}\mathrm{d}r$$

$$= 0 + \frac{\sqrt{2\pi}}{2}\int_{-\infty}^{\infty}\frac{1}{\sqrt{2\pi}}\mathrm{e}^{-\frac{r^2}{2}}\mathrm{d}r = \frac{\sqrt{2\pi}}{2}$$

二、协方差与相关系数

(一)协方差

定义 4.10 对随机变量 X 与 Y，若 $E[(E-E(X))(Y-E(Y))]$ 存在，则称它为 X 与 Y

的协方差(covariance)，记为 $\mathrm{Cov}(X,\ Y)$ 或 σ_{XY}。即

$$\mathrm{Cov}(X,Y)=E[(X-E(X))(Y-E(Y))]$$

我们知道，二维随机向量 $(X,\ Y)$ 的性质一般不能由其分量 X、Y 的各自性质所决定，还有赖于 X 与 Y 之间的相互关系。而协方差 $\mathrm{Cov}(X,\ Y)$ 正是刻画 X 与 Y 间相互联系的一个重要数字特征。例如，当 X 与 Y 相互独立时，有

$$\mathrm{Cov}(X,Y)=E[(X-E(X))(Y-E(Y))]=E(X-E(X))\cdot E(Y-E(Y))=0$$

这表明，当协方差 $\mathrm{Cov}(X,\ Y)$ 非零时，X 与 Y 必定不相互独立，而存在某种联系。

在求 $\mathrm{Cov}(X,\ Y)$ 时，我们常用下列公式

$$\mathrm{Cov}(X,\ Y)=E(XY)-E(X)\cdot E(Y)$$

事实上，我们有

$$\mathrm{Cov}(X,\ Y)=E[(X-E(X))(Y-E(Y))]=E[XY-X\cdot E(Y)-Y\cdot E(X)+E(X)\cdot E(Y)]$$
$$=E(XY)-E(X)\cdot E(Y)$$

特别地

$$\mathrm{Cov}(X,\ X)=E[(X-E(X))^2]=D(X)$$

即方差为一个特殊的协方差 $\mathrm{Cov}(X,\ X)$。

可以证明，协方差具有以下一些性质：

(1) $\mathrm{Cov}(X,\ Y)=\mathrm{Cov}(Y,\ X)$；

(2) 对常数 a、b，$\mathrm{Cov}(aX,\ bY)=ab\mathrm{Cov}(Y,\ X)$；

(3) $\mathrm{Cov}(X_1+X_2,\ Y)=\mathrm{Cov}(X_1,\ Y)+\mathrm{Cov}(X_2,\ Y)$；

(4) $D(X\pm Y)=D(X)+D(Y)\pm 2\mathrm{Cov}(X,\ Y)$；

(5) 当 X 与 Y 相互独立时，$\mathrm{Cov}(X,\ Y)=0$，但反之却未必成立；

(6) $[\mathrm{Cov}(X,\ Y)]^2\leqslant D(X)\cdot D(Y)$。

对于服从二维正态分布 $N(\mu_1,\mu_2,\sigma_1^2,\sigma_2^2,\rho)$ 的正态随机向量 $(X,\ Y)$，可以证明 X 与 Y 协方差为

$$\mathrm{Cov}(X,\ Y)=\rho\sigma_1\sigma_2$$

(二) 相关系数

定义 4.11 对随机变量 X、Y，设 $D(X)>0$、$D(Y)>0$ 及 $\mathrm{Cov}(X,\ Y)$ 均存在，则称

$$\frac{\mathrm{Cov}(X,Y)}{\sqrt{D(X)}\sqrt{D(Y)}}$$

为 X 与 Y 的相关系数(correlation coefficient)，记为 ρ_{XY}(有时还记为 ρ)。即

$$\rho_{XY}=\frac{\mathrm{Cov}(X,Y)}{\sqrt{D(X)}\sqrt{D(Y)}}$$

若考虑 X、Y 的标准化随机变量

$$X^*=\frac{X-EX}{\sqrt{D(X)}},\quad Y^*=\frac{Y-EY}{\sqrt{D(Y)}},$$

则

$$E(X^*)=E(Y^*)=0,\quad D(X^*)=D(Y^*)=1$$

而

$$\mathrm{Cov}(X^*,Y^*)=E\left(\frac{X-EX}{\sqrt{D(X)}}\cdot\frac{Y-EY}{\sqrt{D(Y)}}\right)=\frac{\mathrm{Cov}(X,Y)}{\sqrt{D(X)}\sqrt{D(Y)}}=\rho_{XY}$$

即相关系数 ρ 就是标准化随机变量的协方差，故有时也称为标准协方差。

可以证明，相关系数 ρ 具有下列重要性质：

(1) $|\rho_{XY}| \leqslant 1$；

(2) $|\rho_{XY}|=1$ 的充分必要条件是存在常数 a、b 使得 $P(Y=aX+b)=1$。

上述性质表明，相关系数 ρ_{XY} 是刻画 X 与 Y 间线性相关程度的数字特征。$|\rho_{XY}|$ 越大，表明 X 与 Y 间线性关系越密切，当 $|\rho_{XY}|=1$ 时，X 与 Y 间存在线性关系 $Y=aX+b$ 的概率为 1，即在概率意义上认为 X 与 Y 线性相关；反之，当 $|\rho_{XY}|$ 越小时，X 与 Y 之间的线性关系越弱，当 $\rho_{XY}=0$ 时，X 与 Y 间不存在线性关系 (但可能存在其他曲线关系)，即 X 与 Y 不相关。

定义 4.12　如果 X 与 Y 的相关系数 $\rho_{XY}=0$，则称 X 与 Y 不相关 (non-correlation)。

容易证明，X 与 Y 不相关有以下几个等价条件：

(1) $\rho_{XY}=0$；

(2) $\mathrm{Cov}(X, Y)=0$；

(3) $E(XY)=E(X) \cdot E(Y)$；

(4) $D(X \pm Y)=D(X)+D(Y)$。

这些条件相互等价的证明都较简单，此处从略。

由前面协方差性质 (4) 知，若 X 与 Y 相互独立，则 X 与 Y 一定不相关，反之却未必成立。这表明，虽然独立性和不相关性都描述了 X 与 Y 间联系的"薄弱"性，但却是两种不同的概念。由独立性可推出不相关性。但反过来却未必成立。因为 X 与 Y 不相关，只表示 X 与 Y 之间没有线性关系，但可能存在其他关系，故未必相互独立。

不过对于服从二维正态分布 $N(\mu_1, \mu_2, \sigma_1^2, \sigma_2^2, \rho)$ 的 (X, Y)，X 与 Y 的不相关性和独立性是等价的。因此不难得知

$$\mathrm{Cov}(X, Y) = \rho \sigma_1 \sigma_2$$

而由例 4.11 知，$D(X)=\sigma_1^2$，$D(Y)=\sigma_2^2$，则

$$\rho_{XY} = \frac{\mathrm{Cov}(X, Y)}{\sqrt{D(X)}\sqrt{D(Y)}} = \frac{\rho \sigma_1 \sigma_2}{\sigma_1 \sigma_2} = \rho$$

而由定理 4.4 知，X 与 Y 的独立性等价于 $\rho=0$，即 X 与 Y 的不相关性。至此，我们已明确了二维正态分布 $N(\mu_1, \mu_2, \sigma_1^2, \sigma_2^2, \rho)$ 的各个参数的意义，而二维正态分布完全由 X、Y 各自的均值、方差和 X 与 Y 的相关系数所唯一确定。

例 4.12　设二维离散随机变量 (X, Y) 的分布律为

X \\ Y	-1	0	1
-1	$\frac{1}{8}$	$\frac{1}{8}$	$\frac{1}{8}$
0	$\frac{1}{8}$	0	$\frac{1}{8}$
1	$\frac{1}{8}$	$\frac{1}{8}$	$\frac{1}{8}$

试求相关系数 ρ_{XY}，并问 X 与 Y 是否独立，为什么？

解　易知 X 与 Y 的边缘分布律分别为

X	-1	0	1
P	$\dfrac{3}{8}$	$\dfrac{2}{8}$	$\dfrac{3}{8}$

Y	-1	0	1
P	$\dfrac{3}{8}$	$\dfrac{2}{8}$	$\dfrac{3}{8}$

则
$$E(X)=E(Y)=0$$
$$E(X^2)=E(Y^2)=(-1)^2\times\frac{3}{8}+0^2\times\frac{2}{8}+1^2\times\frac{3}{8}=\frac{3}{4}$$

从而
$$D(X)=D(Y)=\frac{3}{4}$$

又由于
$$E(XY)=\sum_{i=1}^{3}\sum_{j=1}^{3}x_iy_jp_{ij}=\sum_{i=1}^{3}x_i\sum_{j=1}^{3}y_jp_{ij}$$
$$=(-1)\times\left[(-1)\times\frac{1}{8}+0\times\frac{1}{8}+1\times\frac{1}{8}\right]+0+1\times\left[(-1)\times\frac{1}{8}+0\times\frac{1}{8}+1\times\frac{1}{8}\right]=0$$

故
$$\mathrm{Cov}(X,\ Y)=E(XY)-E(X)\cdot E(Y)=0$$

从而
$$\rho_{XY}=\frac{\mathrm{Cov}(X,Y)}{\sqrt{D(X)}\cdot\sqrt{D(Y)}}=0$$

因为
$$P(X=-1,Y=-1)=\frac{1}{8}\neq P(X=-1)P(Y=-1)=\frac{3}{8}\times\frac{3}{8}$$

所以 X 与 Y 不独立。

注意：由于 $\rho_{XY}=0$，即 X 与 Y 不相关，但 X 与 Y 不独立。此题说明不相关未必就独立。

第七节　综合例题

例 4.13　将一枚均匀硬币连掷三次，设 X 表示三次中正面向上的次数，Y 表示三次中正面向上的次数与反面向上的次数差绝对值，试求 (X,Y) 的联合分布律和边缘分布律。

解　一均匀硬币连掷三次，将等可能地出现下列 8 种情形：
出现三次正面：正正正；出现二次正面：正正反，正反正，反正正；出现一次正面：正反反，反正反，反反正；不出现正面：反反反。

则 (X,Y) 的可能取值分别为 $(3,3)$，$(2,1)$，$(1,1)$ 和 $(0,3)$，且

$$P(X=3,Y=3)=\frac{1}{8},\ P(X=2,Y=1)=\frac{3}{8},\ P(X=1,Y=1)=\frac{3}{8},\ P(X=0,Y=3)=\frac{1}{8}$$

则 (X,Y) 的联合分布律(及 X 和 Y 的边缘分布律)为

X \ Y	1	3	$p_{i\cdot}$
0	0	$1/8$	$1/8$
1	$3/8$	0	$3/8$
2	$3/8$	0	$3/8$
3	0	$1/8$	$1/8$
$p_{\cdot j}$	$3/4$	$1/4$	

故 X 和 Y 的边缘分布律分别为

X	0	1	2	3
P	1/8	3/8	3/8	1/8

Y	1	3
P	3/4	1/4

例 4.14(1992 年考研题)　设二维随机变量 (X, Y) 的概率密度为

$$f(x, y) = \begin{cases} A\mathrm{e}^{-Ay}, & 0 < x < y \\ 0, & 其他 \end{cases}$$

(1)确定常数 A；

(2)求随机变量 X 的概率密度 $f_x(x)$；

(3)求概率 $P(X+Y \leqslant 1)$。

解　(1)记 D 为 $\{(x, y): 0 < x < y\}$，其图形如图 4-5 所示。

由 $\int_{-\infty}^{+\infty} \int_{-\infty}^{+\infty} f(x, y)\mathrm{d}x\mathrm{d}y = 1$，可得

$$\int_{-\infty}^{+\infty} \int_{-\infty}^{+\infty} f(x, y)\mathrm{d}x\mathrm{d}y = \iint_D A\mathrm{e}^{-Ay}\mathrm{d}x\mathrm{d}y = \int_0^{+\infty}\left(\int_x^{+\infty} A\mathrm{e}^{-Ay}\mathrm{d}y\right)\mathrm{d}x = \frac{1}{A} = 1$$

因此，$A=1$。

(2)X 的边缘密度为

$$f_X(x) = \int_{-\infty}^{+\infty} f(x, y)\mathrm{d}y = \begin{cases} \int_x^{+\infty} \mathrm{e}^{-y}\mathrm{d}y \\ 0, \end{cases} = \begin{cases} \mathrm{e}^{-x}, & x > 0 \\ 0, & x \leqslant 0 \end{cases}$$

(3)设 $G = \{(x, y): x + y \leqslant 1\}$，则 $D \cap G$ 如图 4-6 所示，

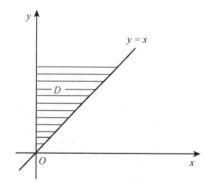

图 4-5　例 4.14 联合密度的非零区域图示

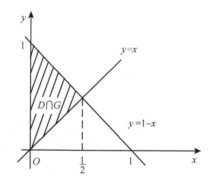

图 4-6　例 4.14 中积分区域 $D \cap G$ 的图示

$$P(X + Y \leqslant 1) = \iint_G f(x, y)\mathrm{d}x\mathrm{d}y = \iint_{D \cap G} \mathrm{e}^{-y}\mathrm{d}x\mathrm{d}y = \int_0^{\frac{1}{2}}\left(\int_x^{1-x} \mathrm{e}^{-y}\mathrm{d}y\right)\mathrm{d}x = 1 + \mathrm{e}^{-1} - 2\mathrm{e}^{-\frac{1}{2}}$$

注意：在利用 $\int_{-\infty}^{+\infty} \int_{-\infty}^{+\infty} f(x, y)\mathrm{d}x\mathrm{d}y = 1$ 确定 $f(x, y)$ 中的常数时，若 $f(x, y) \neq 0$ 的区域为 D，则只需用 $\iint_D f(x, y)\mathrm{d}x\mathrm{d}y = 1$ 就可以了。

例 4.15(2013 年考研题)　设随机变量 X 和 Y 相互独立，且 X 和 Y 的概率分布分别为

X	0	1	2	3
P	$\frac{1}{2}$	$\frac{1}{4}$	$\frac{1}{8}$	$\frac{1}{8}$

Y	-1	0	1
P	$\frac{1}{3}$	$\frac{1}{3}$	$\frac{1}{3}$

则 $P(X+Y=2)=($　　)。

A. $\dfrac{1}{12}$　　　　　B. $\dfrac{1}{8}$　　　　　C. $\dfrac{1}{6}$　　　　　D. $\dfrac{1}{2}$

答案：C。

【解析】　因为随机变量 X 和 Y 相互独立，则

$$P(X+Y=2)=P(X=1,\ Y=1)+P(X=2,\ Y=0)+P(X=3,\ Y=-1)$$
$$=P(X=1)P(Y=1)+P(X=2)P(Y=0)+P(X=3)P(Y=-1)$$
$$=\frac{1}{4}\times\frac{1}{3}+\frac{1}{8}\times\frac{1}{3}+\frac{1}{8}\times\frac{1}{3}=\frac{1}{6}$$

故选 C。

例 4.16(2004 年考研题)　设 A,B 为随机事件，且

$$P(A)=\frac{1}{4},\quad P(B|A)=\frac{1}{3},\quad P(A|B)=\frac{1}{2}$$

令

$$X=\begin{cases}1,&A\text{发生},\\0,&A\text{不发生};\end{cases}\qquad Y=\begin{cases}1,&B\text{发生}\\0,&B\text{不发生}\end{cases}$$

求：(1) 二维随机变量 (X,Y) 的概率分布；(2) X 和 Y 的相关系数 ρ_{XY}。

解　(1) 由于 $P(AB)=P(A)P(B|A)=\dfrac{1}{12}$，$P(B)=\dfrac{P(AB)}{P(A|B)}=\dfrac{1}{6}$，所以，

$$P(X=1,Y=1)=P(AB)=\frac{1}{12}$$

$$P(X=1,Y=0)=P(A\overline{B})=P(A)-P(AB)=\frac{1}{6}$$

$$P(X=0,Y=1)=P(\overline{A}B)=P(B)-P(AB)=\frac{1}{12}$$

$$P(X=0,Y=0)=P(\overline{A}\overline{B})=1-P(A+B)=1-P(A)-P(B)+P(AB)=\frac{2}{3}$$

$$\left(\text{或}P(X=0,Y=0)=1-\frac{1}{12}-\frac{1}{6}-\frac{1}{12}=\frac{2}{3}\right)$$

故 $(X,\ Y)$ 的概率分布为

X \ Y	0	1
0	$\frac{2}{3}$	$\frac{1}{12}$
1	$\frac{1}{6}$	$\frac{1}{12}$

(2)X，Y 的概率分布分别为

X	0	1
P	$\frac{3}{4}$	$\frac{1}{4}$

Y	0	1
P	$\frac{5}{6}$	$\frac{1}{6}$

则

$$E(X)=\frac{1}{4}, \quad E(Y)=\frac{1}{6}, \quad D(X)=\frac{3}{16}, \quad D(Y)=\frac{5}{36}, \quad E(XY)=\frac{1}{12}。$$

故

$$\mathrm{Cov}(X,Y)= \quad E(XY)-E(X)\cdot E(Y)=\frac{1}{24},$$

从而

$$\rho_{XY}=\frac{\mathrm{Cov}(X,Y)}{\sqrt{D(X)\cdot D(Y)}}=\frac{\sqrt{15}}{15}$$

知识链接 "数学王子"高斯与正态分布

正态分布概念最早是由德国的数学家和天文学家棣莫弗于 1733 年在求二项分布的渐近公式中得到的，但由于高斯率先将其应用于天文学研究，在如何测量大量数据的误差时作为误差的分布导出了它，故正态分布又叫高斯分布(Gauss distribution)。

德国著名数学家、天文学家高斯被认为是历史上最伟大的数学家之一，并有"数学王子"的美誉。9 岁时能对自然数从 1 到 100 快速求和。15 岁的高斯进入卡罗琳学院，在那里，他独立发现了二项式定理的一般形式、数论上的"二次互反律"、素数定理及算术-几何平均数等，发展了数学分析理论。

1795 年 18 岁的高斯转入哥廷根大学，期间发现了质数分布定理和最小二乘法。通过对足够多的测量数据误差的处理后，他发现可以得到一个新的概率性质的测量结果，并通过曲面与曲线的计算，成功地得到高斯钟形曲线即正态分布曲线，该函数被命名为标准正态分布(或高斯分布)，并在概率计算中大量使用。现今德国 10 马克的印有高斯头像的钞票，其上还印有正态分布的密度曲线。

1796 年，大学一年级(19 岁)的高斯发明了用圆规和直尺绘制正 17 边形的规作图法，解决了两千年来悬而未决的几何难题。其后他在谷神星轨迹的测定、代数学基本定理的证明、非欧几里得几何的创立、微分几何及大地测量学等方面研究都有重大贡献。

本章内容提要

(一)二维随机向量及分布

1. 二维离散型随机向量

名称	定义	性质或试验背景	备注
联合分布律	$P(X=x_i,Y=y_j)=p_{ij}$，$i,j=1,2,\cdots$	1. $p_{ij}\geq 0$，$i,j=1,2,\cdots$ 2. $\sum\limits_{i=1}^{+\infty}\sum\limits_{j=1}^{+\infty}p_{ij}=1$	联合分布律的列表结构（概率分布表）
X 的边缘分布	$P(X=x_i)=\sum\limits_{j=1}^{+\infty}p_{ij}=p_i\cdot$，$i=1,2,\cdots$	随机变量 X 的分布律	由联合分布律"行值相加"

续表

名称	定义	性质或试验背景	备注
Y 的边缘分布	$P(Y=y_j)=\sum_{i=1}^{+\infty}p_{ij}=p_{\cdot j},$ $j=1,2,\cdots$	随机变量 Y 的分布律	由联合分布律"列值相加"
独立性	X 与 Y 相互独立 $\Leftrightarrow$ $p_{ij}=p_{i\cdot}p_{\cdot j},\ i,j=1,2,\cdots$	X、Y 的边缘分布完全确定其联合分布律	按定义验证独立性,实用中由试验独立性得
条件分布	$P(X=x_i\|Y=y_j)=\dfrac{p_{ij}}{p_{\cdot j}},$ $i=1,2,\cdots(p_{\cdot j}>0)$	在 $Y=y_j$ 条件下,X 的条件分布律,其中 y_j 和 $p_{\cdot j}$ 是确定值	(1)由条件概率直接得到 (2)由联合分布律的第 j 列概率计算得到
	$P(Y=y_j\|X=x_i)=\dfrac{p_{ij}}{p_{i\cdot}},$ $j=1,2,\cdots(p_{i\cdot}>0)$	在 $X=x_i$ 条件下,Y 的条件分布律,其中 x_i 和 $p_{i\cdot}$ 是确定值	(1)由条件概率直接得到 (2)由联合分布律的第 i 行概率计算得到

2. 二维连续型随机向量

名称	定义	性质或试验背景	备注
联合密度 $f(x,y)$	对平面上的区域 D $P((X,Y)\in D)$ $=\iint\limits_{D}f(x,y)\mathrm{d}x\mathrm{d}y$	1. $f(x,y)\geqslant 0$ 2. $\int_{-\infty}^{+\infty}\int_{-\infty}^{+\infty}f(x,y)\mathrm{d}x\mathrm{d}y=1$	$P(x_1<X\leqslant x_2,y_1<Y\leqslant y_2)$ $=\int_{x_1}^{x_2}\int_{y_1}^{y_2}f(x,y)\mathrm{d}x\mathrm{d}y$
X 的边缘密度	$f_X(x)=\int_{-\infty}^{+\infty}f(x,y)\mathrm{d}y$	随机变量 X 的密度	$f_X(x)=F_X'(x)$
Y 的边缘密度	$f_Y(x)=\int_{-\infty}^{+\infty}f(x,y)\mathrm{d}y$	随机变量 Y 的密度	$f_Y(y)=F_Y'(y)$
独立性	X 与 Y 相互独立 $\Leftrightarrow$ $f(x,y)=f_X(x)f_Y(y)$	X、Y 的边缘分布完全确定其联合分布律	按定义验证独立性;实用中由试验独立性得
条件分布	当 $f_Y(y)>0$ 时 $f_{X\|Y}(x\|y)=\dfrac{f(x,y)}{f_Y(y)}$	条件 $Y=y$ 下,X 的条件密度	(1) $f_Y(y)=0$ 时无条件密度 (2) $f_{X\|Y}(x\|y)$ 中 y 是常数
	当 $f_X(x)>0$ 时 $f_{Y\|X}(y\|x)=\dfrac{f(x,y)}{f_X(x)}$	条件 $X=x$ 下,Y 的条件密度	(1) $f_X(x)=0$ 时无条件密度 (2) $f_{Y\|X}(y\|x)$ 中 x 是常数
二维正态分布	$(X,Y)\sim$ $N(\mu_1,\mu_2,\sigma_1^2,\sigma_2^2,\rho)$	$X\sim N(\mu_1,\sigma_1^2)$ $Y\sim N(\mu_2,\sigma_2^2)$	X 与 Y 相互独立 $\Leftrightarrow \rho=0$;ρ 是 X 与 Y 的相关系数
二维均匀分布	$f(x,y)=\begin{cases}\dfrac{1}{\mu(G)},(x,y)\in G\\0,\quad\text{其他}\end{cases}$	平面区域上几何概率模型的分布描述	用相应区域的面积之比来计算概率

3. 二维随机向量的分布函数

名称	定义	性质或背景	备注
联合分布函数定义	$F(x,y)=P(X\leqslant x,Y\leqslant y)$ $-\infty<x,y<+\infty$	1. $0\leqslant F(x,y)\leqslant 1$; 2. $F(-\infty,y)=0$,$F(x,-\infty)=0$, $F(-\infty,-\infty)=0$,$F(+\infty,+\infty)=1$;	$F(x,y)$ 可以描述任意类型 (X,Y) 的分布
离散型 (X,Y)	$F(x,y)=\sum_{x_i\leqslant x}\sum_{y_j\leqslant y}p_{ij}$ $-\infty<x,y<+\infty$	3. $F(x,y)$ 对 x,y 均为右连续;	$f(x,y)=\dfrac{\partial^2 F(x,y)}{\partial x\partial y}$
连续型 (X,Y)	$F(x,y)=\int_{-\infty}^{x}\int_{-\infty}^{y}f(u,v)\mathrm{d}u\mathrm{d}v$ $-\infty<x,y<+\infty$	4. $F(x,y)$ 对 x 和 y 单调不减	

续表

名称	定义	性质或背景	备注
X 的边缘分布函数	$F_X(x) = \lim_{y \to +\infty} F(x,y)$ $= F(x,+\infty)$	$F_X(x)$ 为 X 的分布函数	由 $F(x,y)$ 可确定 $F_X(x)$ 与 $F_Y(y)$，反之未必
Y 的边缘分布函数	$F_Y(y) = \lim_{x \to +\infty} F(x,y)$ $= F(+\infty,y)$	$F_Y(y)$ 为 Y 的分布函数	
X 与 Y 相互独立	$F(x,y) = F_X(x)F_Y(y)$	X、Y 的边缘分布完全确定其联合分布律	$P(X \leqslant x, Y \leqslant y)$ $= P(X \leqslant x)P(Y \leqslant y)$

(二)二维随机向量函数 $Z=g(X,\ Y)$ 的分布

X 的类型	X 的分布	函数 $Z=g(X,Y)$ 的分布	数学期望公式
$(X,\ Y)$ 为离散型	$(X,\ Y)$ 的联合分布律 $P(X=x_i, Y=y_j) = p_{ij}$, $i,j = 1,2,\cdots$	用"列表法"确定 Z 的分布律	$EZ = E[g(X,Y)]$ $= \sum_{i=1}^{\infty}\sum_{j=1}^{\infty} g(x_i,y_j)p_{ij}$
$(X,\ Y)$ 为连续型	$(X,\ Y)$ 的联合密度为 $f(x,\ y)$	用"分布函数法"确定 Z 的概率密度	$EZ = E[g(X,Y)]$ $= \int_{-\infty}^{+\infty}\int_{-\infty}^{+\infty} g(x,y)f(x,y)\mathrm{d}x\mathrm{d}y$

(三)二维随机向量的数字特征

名称	定义		性质
数学期望 $(E(X),\ E(Y))$	离散型	$E(X) = \sum_{i=1}^{\infty}\sum_{j=1}^{\infty} x_i p_{ij} = \sum_{i=1}^{\infty} x_i p_i.$ $E(Y) = \sum_{i=1}^{\infty}\sum_{j=1}^{\infty} y_j p_{ij} = \sum_{j=1}^{\infty} y_j p_{.j}$	函数 $Z=g(X,Y)$ 的数学期望为: 离散型 $E[g(X,Y)] = \sum_{i=1}^{\infty}\sum_{j=1}^{\infty} g(x_i,y_j)p_{ij}$; 连续型 $E[g(X,Y)] = \int_{-\infty}^{+\infty}\int_{-\infty}^{+\infty} g(x,y)f(x,y)\mathrm{d}x\mathrm{d}y$
	连续型	$EX = \int_{-\infty}^{+\infty}\int_{-\infty}^{+\infty} xf(x,y)\mathrm{d}x\mathrm{d}y$ $EY = \int_{-\infty}^{+\infty}\int_{-\infty}^{+\infty} yf(x,y)\mathrm{d}x\mathrm{d}y$	
方差 $(D(X),\ D(Y))$		$D(X) = E[(X-E(X))^2]$ $= \int_{-\infty}^{+\infty}\int_{-\infty}^{+\infty} (x-E(X))^2 f(x,y)\mathrm{d}x\mathrm{d}y$ $D(Y) = E[(Y-E(Y))^2]$ $= \int_{-\infty}^{+\infty}\int_{-\infty}^{+\infty} (y-E(Y))^2 f(x,y)\mathrm{d}x\mathrm{d}y$	性质见相应随机向量数字特征的性质
协方差 $\mathrm{Cov}(X,\ Y)$		$\mathrm{Cov}(X,\ Y)$ $= E[(X-E(X))(Y-E(Y))]$ $= E(XY) - E(X)\cdot E(Y)$	(1) $\mathrm{Cov}(aX,\ bY) = ab\mathrm{Cov}(X,\ Y)$; (2) $\mathrm{Cov}(X_1+X_2,\ Y) = \mathrm{Cov}(X_1,\ Y) + \mathrm{Cov}(X_2,\ Y)$; (3) X 与 Y 相互独立 $\Rightarrow \mathrm{Cov}(X,\ Y)=0$, 反之未必; (4) $D(X \pm Y) = D(X) + D(Y) \pm 2\mathrm{Cov}(X,\ Y)$
相关系数 ρ_{XY}		$\rho_{XY} = \dfrac{\mathrm{Cov}(X,Y)}{\sqrt{D(X)}\sqrt{D(Y)}}$	(1) $|\rho_{XY}| \leqslant 1$; (2) $|\rho_{XY}|=1 \Leftrightarrow$ 存在常数 a、b 使得 $P(Y=aX+b)=1$; (3) $\rho_{XY}=0$, 称 X 与 Y 不相关; (4) X 与 Y 相互独立 $\Rightarrow$ 不相关, 反之未必

思考与练习四

1. 已知函数 $F(x, y)$ 是二维随机变量 (X, Y) 的分布函数, $F_X(x)$ 和 $F_Y(y)$ 是 (X, Y) 关于 X 和关于 Y 的边缘分布函数, 则

(1) $\lim\limits_{x \to -\infty} F_X(x) =$ _____; (2) $\lim\limits_{y \to +\infty} F_Y(y) =$ _____;

(3) 如果 $F(x, y) = F_X(x) \cdot F_Y(y)$, $F_X(0) = F_Y(0) = \dfrac{1}{2}$, 那么 $F(0, 0) =$ _____。

2. 设 X, Y 为两个随机变量, $f_X(x)$ 和 $f_Y(y)$ 分别是 X 和 Y 的概率密度, $F_X(x)$ 和 $F_Y(y)$ 分别是 X 和 Y 的分布函数, $F(x, y)$ 和 $f(x, y)$ 分别是二维随机变量 (X, Y) 的概率分布函数和概率密度函数, 则下列结论中不是 X 与 Y 相互独立的充要条件的是( )。

A. $F(x, y) = F_X(x) \cdot F_Y(y)$ B. $f(x, y) = f_X(x) \cdot f_Y(y)$

C. 对任意 a, b, c, d, 且 $a<b$, $c<d$, 恒有

$$P(a<X<b, c<Y<d) = \int_a^b f_X(x)\mathrm{d}x \cdot \int_c^d f_Y(y)\mathrm{d}y$$

D. $\dfrac{\partial^2 F}{\partial x \partial y} = f(x, y)$

3. 设随机变量 (X, Y) 取下列数组 $(0, 0)$, $(-1, 1)$, $(-1, 2)$, $(1, 0)$ 的概率依次为 $\dfrac{1}{2c}, \dfrac{1}{c}, \dfrac{1}{4c}, \dfrac{5}{4c}$, 其余数组处概率为 0, 则 c 的值为( )。

A. 5   B. 4   C. 1   D. 3

4. 随机变量 X, Y, 相互独立且分布律分别为

$$P(X=0) = \dfrac{1}{3}, \quad P(X=1) = \dfrac{2}{3}, \quad P(Y=0) = \dfrac{1}{3}, \quad P(Y=1) = \dfrac{2}{3}$$

则以下正确的是( )。

A. $P(X=Y) = \dfrac{5}{9}$ B. $P(X=Y) = 1$ C. $X = Y$ D. 均不正确

5. 随机变量 X, Y 的相关系数 $\rho_{XY} = 0$, 则下列错误的是 ( )。

A. X, Y 必相互独立   B. X, Y 必不相关

C. 必有 $E(XY) = E(X)E(Y)$ D. 必有 $D(X+Y) = D(X) + D(Y)$

习 题 四

1. 从一只装有 3 支兰笔、2 支红笔、3 支绿笔的盒子中, 随机抽取 2 支, 若 X、Y 分别表示抽出的兰笔数和红笔数, 试求 (X, Y) 的联合分布律。

2. 已知 (X, Y) 的联合概率分布为

X \ Y	1	2	3
1	$\dfrac{1}{6}$	$\dfrac{1}{9}$	$\dfrac{1}{18}$
2	$\dfrac{1}{3}$	$\dfrac{1}{a}$	$\dfrac{1}{b}$

试问: a, b 为何值时 X, Y 相互独立?

3. 设 (X, Y) 的联合分布函数为

$$F(x,y) = \begin{cases} 1-e^{-x}-e^{-y}+e^{-(x+y)}, & x>0, y>0 \\ 0, & \text{其他} \end{cases}$$

试问 X 与 Y 是否相互独立?

4. 设 (X, Y) 的联合密度为

$$f(x,y) = \begin{cases} Ax^2+2xy^2, & 0 \leqslant x \leqslant 1, 0 \leqslant y \leqslant 1 \\ 0, & \text{其他} \end{cases}$$

试求:(1)常数 A;(2)边缘密度 $f_X(x)$, $f_Y(y)$。

5. 设 (X, Y) 的联合密度为:

$$f(x,y) = \begin{cases} 3x, & 0 \leqslant x \leqslant 1, 0 \leqslant y \leqslant x \\ 0, & \text{其他} \end{cases}$$

(1)求 X 与 Y 的边缘密度;(2)X 与 Y 是否相互独立?

6. 设 (X, Y) 的联合分布函数为

$$F(x,y) = \frac{1}{\pi^2}\left(\frac{\pi}{2}+\text{arctg}\frac{x}{2}\right)\left(\frac{\pi}{2}+\text{arctg}\frac{y}{3}\right)$$

试求 (X, Y) 的联合密度。

7. 已知随机变量 X 与 Y 的联合概率分布为

X \ Y	1	$\frac{3}{2}$	2
0	0.2	0.2	0.1
1	0.2	0.1	0.2

完成下表,使之成为在 $X=0$ 条件下随机变量 Y 的条件分布表。

Y	1	$\frac{3}{2}$	
P		0.4	

8. 设二维随机变量 (X, Y) 的联合概率分布由下表给出,求在 $Y=0$ 条件下,X 的条件概率分布。

X \ Y	−1	0	2
0	0.1	0.05	0.1
1	0.1	0.05	0.1
2	0.2	0.1	0.2

9. 设 (X, Y) 服从二维正态分布 $N(1, 2, 1, 1/4, 0)$,试求 (X, Y) 的联合密度 $f(x,y)$ 和条件密度 $f_{X|Y}(x|y)$。

10. 设随机变量 (X, Y) 的概率分密度为

$$f(x,y) = \begin{cases} 4xy, & 0 \leqslant x \leqslant 1, 0 \leqslant y \leqslant 1 \\ 0, & \text{其他} \end{cases}$$

求 Y 关于 $X=x$ 的条件概率密度。

11. 设随机向量 (X, Y) 的联合分布为

X \ Y	1	2
1	1/8	1/4
2	1/8	1/2

问 X 与 Y 是否相互独立？并求 $P(XY \leqslant 3)$、$P(X+Y>2)$ 的值。

12. 设 X 与 Y 相互独立，且服从同一分布律

X	1	2
P	0.5	0.5

Y	1	2
P	0.5	0.5

试问 $X+Y$ 与 $2X$ 的分布律是否相同？

13. 设 (X, Y) 的分布律为

X \ Y	1	2	3	4
0	0.15	0.05	0.10	0.05
1	0.05	0.10	0.10	0.05
2	0.10	0.05	0.05	0.15

试求：(1) $P(X=0|Y=2)$ 的值；(2) $\max\{X, Y\}$ 的分布律；(3) $Z=\ln(1+XY)$ 的分布律。

14. 设 X 与 Y 相互独立，且均在 $[0, 1]$ 区间上均匀分布，试求 $Z=X+Y$ 的密度。

15. 设随机变量 (X, Y) 服从正态分布，并且已知

$$E(X)=0, \quad E(Y)=0, \quad D(X)=16, \quad D(Y)=25, \quad \text{Cov}(X, Y)=16$$

求 (X, Y) 的概率密度 $f(x, y)$。

16. 设 (X, Y) 的联合分布律如下表所示

X \ Y	1	2	3
-1	0.2	0.1	0
0	0.1	0	0.3
1	0.1	0.1	0.1

试求：(1) $(E(X), E(Y))$；(2) 设 $Z=Y/X$，求 EZ；(3) 设 $Z=(X-Y)^2$，求 $E(Z)$。

17. 一电路的电流 X(安) 和电阻 Y(欧) 是两个相互独立的随机变量，其密度分别为

$$f(x) = \begin{cases} 3x^2, & 0 \leqslant x \leqslant 1; \\ 0, & \text{其他} \end{cases} \qquad f(y) = \begin{cases} \dfrac{1}{10}, & 0 \leqslant y \leqslant 10 \\ 0, & \text{其他} \end{cases}$$

试求电压 $Z=XY$ 的均值。

18. 设二维随机变量(X, Y)的概率密度为

$$f(x, y) = \begin{cases} Ax^2y, & 0 \leqslant x \leqslant 2, 0 \leqslant y \leqslant 1 \\ 0, & \text{其他} \end{cases}$$

求(1)系数A；(2)$E(X)$和$E(Y)$；(3)$D(X)$和$D(Y)$；(4)$\text{Cov}(X, Y)$；(5)X与Y的相关系数。

19. 设随机变量X与Y相互独立，且$E(X) = E(Y) = 0, D(X) = D(Y) = 1$，试求$E[(X+Y)^2]$、$D(3X+5Y+2)$。

20. 设(X, Y)服从二维均匀分布$U[a, b; c, d]$，其联合密度为

$$f(x, y) = \begin{cases} \dfrac{1}{(b-a)(d-c)}, & a \leqslant x \leqslant b, c \leqslant y \leqslant d \\ 0, & \text{其他} \end{cases}$$

试求(X, Y)的数学期望。

21. 已知$D(X)=25$，$D(Y)=36$，$\rho_{XY}=0.4$，试求$D(X+Y)$和$D(X-Y)$。

（言方荣　盛海林）

第五章 大数定律与中心极限定理

概率论和数理统计是从数量侧面研究随机现象的统计规律性的数学学科，而随机现象的统计规律性只有在大量的重复试验或观察中才能显示出来。

> **案例 5.1** 用机器对某种新药口服液装瓶，由于机器会有误差，所以每瓶新药口服液净重为一随机变量，且已知其数学期望为 100g，标准差为 10g，现一箱内装有 200 瓶新药口服液。
>
>   **问题：**如何去求一箱新药口服液净重超过 20500g 的概率？

本章所讨论的大数定律和中心极限定理正是对这种"大量"的随机现象进行研究的理论，用它们能够解释很多实际现象，其中包括独立重复试验中事件发生的频率为何具有稳定性；在实际问题中许多随机现象为何服从或近似服从正态分布等等，从而为我们利用正态分布解决如案例 5.1 这样的实际问题提供了严谨的理论基础。

第一节 大 数 定 律

第二章中曾指出，在独立重复试验中，事件 A 发生的频率随着试验次数的增大，将稳定地在某个常数(即该事件出现的概率值 p)附近摆动，这就是随机事件的"频率稳定性"。前面我们仅直观地描述了这种频率稳定性，而本节介绍的大数定律将给出这种"频率稳定性"的确切含义和理论根据。

我们将概率论中一切有关大量随机现象的平均结果具有稳定性的定理称为大数定律(law of large numbers)。大数定律的内容很丰富，这里仅介绍几个常用的大数定律。下面先介绍切比雪夫不等式。

一、切比雪夫不等式

定理 5.1 (切比雪夫(Chebysherv)不等式) 设随机变量 X 的 $E(X)$、$D(X)$ 均存在，则对任意正数 ε，有

$$P(|X - EX| \geqslant \varepsilon) \leqslant \frac{D(X)}{\varepsilon^2}$$

该不等式称为切比雪夫不等式(Chebysherv inequality)。

证明 这里我们仅给出随机变量 X 为连续型时的证明，离散型的情形可类似证明。

设 X 的密度为 $f(x)$，则

$$P(|X - EX| \geqslant \varepsilon) = \int_{|x - EX| \geqslant \varepsilon} f(x)\mathrm{d}x$$

由于在区域$|X-EX| \geqslant \varepsilon$上，有 $\dfrac{(x - EX)^2}{\varepsilon^2} \geqslant 1$

故有

$$P(|X - EX| \geqslant \varepsilon) = \int_{|x - EX| \geqslant \varepsilon} f(x)\mathrm{d}x = \int_{|x - EX| \geqslant \varepsilon} \frac{(x - EX)^2}{\varepsilon^2} f(x)\mathrm{d}x \leqslant \int_{-\infty}^{\infty} \frac{(x - EX)^2}{\varepsilon^2} f(x)\mathrm{d}x$$

$$= \frac{1}{\varepsilon^2} \int_{-\infty}^{\infty} (x - EX)^2 f(x) \mathrm{d}x = \frac{D(X)}{\varepsilon^2}$$

显然，切比雪夫不等式还可表为下列等价形式

$$P(|X - EX| < \varepsilon) \geqslant 1 - \frac{D(X)}{\varepsilon^2}$$

切比雪夫不等式表明，当方差 $D(X)$ 越小时，事件 $\{|X - EX| \geqslant \varepsilon\}$ 发生的可能性越小，即 X 的取值越集中在 $EX = \mu$ 的附近，这进一步表明方差 $D(X)$ 确实刻画了随机变量取值的分散程度。同时切比雪夫不等式还使我们在仅知道 X 的均值和方差时，估计出 X 与其均值 EX 的偏差小于 ε 的概率下限。

例如，对 $EX = \mu, \sqrt{D(X)} = \sigma$，取 $\varepsilon = 2\sigma$、3σ、4σ 时，可得

$$P(\mu - 2\sigma < X < \mu + 2\sigma) = P(|X - \mu| < 2\sigma) \geqslant 1 - \frac{\sigma^2}{(2\sigma)^2} = 1 - \frac{1}{4} = 0.75$$

$$P(\mu - 3\sigma < X < \mu + 3\sigma) = P(|X - \mu| < 3\sigma) \geqslant 1 - \frac{\sigma^2}{(3\sigma)^2} = 1 - \frac{1}{9} \approx 0.8889$$

$$P(\mu - 4\sigma < X < \mu + 4\sigma) = P(|X - \mu| < 4\sigma) \geqslant 1 - \frac{\sigma^2}{(4\sigma)^2} = 1 - \frac{1}{16} \approx 0.9375$$

上述估计对服从任何分布的 X 皆适用。同时，切比雪夫不等式在下面大数定律的证明中起着重要作用，其应用也较普遍。

例 5.1 已知正常成年男子的每毫升血液中白细胞数 X 为均值 $\mu = 7300$，方差 $\sigma^2 = 700^2$ 的随机变量，试估计白细胞数 X 在 5900～8700 的概率。

解 对白细胞数 X，已知 $\mu = 7300$，$\sigma^2 = 700^2$，则由切比雪夫不等式

$$P(5900 < X < 8700) = P(-1400 < X - 7300 < 1400)$$

$$= P(|X - 7300| < 1400) \geqslant 1 - \frac{700^2}{1400^2} = \frac{3}{4} = 0.75$$

故白细胞数 X 在 5900～8700 内的概率不小于 0.75。

二、大 数 定 律

定义 5.1 设 X_1，X_2，$\cdots$，X_n，$\cdots$ 为一随机变量序列，若存在一常数 C，使得对于任意给定的 $\varepsilon > 0$，总有

$$\lim_{n \to \infty} P(|X_n - C| \geqslant \varepsilon) = 0，\text{或等价地} \quad \lim_{n \to \infty} P(|X_n - C| < \varepsilon) = 1$$

则称随机变量序列 $\{X_n\}$ 依概率收敛于 C，记为 $X_n \overset{P}{\to} C$。

由定义，随机变量序列 $\{X_n\}$ 依概率收敛于 C，表明当 $n \to \infty$ 时，X_n 的取值与 C 偏差较大的概率趋于 0。显然，这种依概率收敛与数学分析中的序列收敛有着显著区别。

定理 5.2 （切比雪夫大数定律） 设 X_1，X_2，$\cdots$，X_n，$\cdots$ 为相互独立且服从同一分布的随机变量序列，其 $EX_k = \mu$，$D(X_k) = \sigma^2$，$k = 1$，2，$\cdots$ 均存在有限，则对任意 $\varepsilon > 0$，有

$$\lim_{n \to \infty} P\left(\left|\frac{1}{n}\sum_{k=1}^{n} X_k - \mu\right| \geqslant \varepsilon\right) = 0，\text{或等价地} \quad \lim_{n \to \infty} P\left(\left|\frac{1}{n}\sum_{k=1}^{n} X_k - \mu\right| < \varepsilon\right) = 1$$

也即 $\frac{1}{n}\sum_{k=1}^{n} X_k \overset{P}{\to} \mu$。

证明　对任意给定的 $\varepsilon > 0$，由切比雪夫不等式和已知条件得

$$0 \leqslant P\left(\left|\frac{1}{n}\sum_{k=1}^{n}X_k - \mu\right| \geqslant \varepsilon\right) \leqslant D\left(\frac{1}{n}\sum_{k=1}^{n}X_k\right)/\varepsilon^2 = \frac{1}{n^2}D\left(\sum_{k=1}^{n}X_k\right)/\varepsilon^2$$

$$= \frac{1}{n^2}\sum_{k=1}^{n}D(X_k)/\varepsilon^2 = \frac{1}{n^2}n\sigma^2/\varepsilon^2 = \frac{\sigma^2}{n\varepsilon^2} \to 0 \quad (n \to +\infty)$$

故　$\lim\limits_{n\to\infty}P\left(\left|\frac{1}{n}\sum_{k=1}^{n}X_k - \mu\right| \geqslant \varepsilon\right) = 0$。

另外，辛钦还证明了在定理 5.2（切比雪夫大数定律）中，条件 $D(X_k) = \sigma^2$ 存在亦可省去，此时大数定律结果依然成立。

当我们对随机现象进行观察或试验时，可把每次观察或试验的结果对应于一个随机变量，这样当观察或试验不断地相互独立的进行时，就可得到独立同分布的随机变量序列 X_1, X_2, …。而上述大数定律表明，当 n 足够大时，随机变量在 n 次观察或试验中的算术平均值 $\frac{1}{n}\sum_{k=1}^{n}X_k$ 将依概率收敛于其均值 μ。

定理 5.3　（伯努利大数定律）　设 μ_n 为 n 重独立重复试验中事件 A 发生的次数，p 为事件 A 在每次试验中发生的概率，$0 < p < 1$，则对任意正数 $\varepsilon > 0$，有

$$\lim_{n\to\infty}P\left(\left|\frac{\mu_n}{n} - p\right| \geqslant \varepsilon\right) = 0，\quad 或 \lim_{n\to\infty}P\left(\left|\frac{\mu_n}{n} - p\right| < \varepsilon\right) = 1$$

即事件 A 发生的频率 $\dfrac{\mu_n}{n} \xrightarrow{P} p$。

证明　令

$$X_k = \begin{cases} 1, & 第k次试验中事件A发生 \\ 0, & 第k次试验中事件A发生 \end{cases} \quad (k = 1, 2, \cdots)$$

则 X_1, X_2, …, X_k, … 为一组相互独立的随机变量序列，而且服从同分布（0-1 分布）

$$P(X_k = 1) = p, \ P(X_k = 0) = 1 - p, \quad k = 1, 2, \cdots$$

故　　　　　$E(X_k) = p, D(X_k) = p(1-p), \quad k = 1, 2, \cdots$

而 n 重独立重复试验中事件 A 发生的次数 $\mu_n = X_1 + \cdots + X_n$，则由切比雪夫大数定律得

$$\lim_{n\to\infty}P\left(\left|\frac{\mu_n}{n} - p\right| \geqslant \varepsilon\right) = 0，\quad 或 \ \lim_{n\to\infty}P\left(\left|\frac{\mu_n}{n} - p\right| < \varepsilon\right) = 1$$

伯努利大数定律以严格的数学形式描述了"频率的稳定性"，从而为概率的统计定义提供了理论根据。它表明，在 n 重伯努利试验中，事件 A 发生的频率 $\dfrac{\mu_n}{n}$ 随着 n 的增大将依概率收敛于事件 A 发生的概率 p。即当 n 足够大时，事件 A 发生的频率与其概率出现较大偏差的可能性很小，这正是"频率的稳定性"。这样在解决实际问题时，在试验或观察次数很大时，用事件 A 的频率作为其概率的近似值也是完全合理的。

第二节　中心极限定理

在第三章第四节讨论正态分布时，我们曾指出，如果随机变量是受许多独立的随机因素的影响而形成，而且每个因素的影响又是微小的，都起不到主导作用，则这样的随机变

量一般都近似地服从正态分布。例如，测量的总误差这个随机变量就是在测量过程中，由温度、湿度、气压等对测量仪器的影响，以及测量者观察时的视差和心理、生理状态等许多因素综合影响而造成的。显然，每个因素产生的误差都是微小的、随机的，它们的总和所形成的测量总误差就服从正态分布。中心极限定理(central limit theorem)的理论就为上述事实提供了严格的理论依据，它将讨论对于相互独立的随机变量序列 $X_1, X_2, \cdots, X_n, \cdots$，其 $Y_n = \dfrac{1}{n}\sum\limits_{k=1}^{n} X_k$ 的标准化随机变量

$$Y_n^* = \frac{Y_n - E(Y_n)}{\sqrt{D(Y_n)}} = \frac{\sum\limits_{k=1}^{n}(X_k - E(X_k))}{\sqrt{\sum\limits_{k=1}^{n} D(X_k)}}$$

的极限分布问题，其内容也非常丰富。这里我们只介绍其中最常用的中心极限定理。

定理 5.4　（勒维-林德伯格(Levy-Lindeberg)中心极限定理）　设随机变量 $X_1, X_2, \cdots, X_n, \cdots$ 相互独立，且服从同一分布，如果它们具有有限的数学期望和方差，$EX_k = \mu, D(X_k) = \sigma^2$，$k=1, 2, \cdots$，则对任意实数 x，一致地有

$$\lim_{n\to\infty} P\left(\frac{\sum\limits_{k=1}^{n} X_k - n\mu}{\sqrt{n}\sigma} \leqslant x \right) = \frac{1}{\sqrt{2\pi}} \int_{-\infty}^{x} \mathrm{e}^{-\frac{t^2}{2}} \mathrm{d}t$$

成立。

该定理又称为独立同分布中心极限定理，其证明可利用数学分析知识及特征函数的有关性质证得，此处从略。

由于 $E(X_k) = \mu, D(X_k) = \sigma^2$，$k=1, 2, \cdots$，从而

$$E\left(\sum\limits_{k=1}^{n} X_k\right) = n\mu, \quad D\left(\sum\limits_{k=1}^{n} X_k\right) = n\sigma^2$$

故 $Y_n = \dfrac{\sum\limits_{k=1}^{n} X_k - n\mu}{\sqrt{n}\sigma}$ 是标准化的随机变量。

该中心极限定理表明：相互独立且服从同一分布，但不一定服从正态分布的随机变量 $X_1, X_2, \cdots, X_n, \cdots$ 的前 n 项之和 $\sum\limits_{k=1}^{n} X_k$，其标准化随机变量

$$Y_n = \frac{\sum\limits_{k=1}^{n} X_k - n\mu}{\sqrt{n}\sigma}$$

在 n 充分大时近似地服从正态分布 $N(0, 1)$，从而 $\sum\limits_{k=1}^{n} X_k$ 近似地服从正态分布 $N(n\mu, n\sigma^2)$。

这说明，如果一个随机变量决定于大量的随机因素的总和，且各因素的作用相互独立又相对均匀，则它就服从正态分布或近似地服从正态分布。在自然界，许多随机现象都可以认为是由许多作用较小而又相互独立的随机变量作用的结果，因此，这些随机现象都近似服从正态分布。这是数理统计中大样本的理论基础。

上述中心极限定理要求随机变量序列不仅相互独立，而且要服从同一分布。实际上，可以证明，只要随机变量 X_1，X_2，$\cdots$，X_n，$\cdots$ 相互独立，且具有有限的数学期望和方差，则中心极限定理相应的结论依然成立，即 X_1，X_2，$\cdots$，X_n，$\cdots$ 服从同一分布这一条件可以去掉。

利用上述中心极限定理即可解决案例 5.1 的新药口服液净重超量的概率问题。

案例 5.1　解　设箱中第 k 瓶新药口服液净重为 X_k(g)，$k=1$，2，$\cdots$，200；一箱新药口服液净重为 X(g)，显然 $X=X_1+X_2+\cdots+X_{200}$，且 X_1，X_2，$\cdots$，X_{200} 相互独立，并已知

$$E(X_k)=\mu=100,\quad D(X_k)=\sigma^2=10^2,\quad k=1,\ 2,\ \cdots,\ 200$$

则所求概率为

$$P(X>20500)=1-P\left(\frac{X-n\mu}{\sqrt{n}\sigma}\leqslant\frac{20500-n\mu}{\sqrt{n}\sigma}\right)$$

$$\approx1-\varPhi\left(\frac{20500-n\mu}{\sqrt{n}\sigma}\right)=1-\varPhi(3.54)=1-0.9998=0.0002$$

作为独立同分布中心极限定理的特例，我们有下列伯努利试验情形的中心极限定理。

定理 5.5　（棣莫弗-拉普拉斯(De Moivre-Laplace)中心极限定理）　设 μ_n 为 n 次独立重复试验中事件 A 发生的次数，p 为每次试验中事件 A 发生的概率，$0<p<1$，则对任意实数 x，一致地有

$$\lim_{n\to\infty}P\left(\frac{\mu_n-np}{\sqrt{npq}}\leqslant x\right)=\int_{-\infty}^x\frac{1}{\sqrt{2\pi}}\mathrm{e}^{-\frac{t^2}{2}}\mathrm{d}t$$

证明　令

$$X_k=\begin{cases}1,&\text{第}k\text{次试验中事件}A\text{发生}\\0,&\text{第}k\text{次试验中事件}A\text{不发生}\end{cases}\quad(k=1,2,\cdots n)$$

则 $\mu_n=X_1+X_2+\cdots+X_n$，且 X_1，$\cdots$，X_n，$\cdots$ 独立同分布，皆服从 0-1 分布，而

$$\mu=E(X_k)=p,\quad \sigma^2=D(X_k)=pq,\quad k=1,\ 2,\ \cdots$$

均存在有限，则对 X_1，$\cdots$，X_n，$\cdots$ 应用定理 5.5 即得结果。

我们知道，上述定理中的 μ_n 是服从二项分布 $B(n,p)$ 的随机变量，当 n 很大时，要求出

$$P(x_1\leqslant\mu_n\leqslant x_2)=\sum_{x_1\leqslant k\leqslant x_2}C_n^k p^k q^{n-k}$$

其计算量是非常大的。而棣莫弗-拉普拉斯中心极限定理告诉我们，服从二项分布 $B(n,p)$ 的随机变量 μ_n，将以正态分布 $N(np,(\sqrt{npq})^2)$ 为其极限分布。这样，当 n 足够大时，

$$P(x_1\leqslant\mu_n\leqslant x_2)=P\left(\frac{x_1-np}{\sqrt{npq}}\leqslant\frac{\mu_n-np}{\sqrt{npq}}\leqslant\frac{x_2-np}{\sqrt{npq}}\right)$$

$$\approx\int_{(x_1-np)/\sqrt{npq}}^{(x_2-np)/\sqrt{npq}}\frac{1}{\sqrt{2\pi}}\mathrm{e}^{-\frac{t^2}{2}}\mathrm{d}t=\varPhi\left(\frac{x_2-np}{\sqrt{npq}}\right)-\varPhi\left(\frac{x_1-np}{\sqrt{npq}}\right)$$

其中 $\varPhi(x)$ 为 $N(0,1)$ 的分布函数，由此只需查 $N(0,1)$ 表(附表 3)，即可求得 $P(x_1\leqslant\mu_n\leqslant x_2)$ 颇为精确的近似值。

例 5.2　某制药车间有相互独立的同类设备 200 台，每台发生故障的概率为 0.02。设每台设备的故障需一名维修人员来排除，问：

(1)若配备 4 名维修人员，则设备发生故障时得不到及时排除的概率是多少？

(2) 要保证设备发生故障时得到及时排除的概率达到 99.9%, 需配备多少名维修人员?

解 维修人员能否及时排除故障, 取决于同一时刻发生故障的设备数 X。依题意, 我们将 200 台设备是否发生故障视为次数 $n=200$ 的独立重复试验, 则

$$X \sim 二项分布\ B(200, 0.02)$$

由于 $n=200$ 很大, 则可利用棣莫弗-拉普拉斯中心极限定理来解题。

(1) 所求概率为

$$P(X \geqslant 5) = 1 - P(X \leqslant 5) = 1 - P\left(\frac{X-np}{\sqrt{npq}} \leqslant \frac{5-np}{\sqrt{npq}}\right)$$

$$\approx 1 - \Phi\left(\frac{5-np}{\sqrt{npq}}\right) = 1 - \Phi\left(\frac{1}{\sqrt{3.92}}\right) = 1 - \Phi(0.5051) = 0.305$$

即所求概率约为 30.5%。

(2) 依题意应求出最小的 m, 使得 $P(X \leq m) \geq 0.999$。由中心极限定理得

$$P(X \leqslant m) = P\left(\frac{X-np}{\sqrt{npq}} \leqslant \frac{m-np}{\sqrt{npq}}\right) \approx \Phi\left(\frac{m-np}{\sqrt{npq}}\right) = \Phi\left(\frac{m-4}{\sqrt{3.92}}\right) \geqslant 0.999$$

查附表 3 得: $\dfrac{m-4}{\sqrt{3.92}} \geqslant 3.09$, 即 $m \geqslant 10.12$。

故 $m=11$, 即需配备 11 名维修人员即可。

这里我们利用中心极限定理同样解决了 "设备维修问题"。

第三节 综合例题

例 5.3 用电子计算机做加法时, 对每个加数依四舍五入原则取整。设所有整数的舍入误差是相互独立的, 且均服从 $[-0.5, 0.5]$ 上的均匀分布。

(1) 若有 1200 个数相加, 则其误差总和的绝对值超过 15 的概率是多少?

(2) 最多可有多少个数相加, 使得误差总和的绝对值小于 10 的概率达到 90% 以上?

解 设 X_k 为第 k 个加数的取整舍入误差, $k=1, \cdots, 1200$, 则 $X_1, X_2, \cdots, X_k, \cdots$ 为相互独立随机变量序列, 且均服从 $[-0.5, 0.5]$ 上均匀分布 $U[-0.5, 0.5]$

$$f(x) = \begin{cases} 1, & -0.5 \leqslant x \leqslant 0.5 \\ 0, & 其他 \end{cases}$$

$$E(X_k) = \mu = \int_{-0.5}^{0.5} x\mathrm{d}x = 0, \qquad D(X_k) = \sigma^2 = \int_{-0.5}^{0.5} x^2 \mathrm{d}x = \frac{1}{12}$$

(1) 因 $n=1200$ 很大, 由独立同分布中心极限定理, 对误差总和 $X = \sum\limits_{k=1}^{1200} X_k$, 有

$$E(X) = n\mu = 0, \quad \sqrt{D(X)} = \sqrt{n}\sigma = \sqrt{1200 \times \frac{1}{12}} = 10$$

$$P(|X| > 15) = 1 - P(|X| \leqslant 15) = 1 - P\left(\left|\frac{X-n\mu}{\sqrt{n}\sigma}\right| \leqslant \frac{15-n\mu}{\sqrt{n}\sigma}\right)$$

$$\approx 1 - \left[2\Phi\left(\frac{15-n\mu}{\sqrt{n}\sigma}\right) - 1\right] = 2 - 2\Phi(1.5) = 2 - 2 \times 0.9332 = 0.1336$$

即误差总和 X 的绝对值超过 15 的概率达 13.36%。

(2)依题意,设最多可有 n 个数相加,则应求出最大的 n,使得对误差总和 $X=\sum\limits_{k=1}^{n}X_k$,有 $P(|X|<10)\geqslant0.9$。此时,我们有

$$EX=n\mu=0,\quad\sqrt{D(X)}=\sqrt{n}\sigma=\sqrt{n\times\frac{1}{12}}=\sqrt{n/12}$$

由定理可知

$$P(|X|<10)=P\left(\left|\frac{X-0}{\sqrt{n/12}}\right|<\frac{10-0}{\sqrt{n/12}}\right)\approx2\Phi\left(\frac{10}{\sqrt{n/12}}\right)-1\geqslant0.9$$

即

$$\Phi\left(\frac{10}{\sqrt{n/12}}\right)\geqslant0.95$$

查附表 3 得,$\frac{10}{\sqrt{n/12}}\geqslant1.64$,这即

$$n\leqslant12\times\left(\frac{10}{1.64}\right)^2\approx446.16$$

取 n 等于 446,即最多可有 446 个数相加。

例 5.4 (2001 年考研题) 一生产线生产的产品成箱包装,每箱的重量是随机的。假设每箱平均重 50 千克,标准差为 5 千克。若用最大载重量为 5 吨的汽车承运,试利用中心极限定理说明每辆车最多可以装多少箱,才能保障不超载的概率大于 0.977。($\Phi(2)=0.977$,其中 $\Phi(x)$ 是标准正态分布函数)

解 设 X_i 是汽车装运的第 i 箱重量,n 为最多可以装的箱数,则 X_1,X_2,$\cdots$,X_n 可视为 n 个相互独立而且服从同分布的随机变量。再设 X 为 n 箱的总重量,则有 $X=\sum\limits_{i=1}^{n}X_i$,且

$$\mu=E(X_i)=50,\quad\sigma=\sqrt{D(X_i)}=5$$

而由列维-林德伯格中心极限定理,X 近似服从正态分布 $N(n\mu,n\sigma^2)$。

则所求箱数 n 决定于条件

$$P(X\leqslant5000)=P\left(\frac{X-n\mu}{\sqrt{n}\sigma}\leqslant\frac{5000-n\mu}{\sqrt{n}\sigma}\right)\approx\Phi\left(\frac{5000-50n}{5\sqrt{n}}\right)>0.977$$

因 $\Phi(2)=0.977$,故有

$$\frac{1000-10n}{\sqrt{n}}>2$$

解之得 $n<98.02$,即最多可以装 98 箱。

例 5.5 设在 n 重伯努利试验中,每次试验事件 A 发生的概率都是 0.7。

(1)设 X 表示 1000 次独立试验中事件 A 发生的次数,用中心极限定理求 $P(650<X\leqslant750)$;

(2)要使在 n 次试验中,A 发生的频率在 0.68 与 0.72 之间的概率至少为 0.9,问至少要做的试验次数 n 为多少?

解 (1)由题设知:$X\sim B(1000,0.7)$,因 $n=1000$,$p=0.7$,则有

$$E(X) = np = 1000 \times 0.7 = 700$$
$$\sigma(X) = \sqrt{npq} = \sqrt{1000 \times 0.7 \times 0.3} = \sqrt{210}$$

现由棣莫弗-拉普拉斯中心极限定理得

$$P(650 < X \leqslant 750) = P\left(\frac{650-np}{\sqrt{npq}} \leqslant \frac{X-np}{\sqrt{npq}} \leqslant \frac{750-np}{\sqrt{npq}}\right)$$

$$\approx \Phi\left(\frac{750-700}{\sqrt{210}}\right) - \Phi\left(\frac{650-700}{\sqrt{210}}\right) = 2\Phi\left(\frac{50}{\sqrt{210}}\right) - 1 = 2\Phi(3.5) - 1$$

$$= 2 \times 0.99977 - 1 = 0.99954$$

(2) X 为 n 次独立试验中事件 A 发生的次数,因此,n 次试验中,A 发生的频率为 $\dfrac{X}{n}$,

其中 $X \sim B(n, 0.7)$,$E(X) = 0.7n$,$D(X) = 0.21n$,依题意,n 应使

$$P\left(0.68 < \frac{X}{n} < 0.72\right) = P(0.68n < X < 0.72n) \approx \Phi\left(\frac{0.72n-0.7n}{\sqrt{0.21n}}\right) - \Phi\left(\frac{0.68n-0.7n}{\sqrt{0.21n}}\right)$$

$$= 2\Phi\left(\frac{0.02n}{\sqrt{0.21n}}\right) - 1 \geqslant 0.9$$

即

$$\Phi\left(\frac{0.02n}{\sqrt{0.21n}}\right) \geqslant \frac{1.9}{2} = 0.95$$

由于 $\Phi(1.65) = 0.95$,且 $\Phi(x)$ 是单调上升的,所以,n 应使

$$\frac{0.02n}{\sqrt{0.21n}} \geqslant 1.65$$

即

$$n \geqslant \frac{5717.25}{4} = 1429.31$$

因此,至少要做 1430 次试验。

注意:(1) 运用德莫佛-拉普拉斯定理计算概率近似值时,其关键是:"标准化"和"正态近似",n 越大所得的近似值越精确;

(2) 若 $X \sim B(n, p)$,则 $X = \sum\limits_{i=1}^{n} X_i$,其中 X_i 相互独立且都服从参数为 p 的 0-1 分布;

(3) 二项分布概率的计算,可总结为下述三种方法:

方法一:$X \sim B(n, p)$,且 n 不太大 $(n \leqslant 20)$ 时,直接计算

$$P(X=k) = C_n^k p^k q^{n-k}, \quad k = 0, 1, \cdots, n \, (q = 1-p)$$

方法二:当 n 较大,且 p 较小 $(n \geqslant 20, p < 0.1)$ 时,由泊松定理,可近似计算

$$P(X=k) \approx \frac{\lambda^k}{k!} e^{-\lambda}, \quad \lambda = np$$

方法三:当 n 较大,而 p 不太小时,用中心极限定理近似计算

$$P(X=k) = P(k-0.5 < X \leqslant k+0.5) \approx \Phi\left(\frac{k+0.5-np}{\sqrt{npq}}\right) - \Phi\left(\frac{k-0.5-np}{\sqrt{npq}}\right)$$

知识链接 皮尔逊——现代统计学的创立者

K.皮尔逊(Karl Pearson，1857~1936)，英国著名统计学家和生物学家，现代统计学的奠基人。统计学上的一些术语，如"总体""众数""标准差""变差系数"等都出自K.皮尔逊。同时他还不断运用统计方法对生物学、遗传学、优生学做出新的贡献，并把生物统计方法提炼成为一般处理统计资料的通用方法，发展了统计方法论，成为现代统计科学的奠基人。

K.皮尔逊首先探求处理数据方法，首创了频数分布表与图；提出了多种概率分布曲线及其表达式，推进了次数分布曲线理论的发展和应用。1900 年他独立地重新发现了卡方(χ^2)分布，提出了有名的卡方(χ^2)检验法；他还提出和研究了复相关、偏相关、相关比等概念和方法，不仅发展了高尔登的相关和回归理论，并为之建立了数学基础；同时他还提出了似然函数、矩估计方法，推导出概差并编制了各种概差计算表。

K.皮尔逊的这些成就和贡献，受到了统计学家的推崇，他还创建了世界上首个数理统计实验室和著名的《生物统计学》杂志，被誉为"现代统计学之父"。

本章内容提要

名称	条件	结论	备注
切比雪夫不等式	X 的 $E(X)$、$D(X)$ 均存在有限	对任意 $\varepsilon>0$，有 $P(\|X-E(X)\|\geqslant\varepsilon)\leqslant\dfrac{D(X)}{\varepsilon^2}$ 或 $P(\|X-E(X)\|<\varepsilon)\geqslant 1-\dfrac{D(X)}{\varepsilon^2}$	在已知 X 的均值和方差时，估计 X 的有关概率
切比雪夫大数定律	$\{X_k\}$ 为相互独立且服从同一分布的随机变量序列，$E(X_k)=\mu$，$D(X_k)=\sigma^2(k=1,2,\cdots)$ 均存在有限	对任意 $\varepsilon>0$，有 $\lim\limits_{n\to+\infty}P\left(\left\|\dfrac{1}{n}\sum\limits_{k=1}^{n}X_k-\mu\right\|\geqslant\varepsilon\right)=0$ 即 $\dfrac{1}{n}\sum\limits_{k=1}^{n}X_k\xrightarrow{P}\mu$	n 足够大时，$\dfrac{1}{n}\sum\limits_{k=1}^{n}X_k$ 将依概率收敛于其均值 μ
伯努利大数定律	设 $\mu_n\sim B(n,p)$ (或 μ_n 为 n 重伯努利试验中事件 A 发生的次数)	对任意 $\varepsilon>0$，有 $\lim\limits_{n\to\infty}P\left(\left\|\dfrac{\mu_n}{n}-p\right\|\geqslant\varepsilon\right)=0$ 即 A 发生的频率 $\dfrac{\mu_n}{n}\xrightarrow{P}p$	以严格数学形式描述"频率的稳定性"
列维-林德伯格中心极限定理(独立同分布情形)	$\{X_k\}$ 为相互独立且服从同一分布的随机变量序列，$E(X_k)=\mu$，$D(X_k)=\sigma^2(k=1,2,\cdots)$ 均存在有限	令 $Y_n=\dfrac{\sum\limits_{k=1}^{n}X_k-n\mu}{\sqrt{n}\sigma}$，则 $\lim\limits_{n\to\infty}P(Y_n\leqslant x)=\varPhi(x)$ 即 n 很大时，$Y_n\sim N(0,1)$(近似)	n 足够大时，$\sum\limits_{k=1}^{n}X_k$ 近似服从正态分布 $N(n\mu,n\sigma^2)$
棣莫弗-拉普拉斯中心极限定理(伯努利情形)	设 $\mu_n\sim B(n,p)$ (或 μ_n 为 n 重伯努利试验中事件 A 发生的次数)	令 $Y_n=\dfrac{\mu_n-np}{\sqrt{npq}}$，则 $\lim\limits_{n\to\infty}P(Y_n\leqslant x)=\varPhi(x)$ 即 n 很大时，$Y_n\sim N(0,1)$(近似)，或 $\mu_n\sim N(np,npq)$(近似)	当 n 很大($n>30$)时，$P(a\leqslant\mu_n\leqslant b)$ $\approx\varPhi\left(\dfrac{b-np}{\sqrt{npq}}\right)-\varPhi\left(\dfrac{a-np}{\sqrt{npq}}\right)$

思考与练习五

1. (2001 年考研题)设随机变量 X 的方差为 2，则根据切比雪夫不等式有估计 $P(|X - E(X)| \geq 2) \leq$ _____。

2. 设 X_1, X_2, $\cdots$, X_n 为 n 个相互独立且同分布的随机变量，其 $E(X_k) = \mu$，$D(X_k) = 8$，$k = 1$, 2, $\cdots$, n，对 $\bar{X} = \dfrac{1}{n}\sum\limits_{k=1}^{n} X_k$，写出所满足的切比雪夫不等式 _____。

3. (2003 年考研题)设总体 X 服从参数为 2 的指数分布，X_1, X_2, $\cdots$, X_n, 为来自总体的简单随机样本，则当 $n \to \infty$ 时，$Y_n = \dfrac{1}{n}\sum\limits_{k=1}^{n} X_k$ 依概率收敛于 _____。

4. 设随机变量 X_1, X_2, $\cdots$, X_n, $\cdots$ 相互独立，且同服从参数为 λ 的泊松分布，则

$$\lim_{n \to \infty} P\left(\frac{\sum\limits_{k=1}^{n} X_k - n\lambda}{\sqrt{n\lambda}} \leq x \right) = \text{_____}。$$

习 题 五

1. 设随机变量 X 的 $E(X) = 12$，$D(X) = 9$，用切比雪夫不等式估计 $P(6 < X < 18)$ 的概率下限。

2. 设随机变量 X 在区间 $[0, 10]$ 上服从均匀分布，求 $E(X)$，$D(X)$，并利用切比雪夫不等式估计 $P(|X - E(X)| > 4)$，再计算出 $P(|X - E(X)| > 4)$ 的精确值。

3. 设 X_1, X_2, $\cdots$, X_{30} 是相互独立且均服从均匀分布的随机变量，且有

$$E(X_i) = \frac{1}{2}, D(X_i) = \frac{1}{12}, i = 1, 2, \cdots, 30$$

令 $Y = X_1 + X_2 + \cdots + X_{30}$，试求 $P(Y < 13.5)$ 的值。

4. 某炮群对空中目标进行 80 次射击中，炮弹命中颗数的目标期望值为 2，标准差为 1.2。求当射击 80 次时，命中目标的炮弹颗数在 130 颗到 190 颗范围内的概率近似值。

5. 一复杂系统由 n 个相互独立起作用的部件所组成，每个部件的可靠性(即部件正常工作的概率)为 0.9，且必须至少有 80% 的部件工作才能使整个系统工作。问：

(1) n 至少为多大时，才能使系统的可靠性不低于 0.95？

(2) 若该系统由 85 个部件组成，则该系统的可靠性是多少？

6. 某病的患病率为 0.005，现对 10000 人进行检查，试求查出患病的人数在 [45，55] 内的概率。

7. 根据孟德尔遗传理论,红、黄两种番茄杂交第二代红果植株和黄果植株的比例为 3∶1。现在种植杂交种 400 株，试求黄果植株在 84 和 117 之间的概率。

8. 某计算机网络有 120 个终端，每个终端有 5% 的时间在工作。假设各终端工作与否相互独立。求终端工作的个数在 10～20 内的概率。

(言方荣)

第六章 抽样分布

第二章至第五章介绍了概率论内容，本章起我们继续介绍应用数理统计的内容。

概率论和数理统计都是研究随机现象的统计规律性，但概率论是在已知随机变量服从某种概率分布条件下来研究该随机变量的性质、数字特征(如数学期望、方差)和它的应用等；而数理统计则是在概率论的基础上，通过对试验数据的统计分析，从而获得能够刻画研究对象的某个随机变量的具体分布和数字特征等，并用来推断研究对象整体即总体所具有的数量特征和统计规律。

在统计研究中，如果统计数据是研究对象的全体即总体的全面调查资料，则可直接计算总体的特征指标(如总体的均值、标准差)等来描述总体的特征和规律。但一般而言，我们往往只能从总体中抽取部分个体而得到一个样本作为总体的代表，该抽取过程称为抽样(sampling)；再根据概率和抽样分布的原理，利用从样本中所获得的信息来估计和推断总体的数量特征即统计规律性，这称为统计推断(statistical inference)。统计推断是统计研究的基本内容，包括抽样分布、参数估计和假设检验等内容。

> **案例 6.1(新药有效率)** 某公司研制了一种治疗关节炎的新药，现要考察该新药对关节炎患者治疗的有效率，显然不可能对所有的关节炎患者用该药进行一一治疗，而只能抽取一部分关节炎患者作为样本进行临床治疗，进而根据该部分患者治疗有效的比例来推断该药对全体关节炎患者治疗的有效率。

该案例表明，当总体的个体数很多时，或者总体的范围难以确定时，只能从中抽取一部分个体进行调查，以此来推断所研究的总体的状况和规律，即进行统计推断。统计推断是统计研究的基本内容，包括抽样分布、参数估计和假设检验等内容。本章首先介绍一些数理统计的基本概念，再介绍有关抽样分布等知识，从而为后面介绍参数估计与假设检验奠定理论基础。

第一节 总体、样本和统计量

一、总体与样本

总体(population)是统计所要研究对象的全体，是根据研究目的确定的、具有共同性质的观察单元的全体。组成总体的每个观察单元称为个体(individual)，个体是统计研究中最基本的单位。总体可根据所含个体的个数是有限或无限分为有限总体(finite population)或无限总体(infinite population)，有时也将个体数相当多的有限总体作为无限总体来处理。总体的特征指标称为总体参数(parameter)。例如，调查某地在校大学生的身高，该地所有在校大学生的身高值就构成总体，而该地每一个在校大学生的身高就是个体，该地所有在校大学生的平均身高值即总体均值就是总体的一个重要参数。

在实际应用中，由于种种微小的偶然因素的影响，各个个体不尽相同而具有随机性，但有确定的概率分布，因此研究对象的数量指标就是一个随机变量 X，总体是这个随机变量 X 可能取值的全体，就可用随机变量 X 来代表总体，例如服从正态分布的总体称为正态总体；个体则是随机变量的一个可能取值，参数则是总体 X 的数字特征。

在概率论研究中，我们总是已知总体（即随机变量）所服从的分布及其参数，研究随机试验出现各种结果可能性的大小。而在实际问题中，随机试验的总体情况包括参数往往是未知的，反而需要通过研究对其进行估计推断。此时我们一般采用抽样的方法：从总体中抽取部分个体进行观察试验，得到抽样数据，再应用概率论原理，对总体情况作出估计推断。

为推断总体的有关统计特征，从总体中随机抽取的部分个体称为样本(sample)；样本中所含个体的个数称为样本容量(sample size)，用 n 表示，当 $n \geqslant 30$ 时，称为大样本(large sample)，否则称为小样本(small sample)。

为使样本能够良好地反映总体特征，我们要求样本 X_1, X_2, $\cdots$, X_n 应具有：

(1)独立性：X_1, X_2, $\cdots$, X_n 相互独立；

(2)代表性：X_1, X_2, $\cdots$, X_n 与总体 X 服从相同的概率分布，满足上述条件的样本称为简单随机样本(simple random sample)。而获得简单随机样本的抽样称为简单随机抽样(simple random sampling)。

实际抽样的方法很多，常见的还有分层抽样、序贯抽样、整群抽样等等。不同抽样方法，得到的样本不一定是简单随机样本。为讨论方便，今后所提到的样本都指的是简单随机样本，即每个个体都能反映总体特性、个体之间相互独立。例如，在药品质量抽样检查中，抽样样品只能随机抽取，不能有意识地选优，否则就违反了随机性原则，个体不具有代表性。在研究某地在校大学生的身高时，随机抽取该地区在校大学生 50 名来进行调查，分别测其身高，这 50 名在校大学生的身高就构成一个样本，样本容量就是 50。

在总体 X 中抽取 n 个个体得到一个样本容量是 n 的样本，用 X_1, X_2, $\cdots$, X_n 表示，由于 X_1, X_2, $\cdots$, X_n 是从总体 X 中随机抽取的可能结果，因而是 n 个随机变量；而在一次抽样后，则是一组具体的数值，称为一组样本值，记为 $x_1, x_2, \cdots, x_n$，样本值就是表示样本的随机变量的一组取值。

二、统　计　量

样本是对总体进行统计推断的基本依据。但在抽取样本后，一般不直接利用样本进行估计推断，而是对样本进行处理，即针对不同问题构造样本的不同函数来进行统计处理。

定义 6.1　我们将样本 X_1, X_2, $\cdots$, X_n 的不含任何未知参数的函数 $\varphi(X_1, X_2, \cdots, X_n)$ 称为统计量(statistic)。

注意：统计量完全依赖于样本，不应含有分布的任何未知参数。例如，设总体 $X \sim N(\mu, \sigma^2)$，其中参数 μ 已知，σ^2 未知，X_1, X_2, $\cdots$, X_n 是总体 X 的一个样本，则 $X_1^* = \min\{X_1, X_2, \cdots, X_n\}$，$\sum_{i=1}^{n}(X_i - \mu)^2$ 是统计量，而 $\sum_{i=1}^{n} \dfrac{(X_i - \mu)^2}{\sigma^2}$ 就不是统计量，因为其中含有未知参数 σ^2。由于样本是随机变量，故统计量也是随机变量。图 6-1 给出了总体、参数与样本、统计量等基本概念之间的关系。

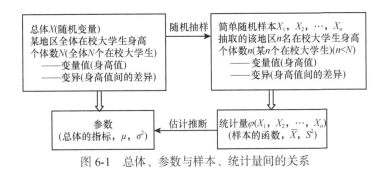

图 6-1 总体、参数与样本、统计量间的关系

一般地，若 $X_1, X_2, \cdots, X_n$ 是来自总体 X 的样本，则常用的样本统计量主要有：

样本均值(sample mean)：$\overline{X} = \dfrac{1}{n}\sum_{i=1}^{n} X_i$；

样本方差(sample variance)：$S^2 = \dfrac{1}{n-1}\sum_{i=1}^{n}(X_i - \overline{X})^2 = \dfrac{1}{n-1}\left(\sum_{i=1}^{n} X_i^2 - n(\overline{X})^2\right)$；

样本标准差(sample standard deviation)：$S = \sqrt{S^2} = \sqrt{\dfrac{1}{n-1}\sum_{i=1}^{n}(X_i - \overline{X})^2}$；

变异系数(coefficient of variation)：$\mathrm{CV} = \dfrac{S}{|\overline{X}|} \times 100\%$；

标准误(standard error)：$S_{\overline{x}} = \dfrac{S}{\sqrt{n}}$，

其中统计量样本均值 $\overline{X}$ 刻画了样本的平均(集中)程度，可用于估计总体 X 的均值 μ；样本方差 S^2 和样本标准差 S 刻画了样本的离散(变异)程度，并可分别用于估计总体 X 的方差 σ^2 和标准差 σ；变异系数 CV 可用于比较不同均值样本变异程度；标准误 $S_{\overline{x}}$ 反映了样本均值的变异程度。另外，还有反映曲线形状的统计量偏度、峰度等。

当泛指一次抽样结果时，样本 $X_1, X_2, \cdots, X_n$ 是 n 个随机变量，则样本均值 $\overline{X}$、样本方差 S^2 等统计量也都是随机变量；当特指一次具体的抽样结果时，样本值 $x_1, x_2, \cdots, x_n$ 是 n 个具体的数值，从而其样本均值 $\overline{x}$ 与样本方差 S^2

$$\overline{x} = \frac{1}{n}\sum_{i=1}^{n} x_i, \quad S^2 = \frac{1}{n-1}\sum_{i=1}^{n}(x_i - \overline{x})^2$$

等也都是具体的数值，即在第一章第二节中介绍的样本均值、样本方差等统计量，其特征意义也相同。例如样本标准差反映了每个样本数据偏离其样本均值的绝对偏差，变异系数反映了样本数据偏离其样本均值的相对偏差，而标准误是用来衡量以样本均值来推断估计总体均值时的平均误差等。

后面在不引起混淆的情况下，我们对样本和统计量赋予双重意义：泛指时为随机变量，特指时为相应数值。

第二节 抽 样 分 布

抽样分布(sampling distribution)是指统计量作为随机变量所服从的概率分布。抽样分布是统计推断的基础。这里我们主要讨论与常用统计量样本均值与样本方差相关的常用抽样分布。在大多数情形，统计量服从正态分布或以正态分布为渐近分布，所以正态分布是最常用的抽样分布。此外，χ^2分布、t分布、F分布等抽样分布也起着重要作用。

一、样本均值的分布

设从总体 X 中随机抽取一个样本 X_1, X_2, $\cdots$, X_n，则 X_1, X_2, $\cdots$, X_n是 n 个相互独立且服从与总体相同的分布。由于正态分布是最常见的分布之一，故我们先考虑在总体 X 服从正态分布 $N(\mu, \sigma^2)$ 时，样本均值 $\overline{X}$ 的抽样分布。

定理 6.1 设 X_1, X_2, $\cdots$, X_n 是来自正态总体 $N(\mu, \sigma^2)$ 的样本，则对其样本均值 $\overline{X}$ 有

$$\overline{X} = \frac{1}{n}\sum_{i=1}^{n} X_i \sim N\left(\mu, \frac{\sigma^2}{n}\right)$$

即样本均值 $\overline{X}$ 的抽样分布仍为正态分布，且

$$E(\overline{X}) = \mu, \quad D(\overline{X}) = \frac{\sigma^2}{n}$$

样本均值 $\overline{X}$ 的标准差为 $\frac{\sigma}{\sqrt{n}}$，称为总体标准误(population standard error)，记为

$$\sigma(\overline{X}) = \frac{\sigma}{\sqrt{n}}$$

将样本均值 $\overline{X}$ 标准化后，定理结果即化为

$$U = \frac{\overline{X} - \mu}{\sigma(\overline{X})} = \frac{\overline{X} - \mu}{\sigma / \sqrt{n}} \sim N(0, 1)$$

当总体的分布不是正态分布和近似正态分布时，只要抽样个数 n 比较大时，由中心极限定理知，样本均值 $\overline{X}$ 的渐近分布仍为正态分布 $N\left(\mu, \frac{\sigma^2}{n}\right)$，这即

定理 6.2 若总体 X 的均值 μ 和方差 σ^2 有限，则当样本容量 n 充分大时，不管总体服从什么分布，其样本均值 $\overline{X}$ 近似服从均值是 μ、方差为 $\frac{\sigma}{\sqrt{n}}$ 的正态分布，即

$$\overline{X} = \frac{1}{n}\sum_{i=1}^{n} X_i \sim N\left(\mu, \frac{\sigma^2}{n}\right) \text{(近似)}$$

证明略。

上述定理表明若用样本均值 $\overline{X}$ 去估计总体均值 μ 时，平均而言是没有偏差(无偏性)，而且当 n 越来越大时，$\overline{X}$ 的离散程度越来越小，即用 $\overline{X}$ 估计 μ 越来越准确。实际计算时，当总分布未知时，对大样本情形($n \geqslant 30$)，就可以应用上述定理。

例 6.1 从均值 $\mu=18$ 和方差 $\sigma^2=16$ 的总体中随机抽取一样本容量为 64 的样本，求其样本均值 $\overline{X}$ 落在 17 到 19 之间的概率。

解 因为样本容量 $n=64(\geqslant 30)$ 为大样本情形，则由中心极限定理，不论总体是何分布，样本均值 $\overline{X}$ 近似服从均值是 $\mu=18$、方差是

$$\frac{\sigma^2}{n} = \frac{16}{64} = \frac{1}{4}$$

的正态分布，即

$$\overline{X} \sim N(18, 1/4)(近似)$$

故所求概率为

$$P(17 \leqslant \overline{X} \leqslant 19) = F(19) - F(17) = \Phi\left(\frac{19-18}{1/2}\right) - \Phi\left(\frac{17-18}{1/2}\right) = \Phi(2) - \Phi(-2) = 2\Phi(2) - 1 = 0.9545$$

二、χ^2分布与样本方差的分布

定义 6.2 设随机变量 X_1，X_2，$\cdots$，X_n 相互独立，且都服从标准正态分布 $N(0, 1)$，则称

$$\chi^2 = X_1^2 + X_2^2 + \cdots + X_n^2$$

服从参数为 n 的 χ^2（卡方）分布（Chi-square distribution），并记为 $\chi^2 \sim \chi^2(n)$。其中参数 n 称为自由度（degree of freedom），表示相互独立的标准正态变量的个数。

$\chi^2(n)$ 分布密度函数为

$$f(x) = \begin{cases} \dfrac{1}{2^{\frac{n}{2}}\Gamma\left(\dfrac{n}{2}\right)} x^{\frac{n}{2}-1} \mathrm{e}^{-\frac{x}{2}}, & x > 0 \\ 0, & x \leqslant 0 \end{cases}$$

其密度曲线图形如图 6-2 所示。

从图 6-2 中可看到，$\chi^2(n)$ 分布曲线是高峰偏向左侧的不对称的偏态曲线，而且只在第一象限取值，并随着 n 的增大逐渐趋于对称。实际上当 $n \to \infty$ 时，χ^2 分布的极限分布为正态分布。

$\chi^2(n)$ 分布具有可加性：设 $\chi_1^2 \sim \chi^2(n_1)$，$\chi_2^2 \sim \chi^2(n_2)$，且 χ_1^2 与 χ_2^2 相互独立，则 $\chi_1^2 + \chi_2^2 \sim \chi^2(n_1+n_2)$。对服从 $\chi^2(n)$ 分布的 χ^2，其均值和方差分别为：$E(\chi^2) = n$，$D(\chi^2) = 2n$。

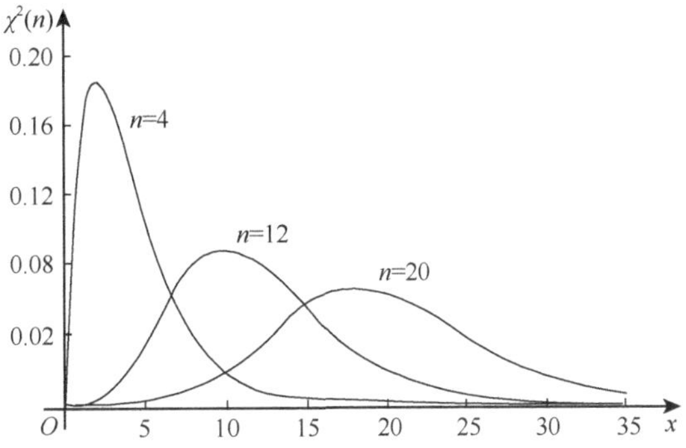

图 6-2 χ^2 分布的密度曲线图

对于样本方差 $S^2 = \dfrac{1}{n-1}\sum_{i=1}^{n}\left(X_i - \overline{X}\right)^2$

的抽样分布，当总体服从正态分布 $N(\mu, \sigma^2)$ 时，我们有下列重要定理。

定理 6.3 设 X_1，X_2，$\cdots$，X_n 是来自正态总体 $N(\mu, \sigma^2)$ 的样本，则

(1) 样本均值 $\overline{X}$ 与样本方差 S^2 相互独立；

(2) $\dfrac{(n-1)S^2}{\sigma^2} = \dfrac{\sum\limits_{i=1}^{n}(X_i - \overline{X})^2}{\sigma^2} \sim \chi^2(n-1)$。（证明略）

实际应用中，我们常常需用到 χ^2 分布的 α 分位数。

定义 6.3 对于给定的 $\alpha(0 < \alpha < 1)$，我们称满足

$$P(\chi^2 > \chi_\alpha^2(n)) = \alpha \quad \text{或} \quad \int_{\chi_\alpha^2(n)}^{+\infty} f(x)\mathrm{d}x = \alpha$$

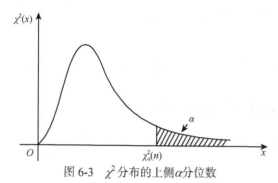

图 6-3 χ^2 分布的上侧 α 分位数

的点 $\chi_\alpha^2(n)$ 称为 χ^2 分布的上侧 α 分位数或临界值(图 6-3)。

对于不同的自由度 n 和 α，附表 5 中编制的 χ^2 分布表列出了相应的 $\chi_\alpha^2(n)$ 的值，可用于有关 χ^2 分布的概率计算问题。

例如，$\alpha=0.05$，$n=10$ 时，查附表 5(χ^2 分布表)得：$\chi_{0.05}^2(10)=18.307$。

例 6.2   设从正态总体 $N(\mu, \sigma^2)$ 中随机抽取一个样本容量为 16 的样本，试求概率 $P\left(\dfrac{S^2}{\sigma^2}>1.666\right)$。

解   虽然 $\dfrac{S^2}{\sigma^2}$ 服从的分布未知，但我们由定理 6.3 知

$$\frac{(n-1)S^2}{\sigma^2} \sim \chi^2(n-1)$$

其中自由度 $n-1=15$，故有

$$P\left(\frac{S^2}{\sigma^2}>1.666\right)=P\left(\frac{(n-1)S^2}{\sigma^2}>(n-1)\cdot 1.666\right)=P\left(\frac{15S^2}{\sigma^2}>24.99\right)=\alpha$$

现应求 α 的值。由定理 6.3 知

$$\chi^2=\frac{15S^2}{\sigma^2} \sim \chi^2(15)$$

由上侧分位数的意义知，有 $\chi_\alpha^2(15)=24.99$。现对 $n=15$，查 $\chi^2(15)$ 分布表(附表 5)得

$$\alpha=P\left(\frac{15S^2}{\sigma^2}>24.99\right)\approx 0.05$$

所以

$$P\left(\frac{S^2}{\sigma^2}\leqslant 1.666\right)=1-\alpha\approx 1-0.05=0.95$$

另外，对 χ^2 分布，当自由度 n 很大时，有

$$\sqrt{2\chi^2} \sim N(\sqrt{2n-1},\ 1) \text{ (近似)}$$

故附表 5 中编制的 $\chi_\alpha^2(n)$ 表仅列出 $n\leqslant 45$ 相应的值，对 $n>45$，有

$$\chi_\alpha^2(n)\approx \frac{1}{2}(u_\alpha+\sqrt{2n-1})^2$$

式中 u_α 是标准正态分布 $N(0, 1)$ 的上侧 α 分位数，满足 $P(U>u_\alpha)=\alpha$ 即 $\Phi(u_\alpha)=1-\alpha$，其值可由正态分布表(附表 3)查得。

例如，$\alpha=0.05$，$n=50$ 时，有

$$\chi_{0.05}^2(50)\approx \frac{1}{2}(u_{0.05}+\sqrt{2\times 50-1})^2=\frac{1}{2}(1.64+\sqrt{99})^2=67.163$$

【SPSS 软件应用】   在 SPSS 中，用 SPSS 累积分布函数 Cdf.Chisq 可计算 χ^2 分布的累积概率值 $P(\chi^2\leqslant x)$；用 SPSS 分位数函数 Idf.Chisq 可计算 χ^2 分布的 α 分位数 $\chi_\alpha^2(n)$。即

$$P(\chi^2(n) \leqslant x) = \text{Cdf.Chisq}(x,\ n)\ ;\quad \chi_\alpha^2(n) = \text{Idf.Chisq}(1-\alpha,\ n)$$

其中 n 为 χ^2 分布的自由度。

下面用 SPSS 软件求概率 $P(\chi^2(10) > 25)$ 和分位数 $\chi_{0.05}^2(50)$ 的值。

在 SPSS 中，打开空白数据集，在首列输入 25，选择菜单【Transform】→【Compute Variable】，在【Numeric Expression】设定：Cdf.Chisq(25，10)，在数据集窗口即可得概率 $P(\chi^2(10) \leqslant 25)$ 的值 P 为 0.9946。因此

$$P(\chi^2(10) > 25) = 1 - P(\chi^2(10) \leqslant 25) = 1 - 0.9946 = 0.0054$$

为计算分位数 $\chi_{0.05}^2(50)$ 的值，可执行上述类似的操作，选择菜单【Transform】→【Compute Variable】，在【Numeric Expression】设定：Idf.Chisq(0.95，50)，即可在数据集中得到 $\chi_{0.05}^2(50)$ 的值 67.50。

三、t 分布与 t 统计量

定义 6.4 设随机变量 X 服从标准正态分布 $N(0,\ 1)$，Y 服从 $\chi^2(n)$ 分布，且 X 与 Y 相互独立，则称

$$T = \frac{X}{\sqrt{Y/n}}$$

服从自由度为 n 的 t 分布(t distribution)或学生分布(student distribution)，记为 $T \sim t(n)$。并将服从 t 分布的统计量称为 t 统计量。

t 分布的密度函数为

$$f(x) = \frac{\Gamma\left(\dfrac{n+1}{2}\right)}{\sqrt{n\pi}\,\Gamma\left(\dfrac{n}{2}\right)} \left(1 + \frac{x^2}{n}\right)^{-\frac{n+1}{2}},\quad -\infty < x < +\infty$$

其密度曲线图形如图 6-4 所示。

从图 6-4 中可看到，t 分布的密度曲线与标准正态曲线类似，是关于 Y 轴对称的"钟形"曲线，均值是 0，而且随着自由度 n 的逐渐增大，$t(n)$ 逐渐接近于标准正态分布 $N(0,\ 1)$ 的图形。

实际上可以证明，当 $n \to \infty$ 时，$t(n)$ 的极限分布为标准正态分布 $N(0,\ 1)$。因此，对大样本情形 $n \geqslant 30$，t 分布可用标准正态分布近似。

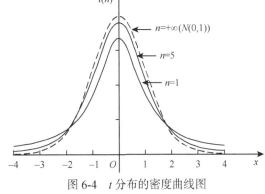

图 6-4 t 分布的密度曲线图

前面我们讨论了总体方差已知时，样本均值的抽样分布。但在实际应用中，总体的方差(及标准差)往往是未知的，此时需用样本方差 S^2 代替总体方差 σ^2，或用样本标准差 S 代替总体标准差 σ，对此，我们有如下定理。

定理 6.4 设 X_1，X_2，$\cdots$，X_n 是来自正态总体 $N(\mu,\ \sigma^2)$ 的样本，$\overline{X}$ 与 S^2 分别是样本均值与样本方差，则

$$\frac{\overline{X} - \mu}{S/\sqrt{n}} \sim t(n-1)\ (\text{证明略})$$

通常我们称 $\dfrac{S}{\sqrt{n}}$ 为样本标准误(sample standard error)，记为 $S_{\overline{X}}$ ，即 $S_{\overline{X}} = \dfrac{S}{\sqrt{n}}$ 。

在研究两个正态总体均值的统计推断时，我们需要考察分别来自两个正态总体的样本均值之差的分布。对此，我们有如下定理。

定理 6.5　设 $X_1, \cdots, X_{n_1}$ 与 $Y_1, \cdots, Y_{n_2}$ 是分别来自正态 $N(\mu_1, \sigma_1^2)$ 和 $N(\mu_2, \sigma_2^2)$ 的两个相互独立样本，它们的样本均值和样本方差分别为 $\overline{X}$、$\overline{Y}$ 和 S_x^2、S_y^2

$$\overline{X} = \frac{1}{n_1}\sum_{i=1}^{n_1} X_i \ , \quad S_x^2 = \frac{1}{n_1 - 1}\sum_{i=1}^{n_1}(X_i - \overline{X})^2$$

$$\overline{Y} = \frac{1}{n_2}\sum_{i=1}^{n_2} Y_i \ , \quad S_y^2 = \frac{1}{n_2 - 1}\sum_{i=1}^{n_2}(Y_i - \overline{Y})^2$$

则

$$\frac{(\overline{X} - \overline{Y}) - (\mu_1 - \mu_2)}{S_w \sqrt{\dfrac{1}{n_1} + \dfrac{1}{n_2}}} \sim t(n_1 + n_2 - 2)$$

其中 $S_w^2 = \dfrac{(n_1 - 1)S_x^2 + (n_2 - 1)S_y^2}{n_1 + n_2 - 2}$ 。(证明略)

定义 6.5　对于给定的 $\alpha(0 < \alpha < 1)$，我们称满足的点 $t_\alpha(n)$ 为 $t(n)$ 分布的上侧 α 分位数或临界值(图 6-5)。

$$P(t(n) > t_\alpha(n)) = \alpha \ \text{或} \ \int_{t_\alpha(n)}^{+\infty} f(x)\mathrm{d}x = \alpha$$

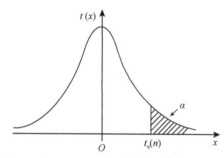

由于的对称性，t 分布也有双侧分位数，我们将满足

$$P(|t(n)| > t_{\alpha/2}(n)) = \alpha$$

的 $t_{\alpha/2}(n)$ 称为 t 分布双侧分位数。

为方便有关 t 分布的计算，附表 6 中编制了 t 分布表，对于自由度 $n(n \leq 45)$ 和较小的 α 值，列出了相应的 $t_\alpha(n)$ 的值。对较大的 α 值，可由 t 分布的对称性得：$t_\alpha(n) = -t_{1-\alpha}(n)$ 。

而当 $n > 45$ 时，$t_\alpha(n)$ 可用标准正态分布 $N(0, 1)$

图 6-5　t 分布的上侧 α 分位数

的分位数 u_α 来近似

$$t_\alpha(n) \approx u_\alpha$$

例如，对 $\alpha = 0.05$，$n = 10$ 时，直接查 t 分布表(附表 6)得：$t_{0.05}(10) = 1.812$，$t_{0.05/2}(10) = 2.228$；
对 $\alpha = 0.95$，$n = 10$ 时，$t_{0.95}(10) = -t_{0.05}(10) = -1.812$；
对 $\alpha = 0.05$，$n = 50$ 时，$t_{0.05}(50) \approx u_{0.05} = 1.64$。

【SPSS 软件应用】　在 SPSS 中，用 SPSS 函数 Cdf.T 可计算 t 分布的累积概率值 $P(T \leq x)$；用 SPSS 函数 Idf.T 可计算 t 分布的 α 分位数 $t_\alpha(n)$，即

$$P(t(n) \leq x) = \text{Cdf.T}(x, n) ; \ t_\alpha(n) = \text{Idf.T}(1-\alpha, n)$$

其中 n 为 t 分布的自由度。

下面用 SPSS 软件求概率 $P(t(50) > 2)$ 和分位数 $t_{0.025}(10)$ 的值。

在 SPSS 中选择菜单【Transform】→【Compute Variable】，在【Numeric Expression】中选定：Cdf.T(2，50)，在数据集窗口得概率 $P(t(50) \leq 2)$ 值为：0.9745。故

$$P(t(50)>2)=1-P(t(50)\leqslant 2)=1-0.9745=0.0255$$

考虑用 SPSS 来求分位数 $t_{0.025}(10)$ 的值，其对应的累积概率为 1–0.025=0.975。与上述操作类似，选择菜单【Transform】→【Compute Variable】，在【Numeric Expression】中选定：Idf.T(0.975, 10)，在数据集窗口即得分位数 $t_{0.025}(10)$ 值为：2.228。

四、F 分布与两个样本方差比的分布

定义 6.6 设随机变量 $X_1\sim\chi^2(n_1)$，$X_2\sim\chi^2(n_2)$，且 X_1 与 X_2 相互独立，则称

$$F=\frac{X_1/n_1}{X_2/n_2}$$

服从自由度是 (n_1, n_2) 的 F 分布（F distribution），并记为 $F\sim F(n_1, n_2)$。其中 n_1，n_2 分别称为 F 分布的第一（分子）自由度、第二（分母）自由度。

F 的概率密度函数为

$$f(x)=\begin{cases}\dfrac{\Gamma\left(\dfrac{n_1+n_2}{2}\right)}{\Gamma\left(\dfrac{n_1}{2}\right)\Gamma\left(\dfrac{n_2}{2}\right)}\left(\dfrac{n_1}{n_2}\right)^{\frac{n_1}{2}}\dfrac{x^{\frac{n_1}{2}-1}}{\left(1+\dfrac{n_1}{n_2}x\right)^{\frac{n_1+n_2}{2}}}, & x>0 \\ 0, & x\leqslant 0\end{cases}$$

其密度曲线图形如图 6-6 所示。

从图 6-6 中可看到，F 分布的密度曲线随自由度 (n_1, n_2) 的取值不同而对应不同曲线，且只在第一象限取值。注意，F 分布总是不对称的正偏态分布，而且不以正态分布为其极限分布。

在将要介绍的假设检验、方差分析等重要章节中，我们需要考虑分别来自正态总体的两个样本方差比的分布，对此，我们有如下定理。

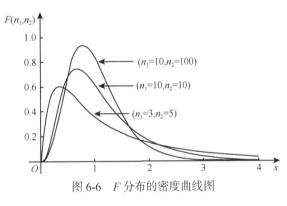

图 6-6 F 分布的密度曲线图

定理 6.6 设 $X_1,\cdots,X_{n_1}$ 与 $Y_1,\cdots,Y_{n_2}$ 是分别来自正态 $N(\mu_1, \sigma_1^2)$ 和 $N(\mu_2, \sigma_2^2)$ 的两个相互独立样本，S_x^2、S_y^2 分别是它们的样本方差

$$\overline{X}=\frac{1}{n_1}\sum_{i=1}^{n_1}X_i, \quad S_x^2=\frac{1}{n_1-1}\sum_{i=1}^{n_1}(X_i-\overline{X})^2$$

$$\overline{Y}=\frac{1}{n_2}\sum_{i=1}^{n_2}Y_i, \quad S_y^2=\frac{1}{n_2-1}\sum_{i=1}^{n_2}(Y_i-\overline{Y})^2$$

则

$$F=\frac{S_x^2/\sigma_1^2}{S_y^2/\sigma_2^2}\sim F(n_1-1, n_2-1)$$

证明略。

定义 6.7 对于给定的 $\alpha(0<\alpha<1)$，我们称满足

$$P(F>F_\alpha(n_1, n_2))=\alpha 或 \int_{F_\alpha(n_1, n_2)}^{+\infty}f(x)\mathrm{d}x=\alpha$$

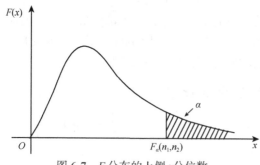

图 6-7 F 分布的上侧 α 分位数

的点 $F_\alpha(n_1, n_2)$ 为 $F(n_1, n_2)$ 分布的上侧 α 分位数或临界值(图 6-7)。

利用附表 7 中 $F(n_1, n_2)$ 分布表,我们就可得到对于常用的 $\alpha(\alpha=0.10,\ 0.05,\ \cdots)$ 和不同自由度 (n_1, n_2) 的相应 $F_\alpha(n_1, n_2)$ 值。

注意:F 分布中的两个自由度 n_1 与 n_2 不可倒置。实际上,对于 F 分布,我们有如下定理。

定理 6.7 如果随机变量 $X \sim F(n_1, n_2)$,则随机变量

$$\frac{1}{X} \sim F(n_2, n_1)$$

该定理的证明留作课后练习。

利用该定理的性质,有

$$F_{1-\alpha}(n_1,\ n_2) = \frac{1}{F_\alpha(n_2, n_1)}$$

由此,我们就可以利用 F 分布表中对应于 $\alpha=0.10,\ 0.05,\ 0.025,\ \cdots$ 的 F 分布的上侧 α 分位数 $F_\alpha(n_1,\ n_2)$ 来得到相应于 $\alpha=0.90,\ 0.95,\ 0.975,\ \cdots$ 的 F 分布的上侧 α 分位数。

例如,对 $n_1=10$,$n_2=5$,$\alpha=0.05$,查表得 $F_{0.05}(10,\ 5)=4.74$。

而 $F_{0.95}(10,\ 5) = F_{1-0.05}(10,\ 5) = \dfrac{1}{F_{0.05}(5,10)} = \dfrac{1}{3.33} = 0.30$

【**SPSS 软件应用**】 在 SPSS 中,用 SPSS 累积分布函数 Cdf.F 可计算 F 分布的累积概率值 $P(F \leqslant x)$;用 SPSS 函数 Idf.F 可计算 F 分布的 α 分位数 $F_\alpha(n_1,\ n_2)$,即

$$P(F(n_1,\ n_2) \leqslant x) = \text{Cdf.F}(x,\ n_1,\ n_2)\ ;\quad F_\alpha(n_1,\ n_2) = \text{Idf.F}(1-\alpha,\ n_1,\ n_2)$$

其中 n_1,n_2 为 F 分布的自由度。

下面用 SPSS 软件求概率 $P(F(10,\ 5) < 0.3)$ 和分位数 $F_{0.95}(10,\ 5)$ 的值。

在 SPSS 的数据集中,选择菜单【Transform】→【Compute Variable】,在【Numeric Expression】中选定:Cdf.F(0.3, 10, 5),在数据集窗口即可得概率 $P(F(10,\ 5) < 0.3)$ 值为:0.0497。

考虑用 SPSS 来求分位数 $F_{0.95}(10,5)$ 的值,其对应的累积概率为 $1-0.95=0.05$。在 SPSS 的数据集中,选择菜单【Transform】→【Compute Variable】,在【Numeric Expression】中设定:Idf.F(0.05, 10, 3),在数据集窗口即可得分位数 $F_{0.95}(10,\ 5)$ 值为:0.3007。

第三节 综合例题

例 6.3 (1999 年考研题) 在天平上重复称一重为 a 的物品,假设各次称量结果相互独立且同服从正态分布 $N(a,\ 0.2^2)$,若以 $\overline{X}_n$ 表示 n 次称量结果的算术平均值,则为使

$$P(|\overline{X}_n - a| < 0.1) = 0.95$$

n 的最小值应不小于自然数_____。

解 设应抽取的样本容量为 n,因为代表称量结果的总体 $X \sim N(a,\ 0.2^2)$,所以

$$\overline{X}_n \sim N\left(a, \frac{0.2^2}{n}\right), \quad \text{且} \ U = \frac{\overline{X}_n - a}{0.2/\sqrt{n}} \sim N(0,1)$$

由分位数意义和正态分布表(附表 3)可知

$$P(|U| < u_{\alpha/2}) = 1 - \alpha = 0.95$$

则 $\alpha = 0.05$，而 $u_{\alpha/2} = u_{0.025} = 1.96$，因此

$$P\left(\left|\frac{\overline{X}_n - a}{0.2/\sqrt{n}}\right| < u_{0.025}\right) = 0.95$$

即

$$P\left(\left|\overline{X}_n - a\right| < \frac{0.2}{\sqrt{n}} \times 1.96\right) = 0.95$$

由题意可知，n 应满足 $\dfrac{0.2}{\sqrt{n}} \times 1.96 \leqslant 0.1$，即

$$n \geqslant \left(\frac{0.2 \times 1.96}{0.1}\right)^2 = 15.37$$

因此可取 $n = 16$，此时必有

$$P\left(\left|\overline{X}_n - a\right| < 0.1\right) = 0.95$$

故 n 的最小值应不小于自然数 16。

注意：本题若用切比雪夫不等式分析，n 最小为 500，可见并不准确，原因是没有充分使用 $\overline{X}$ 服从的分布信息。切比雪夫不等式只是给出了比较粗糙的估计。

例 6.4　求总体 $N(20, \sqrt{3}^2)$ 的容量分别为 $10, 15$ 的两独立样本均值差的绝对值大于 0.3 的概率。

解　分别用 $\overline{X}$、$\overline{Y}$ 表示容量为 10、15 的两个独立样本的均值，则

$$\overline{X} \sim N\left(20, \frac{\sqrt{3}^2}{10}\right), \quad \overline{Y} \sim N\left(20, \frac{\sqrt{3}^2}{15}\right)$$

由于两个样本相互独立，故 $\overline{X}$ 与 $\overline{Y}$ 相互独立，由正态分布的性质，易知

$$\overline{X} - \overline{Y} \sim N\left(20 - 20, \frac{\sqrt{3}^2}{10} + \frac{\sqrt{3}^2}{15}\right)$$

即

$$\overline{X} - \overline{Y} \sim N\left(0, \left(\frac{1}{\sqrt{2}}\right)^2\right), \quad \frac{\overline{X} - \overline{Y}}{1/\sqrt{2}} \sim N(0, 1)$$

因此

$$P\left(\left|\overline{X} - \overline{Y}\right| > 0.3\right) = P\left(\left|\frac{\overline{X} - \overline{Y}}{1/\sqrt{2}}\right| > \frac{0.3}{1/\sqrt{2}}\right) = 2[1 - \Phi(0.3\sqrt{2})] = 2[1 - \Phi(0.42)]$$

$$= 2[1 - 0.6628] = 0.6744$$

注意：正态分布的可加性的正确使用和应用附表计算正态概率时要注意随机变量的标准化。

例 6.5(1998 年考研题)　设 X_1, X_2, X_3, X_4 是来自正态总体 $N(0, 2^2)$ 的简单随机样本，$Y = a(X_1 - 2X_2)^2 + b(3X_3 - 4X_4)^2$，则当 $a = \underline{\qquad}$，$b = \underline{\qquad}$ 时，统计量 Y 服从 χ^2

分布，其自由度为_____。

解 由已知 $X_i \sim N(0, 2^2)$ $(i = 1, 2, 3, 4)$ 且 X_1, X_2, X_3, X_4 相互独立，则对 X_1-2X_2，有

$$E(X_1-2X_2)=0, \quad D(X_1-2X_2)=D(X_1)+4D(X_2)=20$$

从而

$$X_1 - 2X_2 \sim N(0, 20), \quad \frac{X_1 - 2X_2}{2\sqrt{5}} \sim N(0,1)$$

同理可得

$$3X_3 - 4X_4 \sim N(0, 100), \quad \frac{3X_3 - 4X_4}{10} \sim N(0,1)$$

由 χ^2 变量的构成知，两个服从 $N(0,1)$ 的独立的随机变量的平方和应服从 $\chi^2(2)$ 分布。因此

$$Y = \left(\frac{X_1 - 2X_2}{2\sqrt{5}}\right)^2 + \left(\frac{3X_3 - 4X_4}{10}\right)^2 = \frac{1}{20}(X_1 - 2X_2)^2 + \frac{1}{100}(3X_3 - 4X_4)^2 \sim \chi^2(2)$$

对照题目条件，应得 $a = \frac{1}{20}$，$b = \frac{1}{100}$，自由度为 2。

例 6.6(2005 年考研题)　设 $X_1, X_2, \cdots, X_n(n \geq 2)$ 为来自总体 $N(0,1)$ 的简单随机样本，$\bar{X}$ 为样本均值，S^2 为样本方差，则(　　)。

A. $n\bar{X} \sim N(0, 1)$

B. $nS^2 \sim \chi^2(n)$

C. $\dfrac{(n-1)\bar{X}}{S} \sim t(n-1)$

D. $\dfrac{(n-1)X_1^2}{\sum\limits_{i=2}^{n} X_i^2} \sim F(1, n-1)$

答案：D。

【解析】由正态总体抽样分布的性质知，$\dfrac{\bar{X}-0}{1/\sqrt{n}} = \sqrt{n}\bar{X} \sim N(0,1)$，可排除 A。

又 $\dfrac{\bar{X}-0}{S/\sqrt{n}} = \dfrac{\sqrt{n}\bar{X}}{S} \sim t(n-1)$，可排除 C。

而 $\dfrac{(n-1)S^2}{1^2} = (n-1)S^2 \sim \chi^2(n-1)$，不能断定 B 是正确选项。

因为 $X_1^2 \sim \chi^2(1)$，$\sum\limits_{i=2}^{n} X_i^2 \sim \chi^2(n-1)$，且 $X_1^2 \sim \chi^2(1)$ 与 $\sum\limits_{i=2}^{n} X_i^2 \sim \chi^2(n-1)$ 相互独立，则

$$\frac{X_1^2/1}{\sum\limits_{i=2}^{n} X_i^2 \Big/ (n-1)} = \frac{(n-1)X_1^2}{\sum\limits_{i=2}^{n} X_i^2} \sim F(1, n-1)$$

故应选 D。

注意：正态总体 $X \sim N(\mu, \sigma^2)$ 的三个抽样分布

$$\frac{\bar{X}-\mu}{\sigma/\sqrt{n}} \sim N(0,1) \qquad \frac{\bar{X}-\mu}{S/\sqrt{n}} \sim t(n-1) \qquad \frac{(n-1)S^2}{\sigma^2} \sim \chi^2(n-1)$$

是重要的知识点，应当牢记。

例 6.7(2013 年考研题)　设随机变量 $X \sim t(n)$，$Y \sim F(1, n)$，给定 $a(0<a<0.5)$，常数 c 满足 $P(X>c)=a$，则 $P(Y>c^2)=$_____。

答案：$2a$。

【解析】因为 $X \sim t(n)$，则 $X^2 \sim F(1,n)$，故

$$P(Y>c^2)=P(X^2>c^2)=P(|X|>c)=2P(X>c)=2a$$

本章 SPSS 软件应用提要

统计项目			SPSS 软件应用实现的菜单选项
统计分布的概率值和临界值(分位数)计算			【Transform】→【Compute Variable】(SPSS 函数计算)
SPSS 函数计算	χ^2 分布	概率分布值	$P(\chi^2(n)\leq x)=$Cdf.Chisq(x, n)
		临界值(分位数)	$\chi^2_\alpha(n)=$Idf.Chisq$(1-\alpha, n)$
	t 分布	概率分布值	$P(t(n)\leq x)=$Cdf.T(x, n)
		临界值(分位数)	$t_\alpha(n)=$Idf.T$(1-\alpha, n)$
	F 分布	概率分布值	$P(F(n_1, n_2)\leq x)=$Cdf.F(x, n_1, n_2)
		临界值(分位数)	$F_\alpha(n_1, n_2)=$Idf.F$(1-\alpha, n_1, n_2)$

知识链接　盖洛普与民意测验统计

G.H.盖洛普(George Horace Gallup，1901~1984)，美国舆论统计学家和民意测验统计的创始人。1935 年创立美国舆论研究所，正式举办各种全国性民意调查。

1936 年，当时美国非常流行的《文摘》杂志从诸如电话号码簿、俱乐部会员表和汽车注册等得到其抽样调查源，根据其收回的 240 万份选民问卷结果，预测共和党总统候选人兰登(A. Landon)将以 57%的选票当选总统。从 1916 年以来，《文摘》杂志在每次总统选举前都正确预测了总统选举的获胜者。而刚成立的盖洛普的研究所则根据年龄、性别、教育程度、职业、经济收入、宗教信仰等标准，在全国各地区按比例仅随机选择 2000 名测验对象，派调查员亲自去调查访问，根据统计测验结果进行分析，预测民主党的罗斯福(F.D. Roosevslt)将获得 54%的选票获胜。当年的共和党人一般比民主党人更富裕。真实的选举结果是罗斯福获得了 62%的选票获胜。虽然盖洛普的预测也有误差，但其总的趋势表明盖洛普民意测验的正确性，并且抽取的样本容量与《文摘》相比少得令人难以置信。

1936 年对总统候选人的正确预测，为盖洛普研究所赢得了威望，并逐渐成为世界上最负盛名的民意调查机构。自从 1936 年以来，盖洛普总是用 2000 多人的样本进行每届的美国总统选举预测，除了在 1948 年错报外，其每届的总统预测结果都是正确的，且平均误差仅在 2%之内。盖洛普也逐渐成了民意测验的代名词。

本章内容提要

(一)数理统计的基本概念

名称	定义	意义
总体 X	研究对象的全体 X	利用随机变量 X 的性质来研究总体
样本 $X_1,X_2,\cdots,X_n$	$X_1, X_2, \cdots, X_n$ 满足：1.(独立性)相互独立；2.(代表性)与总体 X 同分布	样本是从总体中随机抽取部分个体组成，用于推断总体有关统计特征
统计量 $\varphi(X_1, X_2, \cdots, X_n)$	样本 $X_1, X_2, \cdots, X_n$ 的不含任何未知参数的函数	对样本所含信息进行加工提炼，用于估计推断总体参数

(二)常用统计量

名称	定义	意义
样本均值 $\overline{X}$	$\overline{X} = \dfrac{1}{n}\sum\limits_{i=1}^{n} X_i$	刻画了样本的位置(集中)特征,反映样本观察值的平均水平
样本方差 S^2	$S^2 = \dfrac{1}{n-1}\sum\limits_{i=1}^{n}(X_i - \overline{X})^2$ $= \dfrac{1}{n-1}(\sum\limits_{i=1}^{n} X_i^2 - n(\overline{X})^2)$	刻画了样本的离散特征,反映样本观察值偏离样本均值的分散程度
样本标准差 S	$S = \sqrt{S^2}$	刻画样本观察值偏离样本均值的绝对偏差,且与取值数据的量纲一致
变异系数 CV	$CV = \dfrac{S}{|\overline{X}|} \times 100\%$	刻画样本观察值偏离样本均值的相对偏差,可用于比较不同均值样本相对变异程度
标准误 $S_{\overline{X}}$	$S_{\overline{X}} = \dfrac{S}{\sqrt{n}}$	用来衡量以样本均值来推断估计总体均值时的平均误差

(三)统计三大常用分布

名称	定义	性质
χ^2 分布 $\chi^2(n)$	设 $X_1, X_2, \cdots, X_n$ 相互独立,均服从 $N(0,1)$,则 $\chi^2 = \sum\limits_{i=1}^{n} X_i^2 \sim \chi^2(n)$ 其中 n 为 χ^2 分布的自由度	1. $X \sim \chi^2(n)$,则 $E(X) = n$,$D(X) = 2n$ 2. $X \sim \chi^2(n_1)$,$Y \sim \chi^2(n_2)$ 且 X 与 Y 独立,则 $X + Y \sim \chi^2(n_1 + n_2)$
t 分布 $t(n)$	设 $X \sim N(0,1)$,$Y \sim \chi^2(n)$,且 X 与 Y 相互独立,则 $T = \dfrac{X}{\sqrt{Y/n}} \sim t(n)$ 其中 n 为 χ^2 分布的自由度	1. $t_{1-\alpha}(n) = -t_\alpha(n)$ 2. 当 $n \to \infty$ 时,$t(n)$ 的极限分布就是标准正态分布 $N(0,1)$
F 分布 $F(n_1, n_2)$	设 $X_1 \sim \chi^2(n_1)$,$X_2 \sim \chi^2(n_2)$,且 X_1 与 X_2 独立,则 $F = \dfrac{X_1/n_1}{X_2/n_2} \sim F(n_1, n_2)$ 其中 n_1,n_2 为 χ^2 分布的自由度	1. 设 $T \sim t(n)$,则 $T^2 \sim F(1, n)$ 2. 设 $F \sim F(n_1, n_2)$,则 $1/F \sim F(n_2, n_1)$ 3. $F_{1-\alpha}(n_1, n_2) = \dfrac{1}{F_\alpha(n_2, n_1)}$

(四)正态总体的抽样分布

总体	类型	抽样分布	说明
单个正态总体	样本均值 $\overline{X}$ 的抽样分布	$\overline{X} \sim N(\mu, \dfrac{\sigma^2}{n})$	$\overline{X}$ 作为正态变量的线性组合仍服从正态分布
		$U = \dfrac{\overline{X} - \mu}{\sigma/\sqrt{n}} \sim N(0,1)$	$\overline{X}$ 的标准化变量服从标准正态分布
		$T = \dfrac{\overline{X} - \mu}{S/\sqrt{n}} \sim t(n-1)$	将 $\dfrac{\overline{X} - \mu}{\sigma/\sqrt{n}}$ 中的 σ 换成 S,相应分布由 $N(0,1)$ 修正为 $t(n-1)$
	样本方差 S^2 相关抽样分布	$\chi^2 = \dfrac{(n-1)S^2}{\sigma^2} \sim \chi^2(n-1)$	S^2 与 $\overline{X}$ 还是相互独立的
两个正态总体	样本方差之比的抽样分布	$F = \dfrac{S_x^2/\sigma_1^2}{S_y^2/\sigma_2^2} \sim F(n_1-1, n_2-1)$	用于两个总体方差的统计推断

续表

总体	类型	抽样分布	说明
两个 正态总体	样本均值之差 的抽样分布	当 $\sigma_1^2 = \sigma_2^2$ 时 $T = \dfrac{(\overline{X} - \overline{Y}) - (\mu_1 - \mu_2)}{S_w\sqrt{\dfrac{1}{n_1} + \dfrac{1}{n_2}}} \sim t(\mathrm{df})$ $\mathrm{df} = n_1 + n_2 - 2$	用于两个总体均值的统计推断 $S_w^2 = \dfrac{(n_1-1)S_x^2 + (n_2-1)S_y^2}{n_1 + n_2 - 2}$

思考与练习六

1. 关于随机抽样，下列哪一项说法是正确的（　　）。

A. 抽样时应使得总体的每一个个体都有同等的机会被抽取

B. 研究者在抽样时应精心挑选个体，以使样本更能代表总体

C. 随机抽样即随意抽取个体

D. 为确保样本具有更好的代表性，样本量应比较大

2. 设总体 $X \sim N(\mu, \sigma^2)$，其中 μ，σ^2 为已知数，X_1，X_2，$\cdots$，X_n 来自 X 的一个样本，$\overline{X}$，S^2 分别是样本均值和方差，且相互独立，则样本均值 $\overline{X} \sim$ _____ 分布，而统计量 $\dfrac{\overline{X} - \mu}{\sigma/\sqrt{n}} \sim$ _____ 分布，统计量 $\dfrac{\overline{X} - \mu}{S/\sqrt{n}} \sim$ _____ 布，统计量 $\dfrac{(n-1)S^2}{\sigma^2} \sim$ _____ 分布。

3. 设 x_1，x_2，$\cdots$，x_{20} 是来自 $N(10, 1)$ 的简单样本，$\overline{x}$ 是容量为 20 的样本均值，则 $\overline{x}$ 服从 _____ 分布，$E(\overline{x}) =$ _____，$D(\overline{x}) =$ _____；$P(\overline{x} > 10) =$ _____。

4.（1997 年考研题）设随机变量 X 和 Y 相互独立而且都服从正态分布 $N(0, 3^2)$，而 X_1，X_2，$\cdots$，X_9 和 Y_1，Y_2，$\cdots$，Y_9 分别是来自总体 X 和 Y 的简单随机样本，则统计量

$$U = \frac{X_1 + \cdots + X_9}{\sqrt{Y_1^2 + \cdots + Y_a^2}}$$

服从 _____ 分布，参数为 _____。

5. 设 Q，U 是两个相互独立的随机变量，并且已知

$$\frac{Q}{\sigma^2} \sim \chi^2(n-p-1)，\qquad \frac{U}{\sigma^2} \sim \chi^2(p)$$

其中 σ^2 为常数，则 $\dfrac{(n-p-1)U}{pQ}$ 服从 _____ 分布；$\dfrac{Q}{\sigma^2} + \dfrac{U}{\sigma^2}$ 服从 _____ 分布。

6.（2003 年考研题）　设随机变量 $X \sim t(n)$ $(n > 1)$，$Y = \dfrac{1}{X^2}$，则下列说法正确的是（　　）。

A. $Y \sim \chi^2(n)$　　　B. $Y \sim \chi^2(n-1)$　　　C. $Y \sim F(n,1)$　　　D. $Y \sim F(1,n)$

习　题　六

1. 总体 $X \sim N(\mu, \sigma^2)$，其中 μ 未知，$\sigma^2 = \sigma_0^2$ 为已知参数，X_1，X_2，$\cdots$，X_n 是从总体抽取的一组样本，则下列各式中哪些属于统计量，为什么？

(1) $\sum\limits_{i=1}^{n}\left(X_i - \sigma_0\right)^2$;　　　　(2) $\sum\limits_{i=1}^{n}\left(X_i - \mu\right)$;　　　　(3) $\sum\limits_{i=1}^{n}\left(X_i - \bar{X}\right)^2$;

(4) $\dfrac{1}{n}\left(X_1^2 + X_2^2 + \cdots + X_n^2\right)$;　　(5) $\mu^2 + \dfrac{1}{3}\left(X_1 + X_2 + X_3\right)$;　　(6) $\dfrac{1}{\sigma_0^2}\sum\limits_{i=1}^{n}X_i^2$。

2. 设对总体 X 得到一个容量为 10 的样本值：

4.5，2.0，1.0，1.5，3.5，4.5，6.5，5.0，3.5，4.0

求样本均值 $\bar{x}$ 与样本方差 S^2。

3. 在总体 $N(52, 6.3^2)$ 中随机地抽取一个容量为 36 的样本，求样本平均值 $\bar{X}$ 落在 50.8 到 53.8 之间的概率。

4. 查表求下列各值：

(1) $\chi^2_{0.01}(10)$，$\chi^2_{0.10}(12)$，$\chi^2_{0.99}(60)$，$\chi^2_{0.95}(16)$；

(2) $t_{0.10}(4)$，$t_{0.99}(10)$，$t_{0.05}(12)$，$t_{0.975}(60)$；

(3) $F_{0.99}(10，9)$，$F_{0.95}(10，9)$，$F_{0.10}(28，2)$，$F_{0.05}(10，8)$。

5. 求以下各分布的临界值：

(1) $P\left(\chi^2(21) > \lambda\right) = 0.025$；　　(2) $P\left(\chi^2(21) < \lambda\right) = 0.025$；　　(3) $P\left(t(4) > \lambda\right) = 0.99$；

(4) $P\left(|t(4)| < \lambda\right) = 0.99$；　　(5) $P\left(t(4) < \lambda\right) = 0.1$；　　(6) $P\left(\chi^2(15) < \lambda\right) = 0.95$。

6. 已知 $X \sim t(n)$，求证：$X^2 \sim F(1，n)$。

上机训练题

1. 对习题六第 2 题，利用 SPSS 的统计函数来计算其结果。

2. 对习题六第 4 题，利用 SPSS 的统计函数来计算其临界值。

（言方荣　沈　俊）

第七章 参 数 估 计

在实际应用中，有时总体的分布类型已知，但含有未知参数，需要通过样本观测值来统计推断总体中的未知参数，这类问题称为参数估计问题，如下列案例所示。

案例7.1（血铅值检测）　对一批铅作业工人从中任选 7 人进行血铅值检测，测得其血铅值为（单位：μmol/L）

0.91　0.87　2.13　0.97　1.64　1.21　2.08

假定该批工人的血铅值服从正态分布 $N(\mu, \sigma^2)$，其中 μ，σ^2 分别是总体的均值和方差。

问题：能否根据该 7 名工人的血铅观测值来推断该批铅作业工人的总体均值 μ 和总体方差 σ^2？

参数估计（parameter estimation）是统计推断的基本问题之一，它是当总体的分布形式已知，但其所含参数的真值未知时，根据样本提供的信息，构造样本的函数即统计量，来对总体未知参数所作的估计或推断。用来估计总体参数的样本统计量称为估计量（estimate）。

参数估计通常分为两类：一是点估计（point estimation），就是以某个适当统计量的观测值作为未知参数的估计值，如采用某次抽样调查所得的 50 例健康男子血清总胆固醇的均值 4.80（mmol/L）作为健康男子血清总胆固醇的总体均值的估计值。二是区间估计（interval estimation），就是在给定的概率 $1-\alpha$ 下，用两个统计量的观测值所确定的区间来估计未知参数的大致范围。

第一节　参数的点估计

参数的点估计（point estimate）就是直接用一个样本估计量 $\hat{\theta} = \hat{\theta}(X_1, X_2, \cdots, X_n)$ 对总体未知参数 θ 所作的一个数值点的估计。注意：估计量作为样本统计量是一个随机变量。而对应于样本的一组具体取值 $x_1, \cdots, x_n$，估计量 $\hat{\theta}$ 的相应取值 $\hat{\theta}(x_1, \cdots, x_n)$ 称为总体参数 θ 的一个估计值（estimate value）。同一估计量，当样本取不同值时所得的估计值往往是不相同的。以后在不致混淆的情况下，估计量 $\hat{\theta}(X_1, X_2, \cdots, X_n)$ 与估计值 $\hat{\theta}(x_1, x_2, \cdots, x_n)$ 都称为 θ 的估计，并都简记为 $\hat{\theta}$。

用于求参数点估计的方法有矩估计法、最大似然估计法、顺序统计量估计法和最小二乘法等。这里我们只介绍最常用的矩估计法和最大似然估计法，最小二乘法将在第十章相关与回归分析一章中介绍。

一、矩 估 计 法

在统计学中，矩（moment）是以均值为基础而定义的数字特征，其中均值是一阶矩，方差是二阶中心矩。由大数定律可知，样本矩将依概率收敛于相应的总体矩，样本矩的连续函数将依概率收敛于相应总体矩的连续函数。我们就用样本矩作为相应总体矩的估计量，用样本矩的连续函数作为相应总体矩连续函数的估计量，这种估计法称为矩估计法（methods of moment esimate），它是由皮尔逊提出的点估计法。

设总体 X 的分布函数为 $F(x; \theta_1, \theta_2, \cdots, \theta_r)$，其中 $\theta_1, \theta_2, \cdots, \theta_r$ 为未知参数，而 $(X_1, X_2, \cdots, X_n)$ 为抽自总体 X 的样本。根据矩估计法，我们有

$$\begin{cases} E(X) = \dfrac{1}{n}\sum_{i=1}^{n} X_i \\ E(X^2) = \dfrac{1}{n}\sum_{i=1}^{n} X_i^2 \\ \quad\vdots \\ E(X^r) = \dfrac{1}{n}\sum_{i=1}^{n} X_i^r \end{cases}$$

注意到，总体 X 的各阶原点矩 $E(X)$，$E(X^2)$，$\cdots$，$E(X^r)$ 与 X 的分布有关，是参数 θ_1，θ_2，$\cdots$，θ_r 的函数。例如 X 服从正态分布 $N(\mu, \sigma^2)$，则 $E(X) = \mu$，而 $E(X^2) = \mu^2 + \sigma^2$。因此，上式实际上是关于 θ_1，θ_2，$\cdots$，θ_r 的 r 元联立方程组。设其解为 $\hat{\theta}_1$，$\hat{\theta}_2$，$\cdots$，$\hat{\theta}_r$，显然，这些解是样本 X_1，X_2，$\cdots$，X_n 的函数，即为未知参数 θ_1，θ_2，$\cdots$，θ_r 的矩估计量。在实际应用中，不管总体 X 服从什么分布，样本均值 $\overline{X}$ 就可作为总体均值 μ 的矩估计量，样本方差 S^2 可作为总体方差 σ^2 的矩估计量，样本标准差 S 可作为总体标准差 σ 的矩估计量，即有

$$\hat{\mu} = \overline{X} = \frac{1}{n}\sum_{i=1}^{n} X_i\ ;\quad \hat{\sigma}^2 = S^2 = \frac{1}{n-1}\sum_{i=1}^{n}(X_i - \overline{X})^2\ ;\quad \hat{\sigma} = S = \sqrt{\frac{1}{n-1}\sum_{i=1}^{n}(X_i - \overline{X})^2}$$

利用上述公式就可解决案例 7.1 的铅作业工人血铅值的均值和方差的点估计值问题。

案例 7.1 解 即求 μ，σ^2 的矩估计值。由 7 名工人的血铅值实测值计算得

$$\hat{\mu} = \overline{x} = \frac{1}{n}\sum_{i=1}^{n} x_i = 1.401$$

$$\hat{\sigma}^2 = S^2 = \frac{1}{n-1}\sum_{i=1}^{n}(x_i - \overline{x})^2 = 0.299$$

故该批铅作业工人的总体均值 μ 和总体方差 σ^2 的估计值分别为 1.401 和 0.299。

【SPSS 软件应用】 首先建立对应的 SPSS 数据集〈工人的血铅值〉，包括一个数值变量：Blood_lead（血铅值），如图 7-1 所示。

	Blood_lead
1	.91
2	.87
3	2.13
4	.97

图 7-1 数据集〈工人的血铅值〉

在 SPSS 中，打开该数据集，选择菜单【Analyze】→【Descriptive Statistics】→【Descriptive】，在对话框【Descriptives】中选定：Blood_lead（血铅值）→Variable(s)；点击选项【Options】，保留已有的统计量选项，再选定：√Variance，点击 Continue，再点击 OK。即可得如图 7-2 所示的工人血铅值的常用样本统计量，包括均值、方差、标准差等估计值。

Descriptive Statistics

	N	Minimum	Maximum	Mean	Std. Deviation	Variance
血铅值	7	.87	2.13	1.4014	.54694	.299
Valid N (listwise)	7					

图 7-2 案例 7.1 的 SPSS 输出结果

故样本均值为 1.4014，样本方差为 0.299，分别为小鼠体重的均值、方差的点估计值。

例 7.1 已知某药品检测仪的寿命 X 服从指数分布，其密度为

$$f(x)=\begin{cases} \lambda e^{-\lambda x}, & x \geqslant 0 \\ 0, & x<0 \end{cases}$$

试用矩估计法求未知参数 λ 的点估计量。

解 先求 X 的总体均值

$$\mu = E(X) = \int_{-\infty}^{+\infty} x f(x) \mathrm{d}x = \int_{0}^{+\infty} x \lambda e^{-\lambda x} \mathrm{d}x = \frac{1}{\lambda}$$

由矩估计法，令 $\dfrac{1}{\lambda} = \dfrac{1}{n}\sum_{i=1}^{n} X_i$ ，解之得 λ 的矩估计量

$$\hat{\lambda} = \frac{n}{\sum\limits_{i=1}^{n} X_i} = \frac{1}{\bar{X}}$$

例 7.2 设总体 X 服从正态分布 $N(\mu, \sigma^2)$，$X_1, X_2, \cdots, X_n$ 为抽自总体 X 的样本，试求未知参数 μ 和 σ^2 的矩估计量。

解 对于正态总体 $N(\mu, \sigma^2)$，$E(X)=\mu$，而

$$E(X^2) = D(X) + E(X^2) = \sigma^2 + \mu^2$$

由矩估计法有

$$\begin{cases} \mu = \dfrac{1}{n}\sum_{i=1}^{n} X_i \\ \sigma^2 + \mu^2 = \dfrac{1}{n}\sum_{i=1}^{n} X_i^2 \end{cases}$$

解上述方程组得到 μ 和 σ^2 的矩估计量为

$$\hat{\mu} = \frac{1}{n}\sum_{i=1}^{n} X_i = \bar{X}$$

$$\hat{\sigma}^2 = \frac{1}{n}\sum_{i=1}^{n} X_i^2 - \left(\frac{1}{n}\sum_{i=1}^{n} X_i\right)^2 = \frac{1}{n}\sum_{i=1}^{n}(X_i - \bar{X})^2$$

二、最大似然估计法

前面介绍的矩估计法，其优点在于并不需要知道总体的分布形式，适用范围广。然而，当总体的分布类型已知时，如果我们仍用矩估计法，那将浪费很多知道的信息。而最大似然估计法充分利用了分布类型已知的条件，所得估计量一般都具有较优良的性质。

(一)总体为离散型随机变量

设总体 X 为离散型随机变量，其分布律 $P(X = x) = P(x, \theta)$ 已知，其中 θ 为未知参数，$x_1, x_2, \cdots, x_n$ 为来自总体 X 的一组样本观测值。

如果在一次试验或观测中某事件居然发生了，说明此事件为大概率事件。下面我们就从这一基本原理出发来寻找参数的估计值或估计量。

由于样本 $X_1, X_2, \cdots, X_n$ 可以看作是 n 个相互独立且与总体 X 同分布的随机变量，而 $(x_1, x_2, \cdots, x_n)$ 就是 n 维随机变量 $(X_1, X_2, \cdots, X_n)$ 在一次观测或试验中所得到的观测值，

这表明事件 $\{X_1 = x_1, X_2 = x_2, \cdots, X_n = x_n\}$ 在一次试验中发生了，说明该事件是大概率事件，其概率

$$P(X_1 = x_1, X_2 = x_2, \cdots, X_n = x_n) = P(X_1 = x_1)P(X_2 = x_2)\cdots P(X_n = x_n)$$

$$= P(x_1, \theta)P(x_2, \theta)\cdots P(x_n, \theta) = \prod_{i=1}^{n} P(x_i, \theta)$$

应该很大，又因为该概率是参数 θ 的函数，其值大小依赖于 θ。若存在一个 $\hat{\theta}$，使该概率值达到最大，我们就以 $\hat{\theta}$ 作为 θ 的估计值，显然这是合理的。

由于离散型 X 的分布律 $P(X = x) = P(x, \theta)$ 形式已知，θ 为未知参数，x_1，x_2，$\cdots$，x_n 为样本观测值，故 $\prod_{i=1}^{n} P(x_i, \theta)$ 仅是 θ 的函数，记作 $L(\theta)$，即

$$L(\theta) = \prod_{i=1}^{n} P(x_i, \theta)$$

通常我们称 $L(\theta)$ 为似然函数 (likelihood function)。

若 $\theta = \hat{\theta}$ 时，似然函数达到最大值，即

$$L(\hat{\theta}) = \max_{\theta} L(\theta)$$

则称 $\hat{\theta} = \hat{\theta}\ (x_1,\ x_2,\ \cdots,\ x_n)$ 为参数 θ 的最大似然估计值，称 $\hat{\theta} = \hat{\theta}\ (X_1,\ X_2,\ \cdots,\ X_n)$ 为 θ 的最大似然估计量 (maximum likelihood estimate)。

设 $L(\theta)$ 是 θ 的可微函数，要使 $L(\hat{\theta})$ 为最大值，$\hat{\theta}$ 应为方程

$$\frac{\mathrm{d}L(\theta)}{\mathrm{d}\theta} = 0$$

的解。又由于 $\ln L(\theta)$ 是 $L(\theta)$ 的单调函数，$L(\theta)$ 与 $\ln L(\theta)$ 有相同的最大值点。故 $\hat{\theta}$ 一般还可由方程

$$\frac{\mathrm{d}\ln L(\theta)}{\mathrm{d}\theta} = 0$$

解出。这两个方程分别称为似然方程 (likelihood equation) 和对数似然方程 (logarithm likelihood equation)。

例 7.3 设某车间生产一批产品，其次品率为 p，今从中抽取 n 件，发现其中有 m 件次品。试用最大似然估计法估计其次品率 p。

解 用 X_i 表示第 i 次抽取到的次品数，$i = 1, 2, \cdots, n$，显然有

$$X_i = \begin{cases} 1, & \text{第}i\text{次抽到次品} \\ 0, & \text{第}i\text{次抽到正品} \end{cases}$$

则 X_i 服从 0-1 分布，且概率分布

$$P(x_i, p) = p^{x_i}(1-p)^{1-x_i} \quad (x_i = 0, 1; i = 1, 2, \cdots, n)$$

于是似然函数

$$L(p) = \prod_{i=1}^{n} p^{x_i}(1-p)^{1-x_i} = p^{\sum_{i=1}^{n} x_i}(1-p)^{n-\sum_{i=1}^{n} x_i}$$

由题意，n 次抽取中有 m 件次品，故 $m = \sum_{i=1}^{n} x_i$，于是

$$L(p) = p^m (1-p)^{n-m}$$

两边取对数，得 $\qquad \ln L(p) = m\ln p + (n-m)\ln(1-p)$

上式两边对 p 求导，并令其导数为零，得似然方程

$$\frac{\mathrm{d}\ln L(p)}{\mathrm{d}p} = \frac{m}{p} - \frac{n-m}{1-p} = 0$$

解之，即可得到参数 p 的最大似然估计值为

$$\hat{p} = \frac{m}{n} = \frac{1}{n}\sum_{i=1}^{n} x_i$$

故 $\hat{p} = \dfrac{1}{n}\sum\limits_{i=1}^{n} x_i = \overline{X}$ 为参数 p 的最大似然估计量。

(二)总体为连续型随机变量

设总体 X 为连续型随机变量，其分布密度函数 $f(x,\theta)$ 形式已知，而 θ 为未知参数，x_1, x_2, $\cdots$, x_n 为样本观测值，称

$$L(\theta) = \prod_{i=1}^{n} f(x_i,\theta) = f(x_1,\theta)f(x_2,\theta)\cdots f(x_n,\theta)$$

为似然函数。当 $\theta = \hat{\theta}$ 时，若似然函数取得最大值，即

$$L(\hat{\theta}) = \max_{\theta} L(\theta)$$

则称 $\hat{\theta} = \hat{\theta}(x_1, x_2, \cdots, x_n)$ 为参数 θ 的最大似然估计值，称 $\hat{\theta} = \hat{\theta}(X_1, X_2, \cdots, X_n)$ 为 θ 的最大似然估计量。当 $L(\theta)$ 可导时，$\hat{\theta}$ 可由似然方程

$$\frac{\mathrm{d}L(\theta)}{\mathrm{d}\theta} = 0 \ \text{或} \ \frac{\mathrm{d}\ln L(\theta)}{\mathrm{d}\theta} = 0$$

解出。

例 7.4 设总体 X 服从参数为 λ 的指数分布，其分布密度

$$f(x;\lambda) = \begin{cases} \lambda \mathrm{e}^{-\lambda x}, & x>0 \\ 0, & x \leqslant 0 \end{cases}$$

x_1, x_2, $\cdots$, x_n 为样本观测值，求 λ 的最大似然估计量。

解 似然函数

$$L(\lambda) = \prod_{i=1}^{n} \lambda \mathrm{e}^{-\lambda x_i} = \lambda^n \mathrm{e}^{-\lambda \sum\limits_{i=1}^{n} x_i}, \quad x_i > 0, i = 1,2,\cdots,n$$

两边取对数得 $\qquad \ln L(\lambda) = n\ln\lambda - \lambda\sum\limits_{i=1}^{n} x_i$

对 λ 求导，并令其为零，得似然方程

$$\frac{\mathrm{d}\ln L(\lambda)}{\mathrm{d}\lambda} = \frac{n}{\lambda} - \sum_{i=1}^{n} x_i = 0$$

解得 λ 的最大似然估计值为

$$\hat{\lambda} = \frac{n}{\sum\limits_{i=1}^{n} x_i} = \frac{1}{\overline{x}}$$

最大似然估计量为

$$\hat{\lambda} = \frac{n}{\sum\limits_{i=1}^{n} X_i} = \frac{1}{\overline{X}}$$

这与矩估计量是一致的。

当总体 X 的分布密度 $f(x; \theta_1, \theta_2, \cdots, \theta_s)$ 中含有 s 个未知参数 $\theta_1, \theta_2, \cdots, \theta_s$ 时，其似然函数仍为

$$L(\theta_1, \theta_2, \cdots, \theta_s) = \prod_{i=1}^{n} f(x_i; \theta_1, \theta_2, \cdots, \theta_s)$$

它是参数 $\theta_1, \theta_2, \cdots, \theta_s$ 的多元函数。

当 $L(\theta_1, \theta_2, \cdots, \theta_s)$ 或 $\ln L(\theta_1, \theta_2, \cdots, \theta_s)$ 偏导数都存在时，可由方程组

$$\frac{\partial L(\theta_1, \theta_2, \cdots, \theta_s)}{\partial \theta_i} = 0 \quad (i = 1, 2, \cdots, s)$$

或

$$\frac{\partial \ln L(\theta_1, \theta_2, \cdots, \theta_s)}{\partial \theta_i} = 0 \quad (i = 1, 2, \cdots, s)$$

解出 $\theta_1, \theta_2, \cdots, \theta_s$，即得其最大似然估计量。

例 7.5 设 $X_1, X_2, \cdots, X_n$ 是来自正态总体 $N(\mu, \sigma^2)$ 的样本，求未知参数 μ 和 σ^2 的最大似然估计量。

解 设 $x_1, x_2, \cdots, x_n$ 为正态总体 $N(\mu, \sigma^2)$ 的一组样本观察值，由于 X 的分布密度为

$$f(x; \mu, \sigma^2) = \frac{1}{\sqrt{2\pi}\sigma} e^{-\frac{(x-\mu)^2}{2\sigma^2}}$$

故似然函数 $\qquad L(\mu, \sigma^2) = \prod_{i=1}^{n} \frac{1}{\sqrt{2\pi}\sigma} e^{-\frac{(x_i-\mu)^2}{2\sigma^2}} = \frac{1}{(2\pi)^{\frac{n}{2}} \sigma^n} e^{-\frac{1}{2\sigma^2}\sum\limits_{i=1}^{n}(x_i-\mu)^2}$

两边取对数得 $\qquad \ln L(\mu, \sigma^2) = -\frac{n}{2}\ln(2\pi\sigma^2) - \frac{1}{2\sigma^2}\sum_{i=1}^{n}(x_i-\mu)^2$

对 μ 和 σ^2 求偏导，得似然方程

$$\begin{cases} \dfrac{\partial \ln L}{\partial \mu} = \dfrac{1}{\sigma^2}\sum\limits_{i=1}^{n}(x_i-\mu) = 0 \\[3mm] \dfrac{\partial \ln L}{\partial \sigma^2} = -\dfrac{n}{2\sigma^2} + \dfrac{1}{2\sigma^4}\sum\limits_{i=1}^{n}(x_i-\mu)^2 = 0 \end{cases}$$

解得 μ 和 σ^2 的最大似然估计值为

$$\hat{\mu} = \frac{1}{n}\sum_{i=1}^{n} x_i = \overline{x}, \quad \hat{\sigma}^2 = \frac{1}{n}\sum(x_i - \overline{x})^2$$

其最大似然估计量为

$$\hat{\mu} = \frac{1}{n}\sum_{i=1}^{n} X_i = \overline{X}, \quad \hat{\sigma}^2 = \frac{1}{n}\sum(X_i - \overline{X})^2$$

可见，对正态总体 X，其均值 μ 的最大似然估计量仍为样本均值；方差 σ^2 的最大似然

估计量仍为样本的二阶中心矩，但是统计上，通常用样本方差 $S^2 = \dfrac{1}{n-1}\sum\limits_{i=1}^{n}(X_i - \overline{X})^2$ 来估计总体方差 σ^2，其原因参见例 7.6。

三、估计量的优良性

为了估计同一总体参数，不同的估计法可能得到不同的估计量，由此产生了如何评判估计量是否优良的判别标准问题。

(一)无偏性

定义 7.1 设 $\hat{\theta}$ 是未知参数 θ 的估计量，如果 $E(\hat{\theta}) = \theta$，则称 $\hat{\theta}$ 为 θ 的无偏估计量 (unbiased estimate)。

同一个估计量对于不同的样本有不同的估计值，无偏性则表示无偏估计量的所有可能估计值的均值等于被估计参数的真值，即平均而言，估计是无偏的。

例 7.6 设 $X_1, \cdots, X_n$ 是来自总体 X 的一个样本，证明

(1) 样本均值 $\overline{X} = \dfrac{1}{n}\sum\limits_{i=1}^{n}X_i$ 是总体均值 μ 的无偏估计量；

(2) 样本方差 $S^2 = \dfrac{1}{n-1}\sum\limits_{i=1}^{n}(X_i - \overline{X})^2$ 是总体方差 σ^2 的无偏估计量。

证明 (1) 利用数学期望的性质，有

$$E(\overline{X}) = E\left(\frac{1}{n}\sum_{i=1}^{n}X_i\right) = \frac{1}{n}E\left(\sum_{i=1}^{n}X_i\right) = \frac{1}{n}\sum_{i=1}^{n}E(X_i) = \frac{1}{n}\sum_{i=1}^{n}E(X) = E(X) = \mu$$

即 $\overline{X}$ 是总体均值 μ 的无偏估计量。

(2) 对样本方差 S^2，我们有

$$E(S^2) = E\left(\frac{1}{n-1}\sum_{i=1}^{n}(X_i - \overline{X})^2\right) = \frac{1}{n-1}E\left(\sum_{i=1}^{n}X_i^2 - n\overline{X}^2\right) = \frac{1}{n-1}\left(\sum_{i=1}^{n}E(X_i^2) - nE(\overline{X}^2)\right)$$

$$= \frac{1}{n-1}\left(\sum_{i=1}^{n}[D(X_i)+(EX_i)^2] - n[D(\overline{X})+(E(\overline{X}))^2]\right) = \frac{1}{n-1}\left(\sum_{i=1}^{n}(\sigma^2 + \mu^2) - n\left(\frac{\sigma^2}{n}+\mu^2\right)\right)$$

$$= \frac{1}{n-1}(n-1)\sigma^2 = \sigma^2$$

即样本方差 $S^2 = \dfrac{1}{n-1}\sum\limits_{i=1}^{n}(X_i - \overline{X})^2$ 的理论平均值等于总体方差 σ^2，$E(S^2) = \sigma^2$。而统计量二阶中心矩 $\mu_2 = \dfrac{1}{n}\sum\limits_{i=1}^{n}(X_i - \overline{X})^2$ 不是总体方差 σ^2 的无偏估计量，事实上

$$E(\mu_2) = E\left(\frac{1}{n}\sum_{i=1}^{n}(X_i - \overline{X})^2\right) = \frac{n-1}{n}\sigma^2 \neq \sigma^2$$

(二)有效性

在实际应用中，我们不仅希望估计量是无偏的，更希望估计量 $\hat{\theta}$ 与被估计的总体参数 θ 间的偏差尽可能小，通常我们用均方误差 (mean square error) $E[(\hat{\theta}-\theta)^2]$ 来表示估计量偏

差的大小，当估计量 $\hat{\theta}$ 是总体参数 θ 的无偏估计，即 $E(\hat{\theta})=\theta$ 时，

$$E[(\hat{\theta}-\theta)^2]=E[(\hat{\theta}-E(\hat{\theta}))^2]=D(\hat{\theta})$$

此时方差 $D(\hat{\theta})$ 越小，估计量 $\hat{\theta}$ 的可能值就越可能集中在被估计的总体参数 θ 的附近，对总体参数的估计和推断也就越有效。

定义 7.2 设 $\hat{\theta}_1$、$\hat{\theta}_2$ 为总体的未知参数 θ 的两个无偏估计量，若

$$D(\hat{\theta}_1) < D(\hat{\theta}_2)$$

则称 $\hat{\theta}_1$ 比 $\hat{\theta}_2$ 有效(effective)。

例 7.7 设 $X_1,\cdots,X_n$ 是来自总体 X 的一个样本，证明样本均值

$$\overline{X}=\frac{1}{n}\sum_{i=1}^{n}X_i$$

比总体均值 μ 的另一无偏估计量 X_1 更有效。

证明 由于 X_1 与总体 X 服从同一分布，则

$$E(X_1)=\mu,\ D(X_1)=\sigma^2$$

即 X_1 是 μ 的无偏估计量。

再由例 7.6 知，$\overline{X}$ 也是 μ 的无偏估计量，而由定理 6.1 知

$$D(\overline{X})=\frac{\sigma^2}{n}$$

故只要 $n>1$，就有

$$D(\overline{X})=\frac{\sigma^2}{n}<D(X_1)=\sigma^2$$

因此 $\overline{X}$ 比 X_1 更有效。

这说明用 $\overline{X}$ 和 X_1 来估计 μ 时，虽都是无偏的，但 $\overline{X}$ 的值在 μ 附近更集中些(因为方差小)。从这个意义上讲，我们说 $\overline{X}$ 作为 μ 的估计量比 X_1 更有效。

可以证明，在总体均值 μ 的形如 $\sum_{i=1}^{n}c_iX_i$ $\left(\text{其中}c_i\geq0,\sum_{i=1}^{n}c_i=1\right)$ 的无偏估计量中，样本均值 $\overline{X}$ 的方差最小，故 $\overline{X}$ 是 μ 的最有效的无偏估计量。

(三)一致性

在样本容量 n 一定的条件下，我们讨论了估计量的无偏性、有效性。当样本容量 n 无限增大时，估计量 $\hat{\theta}(X_1,X_2,\cdots,X_n)$ 接近待估计参数真值的可能性会更大，估计也就越精确，这就是估计量的一致性。

设 $\hat{\theta}(X_1,X_2,\cdots,X_n)$ 是参数 θ 的估计量，如果对任意给定的 $\varepsilon>0$，均有

$$\lim_{n\to\infty}P(|\hat{\theta}-\theta|<\varepsilon)=1$$

即 $\hat{\theta}$ 依概率收敛于 θ，则称 $\hat{\theta}$ 是参数 θ 的一致估计量(uniform estimate)。

若总体 X 的数学期望 μ 和方差 σ^2 存在，则由切比雪夫大数定律有

$$\lim_{n\to\infty}P\left(\left|\frac{1}{n}\sum_{i=1}^{n}X_i-\mu\right|<\varepsilon\right)=1$$

这就说明，样本均值 $\overline{X}$ 是总体均值 μ 的一致估计量，不难看出，样本的 k 阶原点矩

$\dfrac{1}{n}\displaystyle\sum_{i=1}^{n} X_i^k$ 是总体 k 阶原点矩 $E(X^k)$ 的一致估计量。

可以证明，对一般总体 X，样本均值 $\overline{X}$、样本方差 S^2 分别是总体均值 μ、方差 σ^2 的无偏一致估计量。

第二节　正态总体参数的区间估计

一、区间估计的概念

参数的点估计直接用估计量 $\hat{\theta}$ 来估计参数 θ 的值，方法简单，可以估计参数 θ 值的大小，但没有考虑到抽样误差的影响，估计的正确程度很难评价。因为估计值随样本而变，对同一估计量 $\hat{\theta}$ 来说，不同的样本观察值得出的估计值不尽相同。这样，估计量 $\hat{\theta}$ 与参数 θ 之间会有一定的偏差，所以需要估计出参数 θ 所在的范围及这个范围包含参数 θ 值的可靠程度。这样的范围通常用区间的形式给出，而用区间对参数 θ 所在的范围进行估计称为区间估计 (interval estimation)。

定义 7.3　设 θ 为总体的未知参数，若由样本确定的两个统计量 $\hat{\theta}_1 = \hat{\theta}_1(X_1, X_2, \cdots, X_n)$ 和 $\hat{\theta}_2 = \hat{\theta}_2(X_1, X_2, \cdots, X_n)$，且 $\hat{\theta}_1 < \hat{\theta}_2$，对于预先给定的 α 值（$0 < \alpha < 1$），满足

$$P(\hat{\theta}_1 < \theta < \hat{\theta}_2) = 1 - \alpha$$

则称随机区间 $(\hat{\theta}_1, \hat{\theta}_2)$ 为 θ 的 $1-\alpha$ 或 $100(1-\alpha)\%$ 置信区间 (confidence interval)。其中 $\hat{\theta}_1$ 为置信下限 (confidence lower limit)，$\hat{\theta}_2$ 为置信上限 (confidence upper limit)，$1-\alpha$ 或 $100(1-\alpha)\%$ 称为置信度 (confidence level)。

通常 α 取为 0.05，0.01，有时也取为 0.1。当 α 取 0.05 时，表示在总体中抽取 100 个容量为 n 的样本，每取定一个样本就得到一个固定的区间 $(\hat{\theta}_1, \hat{\theta}_2)$，其中大约有 95 个区间包含待估计的参数 θ，大约有 5 个区间不包含 θ，即区间 $(\hat{\theta}_1, \hat{\theta}_2)$ 包含参数 θ 的可靠性为 95%。

二、正态总体均值的区间估计

设 $x_1, x_2, \cdots, x_n$ 为来自正态总体 $N(\mu, \sigma^2)$ 的一个样本，$\bar{x}$ 和 S^2 分别是样本均值和样本方差。现考察正态总体均值 μ 的区间估计。

（一）σ^2 已知时总体均值的区间估计

由于样本均值 $\bar{x} \sim N\left(\mu, \dfrac{\sigma^2}{n}\right)$，从而随机变量

$$u = \dfrac{\bar{x} - \mu}{\sigma / \sqrt{n}} \sim N(0,\ 1)$$

于是，对于给定的 $1-\alpha$，查标准正态分布的双侧分位数 $u_{\frac{\alpha}{2}}$，使下式成立

$$P\left(|u| < u_{\frac{\alpha}{2}}\right) = 1 - \alpha$$

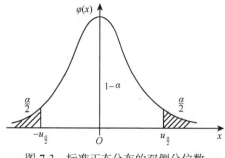

图 7-3　标准正态分布的双侧分位数

如图 7-3 所示。

即
$$P\left(\left|\frac{\overline{x}-\mu}{\sigma/\sqrt{n}}\right|<u_{\frac{\alpha}{2}}\right)=1-\alpha$$

由括号内的不等式可得

$$\left|\overline{x}-\mu\right|<u_{\frac{\alpha}{2}}\frac{\sigma}{\sqrt{n}}$$

即
$$\overline{x}-u_{\frac{\alpha}{2}}\frac{\sigma}{\sqrt{n}}<\mu<\overline{x}+u_{\frac{\alpha}{2}}\frac{\sigma}{\sqrt{n}}$$

故
$$P\left(\overline{x}-u_{\frac{\alpha}{2}}\frac{\sigma}{\sqrt{n}}<\mu<\overline{x}+u_{\frac{\alpha}{2}}\frac{\sigma}{\sqrt{n}}\right)=1-\alpha$$

于是总体均值 μ 的 $1-\alpha$ 置信区间为

$$\left(\overline{x}-u_{\frac{\alpha}{2}}\frac{\sigma}{\sqrt{n}},\ \overline{x}+u_{\frac{\alpha}{2}}\frac{\sigma}{\sqrt{n}}\right)$$

也可写成　$\overline{x}\pm u_{\frac{\alpha}{2}}\frac{\sigma}{\sqrt{n}}$。

在统计计算中，由于 α 常取 0.05 和 0.01，因此下面两个分位数应熟记

$$u_{\frac{0.05}{2}}=1.96，\quad u_{\frac{0.01}{2}}=2.58$$

例 7.8　设正态总体 $N(\mu,0.1^2)$ 容量为 4 的样本均值为 5.58，试求总体均值 μ 的 99%置信区间。

解　已知 $\overline{x}=5.58$，$\sigma=0.1$，$n=4$。

又 $1-\alpha=0.99$，$\alpha=0.01$，故 $u_{\frac{0.01}{2}}=2.58$。于是

$$\overline{x}\pm u_{\frac{\alpha}{2}}\frac{\sigma}{\sqrt{n}}=5.58\pm2.58\times\frac{0.1}{\sqrt{4}}=5.58\pm0.129$$

即总体均值 μ 的 99%置信区间为（5.451，5.709）。

（二）σ^2 未知时总体均值的区间估计

当总体方差未知时，可用总体方差 σ^2 的无偏估计量样本方差 S^2 来代替 σ^2，即将随机变量 $\frac{\overline{x}-\mu}{\sigma/\sqrt{n}}$ 换成 $\frac{\overline{x}-\mu}{S/\sqrt{n}}$。则由定理 6.4 可知

$$t=\frac{\overline{x}-\mu}{S/\sqrt{n}}\sim t(n-1)$$

对于给定的置信度 $(1-\alpha)$ 及自由度 $\mathrm{df}=n-1$，查 t 分布的分位数 $t_{\frac{\alpha}{2}}(n-1)$，使

$$P\left(|t|<t_{\frac{\alpha}{2}}(n-1)\right)=1-\alpha$$

如图 7-4 所示。

即
$$P\left(\left|\frac{\bar{x}-\mu}{S/\sqrt{n}}\right|<t_{\frac{\alpha}{2}}(n-1)\right)=1-\alpha$$

从而
$$P\left(\bar{x}-t_{\frac{\alpha}{2}}(n-1)\frac{S}{\sqrt{n}}<\mu<\bar{x}+t_{\frac{\alpha}{2}}(n-1)\frac{S}{\sqrt{n}}\right)=1-\alpha$$

于是总体均值 μ 的 $1-\alpha$ 置信区间为
$$\left(\bar{x}-t_{\frac{\alpha}{2}}(n-1)\frac{S}{\sqrt{n}},\ \bar{x}+t_{\frac{\alpha}{2}}(n-1)\frac{S}{\sqrt{n}}\right)$$

也可写成 $\bar{x}\pm t_{\frac{\alpha}{2}}(n-1)\frac{S}{\sqrt{n}}$。

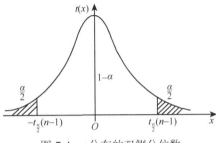

图 7-4　t 分布的双侧分位数

例 7.9　设有一组共 12 例儿童的每 100ml 血所含钙的实测数据为(单位：微克)：

54.8　72.3　53.6　64.7　43.6　58.3
63.0　49.6　66.2　52.5　61.2　69.9

已知该含钙量服从正态分布,试求该组儿童的每 100ml 血平均含钙量的 90% 置信区间。

解　由实测数据的计算可得到

$$\bar{x}=\frac{1}{n}\sum_{i=1}^{n}x_i=59.14,\quad S^2=\frac{1}{n-1}\left(\sum_{i=1}^{n}x_i^2-n\bar{x}^2\right)=74.15,\quad S=\sqrt{S^2}=8.61$$

又 $1-\alpha=0.90$，$\alpha=0.1$，而自由度 $n-1=11$，查 t 分布表得 $t_{\alpha/2}(n-1)=t_{0.05}(11)=1.796$，则

$$\bar{x}\pm t_{\frac{\alpha}{2}}(n-1)\frac{S}{\sqrt{n}}=59.14+1.796\times\frac{8.61}{\sqrt{12}}=59.14\pm4.46$$

故所求平均含钙量的 90% 置信区间为(54.68，63.60)。

	Blood_Ca
1	54.8
2	72.3
3	53.6
4	64.7
5	43.6

图 7-5　数据集〈儿童血钙数据〉

【**SPSS 软件应用**】　首先建立对应的 SPSS 数据集〈儿童血钙数据〉，包括一个数值变量：Blood_Ca(血钙量)。如图 7-5 所示。

在 SPSS 中，打开该数据集，选择菜单【Analyze】→【Descriptive Statistics】→【Explore(探索性)】，在对话框【Explore】中选定：

Blood_Ca(血钙量)→Dependent List

点击选项【Statistics】，在打开的【Explore：Statistics】对话框中，如图 7-6 所示，设定：

√Descriptives / Confidence Interval for Mean： 90 ﹪

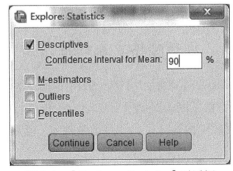

图 7-6　【Explore：Statistics】对话框

点击 Continue，最后点击 OK。即可得其 SPSS 的输出结果，就有如图 7-7 所示的儿童血钙量的描述性统计量表（Descriptives），包括均值的 90%的置信区间下限和上限。

Descriptives

			Statistic	Std. Error
血钙量	Mean		59.142	2.4859
	90% Confidence Interval for Mean	Lower Bound	54.677	
		Upper Bound	63.606	
	5% Trimmed Mean		59.274	
	Median		59.750	
	Variance		74.154	
	Std. Deviation		8.6112	
	Minimum		43.6	
	Maximum		72.3	
	Range		28.7	
	Interquartile Range		13.1	
	Skewness		-.180	.637
	Kurtosis		-.683	1.232

图 7-7　例 7.9 的 SPSS 输出的常用描述统计量

由图 7-7 的 SPSS 输出结果知，所求儿童血钙平均含量的 90%置信区间（90% Confidence Interval for Mean）为（54.677，63.606）。

上述计算对大、小样本的情形都适用。但在大样本情况下，由于 t 分布接近标准正态分布，因此总体均值的 $1-\alpha$ 置信区间也可用下式表示

$$\bar{x} \pm u_{\frac{\alpha}{2}} \frac{S}{\sqrt{n}}$$

对非正态总体，当总体标准差未知时，可用总体方差 σ^2 的无偏估计量——样本方差 S^2 来代替 σ^2。当 n 充分大时，近似有

$$\frac{\bar{x} - \mu}{S / \sqrt{n}} \sim N(0,1)$$

于是，总体均值 μ 的 $1-\alpha$ 置信区间为 $x \pm u_{\frac{\alpha}{2}} \frac{S}{\sqrt{n}}$。

例 7.10　对某地 101 名健康男子血清胆固醇进行测定，得其样本均值为 $\bar{x} = 182.08$，样本标准差为 $S=34.77$，试求该地区健康男子血清胆固醇的 95%置信区间。

解　已知 $\bar{x} = 182.08$，$S=34.77$，而且 $n=144$ 为大样本情形。

对于 $1-\alpha = 0.95$，则 $\alpha = 0.05$，查表得分位数 $u_{\alpha/2} = u_{0.025} = 1.96$，则

$$\bar{x} \pm u_{\frac{\alpha}{2}} \frac{S}{\sqrt{n}} = 182.08 \pm 1.96 \frac{34.77}{\sqrt{101}} = 182.08 \pm 6.78$$

即该地区健康男子血清胆固醇的 95%置信区间为（175.30，188.86）。

三、正态总体方差的区间估计

设 $x_1, x_2, \cdots, x_n$ 为来自正态总体 $N(\mu, \sigma^2)$ 的一组样本值，参数 μ 和 σ^2 未知，要求根据样本值确定方差 σ^2 的 $1-\alpha$ 置信区间。

由于样本方差 S^2 是 σ^2 的无偏估计量，并且由定理 6.3 可知

$$\chi^2 = \frac{(n-1)S^2}{\sigma^2} \sim \chi^2(n-1)$$

由χ^2分布曲线形状的非对称性,对于给定的置信度 $1-\alpha$ 及自由度 $\mathrm{df}=n-1$,查 χ^2 分布的上侧分位数表(附表5),得 $\chi^2_{1-\frac{\alpha}{2}}(n-1)$ 和 $\chi^2_{\frac{\alpha}{2}}(n-1)$,使得

$$P\left(\chi^2_{1-\frac{\alpha}{2}}<\frac{(n-1)S^2}{\sigma^2}<\chi^2_{\frac{\alpha}{2}}\right)=1-\alpha$$

如图 7-8 所示。

即　$P\left(\dfrac{(n-1)S^2}{\chi^2_{\frac{\alpha}{2}}}<\sigma^2<\dfrac{(n-1)S^2}{\chi^2_{1-\frac{\alpha}{2}}}\right)=1-\alpha$

所以 σ^2 的 $1-\alpha$ 置信区间为

$$\left(\dfrac{(n-1)S^2}{\chi^2_{\frac{\alpha}{2}}},\ \dfrac{(n-1)S^2}{\chi^2_{1-\frac{\alpha}{2}}}\right)$$

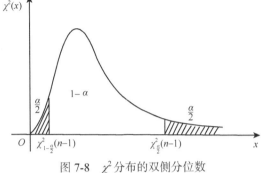

图 7-8 χ^2 分布的双侧分位数

例 7.11 从同一批号的阿司匹林片中随机抽取 10 片,测定其溶解 50%所需的时间 T_{50}。结果如下(单位:分钟):

　　　5.3　3.6　5.1　6.6　4.9　6.5　5.2　3.7　5.4　5.0

试求总体方差的 90%置信区间。

解 由样本值计算得 $S^2=0.956$。

又已知 $n=10$,且对 $1-\alpha=0.9$,$\alpha=0.1$,$\mathrm{df}=n-1=9$,查$\chi^2(9)$分位数表得

$$\chi^2_{\frac{0.1}{2}}(9)=\chi^2_{0.05}(9)=16.919,\quad \chi^2_{1-\frac{0.1}{2}}(9)=\chi^2_{0.95}(9)=3.325$$

于是　　$\dfrac{(n-1)S^2}{\chi^2_{\frac{\alpha}{2}}}=\dfrac{9\times0.956}{16.916}=0.509$,　$\dfrac{(n-1)S^2}{\chi^2_{1-\frac{\alpha}{2}}}=\dfrac{9\times0.956}{3.325}=2.588$

所以总体方差的 90%置信区间为(0.509,2.588)。

【SPSS 软件应用】 首先建立对应的 SPSS 数据集〈阿司匹林片溶解时间〉,包括一个数值变量:Time(溶解时间)。

在 SPSS 中,打开该数据集,选择菜单【Transform(转换)】→【Compute Variable(计算变量)】,在打开的对话框【Compute Variable】中,利用 SPSS 函数 Variance 和 IDF.CHISQ,在【Target Variable(目标变量)】和【Numeric Expression(数字表达式)】中设定如下新变量的值:

　　　样本方差:Var =Variance(5.3,3.6,5.1,6.6,4.9,6.5,5.2,3.7,5.4,5.0)

　　$\chi^2(9)$分布的两个分位数:Ch1=IDF.CHISQ(0.95,9);Ch2=IDF.CHISQ(0.05,9)

　　　　　置信区间的下限、上限:C1=9*Var/Ch1;C2=9*Var/Ch2

所得的数据结果如图 7-9 所示。

	溶解时间	Var	ch1	ch2	C1	C2	变量
1	5.3	.956	16.919	3.325	.5084	2.587	

图 7-9 例 7.11 的 SPSS 的输出结果

故所求方差的 90%置信区间为(0.5084,2.587)。

第三节　二项分布和泊松分布参数的区间估计

一、大样本正态近似法

(一)二项分布总体率的区间估计

设总体的容量为 N，其中具有某种特点的个体个数为 M，则

$$P = \frac{M}{N}$$

称为具有某种特点的个体之总体率(population rate)。总体率(如有效率、治愈率等)通常是未知的，只能通过从总体中随机抽取样本来对其进行估计。

设从总体中抽取容量为 n 的样本，其中具有某种特点的个体数为 m，则

$$p = \frac{m}{n}$$

称为具有某种特点的个体的样本率(sample rate)。

例如，对 100 个服用某种药物的患者进行观察，然后将患者分成两类，一类是服药有效，一类是服药无效。若有效人数为 60 人，则样本有效率为 60%，但该种药物的总体有效率不会恰好等于 60%，因此需要根据样本率对总体率作区间估计。

在总体中随机抽取 n 个个体，具有某种特点的个体数 m 是服从二项分布的随机变量。由于 p 是 m 的简单变形，故 p 也是一个服从二项分布的随机变量，且可求得

$$E(p) = P, \quad D(p) = \frac{P(1-P)}{n}$$

因此，当样本容量 n 充分大时，由中心极限定理知

$$p = \frac{m}{n} \sim N\left(P, \frac{P(1-P)}{n}\right) \text{(近似)}$$

若令

$$U = \frac{p-P}{\sqrt{\dfrac{P(1-P)}{n}}}$$

则 U 近似服从 $N(0,1)$。但由于总体率 P 未知，可以证明样本率 p 是总体率 P 的一致、无偏估计量，因此可把样本率作为总体率的估计值，即

$$\hat{P} = p = \frac{m}{n}$$

当 n 充分大时，用样本 p 代替总体率 P，得

$$U = \frac{p-P}{\sqrt{\dfrac{p(1-p)}{n}}} \sim N(0,1) \text{(近似)}$$

对于给定的 α 值，查正态分布分位数表(附表 4)得 $u_{\frac{\alpha}{2}}$，使得下式成立

$$P\left(\left|\frac{p-P}{\sqrt{\dfrac{p(1-p)}{n}}}\right| < u_{\frac{\alpha}{2}}\right) = 1-\alpha$$

即
$$P\left(p - u_{\frac{\alpha}{2}}\sqrt{\frac{p(1-p)}{n}} < P < p + u_{\frac{\alpha}{2}}\sqrt{\frac{p(1-p)}{n}}\right) = 1 - \alpha$$

于是总体率 P 的 $1-\alpha$ 的置信区间为

$$\left(p - u_{\frac{\alpha}{2}}\sqrt{\frac{p(1-p)}{n}}, \quad p + u_{\frac{\alpha}{2}}\sqrt{\frac{p(1-p)}{n}}\right)$$

或写成 $p \pm u_{\frac{\alpha}{2}}\sqrt{\frac{p(1-p)}{n}}$。

例 7.12 随机调查了某校 200 名沙眼患者，经用某种方法治疗后治愈了 168 人，试求总体治愈率的 95%置信区间。

解 已知 $n=200$，样本治愈率为 $p = 168/200 = 0.84$，对 $\alpha = 0.05$，得 $u_{\frac{\alpha}{2}} = 1.96$，则

$$p \pm u_{\frac{\alpha}{2}}\sqrt{\frac{p(1-p)}{n}} \quad 0.84 \pm 1.96 \times \sqrt{\frac{0.84(1-0.84)}{200}} = 0.84 \pm 0.051$$

即总体治愈率的 95%置信区间为 $(0.789，0.891)$。

(二)二项分布总体率区间估计的样本量

样本量的大小是抽样估计中自然产生的一个问题。对区间估计来说，估计样本容量大小的方法，在于通过置信区间的宽度来控制估计的精度，从而确定样本容量的大小。

若要求置信区间的宽度不超过给定的正数 δ，则由

$$u_{\frac{\alpha}{2}}\sqrt{\frac{p(1-p)}{n}} \leqslant \frac{\delta}{2}$$

解出

$$n \geqslant \frac{(u_{\frac{\alpha}{2}})^2 p(1-p)}{(\delta/2)^2}$$

式中 p 可用预试验或预调查的结果代入，或凭以往经验得出粗略估计值。若关于 p 一无所知，可令 $p = 0.5$ 代入得到 n 的值。

例 7.13 某药厂质量控制的负责人希望估计一批片剂产品中片重为 199~205 mg 的合格片所占百分比的 95%置信区间，要求估计的精度范围为 ±5%。据以往经验，合格片约占 80%，问大约应称重多少药片？

解 已知 $p = 0.8$，$\delta/2 = 0.05$，又对 $1-\alpha = 0.95$，$\alpha = 0.05$ 得 $u_{\frac{\alpha}{2}} = 1.96$，则

$$n \geqslant \frac{(u_{\frac{\alpha}{2}})^2 p(1-p)}{(\delta/2)^2} = \frac{1.96^2 \times 0.8 \times 0.2}{0.05^2} = 245.9$$

因此应称重 246 片即符合要求。

(三)泊松分布参数 λ 的区间估计

若随机变量 X 服从参数 λ 的泊松分布，则总体均值和总体方差都等于 λ，即 $E(X) = \lambda, D(X) = \lambda$。

若从此总体 X 中随机抽取容量为 n 的一组样本 $x_1, x_2, \cdots, x_n$ ，得样本均值 $\bar{x} = \dfrac{1}{n}\sum_{i=1}^{n} x_i$ ，则

$$E(\bar{x}) = E\left(\frac{1}{n}\sum_{i=1}^{n} x_i\right) = \frac{1}{n}\sum_{i=1}^{n} E(x_i) = \frac{1}{n} n\lambda = \lambda$$

$$D(\bar{x}) = D\left(\frac{1}{n}\sum_{i=1}^{n} x_i\right) = \frac{1}{n^2}\sum_{i=1}^{n} D(x_i) = \frac{1}{n^2} n\lambda = \frac{\lambda}{n}$$

当样本容量 n 充分大时，由中心极限定理知， $\bar{x} = \dfrac{1}{n}\sum_{i=1}^{n} x_i$ 近似服从 $N\left(\lambda, \dfrac{\lambda}{n}\right)$ 分布，若令

$$u = \frac{\bar{x} - \lambda}{\sqrt{\lambda / n}}$$

则 u 近似服从 $N(0,1)$ 分布。

由于样本均值 $\bar{x}$ 是参数 λ 的无偏估计量，故有 $\hat{\lambda} = \bar{x} = \dfrac{1}{n}\sum_{i=1}^{n} x_i$ ，当 n 充分大时，用样本均值 $\bar{x}$ 代替参数 λ 计算 $\bar{x}$ 的总体标准差 $\sigma_{\bar{x}}$ ，即 $\sigma_{\bar{x}} \approx \sqrt{\bar{x}/n}$ 。于是， $\dfrac{\bar{x} - \lambda}{\sqrt{\bar{x}/n}}$ 近似服从 $N(0,1)$ 分布。

在实际工作中，由于试验所得数据往往是样本总计数 $\sum_{i=1}^{n} x_i$ ，鉴于此，记 $X = \sum_{i=1}^{n} x_i$ ，这时 $\bar{x} = X/n$ ， $\sigma_{\bar{x}} = \sqrt{X}/n$ ，从而 $\dfrac{X/n - \lambda}{\sqrt{X}/n}$ 近似服从 $N(0,1)$ 分布。

对于给定的 α ，查得 $u_{\frac{\alpha}{2}}$ ，使得下式成立

$$P\left(\left|\frac{X/n - \lambda}{\sqrt{X}/n}\right| < u_{\frac{\alpha}{2}}\right) = 1 - \alpha$$

即

$$P\left(\frac{X}{n} - u_{\frac{\alpha}{2}}\frac{\sqrt{X}}{n} < \lambda < \frac{X}{n} + u_{\frac{\alpha}{2}}\frac{\sqrt{X}}{n}\right) = 1 - \alpha$$

或写成

$$P\left(X - u_{\frac{\alpha}{2}}\sqrt{X} < n\lambda < X + u_{\frac{\alpha}{2}}\sqrt{X}\right) = 1 - \alpha$$

故总体均值 λ 的 $1 - \alpha$ 置信区间为

$$\left(\frac{X}{n} - u_{\frac{\alpha}{2}}\frac{\sqrt{X}}{n}, \ \frac{X}{n} + u_{\frac{\alpha}{2}}\frac{\sqrt{X}}{n}\right)$$

而总体总计数 $n\lambda$ 的 $1 - \alpha$ 置信区间为

$$\left(X - u_{\frac{\alpha}{2}}\sqrt{X}, \ X + u_{\frac{\alpha}{2}}\sqrt{X}\right)$$

例 7.14 用计数器记录某放射性标本的脉冲数，已知 20 分钟的读数为 11286，试求 20 分钟内总脉冲数和每分钟平均脉冲数的 95% 置信区间。

解 因 $X = \sum_{i=1}^{20} x_i = 11286$, n=20。又对 $\alpha = 0.05$, $u_{\frac{\alpha}{2}} = 1.96$，于是

$$X \pm u_{\frac{\alpha}{2}} \sqrt{X} = 11286 \pm 1.96 \times \sqrt{11286} = 11286 \pm 208$$

所以 20 分钟内总脉冲数的 95%置信区间为(11078，11494)，而每分钟平均脉冲数的 95%置信区间为(554，575)。

二、小样本精确估计法(查表法)

(一)二项分布总体率的区间估计

样本容量 n 不够大时，不宜用上述正态近似法，可采用小样本精确估计的查表法。

当具有某种特点的个体的总体率为 P 时，在总体中随机抽取 n 个个体组成一个样本，其中具有该种特点的个体数 m 是服从二项分布的随机变量。为了确定总体率 P 的置信区间，可根据二项分布的分布函数进行精确的计算。但由于计算工作非常复杂，因此，人们将计算后所得的结果制作成二项分布参数 P 的置信区间表(附表 8)，只要根据 $1-\alpha$ 的值，便可以从表中查得总体率 P 的 $1-\alpha$ 置信区间。

例 7.15 对 10 只同品系的动物分别注射某药物，结果有 4 只死亡，试求该品系动物总体死亡率的 99%置信区间。

解 因为 n=10， m=4，$1-\alpha$=0.99，查附表 8 得置信区间下限为 0.077，上限为 0.809。所以总体死亡率的 99%置信区间为(7.7%，80.9%)。

(二)泊松分布参数λ的区间估计

设随机变量 X 服从参数为λ的泊松分布，与二项分布类似，可根据其分布函数计算出置信区间上下限的精确值，但由于计算工作繁杂，为方便起见，人们已制作出泊松分布参数λ的置信区间表(附表 9)，只要根据置信度 $1-\alpha$ 和样本总计数 X，便可以从表中查得总体总计数 $n\lambda$ 的 $1-\alpha$ 置信区间，分别除以 n 后便得参数λ的 $1-\alpha$ 置信区间。

例 7.16 用一种培养基培养某种细菌，经一段时间后的菌落有 12 个，试估计同样条件下该菌落数的 99%置信区间。

解 因为 X=12，$1-\alpha$=0.99，查附表 9 得(4.94，24.14)，即同样条件下该菌落数的 99%置信区间为(4.94，24.14)。

第四节 综 合 例 题

例 7.17 设 X_1，X_2，…，X_n 是在区间[0，θ]上服从均匀分布的总体 X 的样本，试求未知参数 θ 的最大似然估计量。

解 总体 X 的分布密度

$$f(x;\theta) = \begin{cases} \dfrac{1}{\theta}, & 0 \le x \le \theta \\ 0, & \text{其他} \end{cases}$$

设 x_1，x_2，…，x_n 为样本观测值，于是其似然函数为

$$L(x_1, x_2, \cdots, x_n; \theta) = \begin{cases} \left(\dfrac{1}{\theta} \right)^n, & 0 \leqslant x_1, x_2, \cdots, x_n \leqslant \theta \\ 0, & 其他 \end{cases}$$

为使 $L(\theta)$ 达到最大, 要求 θ 尽可能小; 同时, 为保证 $L(\theta)$ 不为 0, 应使

$$\theta \geqslant x_1, \theta \geqslant x_2, \cdots, \theta \geqslant x_n$$

这等价于

$$\theta \geqslant x_{(n)} = \max \{ x_1, x_2, \cdots, x_n \}$$

故只有取 $\hat{\theta} = x_{(n)} = \max \{ x_1, x_2, \cdots, x_n \}$ 才能使 $L(\theta)$ 达到最大值, 即 θ 的最大似然估计值

$$\hat{\theta} = \max \{ x_1, x_2, \cdots, x_n \}$$

其最大似然估计量为 $\hat{\theta} = \max \{ X_1, X_2, \cdots, X_n \}$。

例 7.18(2002 年考研题) 设总体 X 的概率分布为

X	0	1	2	3
P	θ^2	$2\theta(1-\theta)$	θ^2	$1-2\theta$

其中 $\theta \left(0 < \theta < \dfrac{1}{2} \right)$ 是未知参数, 利用总体 X 的如下样本值

$$3 \quad 1 \quad 3 \quad 0 \quad 3 \quad 1 \quad 2 \quad 3$$

求 θ 的矩估计值和最大似然估计值。

解 对一个未知参数 θ, 求矩估计只需求出 $E(X)$。而求最大似然估计只要写出似然函数, 再求 θ 的估计值即可。因

$$E(X) = 0 \cdot \theta^2 + 1 \cdot 2\theta(1-\theta) + 2 \cdot \theta^2 + 3 \cdot (1-2\theta) = 3 - 4\theta$$

而样本均值

$$\bar{x} = \frac{1}{8}(3+1+3+0+3+1+2+3) = 2$$

令 $E(X) = \bar{x}$, 即 $3 - 4\theta = 2$, 解得 θ 的矩估计值为 $\hat{\theta} = \dfrac{1}{4}$。

对于给定的样本值, 似然函数为

$$L(\theta) = \prod_{i=1}^{8} P(X = x_i) = 4\theta^6 (1-\theta)^2 (1-2\theta)^4$$

$$\ln L(\theta) = \ln 4 + 6\ln\theta + 2\ln(1-\theta) + 4\ln(1-2\theta)$$

$$\frac{\mathrm{d}\ln L(\theta)}{\mathrm{d}\theta} = \frac{6}{\theta} - \frac{2}{1-\theta} - \frac{8}{1-2\theta} = \frac{6 - 28\theta + 24\theta^2}{\theta(1-\theta)(1-2\theta)}$$

令 $\dfrac{\mathrm{d}\ln L(\theta)}{\mathrm{d}\theta} = 0$, 解得

$$\theta_1 = \frac{7+\sqrt{13}}{12}, \quad \theta_2 = \frac{7-\sqrt{13}}{12}$$

因 $\dfrac{7+\sqrt{13}}{12} > \dfrac{1}{2}$ 不合题意, 所以 θ 的最大似然估计值为

$$\hat{\theta} = \frac{7-\sqrt{13}}{12}$$

例 7.19 （2006 年考研题） 设总体 X 的概率密度为

$$f(x; \theta) = \begin{cases} \theta, & 0 < x < 1 \\ 1 - \theta, & 1 \leq x < 2 \\ 0, & \text{其他} \end{cases}$$

其中 θ 是未知参数 $(0 < \theta < 1)$，X_1，X_2，$\cdots$，X_n 为来自总体 X 的简单随机样本，记 N 为样本值 x_1，x_2，$\cdots$，x_n 中小于 1 的个数，求 (1) θ 的矩估计；(2) θ 的最大似然估计。

解 (1) 因为 $E(X) = \int_{-\infty}^{+\infty} x f(x; \theta) \mathrm{d}x = \int_0^1 x \theta \mathrm{d}x + \int_1^2 x(1-\theta) \mathrm{d}x = \dfrac{3}{2} - \theta$，所以由矩估计法

知，θ 的矩估计量 $\hat{\theta}$ 应满足

$$E(X) = \frac{3}{2} - \hat{\theta} = \overline{X}$$

解之得：$\hat{\theta} = \dfrac{3}{2} - \overline{X}$。

(2) 记似然函数为 $L(\theta)$，则

$$L(\theta) = \underbrace{\theta \cdot \theta \cdots \theta}_{N\text{个}} \underbrace{(1-\theta) \cdot (1-\theta) \cdots (1-\theta)}_{n-N\text{个}} = \theta^N (1-\theta)^{n-N}$$

两边取对数值：$\ln L(\theta) = N \ln \theta + (n-N) \ln(1-\theta)$，令

$$\frac{\mathrm{d} \ln L(\theta)}{\mathrm{d}\theta} = \frac{N}{\theta} - \frac{n-N}{1-\theta} = 0$$

解之得 $\hat{\theta} = \dfrac{N}{n}$ 为 θ 的最大似然估计。

例 7.20（2010 年考研题） 设 X_1，X_2，$\cdots$，X_n 为来自总体 $N(\mu, \sigma^2)$ $(\sigma > 0)$ 的简单随机样本，记统计量 $T = \dfrac{1}{n} \sum_{i=1}^{m} X_i^2$，则 $E(T) = $ _____。

答案：$\sigma^2 + \mu^2$。

解 因为 X_1，X_2，$\cdots$，X_n 为来自总体 $X \sim N(\mu, \sigma^2)$ $(\sigma > 0)$ 的简单随机样本，则 X_1，X_2，$\cdots$，X_n 独立同分布，而且 $E(X_i) = \mu$，$D(X_i) = \sigma^2$。

又 $D(X) = E(X^2) - [E(X)]^2$，故 $E(X^2) = [E(X)]^2 + D(X)$。故

$$E(T) = E\left(\frac{1}{n} \sum_{i=1}^{n} X_i^2\right) = \frac{1}{n} \sum_{i=1}^{n} E(X_i^2) = \frac{1}{n} \sum_{i=1}^{n} (D(X_i) + [E(X_i)]^2) = \frac{1}{n} \sum_{i=1}^{n} (\sigma^2 + \mu^2) = \sigma^2 + \mu^2$$

例 7.21（2004 年考研题） 设随机变量 X 服从正态分布 $N(0, 1)$，对给定的 $\alpha(0 < \alpha < 1)$，数 u_α 满足 $P(X > u_\alpha) = \alpha$，若 $P(|X| < x) = \alpha$，则 x 等于（ ）。

A. $u_{\frac{\alpha}{2}}$ B. $u_{1-\frac{\alpha}{2}}$ C. $u_{\frac{1-\alpha}{2}}$ D. $u_{1-\alpha}$

答案：C。

【解析】因为 $P(X > u_\alpha) = \alpha$，由标准正态分布概率密度函数的对称性知，$P(X < -u_\alpha) = \alpha$，于是

$$1 - \alpha = 1 - P(|X| < x) = P(|X| \geq x) = P(X \geq x) + P(X \leq -x) = 2P(X \geq x)$$

即有 $P(X > x) = \dfrac{1-\alpha}{2}$，可见根据定义有 $x = u_{\frac{1-\alpha}{2}}$，故应选 C。

注意：此类问题的求解，除了通过 u_α 的定义进行分析，也可通过画出草图，直观地得

到结论。

例 7.22（2009 年考研题）　设 X_1，X_2，$\cdots$，X_m 为来自二项分布 $B(n,\ p)$ 的简单随机样本，$\overline{X}$ 和 S^2 分别为样本均值和样本方差。若 $\overline{X}+kS^2$ 为 np^2 的无偏估计量，则 $k=$＿＿＿＿＿。

答案：-1。

【解析】　注意到样本均值是总体均值的无偏估计、样本方差是总体方差的无偏估计的结果，就很容易获得结论。

因为 X_1，X_2，$\cdots$，X_m 为来自二项分布总体 $B(n,\ p)$ 的简单随机样本，故

$$E(\overline{X})=E(X)=np,\quad E(S^2)=D(X)=npq=np(1-p)$$

因为 $\overline{X}+kS^2$ 为 np^2 的无偏估计量，即

$$E(\overline{X}+kS^2)=E(\overline{X})+k\cdot E(S^2)=np+k\,np(1-p)=np^2$$

即 $1+k(1-p)=p$，从而 $k=-1$。

本章 SPSS 软件应用提要

统计项目	SPSS 软件应用实现的菜单选项
均值和方差的点估计值	【Analyze】→【Descriptive Statistics】→【Descriptive】（案例 7.1）
正态总体均值的区间估计	【Analyze】→【Descriptive Statistics】→【Explore】（例 7.9）
正态总体方差的区间估计	【Transform】→【Compute Variable】（多个函数计算）（例 7.11）

知识链接　戈塞特与 t 分布

W.S.戈塞特（Willia Sealy Gosset，1876～1937）是小样本统计理论和方法的开创者，推断统计学的先驱。在牛津大学攻读化学和数学毕业后在酿酒厂担任酿造化学技师，从事统计和实验工作。

1905 年，戈塞特利用酒厂里大量的小样本数据发表了第一篇论文《误差法则在酿酒过程中的应用》。经过多年的潜心研究，戈塞特终于在 1908 年以"Student"的笔名在《生物统计学》杂志发表了著名论文《均值的可能误差》，提出了一种统计量的抽样分布——t 分布，引入了小样本估计。因此，t 分布又被称为"Student（学生）分布"。

戈塞特在 1907～1937 年间发表了 22 篇统计学论文，引入了均值、方差、方差分析、样本等概率统计的一些基本概念和术语，研究与建立了相关系数的抽样分布、泊松分布应用中的样本误差问题等，被现代数理统计学的主要奠基人 R.A.费希尔誉为"统计学中的法拉第"。

本章内容提要

（一）总体参数的点估计法

点估计法	基本思想	计算步骤
矩估计法	用样本矩估计相应的总体矩，从而得到总体未知参数的估计值	设未知参数为 θ_1，θ_2 1. 由总体 X 的分布计算 $E(X)$，$E(X^2)$ 2. 解方程组 $\begin{cases} E(X)=\dfrac{1}{n}\sum_{i=1}^{n}X_i=\overline{X} \\ E(X^2)=\dfrac{1}{n}\sum_{i=1}^{n}X_i^2 \end{cases}$ 得 θ_1，θ_2 的矩估计 $\hat{\theta}_1,\hat{\theta}_2$

点估计法	基本思想	计算步骤
最大似然估计法	根据样本来选择参数，使得该样本出现的可能性最大	设未知参数为 θ 1. 写出似然函数： $L(\theta) = \begin{cases} \prod\limits_{i=1}^{n} P(x_i, \theta), & \text{离散型} \\ \prod\limits_{i=1}^{n} f(x_i, \theta), & \text{连续型} \end{cases}$ 2. 选择 θ，使 $L(\theta)$ 最大。即解似然方程 $$\frac{\mathrm{d}L(\theta)}{\mathrm{d}\theta} = 0 \text{ 或 } \frac{\mathrm{d}\ln L(\theta)}{\mathrm{d}\theta} = 0$$ 3. 解之得 $\hat{\theta}$ 即为 θ 的最大似然估计

(二)估计量的判别标准

判别标准	定义	备注
无偏性	$E(\hat{\theta}) = \theta$	样本均值 $\bar{X}$ 是总体均值 μ 的无偏一致估计量；
有效性	设 $\hat{\theta}_1, \hat{\theta}_2$ 均为 θ 的无偏估计量，若 $D(\hat{\theta}_1) < D(\hat{\theta}_2)$，则称 $\hat{\theta}_1$ 比 $\hat{\theta}_2$ 有效	样本方差 S^2 是总体方差 σ^2 的无偏一致估计量；
一致性	对任意给定的 $\varepsilon > 0$，有 $$\lim_{n \to \infty} P\left(\left|\hat{\theta} - \theta\right| < \varepsilon\right) = 1$$ 即 $\hat{\theta}$ 依概率收敛于 θ	样本率 p 是总体率 P 的无偏一致估计量

(三)总体参数的区间估计

总体分布	参数	条件	$100 \times (1-\alpha)\%$ 置信区间
正态分布	均值 μ	σ^2 已知	$\left(\bar{x} - u_{\frac{\alpha}{2}} \dfrac{\sigma}{\sqrt{n}}, \bar{x} + u_{\frac{\alpha}{2}} \dfrac{\sigma}{\sqrt{n}} \right)$
		σ^2 未知	$\left(\bar{x} - t_{\frac{\alpha}{2}}(n-1) \dfrac{S}{\sqrt{n}}, \bar{x} + t_{\frac{\alpha}{2}}(n-1) \dfrac{S}{\sqrt{n}} \right)$
		σ^2 未知 大样本 $(n \geqslant 30)$	$\left(\bar{x} - u_{\frac{\alpha}{2}} \dfrac{\sigma}{\sqrt{n}}, \bar{x} + u_{\frac{\alpha}{2}} \dfrac{\sigma}{\sqrt{n}} \right)$
	方差 σ^2	μ 未知	$\left(\dfrac{(n-1)S^2}{\chi^2_{\frac{\alpha}{2}}}, \dfrac{(n-1)S^2}{\chi^2_{1-\frac{\alpha}{2}}} \right)$
二项分布	总体率 P	大样本 $(n \geqslant 30)$	$\left(p - u_{\frac{\alpha}{2}} \sqrt{\dfrac{p(1-p)}{n}}, p + u_{\frac{\alpha}{2}} \sqrt{\dfrac{p(1-p)}{n}} \right)$
		小样本 $(n < 30)$	查附表 8
泊松分布	参数 λ	大样本 $(n \geqslant 30)$	$\left(\dfrac{X}{n} - u_{\frac{\alpha}{2}} \dfrac{\sqrt{X}}{n}, \dfrac{X}{n} + u_{\frac{\alpha}{2}} \dfrac{\sqrt{X}}{n} \right)$
		小样本 $(n < 30)$	查附表 9

思考与练习七

1. 用样本 X_1，X_2，$\cdots$，X_n 估计总体参数，总体均值的一个无偏估计量是_____，总体方差的无偏估计量是_____。

2. 设总体 $X \sim N(\mu，\sigma^2)$，$X_1, X_2, \cdots, X_n$（$n \geqslant 3$）是来自总体 X 的简单样本，则下列估计量中，不是总体参数 μ 的无偏估计的是（　　）。

A. $\overline{X}$

B. $X_1 + X_2 + \cdots + X_n$

C. $0.1(6X_1 + 4X_n)$

D. $X_1 + X_2 - X_3$

3. 设 $\hat{\theta}_1$ 和 $\hat{\theta}_2$ 分别是 θ 的两个无偏估计量，则 $k_1 = $ _____，$k_2 = $ _____时，$k_1 \hat{\theta}_1 + k_2 \hat{\theta}_2$ 是 θ 的无偏估计量，且 $k_2 = 2k_1$。

4. 设总体 $X \sim N(\mu，\sigma^2)$，X_1，X_2，$\cdots$，X_n 为来自总体 X 的一个样本，则 σ^2 的最大似然估计为（　　）。

A. $\dfrac{1}{n}\sum\limits_{i=1}^{n}(X_i - \overline{X})^2$

B. $\dfrac{1}{n-1}\sum\limits_{i=1}^{n}(X_i - \overline{X})^2$

C. $\dfrac{1}{n}\sum\limits_{i=1}^{n}X_i^2$

D. $\overline{X}^2$

5. （2003 年考研题）已知一批零件的长度 X（单位：cm）服从正态分布 $N(\mu，1)$，从中随机抽取 16 个零件，得到长度的平均值为 40cm，则 μ 的置信度为 0.95 的置信区间是_____。（标准正态分布函数值 $\Phi(1.96) = 0.975$，$\Phi(1.645) = 0.95$）

6. σ^2 已知时，区间 $\overline{X} \pm 1.96\dfrac{\sigma}{\sqrt{n}}$ 的含义是（　　）。

A. 95%的总体均值在此范围内

B. 样本均值的 95%置信区间

C. 95%的样本均值在此范围内

D. 总体均值的 95%置信区间

7. 设总体 $X \sim N(\mu，\sigma^2)$，且 μ，σ 均未知。若样本容量和样本值不变，则总体均值 μ 的置信区间长度 L 与置信度 $1-\alpha$ 的关系是（　　）。

A. 当 $1-\alpha$ 缩小时，L 增大

B. 当 $1-\alpha$ 缩小时，L 缩短

C. 当 $1-\alpha$ 缩小时，L 不变

D. 以上三个都不对

习　题　七

1. 设 $X_1, X_2, \cdots, X_n$ 是在区间 $[0, \theta]$ 上服从均匀分布的总体 X 的样本，试求未知参数 θ 的矩估计量。

2. 设 $X_1, X_2, \cdots, X_n$ 是来自正态总体 $N(\mu, 1)$ 的一个样本，试证明以下三个估计量

$$\hat{\mu}_1 = \frac{1}{3}X_1 + \frac{2}{3}X_2，\quad \hat{\mu}_2 = \frac{1}{4}X_1 + \frac{3}{4}X_2，\quad \hat{\mu}_3 = \frac{1}{2}X_1 + \frac{1}{2}X_2$$

都是 μ 的无偏估计量，并确定哪一个最有效。

3. 设总体 X 的概率密度为

$$f(x) = \begin{cases} (\theta+1)x^{\theta}, & 0 < x < 1 \\ 0, & 其他 \end{cases}$$

其中 $\theta > -1$ 是未知参数，$X_1, X_2, \cdots, X_n$ 是来自该总体 X 的一个样本，试分别用矩估计法和最大似然估计法求 θ 的估计量。

4. 试对下列样本数据求总体均值和方差的无偏估计。

(1) 5，-3，2，0，8，6；(2) 10，15，14，15，16。

5. 某合成车间的产品在正常情况下，含水量服从 $N(\mu, \sigma^2)$，其中 $\sigma^2 = 0.25$，现连续测试 9 批，得样本均值为 2，试计算置信水平 $1 - \alpha$ 为 0.99 时总体均值 μ 的置信区间。

6. 已知 $n = 9$，$\bar{x} = 2$，$\sum\limits_{i=1}^{n} x_i^2 = 288$，且总体服从正态分布，试计算总体均值 μ 的 95% 置信区间。

7. 已知来自正态总体的样本值为

$$7.0 \quad 8.0 \quad 7.8 \quad 9.2 \quad 6.4$$

求 σ^2 未知时总体均值 μ 的 90% 及 95% 置信区间。

8. 设正态总体的方差 σ^2 已知，问抽取的样本容量 n 应多大，才能使总体均值 μ 的置信度为 0.95 的置信区间长不大于 L。

9. 某医院用中药青木香治疗原发性高血压，记录了 70 例原发性高血压患者治疗前后舒张压的差数，算得样本均值 -16.28，样本标准差 10.58，试求舒张压差数的总体均值 μ 的 99% 置信区间。

10. 对某地区随机调查 180 名 20 岁男青年的身高，得均值 167.10（cm），标准差 4.90（cm），求该地区 20 岁男青年平均身高的 95% 置信区间。

11. 采用尾容积测压法测得大白鼠的血压（kPa）如下：

$$15.6 \quad 16.9 \quad 18.8 \quad 14.3 \quad 14.7 \quad 15.2 \quad 15.3 \quad 17.1 \quad 16.9 \quad 16.3$$

试求大白鼠血压总体均值的 95% 置信区间。

12. 试比较下列各情况下总体率的 95% 置信区间的宽窄与样本容量 n 的大小关系，并说明 n 较小时，若 n 次试验中某事件发生 m 次，将 $\dfrac{m}{n}$ 作为概率 p 的近似值是否妥当？

(1) $n = 10, m = 5$；(2) $n = 60, m = 30$；(3) $n = 200, m = 100$；(4) $n = 1000, m = 500$。

13. 为测定某药物成分含量，任取 16 个样品测得 $\bar{x} = 3, S^2 = 3.26$。假设被测总体服从正态分布，试求总体均值 μ 的 95% 置信区间和总体方差 σ^2 的 90% 置信区间。

14. 在一指定地区的选民中，随机挑选 300 名选民进行民意测验，结果有 182 人对某个指定的候选人是满意的，求在所有选民中，对该候选人满意率的 95% 置信区间。

15. 在一批产品中随机抽取 30 个，得一级品 8 个，求这批产品一级品率的 99% 置信区间。

16. 某医院用复方当归注射液静脉滴注治疗脑动脉硬化症 22 例，其中显效者 10 例。问该药显效的 95% 与 99% 置信区间分别为多少？

17. 用计数器测定某放射性标本，10 分钟的脉冲数为 16784，试求 10 分钟总脉冲数及平均每分钟的脉冲数的 95% 置信区间。

上机训练题

1. 对习题七第 4 题，利用 SPSS 统计函数来计算其结果。

2. 设某生物寿命服从正态分布，今观察其一组样本寿命，得数据为（h）：

1050　1100　1080　1120　1200　1250　1040　1130　1300　1200　1270　1300

试求：(1) σ^2=100 时，总体均值 μ 的 90%置信区间；(2) σ^2 未知时总体均值 μ 的 90%置信区间。

3. 对习题七第 9 题，利用 SPSS 统计函数来计算其结果。

4. 测得 9 个蓄电池的电容量(单位：A·h)如下：

138　139　140　143　141　142　142　137　139

设电容量服从正态分布 $N(\mu,\sigma^2)$，试求：(1)总体均值 μ 的 95%置信区间；(2)总体方差 σ^2 的 95%置信区间。

(李雪玲)

第八章 假设检验

假设检验是统计推断的另一基本内容。假设检验(test of hypothesis)，顾名思义就是先假设后检验，即事先对总体的参数或分布形式等提出一个统计假设，再构造对应的检验统计量利用样本数据信息来判断原假设是否合理，从而决定应接受还是拒绝原假设。

> **案例 8.1(药片重量)** 某药厂用自动打片机打制的药片重量服从正态分布 $N(\mu, \sigma^2)$，按规定每片药片的标准重量为 100mg，由以往经验知标准差 $\sigma=4.5$mg 保持不变，某日随机抽取该机所打制的药片 25 片，称得其平均片重为 98.4mg。
>
> **问题：** 该日自动打片机打制的药片平均重量是否是 100mg？($\alpha=0.05$)

> **案例 8.2(次品检测)** 根据国家有关质量标准，某厂生产的某种药品的次品率 P 不得超过 0.6%。现从该厂生产的一批药品中随机抽取 150 件进行检测，发现其中有 2 件次品。
>
> **问题：** 该批药品的次品率是否已超标？($\alpha=0.05$)

上述案例均为假设检验问题。假设检验可以分为两类：一类是总体参数(均值、方差、总体率等)的假设检验，简称参数检验(parametric test)；另一类是非参数检验(nonparametric test)，主要包括总体分布形式的假设检验、随机变量独立性的假设检验等。在第十章中我们还将讨论有关相关系数的检验、回归方程的显著性检验等假设检验问题。

第一节 假设检验的基本概念

一、假设检验的基本原理

(一)原假设与备择假设

现考察案例 8.1 的药片重量问题，案例中随机抽取的 25 片药片的平均重量 $\bar{x}=98.4$(mg)，与标准重量 $\mu_0=100$(mg)相比差 1.6mg，造成该差异的原因有两种可能：

(1)该日自动打片机工作正常，其打制的药片总体平均重量 $\mu=100$(mg)，此 25 片药片的平均重量这一样本均值与总体均值的不同，是随机抽样误差造成的；

(2)该日自动打片机工作不正常，其打制的药片总体平均重量 $\mu \neq 100$(mg)，故从此总体中随机抽取的 25 片药片的平均重量与标准重量存在实质性差异，而不仅仅是抽样误差造成的。究竟哪一种可能是对的呢？这就需要利用样本的信息通过假设检验的方法来判断，即检验统计假设 H_0：$\mu=\mu_0=100$(mg)是否成立？

在假设检验中，通常将所要进行检验的假设称为原假设(或零假设 null hypothesis)，用 H_0 表示；而将原假设的对立面称为备择假设或对立假设(alternative hypothesis)，用 H_1 表示。

例如对案例 8.1，有

$$原假设 H_0：\mu=100；备择假设 H_1：\mu \neq 100$$

(二)假设检验的基本原理

假设检验的基本思想是所谓概率性质的反证法，即为了检验原假设是否正确，首先假

定原假设 H_0 成立，在原假设 H_0 成立的条件下根据抽样理论和样本信息进行推断，如果得到矛盾的结论，就拒绝原假设，否则，则不拒绝原假设。这里在概率性质的反证法中运用了小概率原理(small probability principle)，即小概率事件在一次试验中几乎不可能发生。如果小概率事件在一次试验中发生了，即认为不合理或出现矛盾，则可推断原假设不成立。

在案例 8.1 中，设该日自动打片机打制的药片重量为 X，由题意 $X \sim N(\mu, \sigma^2)$，应检验原假设 H_0: $\mu=100(=\mu_0)$ 是否成立。为此，首先假定原假设 H_0 成立，则总体 X 服从 $N(\mu_0, 4.5^2)$，再用样本信息去检验 H_0 的真伪。由于样本所包含的信息较分散，一般需要构造一个检验统计量去进行判断。案例 8.1 是正态总体均值 μ 的参数检验问题，在方差 σ^2 已知和原假设 H_0 成立下，考虑 μ 的无偏估计量 $\bar{X}$ 的抽样分布，有

$$\bar{X} \sim N\left(\mu_0, \frac{\sigma^2}{n}\right)$$

故可以取

$$u = \frac{\bar{X} - \mu_0}{\sigma/\sqrt{n}} \sim N(0, 1)$$

作为检验统计量。

对于给定的一个小概率 $\alpha(0<\alpha<1)$，通常取 $\alpha=0.05$，可查正态分布双侧分位数表(附表 4)得到分位数 $u_{\alpha/2}$，使得

$$P(|u| \geqslant u_{\alpha/2}) = \alpha \text{ (对应地，有 } P(u \geqslant u_{\alpha/2}) = \alpha/2) \text{ (图 8-1)}$$

此时，事件 $(|u| \geqslant u_{\alpha/2}) = \left(\left|\frac{\bar{X} - \mu_0}{\sigma/\sqrt{n}}\right| \geqslant u_{\alpha/2}\right)$ 是个概率不超过 α 的小概率事件。对于一次抽样的样本值，计算统计量 u 的观测值，如果落在上述小概率事件的范围内，则表明小概率事件在一次抽样试验中居然发生了，这与小概率原理相矛盾，故而拒绝原假设 H_0。

下面我们就可利用上述原理来解决案例 8.1 的问题。

案例 8.1(续)　**解**　应检验原假设 H_0: $\mu=100$；备择假设 H_1: $\mu \neq 100$。

由题中条件得 $\bar{x}=98.4$，$\mu_0=100$，$\sigma=4.5$。

则检验统计量 u 的观测值为

$$u = \frac{\bar{x} - \mu_0}{\sigma/\sqrt{n}} = \frac{98.4 - 100}{4.5/\sqrt{25}} = 1.778$$

再由标准正态分布临界值表(附表 4)查得临界值 $u_{\alpha/2}=u_{0.025}=1.96$。

由于 $|u|=1.778<1.96$，即小概率事件在一次抽样试验中没有发生，故接受原假设 H_0: $\mu=100$，即认为该日自动打片机打制的药片平均重量还是 100mg。

在假设检验中，将事先给定的小概率 α 称为显著性水平(significance level)；将拒绝 H_0 还是接受 H_0 的界限值称为临界值(critical value)；将拒绝原假设 H_0 的区域称为拒绝域(region of rejection)。

例如在案例 8.1 中，检验的显著性水平 $\alpha=0.05$，临界值 $u_{\alpha/2}=1.96$，拒绝域为 $\{|u| \geqslant 1.96\}$。

如图 8-1 所示，如果由样本值所得到的检验统计量的值落在拒绝域中，则认为原假设 H_0 不成立，则拒绝原假设 H_0；否则，就接受原假设 H_0。

二、假设检验的一般步骤

综上所述，可得到进行假设检验的一般步骤：

(1) 建立检验假设：包括原假设 H_0 和备择假设 H_1；

(2) 在原假设 H_0 成立的条件下，构造对应的检验统计量，并根据样本值信息计算检验统计量的值；

(3) 选取适当小的概率 α（显著性水平），确定相应的临界值和拒绝域；

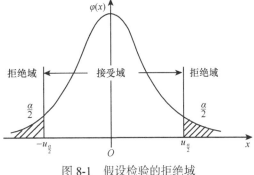

图 8-1　假设检验的拒绝域

(4) 做出统计判断，若统计量的值落在拒绝域内，则拒绝原假设 H_0，接受备择假设 H_1；否则，就接受原假设 H_0。

三、两 类 错 误

由于假设检验是根据小概率原理由样本信息推断总体特征及统计规律，而抽样的随机性使得假设检验有可能发生以下两类错误（表 8-1）：

第一类错误：当原假设 H_0 为真时，拒绝了 H_0 的结论，则称犯了第一类错误（type Ⅰ error），此类错误又称"弃真"错误。发生第一类错误的概率就是显著性水平 α。

第二类错误：当原假设 H_0 不真时，却接受了 H_0 的结论，则称犯了第二类错误（type Ⅱ error），此类错误又称"取伪"错误。发生第二类错误的概率一般记为 β。

表 8-1　统计判断所犯两类错误

检验结论	实际情况	
	H_0 为真	H_0 为假
接受 H_0	正确	第二类错误（取伪）
拒绝 H_0	第一类错误（弃真）	正确

两类错误所造成的后果常常是不一样的。例如，要求检验某种新药是否提高疗效，作假设 H_0：该药未提高疗效，则第一类错误是把未提高疗效的新药误认为提高了疗效，此时若推广使用该新药，则对患者不利；而第二类错误则是把疗效确有提高的新药误认为与原药疗效相同，而没有推广使用此新药，这当然也会带来经济上的损失。而犯两类错误的概率 α 和 β 间是有一定关系的，就是说要想降低犯第二类错误的概率 β，就会增加犯第一类错误的概率 α，反之亦然。最理想的方法是使犯两类错误的概率同时降低。要想同时降低犯两类错误的概率，只有增大样本容量，即增加试验次数，而这又可能会导致人力、物力的耗费。通常的做法是限制犯第一类错误的概率 α，然后适当确定样本容量使犯第二类错误的概率 β 尽可能小。一般选取 $\alpha=0.05$ 或 0.01、0.1。

第二节　单个正态总体参数的假设检验

正态总体 $N(\mu, \sigma^2)$ 中有两个参数：均值 μ 和方差 σ^2，有关 μ 与 σ^2 的假设检验问题在实际应用中经常遇到，下面分几种情形对参数 μ 与 σ^2 的假设检验问题加以讨论。

一、方差已知时正态总体均值的检验

设 $X_1, \cdots, X_n$ 是来自正态总体 $N(\mu, \sigma^2)$ 的一个样本，方差 σ^2 已知，需对总体均值 μ 进行检验。

（一）已知方差 σ^2，双侧检验 H_0：$\mu = \mu_0$；H_1：$\mu \neq \mu_0$

应检验的原假设 H_0：$\mu = \mu_0$；备择假设 H_1：$\mu \neq \mu_0$。

在假设 H_0：$\mu = \mu_0$ 成立的前提下，构造检验统计量

$$u = \frac{\bar{X} - \mu_0}{\sigma / \sqrt{n}} \sim N(0, 1)$$

并代入样本值，计算 u 检验统计量的观测值 u。

对于给定的显著性水平 α，查正态分布双侧分位数表（附表 4），得到临界值 $u_{\alpha/2}$，使得

$$P(|u| \geqslant u_{\alpha/2}) = \alpha \text{（对应地，有 } P(u \geqslant u_{\alpha/2}) = \alpha / 2\text{）（图 8-1）}$$

最后进行统计判断：当 $|u| \geqslant u_{\alpha/2}$ 时，拒绝 H_0，接受 H_1，即认为 μ 与 μ_0 有显著差异；当 $|u| < u_{\alpha/2}$ 时，接受 H_0，认为 μ 与 μ_0 无显著性差异。

该检验运用服从标准正态分布 $N(0, 1)$ 的检验统计量 u，故称为 u 检验（u test）或 z 检验（z test）。

例 8.1　某药厂正常情况下生产的某药膏含甘草酸量 $X \sim N(4.45, 0.108^2)$。现随机抽查了 7 支药膏，其含甘草酸量分别为

$$4.40 \quad 4.25 \quad 4.21 \quad 4.33 \quad 4.46 \quad 4.30 \quad 4.36$$

若方差不变，问此时药膏的平均含甘草酸量 μ 是否有显著变化？（$\alpha = 0.05$）

解　应检验 H_0：$\mu = 4.45$；H_1：$\mu \neq 4.45$。

由题中条件和计算知：$\sigma^2 = 0.108^2$，$n = 7$，$\mu_0 = 4.45$，$\bar{x} = 4.33$。

则检验统计量 u 的值为

$$u = \frac{\bar{x} - \mu_0}{\sigma / \sqrt{n}} = \frac{4.33 - 4.45}{0.108 / \sqrt{7}} = -2.939$$

对于给定的 $\alpha = 0.05$，查正态分布表（附表 4），得到临界值：$u_{\alpha/2} = u_{0.025} = 1.96$。

因为 $|u| = 2.939 > 1.96$，所以拒绝 H_0，而接受 H_1，即在 0.05 的显著性水平上，认为此药膏的平均含甘草酸量 μ 有显著性差异。

【SPSS 软件应用】　首先建立对应的 SPSS 数据集〈药膏的甘草酸量〉，包括一个数值变量：gancaoshuan（甘草酸量）。如图 8-2 所示。

在 SPSS 中，打开该数据集，选择菜单【Analyze】→【Compare Means】→【One-Sample T Test（单样本 T 检验）】，在对话框【One-Sample T Test】中，如图 8-3 所示，选定变量：

gancaoshuan（甘草酸量）→Test Variable(s)；Test Value：4.45

	gancaoshuan	
1	4.40	
2	4.25	
3	4.21	
4	4.33	
5	4.46	
6		

图 8-2 数据集〈药膏的甘草酸量〉

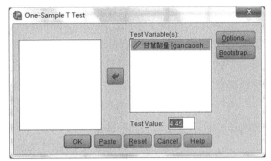

图 8-3 【One-Sample T Test】对话框

点击确定。即可得如图 8-4 所示例 8.1 的 t 检验 SPSS 输出结果。

One-Sample Statistics

	N	Mean	Std. Deviation	Std. Error Mean
甘草酸量	5	4.3300	.10320	.04615

One-Sample Test

	Test Value = 4.45					
					95% Confidence Interval of the Difference	
	t	df	Sig. (2-tailed)	Mean Difference	Lower	Upper
甘草酸量	-2.600	4	.060	-.12000	-.2481	.0081

图 8-4 例 8.1 的 SPSS 输出结果

图 8-4 的 SPSS 输出结果中，在单个样本统计量表(One-Sample Statistics)中给出了检测数据的样本均值 4.33、样本标准差 0.1032 和样本标准误 0.04615。在单样本检验表(One-Sample Test)中，给出了 t 检验的 t 值为-2.600，而"Sig.(2-tailed)"即为双侧检验概率 P 值=0.060。

因为对显著水平 α=0.05，P =0.06＞0.05，所以接受 H_0，即在 0.05 的显著水平上，认为药膏的平均含甘草酸量 μ 与 4.45 无显著差异。

将上述假设检验方法称为临界值法(critical value method)。而对例 8.1 进行的假设检验，也可按如下另一方法的步骤进行：

(1)建立原假设 H_0：$\mu=\mu_0$；备择假设 H_1：$\mu\neq\mu_0$。

(2)计算检验统计量：$u=\dfrac{\overline{X}-\mu_0}{\sigma/\sqrt{n}}$ 的观测值。

(3)利用正态分布表计算概率 P 值：$P=P\left(|u|\geqslant\left|\dfrac{\overline{x}-\mu_0}{\sigma/\sqrt{n}}\right|\right)$。

(4)对给定的显著水平 α，若 $P\leqslant\alpha$，则在此 α 水平上拒绝 H_0；若 $P＞\alpha$，则在此 α 水平上接受 H_0。

如对例 8.1，已计算出 u=-2.485，相应的 P 值为(查附表 3 的标准正态分布表)：

$P=P(|u|\geqslant|-2.485|)=P(u\geqslant2.485)+P(u\leqslant-2.485)$

$=1-P(u<2.485)+P(u\leqslant-2.485)=1-\Phi(2.485)+\Phi(-2.485)$

$=2(1-\Phi(2.485))\approx2(1-0.99343)=0.013$

对于给定的 α=0.05，因为 P=0.013＜0.05，所以在 α=0.05 的水平上拒绝 H_0。

上述方法称为 P 值法（P-value method）。所谓 P 值（P-value），是指在 H_0 成立的条件下从总体中抽样，抽到现有的样本以及更加极端情况出现的概率值。临界值法和 P 值法原理相同，效果大同小异，只是看问题的角度不同。P 值法计算要求较高，一般利用计算机统计软件作检验的均采用 P 值法；而平时练习通常利用查表法进行，故常用临界值法。

在上例中，所做检验原假设是 H_0：$\mu=\mu_0$，而备择假设 H_1：$\mu\neq\mu_0$ 则等价于 $\mu<\mu_0$ 或 $\mu>\mu_0$，即不论 $\mu<\mu_0$ 还是 $\mu>\mu_0$ 均拒绝原假设 $\mu=\mu_0$，相应的两个拒绝域为 $(u<-u_{\alpha/2})$ 和 $(u>u_{\alpha/2})$，这对应于图 8-1 中的两个拒绝域，分别在分布曲线区域两侧的尾部，每侧占 $\alpha/2$，这种检验称为双侧检验（two-side test）。

（二）已知方差 σ^2，单侧检验 H_0：$\mu=\mu_0$；H_1：$\mu>\mu_0$（或 H_1：$\mu<\mu_0$）

在实际工作中，有时需要推断总体均值是否大于（或小于）某已知数，此时原假设为：H_0：$\mu=\mu_0$；备择假设为 H_1：$\mu>\mu_0$（或 H_1：$\mu<\mu_0$）。

检验时选用同样的检验统计量 u：$u=\dfrac{\overline{X}-\mu_0}{\sigma/\sqrt{n}}$，但对于给定的显著性水平 α，检验临界值相应地变为 u_α，使得

$$P(u\geqslant u_\alpha)=\alpha，\quad \text{见图 3-16（或 } P(u\leqslant -u_\alpha)=\alpha，$$

图 8-5）。

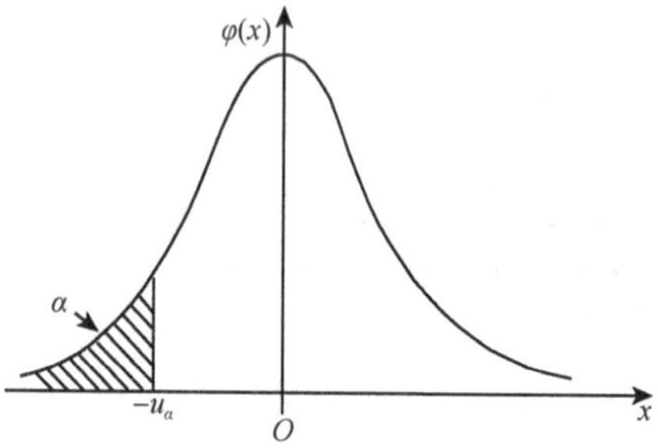

对应的拒绝域变为 $\{u\geqslant u_\alpha\}$（或 $\{u<-u_\alpha\}$）。即当 $u\geqslant u_\alpha$ 时，拒绝 H_0，接受 H_1，认为 μ 显著大于 μ_0；当 $u<u_\alpha$ 时，接受 H_0，不能认为 μ 显著大于 μ_0。

由于上述检验的拒绝域为 $\{u\geqslant u_\alpha\}$（或 $\{u<-u_\alpha\}$），这对应于图 3-16（或图 8-5）中分布曲线区域单侧的尾部，将这类假设检验称为单侧检验（one-side test）。

图 8-5 标准正态分布的下侧临界值

显然，单侧检验与双侧检验的主要步骤类似，只是在备择假设、临界值和拒绝域上有差异，下列表 8-2（u 检验表）也充分体现了两者的异同。

表 8-2 单个正态总体均值的 u 检验表

	检验假设		统计量	临界值	拒绝域
双侧	H_0：$\mu=\mu_0$	H_1：$\mu\neq\mu_0$	$u=\dfrac{\overline{X}-\mu_0}{\sigma/\sqrt{n}}$	$u_{\alpha/2}$	$|u|\geqslant u_{\alpha/2}$
单侧		H_1：$\mu>\mu_0$（或 H_1：$\mu<\mu_0$）		u_α	$u\geqslant u_\alpha$（或 $u\leqslant -u_\alpha$）

为便于应用，这里列出显著性水平 α=0.05 和 α=0.01 对应的临界值，供查阅：

α=0.05 时，$u_{\alpha/2}=u_{0.025}=1.96$，$u_\alpha=u_{0.05}=1.64$

α=0.01 时，$u_{\alpha/2}=u_{0.005}=2.58$，$u_\alpha=u_{0.01}=2.33$

例 8.2 某药品的有效期规定为 3 年（1095 天）。为延长有效期而改进其配方后，已知其有效期总体的均值不会缩短，但不知其是否确有延长。现从新生产的一批药品中随机抽取 5 件样品进行储存试验，测得其有效期（单位：天）为

1050　1100　1150　1250　1280

假定该药品的有效期服从正态分布 $N(\mu, 50^2)$。如果方差不变，能否认为该药的平均有效期比规定的 3 年有所延长？（α=0.05）

显然，本题需进行单侧检验。注意：在单侧检验中，通常将题目中提问所倾向的情形作为备择假设 H_1。

解 应检验 H_0：$\mu=1095$；H_1：$\mu>1095$。

由题意及计算知：$\mu_0=1095$，$\sigma^2=50^2$，$n=5$，$\bar{x}=1166$。

则检验统计量 u 的值为

$$u=\frac{\bar{x}-\mu_0}{\sigma/\sqrt{n}}=\frac{1166-1095}{50/\sqrt{5}}=3.175$$

对给定 $\alpha=0.05$，查正态分布双侧分位数表(附表 4)得临界值：$u_\alpha=u_{0.05}=1.645$。

因为 $u=3.175>1.645$，$P<0.05$，所以拒绝 H_0，接受 H_1，即可认为改进配方后该药的平均有效期比规定的 3 年有所延长。

二、方差未知时正态总体均值的检验

设 $X_1,\cdots,X_n$ 是来自正态总体 $N(\mu,\sigma^2)$ 的一个样本，其中 σ^2 未知，要检验原假设 H_0：$\mu=\mu_0$ 是否成立。

此时 $u=\dfrac{\bar{X}-\mu_0}{\sigma/\sqrt{n}}$，因为含有未知参数 σ，不能作为 μ 的检验统计量。

在原假设 H_0：$\mu=\mu_0$ 成立时，由抽样分布理论(定理 6.4)知

$$t=\frac{\bar{X}-\mu_0}{S/\sqrt{n}}\sim t(n-1)$$

故用 t 代替 u 作为检验统计量即可进行检验。对于给定的显著性水平 α，由 t 分布表(附表 6)查得临界值 $t_{\alpha 2}(n-1)$，使得

$$P(|t|\geqslant t_{\alpha/2})=\alpha$$

如图 8-1 所示。当 $|t|\geqslant t_{\alpha 2}$ 时，拒绝 H_0，接受 H_1，即认为 μ 与 μ_0 的差异有显著性；否则，当 $|t|<t_{\alpha 2}$ 时，接受 H_0，认为 μ 与 μ_0 的差异无显著性。

上述检验运用服从 t 分布的检验统计量 t，所以称为 t 检验(t test)。

在实际应用中，正态总体的方差通常是未知的，故常用 t 检验法来进行其均值检验。

例 8.3 某制药厂生产复合维生素，要求每 50g 维生素中含铁 2400mg，现从某次生产过程中随机抽取 5 份样品，测得铁的含量(mg)为

2372　2409　2395　2399　2411

试问这批产品的平均含铁量是否合格？($\alpha=0.05$)

解 依题意，应检验 H_0：$\mu=2400$；H_1：$\mu\neq2400$。

由题意及样本值计算得：$n=5$，$\mu_0=2400$，$\bar{x}=2397.2$，$S=15.6$。

则检验统计量 u 的值

$$t=\frac{\bar{x}-\mu_0}{S/\sqrt{n}}=\frac{2397.2-2400}{15.6/\sqrt{5}}=-0.4$$

对于给定的 $\alpha=0.05$，df=5-1=4，查 t 分布表(附表 6)，得到临界值

$$t_{\alpha 2}(n-1)=t_{0.025}(4)=2.776$$

因为 $|t|=0.4<t_{0.025}(4)=2.776$，$P>0.05$，故接受 H_0，拒绝 H_1，认为这批产品的平均含铁量与 2400mg 无显著差异，即产品的平均含铁量合格。

上述过程为双侧检验步骤，单侧检验步骤与其相比异同之处，见表 8-3。

表 8-3   单个正态总体均值的 t 检验

		检验假设	统计量	临界值	拒绝域
双侧	H_0: $\mu=\mu_0$	H_1: $\mu\neq\mu_0$	$t=\dfrac{\bar{x}-\mu}{s/\sqrt{n}}$	$t_{\alpha/2}$	$|t|\geqslant t_{\alpha/2}$
单侧		H_1: $\mu>\mu_0$(或 H_1: $\mu<\mu$)		t_α	$t\geqslant t_\alpha$(或 $t\leqslant -t_\alpha$)

在例 8.3 中，若最后问的是：这批产品的平均含铁量是否低于 2400mg？则可用单侧检验。此时应检验 H_0: $\mu=2400$；H_1: $\mu<2400$。

计算统计量的过程不变，算得 $t=-0.4$。

对于给定的 $\alpha=0.05$ 和 $n-1=4$，查 t 分布表(附表 6)，得到临界值

$$t_\alpha(n-1)=t_{0.05}(4)=2.132$$

因为 $t=-0.4>-t_{0.05}(4)=-2.132$，$P>0.05$，所以接受 H_0，而拒绝 H_1，即在 0.05 的显著水平上，认为这批产品的平均含铁量不低于 2400mg。

t 检验法适用于小样本情形总体方差未知时正态总体均值的检验。当样本容量 n 增大时，t 分布趋近于标准正态分布 $N(0, 1)$，故大样本情形($n>30$)时，近似地有

$$u=\frac{\bar{X}-\mu_0}{S/\sqrt{n}}\sim N(0, 1)$$

此时总体方差未知时正态总体均值的检验一般用近似 u 检验法即可。

三、配对比较总体均值的检验

在医药试验中，为提高检验效率，避免非处理因素干扰分析结果，在试验设计时，常采用配对设计(paired design)，即把研究对象按某些特征或条件配成对子，每对研究对象分别施加两种不同的处理方法，然后比较两种处理结果的差异。配对设计一般可分为两种情况：一是同一受试对象分别接受两种不同处理；二是两同质受试对象即条件相同的受试对象配成对子分别接受两种不同的处理。例如，动物可按同种属、同性别、同年龄、同体重配成对子，患者则可按相近年龄、同性别、同病情配成对子。总之，配对的要求是同一对子的两个实验对象对同一处理的反应差异，应小于不同对子的实验对象间的差异。将实验对象配成对子后，用随机化方法将同对中的两个分别分配到处理组和对照组中。

在配对设计下所得的两组数据(两个样本)不是相互独立的，这不能看作两个独立总体的样本进行统计处理。作配对比较时，先求出配对对子数据的差值 d，并将这些差值 d 看成是一个新的总体的随机样本，而差值的变化可以理解为大量、微小、独立的随机因素综合作用的结果。如果此差值 d 服从正态分布 $N(\mu_d, \sigma_d^2)$，其中 μ_d 是差值 d 的总体均值，σ_d^2 是差值 d 的总体方差，那么在配对设计下，检验两种结果的差异是否有显著性，就相当于检验差值 d 的总体均值 μ_d 是否为零，即原假设为

$$H_0: \mu_d=0$$

从而把配对比较归结为当 σ_d^2 未知时各对数值的差值 d 的单个正态总体均值的分析，这可用前面介绍的 t 检验来解决，其检验统计量为

$$t=\frac{\bar{d}-\mu_d}{S_d/\sqrt{n}}=\frac{\bar{d}}{S_d/\sqrt{n}}$$

式中，$\bar{d}$ 为差值 d 的样本均值，S_d 是差值 d 的样本标准差，n 为配对对子数。

例 8.4 为比较甲、乙两种安眠药的疗效，现对 10 名失眠患者服用这两种药，并以 x、y 分别表示服用甲、乙两种安眠药后患者睡眠延长的小时数，结果见表 8-4 所示。试问这两种安眠药的疗效是否有显著性差异？（$\alpha=0.01$）

表 8-4 甲、乙安眠药的配对试验结果

病例号	1	2	3	4	5	6	7	8	9	10
x_i	1.9	0.8	1.1	0.1	−0.1	4.4	5.5	1.6	4.6	3.4
y_i	0.7	−1.6	−0.2	−1.2	−0.1	3.4	3.7	0.8	0.0	2.0
$d_i=x_i-y_i$	1.2	2.4	1.3	1.3	0.0	1.0	1.8	0.8	4.6	1.4

解 应检验 H_0：$\mu_d=0$；H_1：$\mu_d\neq0$（双侧）。

由已知及计算得：$n=10$，$\sum_{i=1}^{10}d_i=15.8$，

$$\bar{d}=\frac{1}{n}\sum_{i=1}^{n}d_i=\frac{15.8}{10}=1.58$$

$$S_d=\sqrt{\frac{1}{n-1}[\sum_{i=1}^{n}d_i^2-n(\bar{d})^2]}=\sqrt{1.5129}=1.23$$

则
$$t=\frac{\bar{d}}{S_d/\sqrt{n}}=\frac{1.58}{1.23/\sqrt{10}}=4.06$$

对于给定的 $\alpha=0.01$ 和自由度 $n-1=9$，查 t 分布表（附表 6），得到临界值

$$t_{\alpha/2}(n-1)=t_{0.005}(9)=3.25$$

因为 $|t|=4.06>t_{\alpha/2}(9)=3.25$，$P<0.01$，故拒绝 H_0，接受 H_1，即可以认为这两种安眠药的疗效有极显著性差异。

【SPSS 软件应用】 首先建立对应的 SPSS 数据集〈两安眠药延时数〉，包括两个数值变量：x（甲药延时数）、y（甲药延时数），如图 8-6 所示。

在 SPSS 中，打开该数据集，选择菜单【Analyze】→【Compare Means】→【Paired-Samples T Test（配对 T 检验）】，在对话框【Paired-Samples T Test】中，如图 8-7 所示，选定变量：

x（甲药延时数）→Paired Variables：Variable 1；

y（甲药延时数）→Paired Variables：Variable 2

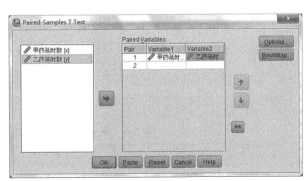

图 8-6 数据集〈两安眠药延时数〉　　图 8-7 【Paired-Samples T Test】对话框

点击 $\boxed{\text{OK}}$。即可得如图 8-8 所示的例 8.4 的配对样本 t 检验的 SPSS 主要输出结果。

Paired Samples Test

		Paired Differences							
					95% Confidence Interval of the Difference				
		Mean	Std. Deviation	Std. Error Mean	Lower	Upper	t	df	Sig. (2-tailed)
Pair 1	甲药延时数 - 乙药延时数	1.58000	1.23000	.38896	.70011	2.45989	4.062	9	.003

图 8-8　例 8.4 的 SPSS 主要输出结果

图 8-8 的 SPSS 主要输出结果中，配对样本检验表（Paired Samples Test）给出了配对样本 t 检验的 t 值为 4.062，"Sig.(2-tailed)"即为双侧检验概率 P 值=0.003。

因为对显著水平 α=0.01，P=0.003<0.01，所以拒绝 H_0，接受 H_1，即在 0.01 的显著水平上，认为甲、乙两安眠药的疗效有极显著差异。

如果上例问的是：甲安眠药的疗效是否显著高于乙安眠药？则需进行单侧检验：应检验 H_0：μ_d=0；H_1：μ_d>0（单侧）。

此时计算过程不变，求得 t=4.06，对于给定的 α=0.01 和自由度 $n-1$=9，查 t 分布表（附表 6），得到临界值

$$t_\alpha(n-1)=t_{0.01}(9)=2.821$$

因为 t=4.06>$t_\alpha(9)$=2.821，P<0.01，故拒绝 H_0，接受 H_1，即认为甲安眠药的疗效显著高于乙安眠药。

四、正态总体方差的检验

设 X_1，$\cdots$，X_n 是来自正态总体 $N(\mu, \sigma^2)$ 的一个样本，其中均值 μ、方差 σ^2 未知，要检验原假设 H_0：$\sigma^2=\sigma_0^2$ 是否成立（其中 σ_0^2 已知）。

为检验正态总体的方差 σ^2，可考察 σ^2 的无偏估计量——样本方差 S^2 及其相关抽样分布，由抽样分布原理（定理 6.3）知，在原假设 H_0：$\sigma^2=\sigma_0^2$ 成立时，统计量

$$\chi^2=\frac{(n-1)S^2}{\sigma_0^2}\sim\chi^2(n-1)$$

显然，该 χ^2 统计量即可作为检验正态总体方差 σ^2 的检验统计量。

则对于给定的显著性水平 α，由 $\chi^2(n-1)$ 分布表（附表 5）查得临界值

$$\chi_{1-\frac{\alpha}{2}}^2(n-1)\quad \text{和}\quad \chi_{\frac{\alpha}{2}}^2(n-1)$$

使得 $\qquad P(\chi^2\leqslant\chi_{1-\frac{\alpha}{2}}^2)=\dfrac{\alpha}{2}$ 且 $P(\chi^2\geqslant\chi_{\frac{\alpha}{2}}^2)=\dfrac{\alpha}{2}$（图 7-8）

若 $\chi^2\leqslant\chi_{1-\frac{\alpha}{2}}^2$ 或 $\chi^2\geqslant\chi_{\frac{\alpha}{2}}^2$，则小概率事件发生，拒绝 H_0，认为 σ^2 与 σ_0^2 差异有显著性；若 $\chi_{1-\frac{\alpha}{2}}^2<\chi^2<\chi_{\frac{\alpha}{2}}^2$，则接受 H_0，认为 σ^2 与 σ_0^2 差异无显著性。

上述步骤为双侧检验过程，单侧检验与双侧检验的异同点如表 8-5 所示。

表 8-5　单个正态总体方差的 χ^2 检验

	检验假设		统计量	临界值	拒绝域
双侧	H_0：$\sigma^2=\sigma_0^2$	H_1：$\sigma^2\neq\sigma_0^2$	$\chi^2=\dfrac{(n-1)S^2}{\sigma_0^2}$	$\chi_{\frac{\alpha}{2}}^2$，$\chi_{1-\frac{\alpha}{2}}^2$	$\chi^2\leqslant\chi_{1-\frac{\alpha}{2}}^2$ 或 $\chi^2\geqslant\chi_{\frac{\alpha}{2}}^2$
单侧		H_1：$\sigma^2>\sigma_0^2$（或 H_1：$\sigma^2<\sigma_0^2$）		χ_α^2（或 $\chi_{1-\alpha}^2$）	$\chi^2\geqslant\chi_\alpha^2$（或 $\chi^2\leqslant\chi_{1-\alpha}^2$）

上述检验运用服从 χ^2 分布的检验统计量 χ^2，所以称为 χ^2 检验 (chi-square test)。

例 8.5 某剂型药物正常的生产过程中，含碳量服从正态分布 $N(1.4, 0.058^2)$，今从某班生产的产品中任取 5 件，测得其含碳量 (%) 为

$$1.32 \quad 1.55 \quad 1.36 \quad 1.40 \quad 1.44$$

据分析其平均含量符合规定的要求，问含量的波动是否正常？（$\alpha = 0.01$）

解 根据题意，应检验 H_0：$\sigma^2 = 0.058^2$；H_1：$\sigma^2 \neq 0.058^2$。

由已知条件及计算可得 $\sigma_0^2 = 0.058^2$，$n = 5$，$S^2 = 0.00778$。

则 χ^2 检验统计量的值

$$\chi^2 = \frac{(n-1)S^2}{\sigma_0^2} = \frac{(5-1) \times 0.00778}{0.058^2} = 9.251$$

对于给定的 $\alpha = 0.01$ 和自由度 $n-1 = 4$，由 χ^2 分布表 (附表 5) 查得临界值

$$\chi^2_{1-\frac{\alpha}{2}}(n-1) = \chi^2_{1-\frac{0.01}{2}}(4) = \chi^2_{0.995}(4) = 0.207$$

$$\chi^2_{\frac{\alpha}{2}}(n-1) = \chi^2_{\frac{0.01}{2}}(4) = \chi^2_{0.005}(4) = 14.806$$

因为 $0.207 < \chi^2 = 9.251 < 14.806$，$P > 0.01$，故接受 H_0，认为含量波动正常。

若上例问的是：该日生产的药物含碳量波动是否高于正常的波动？则需用单侧检验，应检验

$$H_0：\sigma^2 = 0.058^2；H_1：\sigma^2 > 0.058^2$$

此时计算过程不变，得 $\chi^2 = 9.251$，对于给定的 $\alpha = 0.01$ 和自由度 $n-1 = 4$，由 χ^2 分布表 (附表 5) 查得临界值

$$\chi^2_\alpha(n-1) = \chi^2_{0.01}(4) = 13.277$$

因为 $\chi^2 = 9.251 < \chi^2_{0.01} = 13.277$，$P > 0.01$，故接受 H_0，即不能认为该日生产的药物含碳量波动高于正常的波动。

第三节 两个正态总体参数的假设检验

本节讨论两个正态总体参数间差异的假设检验问题。

设总体 $X \sim N(\mu_1, \sigma_1^2)$，总体 $Y \sim N(\mu_2, \sigma_2^2)$，且 X 与 Y 相互独立，$X_1, \cdots, X_{n_1}$ 与 $Y_1, \cdots, Y_{n_2}$ 是分别来自总体 X 和 Y 的相互独立的样本，其样本均值、样本方差分别为 $\overline{X}$、S_1^2 和 $\overline{Y}$、S_2^2，其中

$$\overline{X} = \frac{1}{n_1} \sum_{i=1}^{n_1} X_i，\quad S_1^2 = \frac{1}{n_1 - 1} \sum_{i=1}^{n_1} (X_i - \overline{X})^2$$

$$\overline{Y} = \frac{1}{n_2} \sum_{j=1}^{n_2} Y_j，\quad S_2^2 = \frac{1}{n_2 - 1} \sum_{j=1}^{n_2} (Y_j - \overline{Y})^2$$

一、两个正态总体方差比较的检验

方差相等 (或差异无显著性) 的总体称为具有方差齐性的总体，因此检验两个 (或多个) 总体方差是否相等的假设检验又称为方差齐性检验 (homogeneity test of variance)。

现考察两个总体方差的齐性，即检验

原假设 H_0: $\sigma_1^2 = \sigma_2^2$; 备择假设 H_1: $\sigma_1^2 \neq \sigma_2^2$（双侧检验）

对此，由抽样分布理论（定理 6.6）知

$$F = \frac{S_1^2 / \sigma_1^2}{S_2^2 / \sigma_2^2} \sim F(n_1-1, \ n_2-1)$$

由此即可进行两个总体方差的齐性检验。于是，对于给定显著性水平 α，由 F 分布表（附表 7）查得临界值

$$F_{1-\alpha/2}(n_1-1, \ n_2-1) \text{ 和 } F_{\alpha/2}(n_1-1, \ n_2-1)$$

使得 $\qquad P(F \leqslant F_{1-\alpha/2}) = \dfrac{\alpha}{2}$ 且 $P(F \geqslant F_{\alpha/2}) = \dfrac{\alpha}{2}$，（图 8-9）

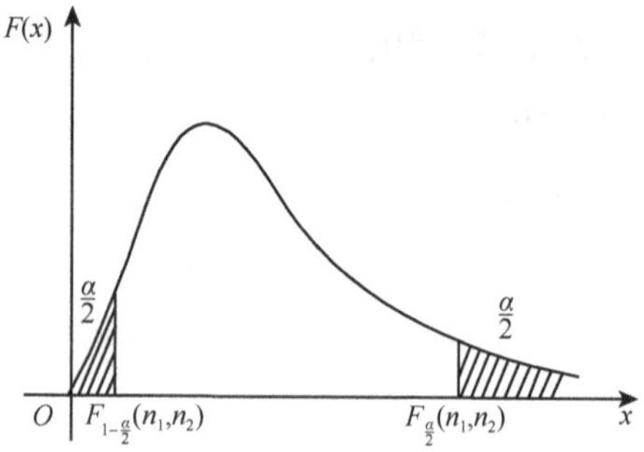

由 F 分布的特性，总有

$$F_{1-\alpha/2}(n_1-1, \ n_2-1) < 1 < F_{\alpha/2}(n_1-1, \ n_2-1)$$

为简化计算，实际处理时，总取较大的样本方差作分子 S_1^2，使得

$$F = \frac{S_1^2}{S_2^2} > 1$$

此时只需查得上侧临界值 $F_{\alpha/2}(n_1-1, \ n_2-1)$ 即可，当 $F > F_{\alpha/2}(n_1-1, \ n_2-1)$，就可拒绝 H_0；否则，接受 H_0。

图 8-9 F 分布的双侧临界值

故当 $F \geqslant F_{\alpha/2}$ 时，拒绝 H_0，认为 σ_1^2 与 σ_2^2 差异有显著性；当 $F < F_{\alpha/2}$ 时，接受 H_0，认为 σ_1^2 与 σ_2^2 差异无显著性。

注意：在上述检验中，只需查上侧临界值 $F_{\alpha/2}(n_1-1, \ n_2-1)$ 就够了，而在本书附表 7 中也只能查到 $F_{\alpha/2}(n_1-1, \ n_2-1)$ 的值。有时如需计算左侧临界值 $F_{1-\alpha/2}(n_1-1, \ n_2-1)$，则可利用下列公式进行

$$F_{1-\alpha/2}(n_1-1, n_2-1) = \frac{1}{F_{\alpha/2}(n_2-1, n_1-1)}$$

现将两个正态总体方差齐性的 F 检验的双侧和单侧检验汇总于表 8-6。

表 8-6 两个正态总体方差的 F 检验

	检验假设		统计量	临界值	拒绝域
双侧	H_0: $\sigma_1^2 = \sigma_2^2$	H_1: $\sigma_1^2 \neq \sigma_2^2$	$F = \dfrac{S_1^2}{S_2^2}$	$F_{\alpha/2}$	$F \geqslant F_{\alpha/2}$
单侧		H_1: $\sigma_1^2 > \sigma_2^2$		F_α	$F \geqslant F_\alpha$

上述检验运用服从 F 分布的检验统计量 F，故称为 F 检验（F test）。

例 8.6 将 24 只豚鼠均分成两组作支管灌流试验，记录流速如下（滴数/分）：

对照组 x	46	30	38	48	60	46	26	58	46	48	44	48
用药组 y	54	46	50	52	52	58	64	56	54	54	58	36

假定豚鼠灌流试验的流速服从正态分布，试检验这两组灌流试验流速的方差是否有显著差异？（$\alpha = 0.05$）

解 根据题意，应检验 H_0：$\sigma_1^2 = \sigma_2^2$；H_1：$\sigma_1^2 \neq \sigma_2^2$（双侧）。

由题意及数据计算得：$n_1 = n_2 = 12$，$\overline{x} = 44.83$，$S_1^2 = 96.33$，$\overline{y} = 52.83$，$S_2^2 = 48.33$。

则 F 检验统计量的值

$$F = \frac{S_1^2}{S_2^2} = \frac{96.33}{48.33} = 1.993 > 1$$

对显著性水平 $\alpha = 0.05$，查 F 分布表（附表 7）得

$$F_{\alpha/2}(n_1 - 1, \ n_2 - 1) = F_{0.025}(11, \ 11) \approx 3.45$$

因 $F = 1.993 < F_{0.025}(11, 11) \approx 3.45$，$P > 0.05$，故接受 H_0，即认为这两组灌流试验流速的方差无显著性差异。

二、两个正态总体均值比较的检验（成组比较）

对两个正态总体均值比较的假设检验问题，应检验 H_0：$\mu_1 = \mu_2$ 是否成立。下面分情形讨论。

（一）总体方差已知的均值比较检验

当总体方差 σ_1^2、σ_2^2 已知时，由抽样分布理论知

$$u = \frac{\overline{x} - \overline{y} - (\mu_1 - \mu_2)}{\sqrt{\dfrac{\sigma_1^2}{n_1} + \dfrac{\sigma_2^2}{n_2}}} \sim N(0, \ 1)$$

由此即可用 u 检验法进行检验，其检验步骤与单个正态总体的 u 检验类似。

（二）总体方差未知（大样本）的均值比较检验

在实际应用中，总体方差 σ_1^2、σ_2^2 通常是未知的。此时对于大样本情形，即两个样本容量 n_1、n_2 都足够大（>30），就可分别用样本方差 S_1^2、S_2^2 近似代替未知的 σ_1^2、σ_2^2，得检验统计量

$$u = \frac{\overline{x} - \overline{y}}{\sqrt{\dfrac{S_1^2}{n_1} + \dfrac{S_2^2}{n_2}}} \sim N(0, \ 1)$$

由此仍可以用上述 u 检验法来进行检验。

例 8.7 为研究尘肺患者肺功能的变化情况，某医院对 Ⅰ、Ⅱ 期尘肺患者各 35 名测定其肺活量，得到 Ⅰ 期患者 X 的均值 2710 ml，标准差 147 ml；Ⅱ 期患者 Y 的均值 2830 ml，标准差 118 ml。试问 Ⅰ、Ⅱ 期尘肺患者的肺活量是否有显著性差异？（$\alpha = 0.01$）

解 由题意，$n_1 = n_2 = 35 > 30$，本题为大样本情形的两总体均值比较问题。应检验

$$H_0：\mu_1 = \mu_2 \quad H_1：\mu_1 \neq \mu_2$$

由题中条件知：$n_1 = 35$，$\overline{x} = 2710$，$S_1^2 = 147^2$；$n_2 = 35$，$\overline{y} = 2830$，$S_2^2 = 118^2$，则

$$u = \frac{\overline{x} - \overline{y}}{\sqrt{\dfrac{S_1^2}{n_1} + \dfrac{S_2^2}{n_2}}} = \frac{2710 - 2830}{\sqrt{\dfrac{147^2}{35} + \dfrac{118^2}{35}}} = -3.766$$

对于给定的 $\alpha = 0.01$，查正态分布表（附表 4）得临界值：$u_{\alpha/2} = u_{0.01/2} = 2.576$。

因 $|u| = 3.766 > u_{\alpha/2} = 2.576$，$P < 0.01$，则拒绝 H_0，接受 H_1，即可认为 Ⅰ、Ⅱ 期尘肺患者的肺活量有显著性差异。

对于总体方差 σ_1^2、σ_2^2 未知又是小样本情形，需要分情况加以讨论。

(三)总体方差未知但相等 ($\sigma_1^2 = \sigma_2^2 = \sigma^2$) 的均值比较检验

假定两小样本相互独立地来自方差相等的两个正态总体 $N(\mu_1, \sigma_1^2)$ 和 $N(\mu_2, \sigma_2^2)$，则有 $\sigma_1^2 = \sigma_2^2 = \sigma^2$，故

$$u = \frac{\bar{x} - \bar{y} - (\mu_1 - \mu_2)}{\sqrt{\dfrac{\sigma_1^2}{n_1} + \dfrac{\sigma_2^2}{n_2}}} = \frac{\bar{x} - \bar{y} - (\mu_1 - \mu_2)}{\sigma\sqrt{\dfrac{1}{n_1} + \dfrac{1}{n_2}}} \sim N(0, 1)$$

由于 σ^2 未知，可用由样本方差 S_1^2、S_2^2 得到的合并样本方差 S^2 对其进行估计

$$S^2 = \frac{(n_1 - 1)S_1^2 + (n_2 - 1)S_2^2}{n_1 + n_2 - 2} \left(\text{特别地，当} n_1 = n_2 \text{时}, S^2 = \frac{S_1^2 + S_2^2}{2} \right)$$

当用 S 代替 u 表达式中的 σ 时，由抽样分布理论知，有

$$\frac{\bar{x} - \bar{y} - (\mu_1 - \mu_2)}{S\sqrt{\dfrac{1}{n_1} + \dfrac{1}{n_2}}} \sim t(n_1 + n_2 - 2)$$

故在原假设 H_0：$\mu_1 = \mu_2$ 成立时，有

$$t = \frac{\bar{x} - \bar{y}}{S\sqrt{\dfrac{1}{n_1} + \dfrac{1}{n_2}}} \sim t(n_1 + n_2 - 2)$$

由此进行相应的 t 检验即可。

检验方法列于表 8-7。

表 8-7   总体方差相等时两个正态总体均值比较的 t 检验

	检验假设		统计量	临界值	拒绝域
双侧	H_0：$\mu_1 = \mu_2$	H_1：$\mu_1 \neq \mu_2$	$t = \dfrac{\bar{x} - \bar{y}}{S\sqrt{\dfrac{1}{n_1} + \dfrac{1}{n_2}}}$	$t_{\alpha 2}$	$|t| \geq t_{\alpha 2}$
单侧		H_1：$\mu_1 > \mu_2$ (或 H_1：$\mu_1 < \mu_2$)	$S = \sqrt{\dfrac{(n_1 - 1)S_1^2 + (n_2 - 1)S_2^2}{n_1 + n_2 - 2}}$	t_α	$t \geq t_\alpha$ (或 $t \leq -t_\alpha$)

例 8.6(续)   在前面例 8.6 中，已知条件不变，试检验这两组灌流试验流速的均值是否有显著差异？($\alpha = 0.05$)

解   由题意，应检验 H_0：$\mu_1 = \mu_2$；H_1：$\mu_1 \neq \mu_2$。

由例 8.6 的解可知这两个总体的方差未知但相等，故可用上述 t 检验法进行检验。

由例 8.6 的解知 $n_1 = n_2 = 12$，$\bar{x} = 44.83$，$S_1^2 = 96.33$，$\bar{y} = 52.83$，$S_2^2 = 48.33$，则

$$S^2 = (S_1^2 + S_2^2)/2 = (96.33 + 48.33)/2 = 72.33, \quad S = \sqrt{72.33} = 8.505$$

又检验统计量 t 的值

$$t = \frac{\bar{x} - \bar{y}}{S\sqrt{\dfrac{1}{n_1} + \dfrac{1}{n_2}}} = \frac{44.83 - 52.83}{8.505\sqrt{\dfrac{1}{12} + \dfrac{1}{12}}} = -2.304$$

对给定的 $\alpha = 0.05$，查 t 分布表(附表 6)，得临界值

$$t_{\alpha/2}(n_1+n_2-2) = t_{0.025}(22) = 1.717$$

因$|t| = 2.304 > t_{0.025}(22) = 1.717$，$P < 0.05$，故拒绝 H_0，接受 H_1，即认为这两组灌流试验流速的均值有显著差异。

【SPSS 软件应用】　在 SPSS 中，对例 8.6 的数据，将两组豚鼠的支管灌流试验的流速数据录入同一观测变量"Speed（灌流流速）"中，是数值变量；同时设置分组变量"Group（组别）"，输入 1 和 2，分别代表数据来自对照组和用药组，是名义变量；所建 SPSS 数据集〈豚鼠灌流试验流速〉见图 8-10。

	Speed	Group
1	46	1
2	30	1
3	38	1
4	48	1
5	60	1
6	46	1
7	26	1

在 SPSS 中，打开该数据集，选择菜单【Analyze】→【Compare Means】→【Independent-Samples T Test（独立样本 T 检验）】，在对话框【Independent- Samples T Test】中，如图 8-11 所示，选定变量：

图 8-10　数据集〈豚鼠灌流试验流速〉

Speed（灌流流速）→Test Variable(s)；
Group（组别）→Grouping Variable

再点击 Define Groups，在打开的对话框【Define Groups】中，如图 8-12 所示，设定两组在组别变量中的取值：

Group 1：输入 1
Group 2：输入 2

点击 Continue，最后点击 OK。即可得如图 8-13 所示的例 8.6(续)的 SPSS 输出结果。

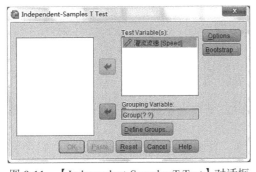

图 8-11　【Independent-Samples T Test】对话框

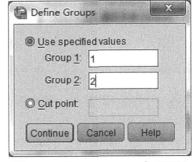

图 8-12　【Define Groups】对话框

Group Statistics

	组别	N	Mean	Std. Deviation	Std. Error Mean
灌流流速	1	12	44.83	9.815	2.833
	2	12	52.83	6.952	2.007

Independent Samples Test

		Levene's Test for Equality of Variances		t-test for Equality of Means					95% Confidence Interval of the Difference	
		F	Sig.	t	df	Sig. (2-tailed)	Mean Difference	Std. Error Difference	Lower	Upper
灌流流速	Equal variances assumed	.839	.370	-2.304	22	.031	-8.000	3.472	-15.201	-.799
	Equal variances not assumed			-2.304	19.82	.032	-8.000	3.472	-15.247	-.753

图 8-13　例 8.6(续)的 SPSS 主要输出结果

图 8-13 的输出结果中，首先给出两组的统计量(Group Statistics)，分别给出了对照组(1)和用药组(2)各自流速的基本描述统计量。两组灌流流速的平均值分别是44.83和52.83，数值大小有一定差异。

在"Independent Samples Test"中给出了这两组独立样本 T 检验结果，可通过以下两步完成。

(1)两总体方差是否相等的 F 检验：在 SPSS 中进行两独立样本 T 检验时，应首先对方差是否相等的 F 检验结果进行判断。在 Levene 方差齐性检验(Levene's Test for Equality of Variances)中，F 统计量的值 $F=0.839$，对应的概率 P 值(Sig.)$=0.370 > \alpha=0.05$，因此认为两总体的方差无显著性差异。

(2)两总体均值是否相等的 t 检验：根据方差是否相等，分别观察分析结果中"Equal variances assumed"列和"Equal variances not assumed"列的 t 检验概率值。现由(1)的检验分析结果知两总体方差无显著差异，因此应看第一列(已假设方差齐性)的 t 检验结果。此时，t 统计量的值 $t=-2.304$，对应的双侧概率 P 值(Sig.(2-tailed))$=0.031 < \alpha=0.05$，故拒绝 H_0，即认为两组灌流试验流速的均值有显著差异。

(四)总体方差未知且不相等($\sigma_1^2 \neq \sigma_2^2$)的均值比较检验

在小样本且两个总体方差不等($\sigma_1^2 \neq \sigma_2^2$)的情况下，既不可用 t 检验，也不可用前述的 u 检验。实际工作中有各种近似方法，这里介绍一种较简单的近似法，其检验步骤与上述均值比较的 t 检验法相似，只是此时的检验统计量变为

$$t' = \frac{\bar{x} - \bar{y}}{\sqrt{\dfrac{S_1^2}{n_1} + \dfrac{S_2^2}{n_2}}} \sim t(\mathrm{df})$$

其中的自由度
$$\mathrm{df} = (n_1 + n_2 - 2)\left(\frac{1}{2} + \frac{S_1^2 \cdot S_2^2}{S_1^4 + S_2^4}\right)$$

仍然查 t 分布表(附表6)，得到临界值 $t_{\alpha/2}$ 进行统计判断，当 $|t'| \geqslant t_{\alpha/2}$ 时，拒绝 H_0，接受 H_1；当 $|t'| < t_{\alpha/2}$ 时，接受 H_0。

该法称为近似 t' 检验法，必须指出的是，这种方法中用来检验的统计量 t' 与统计量 t 是不同的。

例 8.8 某医师对 10 名肺癌患者和 50 名尘肺为 0 期的矿工进行研究，观察某项指标得：肺癌患者此项指标的均值为 6.21，方差为 3.204；尘肺为 0 期的矿工此项指标的均值为 4.34，方差为 0.314。问肺癌患者与矿工此项指标的均值是否有显著性差异？($\alpha=0.05$)

解 因为两总体方差 σ_1^2、σ_2^2 未知，故先进行两总体方差齐性的 F 检验。根据题意，首先应检验

$$H_0: \sigma_1^2 = \sigma_2^2; \quad H_1: \sigma_1^2 \neq \sigma_2^2$$

已知 $n_1=10$，$n_2=50$，$\bar{x}=6.21$，$\bar{y}=4.34$，$S_1^2=3.204$，$S_2^2=0.314$，则 F 检验统计量的值

$$F = \frac{S_1^2}{S_2^2} = \frac{3.204}{0.314} = 10.20$$

对显著性水平 $\alpha=0.05$，查 F 分布表(附表7)得

$$F_{\alpha/2}(n_1-1, n_2-1) = F_{0.025}(9, 49) \approx 2.45$$

因 $F=10.20>2.45 \approx F_{0.025}(9, 49)$，$P<0.05$，故拒绝 H_0，即认为两总体方差不等。

现在再进行两总体均值比较，可用上述 t' 检验法进行。应检验

$$H_0: \mu_1=\mu_2; \ H_1: \mu_1 \neq \mu_2$$

则近似 t' 检验统计量为

$$t' = \frac{\bar{x}-\bar{y}}{\sqrt{\dfrac{S_1^2}{n_1}+\dfrac{S_2^2}{n_2}}} = \frac{6.21-4.34}{\sqrt{\dfrac{3.204}{10}+\dfrac{0.314}{50}}} = 3.272$$

又

$$\mathrm{df} = (n_1+n_2-2)\left(\frac{1}{2}+\frac{S_1^2 \cdot S_2^2}{S_1^4+S_2^4}\right) = (10+50-2)\left(\frac{1}{2}+\frac{3.204 \times 0.314}{3.204^2+0.314^2}\right) \approx 35$$

对显著水平 $\alpha=0.05$，$df=35$ 查 t 分布表（附表 6），得临界值

$$t_{\alpha 2}(35)=t_{0.025}(35)=2.030$$

因 $|t|=3.272>t_{0.025}(35)=2.030$，则 $P<0.05$，故拒绝 H_0，接受 H_1，即认为肺癌患者与矿工此项指标的均值差异有显著性。

第四节 非正态总体参数的假设检验

前面讨论的假设检验都是在总体服从正态分布的假定下进行的，大部分对样本容量没有任何限制，如对单个正态总体的均值检验，只要 σ^2 已知，不论样本大小均可用 u 检验。σ^2 未知时，只要样本容量足够大，无论是单个总体还是两个总体，均可用 u 检验。但在实际工作中，有时会遇到总体不服从正态分布甚至不知道总体分布的情况。此时检验总体参数的统计量的确切分布一般不易求出，往往借助于统计量的极限分布，对总体参数作近似检验，但此时要求样本容量必须足够大，在医药问题中，通常要求 $n>30$。

一、总体均值的假设检验（大样本方法）

（一）单个总体均值的假设检验

设总体并非正态分布，总体均值 μ 未知，应检验 $H_0: \mu=\mu_0$ 是否成立。若总体方差 σ^2 已知，当 n 足够大（$n>30$）时，根据中心极限定理的原理可知，在原假设 $H_0: \mu=\mu_0$ 成立时，近似地有

$$u = \frac{\bar{x}-\mu_0}{\sigma/\sqrt{n}} \sim N(0, \ 1)$$

若总体方差 σ^2 未知，可用其无偏估计量样本方差 S^2 代替上式中的 σ^2，此时近似地有

$$u \approx \frac{\bar{x}-\mu_0}{S/\sqrt{n}} \sim N(0, \ 1)$$

故大样本下非正态总体均值的假设检验也可用 u 检验法进行。

例 8.9 已知某地男性健康成人的血清总胆固醇均值为 180mg/dl，现随机抽取了该地区某工厂 80 名男性工人，测得其血清总胆固醇均值为 183mg/dl，标准差为 9.8mg/dl，问该工厂男性工人的血清总胆固醇均值是否与该地男性健康成人的有极显著性差异？（$\alpha=0.01$）

解 应检验 $H_0: \mu=180$；$H_1: \mu \neq 180$。

已知 $\mu_0=180$，$n=80$（大样本），$\bar{x}=183$，$S=9.8$。则检验统计量 u 的值为

$$u \approx \frac{\overline{x} - \mu_0}{S / \sqrt{n}} = \frac{183 - 180}{9.8 / \sqrt{80}} = 2.738$$

对于给定 α=0.01，查正态分布表（附表 4），得到临界值 $u_{\alpha/2} = u_{0.01/2} = 2.58$。

因为 $|u|$=2.738＞ $u_{0.01/2}$=2.58，则 P＜0.01，故拒绝 H_0，接受 H_1，即认为该工厂男性工人的血清总胆固醇均值与该地男性健康成人的有极显著性差异。

（二）两个总体均值的假设检验

对于两个非正态总体均值比较的大样本，即两个样本容量 n_1、n_2 都足够大（＞30），在原假设 H_0：$\mu_1 = \mu_2$ 成立时，近似有

$$\frac{\overline{x} - \overline{y}}{\sqrt{\dfrac{\sigma_1^2}{n_1} + \dfrac{\sigma_2^2}{n_2}}} \sim N(0, 1)$$

当 σ_1^2，σ_2^2 未知时，可分别用其样本方差 S_1^2、S_2^2 近似代替，从而有统计量

$$u \approx \frac{\overline{x} - \overline{y}}{\sqrt{\dfrac{S_1^2}{n_1} + \dfrac{S_2^2}{n_2}}} \sim N(0, 1)$$

同样可用 u 检验法进行检验。

例 8.10 某地随机抽取正常成年男子 156 名和正常成年女子 74 名，测定其红细胞计数，男性红细胞的均值为 465.13 万/ml^3，标准差为 54.80 万/ml^3；女性红细胞的均值为 422.16 万/ml^3，标准差为 49.20 万/ml^3。试问该地正常男女红细胞计数有无极显著差别？（α=0.01）

解 应检验 H_0：$\mu_1 = \mu_2$；H_1：$\mu_1 \neq \mu_2$。

已知 n_1=156，n_2=74，$\overline{x}$=465.13，S_1=54.8，$\overline{y}$=422.16，S_2=49.2，则

$$u \approx \frac{\overline{x} - \overline{y}}{\sqrt{\dfrac{S_1^2}{n_1} + \dfrac{S_2^2}{n_2}}} = \frac{465.13 - 422.16}{\sqrt{\dfrac{54.8^2}{156} + \dfrac{49.2^2}{74}}} = 5.96$$

对于给定的 α=0.01，查正态分布表（附表 4）得：$u_{\alpha/2} = u_{0.01/2} = 2.58$。

因为 $|u|$=5.96＞$u_{\alpha/2}$=2.58，则 P＜0.01，所以拒绝 H_0，接受 H_1，即认为男女红细胞计数差别有极显著性。

二、总体率的假设检验

（一）大样本法（u 检验）

1. 单个总体率与已知值的比较检验

设有一个样本，其样本率为 $p = \dfrac{m}{n}$，它来自总体率为 P 的总体，现需根据样本资料来检验总体率 P 与已知定值 P_0 是否有显著差异。即应检验假设

$$H_0: P = P_0; \quad H_1: P \neq P_0 \text{（双侧检验）}$$

如第七章第三节所述，样本率 $p = \dfrac{m}{n}$ 是总体率 P 的无偏估计量，且作为随机变量服从二项分布 $B(n, P)$。当样本容量 n 充分大（$n \geq 50$）时，由中心极限定理知 p 近似服从正态分

布 $N\left(P, \frac{P(1-P)}{n}\right)$，则

$$u \approx \frac{p-P}{\sqrt{\frac{P(1-P)}{n}}} \sim N(0,1)（近似）$$

在原假设 H_0：$P=P_0$ 成立时，得到检验统计量

$$u \approx \frac{p-P_0}{\sqrt{\frac{P_0(1-P_0)}{n}}} \sim N(0,1)$$

由此即可进行相应的 u 检验。

检验方法列于表 8-8。

表 8-8 单个总体率的 u 检验（大样本）

	检验假设		统计量	临界值	拒绝域
双侧	H_0：$P=P_0$	H_1：$P \neq P_0$	$u \approx \dfrac{p-P_0}{\sqrt{\dfrac{P_0(1-P_0)}{n}}}$	$u_{\alpha 2}$	$\lvert u \rvert \geqslant u_{\alpha 2}$
单侧		H_1：$P>P_0$（或 H_1：$P<P_0$）		u_α（或 $-u_\alpha$）	$u \geqslant u_\alpha$（或 $u \leqslant -u_\alpha$）

现在就可用上列总体率的 u 检验法去解决案例 8.2 的次品检测问题。

案例 8.2 解 依题意，应进行单侧检验

$$H_0：P=0.006；\quad H_1：P>0.006$$

已知 $P_0=0.006$，$n=150$，$m=2$，而样本率

$$p = \frac{m}{n} = \frac{2}{150} = 0.0133$$

则检验统计量 u 的值

$$u \approx \frac{p-P_0}{\sqrt{\frac{P_0(1-P_0)}{n}}} = \frac{0.0133-0.006}{\sqrt{\frac{0.006 \times 0.994}{150}}} = \frac{0.0073}{0.0063} = 1.158$$

对于给定的 $\alpha=0.05$，查正态分布表（附表 3）得临界值 $u_\alpha=u_{0.05}=1.645$。

因为 $u=1.158<u_{0.05}=1.645$，则 $P>0.05$，故接受 H_0，拒绝 H_1，即认为该批药品的次品率没有超标。

2. 两个总体率的比较检验

设有两个相互独立的样本率 $p_1 = \dfrac{m_1}{n_1}$ 和 $p_2 = \dfrac{m_2}{n_2}$，分别来自总体率为 P_1 和 P_2 的两个总体，试检验两个总体率的差异是否有显著性。此时应检验假设

$$H_0：P_1=P_2；\quad H_1：P_1 \neq P_2（双侧检验）$$

对大样本情形（$n_1 \geqslant 50$，$n_2 \geqslant 50$），由抽样分布理论可知

$$u \approx \frac{(p_1-p_2)-(P_1-P_2)}{\sqrt{\frac{P_1(1-P_1)}{n_1} + \frac{P_2(1-P_2)}{n_2}}} \sim N(0,1)$$

在原假设 H_0：$P_1=P_2$ 成立的条件下，设 $P_1=P_2=P$，就有

$$u \approx \frac{p_1 - p_2}{\sqrt{P(1-P)\left(\dfrac{1}{n_1} + \dfrac{1}{n_2}\right)}}$$

由于总体率 P 一般是未知的，故取两个样本率 p_1 和 p_2 的加权均值作为其估计值，以 p 表示，

$$P \approx p = \frac{n_1 p_1 + n_2 p_2}{n_1 + n_2} = \frac{m_1 + m_2}{n_1 + n_2}$$

从而

$$u \approx \frac{p_1 - p_2}{\sqrt{p(1-p)\left(\dfrac{1}{n_1} + \dfrac{1}{n_2}\right)}}$$

由此即可进行相应的 u 检验。

检验方法列于表 8-9。

表 8-9   两个总体率比较的 u 检验（大样本）

	检验假设		统计量	临界值	拒绝域
双侧	H_0: $P_1 = P_2$	H_1: $P_1 \neq P_2$	$u \approx \dfrac{p_1 - p_2}{\sqrt{p(1-p)\left(\dfrac{1}{n_1} + \dfrac{1}{n_2}\right)}}$	$u_{\alpha 2}$	$|u| \geqslant u_{\alpha 2}$
单侧		H_1: $P_1 > P_2$ （或 H_1: $P_1 < P_2$）	$p = \dfrac{m_1 + m_2}{n_1 + n_2}$	u_{α}（或 $-u_{\alpha}$）	$u \geqslant u_{\alpha}$（或 $u \leqslant -u_{\alpha}$）

例 8.11   某医院用内科疗法治疗一般类型胃溃疡病患者 80 例，治愈 63 例；治疗特殊类型胃溃疡病患者 99 例，治愈 31 例。试问内科疗法对两种类型胃溃疡病治愈率有无极显著性差异？（$\alpha = 0.01$）

解   由题意，此题应用两总体率比较的大样本 u 检验法。应检验

$$H_0: P_1 = P_2;\ H_1: P_1 \neq P_2 \text{（双侧检验）}$$

由题意知 $n_1 = 80$，$p_1 = \dfrac{63}{80} = 0.7875$，$n_2 = 99$，$p_2 = \dfrac{31}{99} = 0.3131$，

$$p = \frac{n_1 p_1 + n_2 p_2}{n_1 + n_2} = \frac{63 + 31}{80 + 99} = 0.5251$$

$$u \approx \frac{p_1 - p_2}{\sqrt{p(1-p)\left(\dfrac{1}{n_1} + \dfrac{1}{n_2}\right)}} = \frac{0.7875 - 0.3131}{\sqrt{0.5251(1 - 0.5251)\left(\dfrac{1}{80} + \dfrac{1}{99}\right)}} = 6.319$$

对于给定的 $\alpha = 0.01$，查正态分布表（附表 4）得临界值 $u_{\alpha 2} = u_{0.01/2} = 2.576$。

因为 $|u| = 6.319 > u_{0.01/2} = 2.576$，$P < 0.01$，故拒绝 H_0，接受 H_1，即认为内科疗法对两种类型胃溃疡病治愈率有极显著性差异。

（二）小样本法

统计研究的理论表明：无论是在大样本还是小样本情况下，将样本率 p 经反正弦变换转化成 $\varphi = 2\arcsin\sqrt{p}$ 后，ϕ 近似服从正态分布 $N(\phi,\ 1/n)$，其中 $\Phi = 2\arcsin\sqrt{P}$。因而可以用 u 检验来判别总体率差异的显著性。

1. 总体率与已知定值的比较检验

根据样本资料来检验总体率 P 与已知定值 P_0 的差异是否显著，即应检验

$$H_0: P=P_0; \quad H_1: P \neq P_0(双侧检验)$$

将样本率 p 与已知定值 P_0 通过查附表 10 分别转化成 φ 与 $\varPhi_0$

$$\varphi = 2\arcsin\sqrt{p}, \quad \varPhi_0 = 2\arcsin\sqrt{P_0}$$

则 φ 近似服从正态分布 $N(\varPhi, 1/n)$，其中 $\varPhi = 2\arcsin\sqrt{P}$。故可得

$$u \approx \frac{\varphi - \varPhi}{\sqrt{1/n}} \sim N(0, 1)(近似)$$

在原假设 $H_0: P=P_0$ 成立时，即 $\varPhi=\varPhi_0$ 成立时，得检验统计量

$$u \approx \frac{\varphi - \varPhi_0}{\sqrt{1/n}} = (\varphi - \varPhi_0)\sqrt{n} \sim N(0, 1)$$

由此，即可用 u 检验法进行检验。

2. 两个总体率的比较检验

设有两个相互独立的样本率 $p_1 = \dfrac{m_1}{n_1}$ 和 $p_2 = \dfrac{m_2}{n_2}$，分别来自总体率为 P_1 和 P_2 的两个总体，试检验两个总体率的差异是否有显著性。即应检验假设

$$H_0: P_1=P_2; \quad H_1: P_1 \neq P_2(双侧检验)$$

此时，若样本量较小（n_1、n_2 至少有一个小于 50），先将样本率 $p_1 = \dfrac{m_1}{n_1}$ 和 $p_2 = \dfrac{m_2}{n_2}$ 分别经反正弦变换转化为 φ_1 和 φ_2

$$\varphi_1 = 2\arcsin\sqrt{p_1}, \quad \varphi_2 = 2\arcsin\sqrt{p_2}$$

再由 $\varphi_1 \sim N(\varPhi_1, 1/n_1)$，$\varphi_2 \sim N(\varPhi_2, 1/n_2)$，其中

$$\varPhi_1 = 2\arcsin\sqrt{P_1}, \quad \varPhi_2 = 2\arcsin\sqrt{P_2}$$

可得

$$\varphi_1 - \varphi_2 \sim N(\varPhi_1 - \varPhi_2, \frac{1}{n_1} + \frac{1}{n_2})$$

于是

$$u \approx \frac{(\varphi_1 - \varphi_2) - (\varPhi_1 - \varPhi_2)}{\sqrt{\dfrac{1}{n_1} + \dfrac{1}{n_2}}} \sim N(0,1)$$

在原假设 $P_1=P_2$ 成立，即 $\varPhi_1=\varPhi_2$ 成立时，得检验统计量

$$u \approx \frac{\varphi_1 - \varphi_2}{\sqrt{\dfrac{1}{n_1} + \dfrac{1}{n_2}}} = (\varphi_1 - \varphi_2)\sqrt{\frac{n_1 n_2}{n_1 + n_2}} \sim N(0,1)$$

由此，即可用 u 检验法的步骤进行检验。

例 8.12 某医师用甲、乙两法治疗动脉硬化患者共 46 例：其中甲法治疗 26 例，有效 19 例，有效率为 73.1%；乙法治疗 20 例，有效 6 例，有效率为 30.0%，试问甲法的疗效是否显著高于乙法？（$\alpha=0.01$）

解 依题意，应检验 $H_0: P_1=P_2$；$H_1: P_1>P_2$（单侧检验）。

将 $p_1=73.1\%$ 和 $p_2=30.0\%$，利用附表 10 化为 φ_1 和 φ_2 得

$$\varphi_1 =2.051, \quad \varphi_2 =1.159$$

则
$$u \approx (\varphi_1 - \varphi_2)\sqrt{\frac{n_1 n_2}{n_1 + n_2}} = (2.051 - 1.159)\sqrt{\frac{26 \times 20}{26 + 20}} = 3.00$$

对于给定的 $\alpha = 0.01$，查正态分布表(附表4)，得到临界值 $u_\alpha = u_{0.01} = 2.326$。

因 $u = 3.00 > u_{0.01} = 2.326$，则 $P < 0.01$，故拒绝 H_0，接受 H_1，即认为甲法的疗效显著高于乙法。

第五节　拟合优度检验

一、χ^2 拟合优度检验

当总体分布未知时，需由样本值来考察总体是否服从某个已知的分布，为此需要进行假设检验。这种考察理论分布与样本数据的实际分布是否吻合的检验称为拟合优度检验(goodness-of-fit test)，其中皮尔逊的 χ^2 检验是最常用也是最重要的拟合优度检验之一。

设总体 X 的分布函数为 $F(x)$，但其具体形式未知。现根据随机变量 X 的样本值 x_1，x_2，$\cdots$，x_n 来检验关于总体分布的假设

$$H_0: 总体 X 服从分布 F_0(x)$$

其中，$F_0(x)$ 是某个已知分布。由于只关心样本数据与给定的分布是否吻合，而不考虑当 H_0 不真时 X 的可能分布，所以这类检验可以不写出备择假设。

在用下列 χ^2 检验法检验原假设 H_0 时，如果 $F_0(x)$ 的分布形式虽然已知，但含有未知参数时，则应首先估计参数，然后再作检验。

χ^2 检验法基本思想是：将总体 X 的取值区域分为 k 个互不相容的组类，再将样本观测值 x_1，x_2，$\cdots$，x_n 落在各组的实际频数与已知分布对应的理论频数进行比较，由此构造皮尔逊 χ^2 检验统计量来衡量样本观测值与已知分布的拟合程度，从而检验 H_0 是否成立。

χ^2 拟合优度检验法的检验步骤为：

(1)建立检验原假设 H_0：总体 X 服从某已知分布 $F_0(x)$。

(2)对总体分布 $F_0(x)$ 中 r 个未知参数，用样本值求出其点估计值。

(3)当数据资料是离散型数据时，计算已知分布 $F_0(x)$ 的概率分布律。

当数据资料是连续型数据时，将总体的取值范围 $(a, b]$(a 可以是 $-\infty$，b 可以是 $+\infty$)划分为 k 个不相交的子区间 $(a_i, a_{i+1}]$($i=1$, 2, $\cdots$, k)，其中 $a_1 = a$，$a_{k+1} = b$。再根据已知分布，计算概率

$$p_i = P(a_i < X \leqslant a_{i+1}) = F_0(a_{i+1}) - F_0(a_i)$$

(4)由 p_i 计算样本容量为 n 时，落在各子区间 $(a_i, a_{i+1}]$ 应有的理论频数 np_i。

(5)计算样本值 x_1，x_2，$\cdots$，x_n 落在各子区间 $(a_i, a_{i+1}]$ 中的个数即实际频数 f_i。

(6)求出皮尔逊 χ^2 统计量公式的值

$$\chi^2 = \sum_{i=1}^{k} \frac{(f_i - np_i)^2}{np_i} \sim \chi^2(k-r-1) \,(近似)$$

其中 k 是划分的组数即子区间个数，r 是总体分布 $F_0(x)$ 中被估计参数的个数。

(7)对显著性水平 α 和 df$= k-r-1$ 查 χ^2 分布表，得单侧临界值 $\chi^2_\alpha(k-r-1)$。

(8)统计推断(单侧检验)：比较 χ^2 的值与 $\chi^2_\alpha(k-r-1)$ 来决定是否拒绝 H_0。

若 $\chi^2 > \chi^2_\alpha(k-r-1)$，则拒绝 H_0，认为总体分布与已知分布 $F_0(x)$ 差异有显著性；否则，

接受 H_0，即可认为总体服从已知分布 $F_0(x)$。

实际应用时应注意以下事项：

(1)样本容量 n 需足够大，一般要求 $n \geqslant 50$。

(2)检验时要求各组的理论频数 $np_i \geqslant 5$。当遇到一组或几组理论频数小于 5 时，应通过并组使其符合 $np_i \geqslant 5$ 的要求。

(3)计算理论频数时，常需由样本值估计某些未知参数，设为 r 个，则 χ^2 分布的自度 $df = k-r-1$。

例 8.13 某研究者将一只骰子投掷了 150 次，结果见表 8-10 的第(1)(2)列。试检验此骰子是否均匀？（$\alpha=0.05$）

解：应检验 H_0：骰子是均匀的。即若以 X 表示骰子投掷出的点数，则检验

$$P(X=i)=p_i=\frac{1}{6}, \quad i=1, 2, 3, 4, 5, 6$$

为计算检验统计量 χ^2 的值，可首先列出下列均匀性检验计算表（表 8-10）。

表 8-10 骰子均匀性检验计算表

点数 X(1)	实际频数 f_i(2)	概率 p_i(3)	理论频数 np_i	$f_i - np_i$	$\dfrac{(f_i - np_i)^2}{np_i}$
1	23	1/6	25	−2	0.16
2	32	1/6	25	7	1.96
3	24	1/6	25	−1	0.04
4	21	1/6	25	−4	0.64
5	30	1/6	25	5	1.00
6	20	1/6	25	−5	1.00
合计	150	1	150	—	4.80

则检验统计量 χ^2 的值为：$\chi^2 = \sum_{i=1}^{6} \dfrac{(f_i - np_i)^2}{np_i} = 4.8$。

由于没有未知参数需估计，即 $r=0$，所以 $df=k-1=6-1=5$，对 $\alpha=0.05$，查 χ^2 分布表得 $\chi^2_{\alpha}(5)=11.072$。

因 $\chi^2 = 4.8 < \chi^2_{\alpha}(5)=11.072$，则 $P>0.05$，故接受 H_0，可认为骰子是均匀的。

【SPSS 软件应用】 首先建立对应的 SPSS 数据集〈掷骰子试验点数〉，包括两个数值变量：Points（点数）、Number（骰子频数），如图 8-14 所示。

在 SPSS 中，打开该数据集，选择菜单【Date】→【Weight Cases（加权个案）】，在对话框【Weight Cases】中，如图 8-15 所示，选定

⊙Weight Cases by：Number（骰子频数）→Frequency Variable

点击 OK，即可将变量"Number"设定为频数变量。

	Points	Number
1	1	23
2	2	32
3	3	24
4	4	21
5	5	30
6	6	20

图 8-14 数据集〈掷骰子试验点数〉

再选择菜单【Analyze】→【Nonparametric Tests（非参数检验）】→【Legacy Dialogs（旧对话框）】→【Chi-square（卡方）】，在对话框【Chi-square Test】中，如图 8-16 所示，选定：点数（Points）→Test Variable List。

因为检验骰子是否均匀，即其理论概率是相等的，故期望值(Expected)选定默认的⊙ All categories equal。

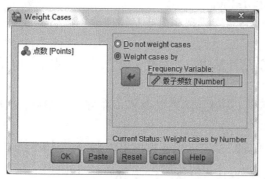

图 8-15 【Weight Cases】对话框

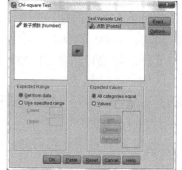

图 8-16 对话框【配对样本 T 检验】

点击 OK 。即可得如图 8-17 所示的例 8.13 卡方检验的 SPSS 主要输出结果。

Frequencies

点数

	Observed N	Expected N	Residual
1	23	25.0	-2.0
2	32	25.0	7.0
3	24	25.0	-1.0
4	21	25.0	-4.0
5	30	25.0	5.0
6	20	25.0	-5.0
Total	150		

Test Statistics

	点数
Chi-Square	4.800[a]
df	5
Asymp. Sig.	.441

a. 0 cells (0.0%) have expected frequencies less than 5. The minimum expected cell frequency is 25.0.

图 8-17 例 8.13 的 SPSS 输出结果

图 8-17 的 SPSS 输出结果中，其检验统计量表(Test Statistics)给出了卡方检验的值 (Chi-Square)$\chi^2=4.800$，卡方检验的渐近概率值(Asymp. Sig.)$P=0.441$。因为对显著水平 $\alpha=0.05$，$P=0.441>0.05$，所以接受 H_0，即在 0.05 的显著水平上，认为骰子掷出的各点数 是等概率的，即骰子是均匀的。

例 8.14 某地调查了 144 名正常成年男子红细胞数，检测结果(单位：10^{12}/L)如表 8-11 所示，试用 χ^2 检验法检验该地成年男子红细胞数是否服从正态分布。$(\alpha=0.05)$

解 应检验假设

H_0：该地成年男子红细胞数服从正态分布

由于正态分布的均值 μ 与标准差 σ 均未知，故用样本均值与样本标准差数据估计 μ 和 σ， 利用各组的组中值 m_i 得

$$\hat{\mu} = \overline{x} \approx \frac{1}{n}\sum_{i=1}^{k} m_i f_i = \frac{1}{144}(430 \times 2 + 450 \times 4 + \cdots + 650 \times 1) = 537.78$$

$$\hat{\sigma}^2 = \frac{1}{n-1}\left(\sum_{i=1}^{k} m_i^2 f_i - n\overline{x}^2\right) = \frac{1}{143}(430^2 \times 2 + 450^2 \times 4 + \cdots + 650^2 \times 1 - 144 \times 537.8^2) = 1925.09$$

$$\hat{\sigma} = \sqrt{1925.09} = 43.87$$

表 8-11 正态分布检验计算表

组限 $[x_i, x_{i+1})$ (1)	组中值 m_i (2)	实际频数 f_i (3)	标准化组限 $[u_i, u_{i+1}]$ (4)	概率 p_i (5)	理论频数 np_i (6)	$f_i - np_i$ (7)	$\dfrac{(f_i - np_i)^2}{np_i}$ (8)
$(-\infty, 440)$	430	2	$(-\infty, -2.23]$	0.013	1.86 ⎫		
$[440, 460)$	450	4	$(-2.23, -1.77]$	0.025	3.63 ⎭	0.51	0.048
$[460, 480)$	470	7	$(-1.77, -1.33]$	0.056	8.03	-1.03	0.133
$[480, 500)$	490	16	$(-1.33, -0.86]$	0.100	14.50	1.50	0.156
$[500, 520)$	510	20	$(-0.86, -0.41]$	0.148	21.32	-1.32	0.082
$[520, 540)$	530	25	$(-0.41, 0.05]$	0.176	25.57	-0.57	0.013
$[540, 560)$	550	24	$(0.05, 0.51]$	0.174	24.99	-0.99	0.039
$[560, 580)$	570	22	$(0.51, 0.96]$	0.138	19.92	2.08	0.217
$[580, 600)$	590	16	$(0.96, 1.42]$	0.090	12.94	3.06	0.723
$[600, 620)$	610	2	$(1.42, 1.87]$	0.048	6.85		
$[620, 640)$	630	5	$(1.87, 2.33]$	0.021	2.96 ⎫	-3.24	0.934
$[640, +\infty)$	650	1	$(2.33, +\infty)$	0.010	1.43 ⎭		
合计		144		1.000	144.00	0.00	2.345

这样所检验的假设就是

$$H_0: X \text{服从正态分布} N(537.78, 43.87^2)$$

在假设 H_0 成立的前提下，将表 8-11 第(1)列 x 的组限作变换 $u = \dfrac{x - 537.78}{43.87}$ 化 x 为标准正态变量 u，得表中第(4)列组限，然后利用正态分布表计算各区间的概率，得表中第(5)列数据 p_i，再乘以 $n=144$ 得第(6)列各小区间的理论频数 np_i。由于该列中第 1 组的理论频数小于 5，将它与第 2 组合并；最后两组的理论频数也小于 5 且合并后还小于 5，因而与倒数第 3 组合并，因而合并后的组数为 $k=9$。由表中第(8)列数据结果可得检验统计量为

$$\chi^2 = \sum_{i=1}^{9} \frac{(f_i - np_i)^2}{np_i} = 2.345$$

由于用到样本值去估计未知参数 μ 和 σ，所以 df=9-2-1=6，对 $\alpha=0.05$，查 χ^2 分布表得 $\chi^2_{0.05}(6)=12.592$。

因 $\chi^2=2.345 < \chi^2_{0.05}(6)=12.592$，则 $P > 0.05$，接受 H_0，可认为该地正常成年男子红细胞数服从正态分布。

二、列联表的独立性检验

在实际工作中常需将试验数据按不同原则(或属性)进行分类，并要考察这些分类属性是否相互独立或其分类构成是否一致。

列联表(contingency table)是用于多重分类的一种频数分布表，是分析定性数据的常用表格形式。它将每个观测对象按行和列两方面的属性分类，行和列的属性又分为 r 和 c 种分类，从而其表中数据有 r 行 c 列，故常称为 $r \times c$ 列联表，简称 $r \times c$ 表。其最简单形式是 2×2 表，又称四格表。利用列联表，可对实际频数与理论频数的一致性作 χ^2 检验，这称为列联表 χ^2 检验(contingency table chi-square test)，它包括两分类属性变量独立性检验和多组样本总体率或构成的比较检验等。

(一) $r \times c$ 列联表的 χ^2 独立性检验

利用列联表来进行两分类属性变量的独立性 χ^2 检验，其原理与前面 χ^2 拟合优度检验相同，也即考察实际频数与理论频数的偏差，由皮尔逊定理的公式来进行 χ^2 检验。

设列联表的行、列属性变量分别为 X 和 Y，其中 X 分成 r 类：X_1，X_2，$\cdots$，X_r，Y 分成 c 类：Y_1，Y_2，$\cdots$，Y_c，则 $r \times c$ 列联表的一般形式如表 8-12 所示。

表 8-12　$r \times c$ 列联表

	Y_1	Y_2	$\cdots$	Y_c	行和 $O_{i\cdot}$
X_1	O_{11}	O_{12}	$\cdots$	O_{1c}	$O_{1\cdot}$
X_2	O_{21}	O_{22}	$\cdots$	O_{2c}	$O_{2\cdot}$
$\vdots$	$\vdots$	$\vdots$		$\vdots$	$\vdots$
X_r	O_{r1}	O_{r2}	$\cdots$	O_{rc}	$O_{r\cdot}$
列和 $O_{\cdot j}$	$O_{\cdot 1}$	$O_{\cdot 2}$	$\cdots$	$O_{\cdot c}$	n

$r \times c$ 列联表中共有 r 行 c 列数据，其中 O_{ij} 表示样本值中 (X_i, Y_j) 出现的实际频数，$O_{i\cdot} = \sum_{j=1}^{c} O_{ij}$ 是第 i 行的行和，$O_{\cdot j} = \sum_{i=1}^{r} O_{ij}$ 是第 j 列的列和，$n = \sum_{j=1}^{c} \sum_{i=1}^{r} O_{ij}$ 是总和。

$r \times c$ 列联表对应的概率分布表为：

表 8-13　$r \times c$ 表对应的概率分布表

	Y_1	Y_2	$\cdots$	Y_c	$p_{i\cdot}$
X_1	p_{11}	p_{12}	$\cdots$	p_{1c}	$p_{1\cdot}$
X_2	p_{21}	p_{22}	$\cdots$	p_{2c}	$p_{2\cdot}$
$\vdots$	$\vdots$	$\vdots$		$\vdots$	$\vdots$
X_r	p_{r1}	p_{r2}	$\cdots$	p_{rc}	$p_{r\cdot}$
$p_{\cdot j}$	$p_{\cdot 1}$	$p_{\cdot 2}$	$\cdots$	$p_{\cdot c}$	1

为检验两种分类属性变量 X 与 Y 的独立性，应检验假设

$$H_0:\ X \text{ 与 } Y \text{ 相互独立}; \quad H_1:\ X \text{ 与 } Y \text{ 不独立（有关联）}$$

参照上列概率分布表 (表 8-13)，由第三章第六节离散型随机变量 X 与 Y 相互独立等价条件的公式知，亦即应检验

$$H_0:\ p_{ij} = p_{i\cdot} p_{\cdot j}, \quad (i=1,\ 2,\cdots,r;\ j=1,2,\cdots,c)$$

在 H_0 成立时，列联表各单元格的理论频数为

$$E_{ij} = np_{ij} = n\, p_{i\cdot} p_{\cdot j} \quad (i=1,2,\cdots,r;\ j=1,2,\cdots,c)$$

由于 $p_{i\cdot}$ 与 $p_{\cdot j}$ 均未知，需由样本值来估计 $\hat{p}_{i\cdot} = \dfrac{O_{i\cdot}}{n}$，$\hat{p}_{\cdot j} = \dfrac{O_{\cdot j}}{n}$，将其代入上式就可得到各单元格的近似理论频数

$$E_{ij} = n\hat{p}_{i\cdot}\hat{p}_{\cdot j} = n \cdot \frac{O_{i\cdot}}{n} \times \frac{O_{\cdot j}}{n} = \frac{O_{i\cdot} \times O_{\cdot j}}{n}$$

将实际频数 O_{ij} 和理论频数 E_{ij} 代入皮尔逊 χ^2 检验公式后就能得到对应于 $r \times c$ 列联表的 χ^2 独立性检验公式

$$\chi^2 = \sum_{j=1}^{c} \sum_{i=1}^{r} \frac{(O_{ij} - E_{ij})^2}{E_{ij}} \sim \chi^2(\text{df})$$

注意到 $\sum_{i=1}^{r} \hat{p}_{i\cdot} = 1$，$\sum_{j=1}^{c} \hat{p}_{\cdot j} = 1$，则独立估计的参数个数是 $(r-1)+(c-1)$，故 χ^2 分布的自由度

$$\text{df}=r \times c-[(r-1)+(c-1)]-1=(r-1)(c-1)$$

由此就可转化为前面介绍的 χ^2 拟合优度检验，步骤亦类似。

例 8.15 某药厂为了探讨根据药物的外观状况判断药物内在质量的可能性，随机抽取若干同类药品，在相同条件下放置一年后，分别检验其内在质量 X 与外观状况 Y，得检验数据见表 8-14，试分析药物的内在质量 X 与外观状况 Y 这两种属性之间是否独立？（α=0.01）

表 8-14　药剂的检验结果

内在质量 X	外观状况 Y			合计
	好	中	差	
好	35	12	5	52
中	8	29	7	44
差	4	4	16	24
合计	47	45	28	120

解 应检验

H_0：药物的属性 X 与 Y 相互独立；H_1：药物的属性 X 与 Y 有关联

在 H_0 成立时，由理论频数 E_{ij} 的公式计算得

$$E_{11}=\frac{47 \times 52}{120}=20.37，E_{12}=\frac{45 \times 52}{120}=19.5，E_{13}=\frac{28 \times 52}{120}=12.13$$

$$E_{21}=17.23，E_{22}=16.5，E_{23}=10.27，E_{31}=9.4，E_{32}=9，E_{33}=5.6$$

则检验统计量

$$\chi^2 = \sum_{j=1}^{c} \sum_{i=1}^{r} \frac{(O_{ij} - E_{ij})^2}{E_{ij}} = \frac{(35-20.37)^2}{20.37}+\cdots+\frac{(16-5.6)^2}{5.6}=58.22$$

对 α=0.01 及 df=$(3-1) \times (3-1)$=4，查 χ^2 临界值表（附表 5）得 $\chi^2_{0.01}(4)$=13.277。

因 χ^2=58.22＞$\chi^2_{0.01}(4)$=13.277，P＜0.01，故拒绝 H_0，接受 H_1，即认为两种药物的属性有关联。因而从药物外观状况判断药物内在质量的可能性是存在的。

【SPSS 软件应用】 本节的 χ^2 列联表检验即卡方检验，包括独立性检验和总体率比较检验，均可通过菜单【Analyze】→【Descriptive Statistics】→【Crosstable（交叉表）】来实现，步骤也完全类似。

首先建立 SPSS 数据集〈药品外观与内在质量〉，包括两个属性变量：surface（外观状况）、quality（内在质量），用数值"1、2、3"分别表示"好、中、差"，为定序变量；一个频数变量：

	surface	quality	number
1	好	好	35.00
2	中	好	12.00
3	差	好	5.00
4	好	中	8.00
5	中	中	29.00
6	差	中	7.00
7	好	差	4.00
8	中	差	4.00
9	差	差	16.00

图 8-18　数据集〈药品外观与内在质量〉

number（药品个数），为数值变量，如图 8-18 所示。

在 SPSS 中，打开该数据集，选择菜单【Date】→【Weight Cases】，在对话框【Weight Cases】中，选定⊙Weight Cases by：Number（药品个数）→Frequency Variable，点击 OK，即可将变量"Number"设定为频数变量。

再选择菜单【Analyze】→【Descriptive Statistics】→【Crosstable】，在对话框【Crosstable】中，如图 8-19 所示，选定：

内在质量（quality）→Row(s)；外观状况（surface）→Column(s)

再点击选项 Statistics，在对话框【Crosstabs：Statistics】中，如图 8-20 所示，选定 √ Chi-square，点击 Continue。

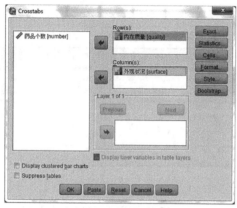
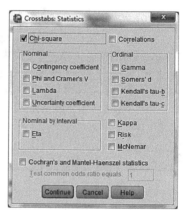

图 8-19 对话框【交叉表】　　　图 8-20 对话框【Crosstabs：Statistics】

最后点击 OK。即可得如图 8-21 所示的卡方检验的 SPSS 主要输出结果。

内在质量 * 外观状况 Crosstabulation

Count

		外观状况			Total
		好	中	差	
内在质量	好	35	12	5	52
	中	8	29	7	44
	差	4	4	16	24
Total		47	45	28	120

Chi-Square Tests

	Value	df	Asymp. Sig. (2-sided)
Pearson Chi-Square	58.243[a]	4	.000
Likelihood Ratio	52.723	4	.000
Linear-by-Linear Association	33.581	1	.000
N of Valid Cases	120		

a. 0 cells (0.0%) have expected count less than 5. The minimum expected count is 5.60.

图 8-21 例 8.15 的 SPSS 主要输出结果

图 8-21 中的 SPSS 主要输出结果给出了"内在质量"与"外观状况"这两个属性变量的交叉列联表、独立性检验的卡方检验表。由卡方检验表（Chi-Square Tests）知，其独立性检验的皮尔逊卡方检验统计量的值（Pearson Chi-Square）χ^2=58.243，卡方检验的概率值（Asymp. Sig.（2-sided)）P=0.000＜0.01，故对显著水平 α=0.01，拒绝 H_0，即认为"内在质量"与"外观状况"这两个属性不独立，有关联。

在进行 $r \times c$ 列联表的 χ^2 独立性检验时应注意，在 $r \times c$ 列联表中，如果有 1/5 以上的理论频数小于 5，或有任何一个单元格的理论频数小于 1，就应该将理论频数小于 5 的单元格与邻组合并以增大理论频数。但应注意合并组的合理性，如是以量分组的资料（年龄分组)可以并组；但按性质分组的资料(血型)，则不能合并，此时只能增加观察对象的例数再作统计分析。

(二)2×2 列联表的 χ^2 独立性检验

统计中用得最多的一种列联表是 2×2 列联表，常被称为四格表(fourfold table)。其一般形式如表 8-15 所示

表 8-15 2×2 列联表(四格表)

	Y_1	Y_2	行和
X_1	a	b	$a+b$
X_2	c	d	$c+d$
列和	$a+c$	$b+d$	$n=a+b+c+d$

对四格表，其自由度

$$df=(r-1)(c-1)=(2-1)(2-1)=1$$

此时宜采用耶特连续性校正(Yate correction for continuity)，其相应的四格表 χ^2 检验校正的基本公式为

$$\chi^2 = \sum_{j=1}^{2}\sum_{i=1}^{2}\frac{(|O_{ij}-E_{ij}|-0.5)^2}{E_{ij}}$$

其中 $O_{11}=a$，$O_{12}=b$，$O_{21}=c$，$O_{22}=d$；理论频数 E_{ij} 分别为

$$E_{11}=\frac{(a+b)(a+c)}{n}，E_{12}=\frac{(a+b)(b+d)}{n}，E_{21}=\frac{(c+d)(a+c)}{n}，E_{11}=\frac{(c+d)(b+d)}{n}$$

代入 χ^2 公式，整理后得四格表 χ^2 检验简化公式

$$\chi^2 = \frac{n(|ad-bc|-0.5n)^2}{(a+b)(c+d)(a+c)(b+d)}$$

用上述简化公式计算四格表的 χ^2 统计量显然更方便。

例 8.16 对某校随机抽取大学生 1000 人进行是否色盲的调查，按性别和是否色盲分类，得 2×2 列联表数据如表 8-16 所示。

表 8-16 某校大学生色盲调查数据

色盲	男性/人	女性/人
非	442	514
是	38	6

试检验该校学生色盲的发生率是否与性别有关？($\alpha=0.05$)

解 应检验

$$H_0：色盲与性别没有关联；H_1：色盲与性别有关联$$

对该四格表，用 χ^2 检验简化公式，得其检验统计量为

$$\chi^2 = \frac{n(|ad-bc|-0.5n)^2}{(a+b)(c+d)(a+c)(b+d)} = \frac{1000(|442\times6-514\times38|-0.5\times1000)^2}{956\times44\times480\times520} = 25.55$$

对 $\alpha=0.05$ 及 $df=(2-1)\times(2-1)=1$，查 χ^2 临界值表(附表 5)得 $\chi^2_{0.05}(1)=3.841$。

因 $\chi^2=25.55 > \chi^2_{0.05}(1)=3.841$，$P<0.05$，则拒绝 H_0，接受 H_1，即认为该校学生色盲

的发生率与性别有关。

三、列联表的总体率比较检验

例 8.17 某医师观察三种降血脂药 A、B、C 的临床疗效，观察患者的血脂下降程度分为有效组与无效组，结果见表 8-17，试问三种药物的降血脂有效率有无差异？（$\alpha=0.05$）

表 8-17 三种降血脂药的临床治疗效果

药物	有效	无效	合计	有效率/%
A	120	25	145	82.8
B	50	27	77	56.9
C	40	22	62	45.8
合计	210	74	284	73.9

本例也是以列联表形式表示的数据，但与前面独立性检验时仅从同一个总体中随机抽样的抽样方式不同，本例是从多个总体中进行抽样，推断目的是检验多个总体率有无差异。

对此类问题，一般地，设有 R 个总体，第 i 个总体的概率分布为 $P(Y|i)$，记

$$P(Y = y_j \mid i) = p_{j|i}, \quad i = 1, 2, \cdots, R; \quad j = 1, 2, \cdots, C$$

应检验的是各总体中 Y 的概率分布是否相同，即

$$H_0 : p_{j|1} = p_{j|2} = \cdots = p_{j|R}, \quad j = 1, 2, \cdots, C$$

在 H_0 成立时，对列联表数据资料，可将各列频数之和与各组样本容量之和的比值作为 p_j 的估计

$$\hat{p}_j = \frac{O_{1j} + O_{2j} + \cdots + O_{Rj}}{O_{1.} + O_{2.} + \cdots + O_{R.}} = \frac{O_{.j}}{n}, \quad j = 1, 2, \cdots, C$$

因而理论频数

$$E_{ij} = O_{i.} p_j \approx O_{i.} \times \frac{O_{.j}}{n} = \frac{O_{i.} \times O_{.j}}{n}$$

虽然多组分类资料总体率的比较检验与交叉分类资料的独立性检验的意义不同，但该公式与前面独立性检验的 E_{ij} 公式是完全相同的。

因此进行两组或多组总体率比较时，由列联表数据进行检验时仍利用拟合优度检验，与前面列联表的 χ^2 独立性检验的计算步骤一样，都可归结为同样公式来进行皮尔逊 χ^2 检验。即对应于 $R \times C$ 列联表的检验公式为

$$\chi^2 = \sum_{j=1}^{C} \sum_{i=1}^{R} \frac{(O_{ij} - E_{ij})^2}{E_{ij}} \sim \chi^2((R-1)(C-1))$$

对应于 2×2 列联表即四格表的 χ^2 检验简化公式为

$$\chi^2 = \frac{n(ad - bc)^2}{(a+b)(c+d)(a+c)(b+d)} \sim \chi^2(1)$$

或四格表的 χ^2 检验校正简化公式（$n > 40$ 且至少有一单元格的理论频数 $E < 5$ 时采用）

$$\chi^2 = \frac{n(|ad - bc| - 0.5n)^2}{(a+b)(c+d)(a+c)(b+d)}$$

下面我们来求解例 8.17。

例 8.17 解 首先建立检验假设

H_0：三种药物治疗的总体有效率相等，即 $p_1=p_2=p_3=p$

H_1：三种药物治疗的总体有效率不全相等

计算理论频数

$$E_{11}=\frac{O_{1.}\times O_{.1}}{n}=\frac{145\times210}{284}=107.2,\quad E_{21}=\frac{O_{2.}\times O_{.1}}{n}=\frac{77\times210}{284}=56.9$$

$$E_{31}=\frac{O_{3.}\times O_{.1}}{n}=\frac{62\times210}{284}=45.8,\quad E_{12}=\frac{O_{1.}\times O_{.2}}{n}=\frac{145\times74}{284}=37.8$$

$$E_{22}=\frac{O_{2.}\times O_{.2}}{n}=\frac{77\times74}{284}=20.1,\quad E_{32}=\frac{O_{3.}\times O_{.2}}{n}=\frac{62\times74}{284}=16.2$$

则 χ^2 检验统计量为

$$\chi^2=\sum_{j=1}^{C}\sum_{i=1}^{R}\frac{(O_{ij}-E_{ij})^2}{E_{ij}}=\frac{(120-107.2)^2}{107.2}+\frac{(25-37.8)^2}{37.8}+\cdots+\frac{(22-16.2)^2}{16.2}$$
$$=11.951$$

对 $\alpha=0.05$，自由度 df=(3–1)(2–1)=2，查 χ^2 临界值表（附表 5），$\chi^2_{0.05}(2)=5.991$。

因 $\chi^2=11.951>\chi^2_{0.05}(2)=5.991$，则 $P<0.05$，故拒绝 H_0，即三种不同药物有效率有显著性差异。

【SPSS 软件应用】 本例的卡方检验的软件操作与例 8.15 的完全类似。

首先建立 SPSS 数据集〈药物的降血脂有效率〉，共包括三个变量：Drug_type（药物种类）和 Effective（有效性）为定序变量，其中 Effective 变量的取值为 0（无效）和 1（有效），而 Number（患者人数）为数值变量，是相应的频数，如图 8-22 所示。

	Drug_type	Effective	Number
1	A	1	120.00
2	A	0	25.00
3	B	1	50.00
4	B	0	27.00
5	C	1	40.00
6	C	0	22.00
7			

图 8-22 数据集〈药物的降血脂有效率〉

在 SPSS 中，打开该数据集，选择菜单【Date】→【Weight Cases】，在对话框【Weight Cases】中，将变量"Number"设定为频数变量。

再选择菜单【Analyze】→【Descriptive Statistics】→【Crosstable】，在对话框【Crosstable】中，选定：

Drug_type（药物种类）→Row(s)；Effective（有效性）→Column(s)

再点击选项 Statistics，选定：√Chi-square，点击 Continue。最后点击 OK，即可得如图 8-23 所示的例 8.17 的卡方检验的 SPSS 主要输出结果。

药物种类 * 有效性 Crosstabulation				
Count				
		有效性		Total
		0	1	
药物种类	A	25	120	145
	B	27	50	77
	C	22	40	62
Total		74	210	284

Chi-Square Tests			
	Value	df	Asymp. Sig. (2-sided)
Pearson Chi-Square	12.0[a]	2	.003
Likelihood Ratio	12.10	2	.002
N of Valid Cases	284		

a. 0 cells (0.0%) have expected count less than 5. The minimum expected count is 16.15.

图 8-23　例 8.17 的 SPSS 输出结果

上述图 8-23 中的 SPSS 主要输出结果给出了"药物种类"与"有效性"的交叉列联表（Crosstabulation）、不同药物有效率比较检验的卡方检验表（Chi-Square Tests）。对显著水平 $\alpha=0.05$，由卡方检验表知，其检验的皮尔逊卡方值（Pearson Chi-Square）$\chi^2=12.0$，卡方检验的概率 P 值（Asymp. Sig.(2-sided)）$P=0.003<0.05$，故拒绝 H_0，即认为三种药物的降血脂有效率有显著差异。

例 8.18　将 116 例患者随机分为两组，一组 70 例接受实验药物治疗（实验组），另一组 46 例接受对照治疗（对照组），治疗结果见表 8-18。问两种疗法的不良事件率有无差别？（$\alpha=0.05$）

表 8-18　药物治疗对照试验中不良事件发生结果

治疗方法	不良事件结果		合计	不良事件率(%)
	发生	未发生		
实验组	4(7.2)	66(62.8)	70	5.7
对照组	8(4.8)	38(41.2)	46	17.4
合计	12	104	116	10.3

注：括弧内为理论频数

解　应检验假设

H_0：两种疗法的不良事件发生率相等，即 $p_1=p_2=p$

H_1：两种疗法的不良事件发生率不相等，即 $p_1\neq p_2$

因 df=1 且理论频数 $E_{21}=4.8<5$，故应用四格表的 χ^2 检验校正简化公式来计算检验统计量

$$\chi^2 = \frac{n(|\,ad-bc\,|-0.5n)^2}{(a+b)(c+d)(a+c)(b+d)} = \frac{116\times(|\,4\times38-66\times8\,|-0.5\times116)^2}{70\times46\times12\times104} = 2.919$$

对 $\alpha=0.05$，df=1，查 χ^2 临界值表（附表 5），得 $\chi^2_{0.05}(1)=3.841$。

因 $\chi^2=2.919<\chi^2_{0.05}(1)=3.841$，则 $P>0.05$，故接受 H_0，即认为两种疗法的不良事件发生率的差别无显著性。

第六节　秩　和　检　验

前面针对分布拟合问题和列联表资料，采用皮尔逊 χ^2 检验法进行检验。对于其他的总体分布类型未知或者总体分布已知但不符合检验要求的问题，也需要用非参数检验法进

行统计分析。此时一般利用"符号"或"秩(或等级)"来代替数据本身进行分析,诸如秩和检验(rank test)、中位数检验(median test)、游程检验(run test)等非参数检验法,种类较多。本节主要介绍理论上较为完善的几种秩和检验方法。

秩和检验在非参数检验法中效能较高,又比较系统完整。所谓秩(rank),又称等级,就是将数据按从小到大进行排序,给出 1,2,3,…序号或等级的一种编码。

秩和检验主要用于定序数据(等级数据)或不符合参数检验的数值数据资料。两个或多个定序数据资料的比较,例如药物疗效分为治愈、显效、好转、无效;针麻效果分为 I、II、III、IV级,等等,如果列成列联表形式,用 χ^2 检验只能说明各等级(组)的差异是否有统计学意义,而用秩和检验则能进一步说明对比各组疗效的优劣、针麻效果的好坏等。

秩和检验主要步骤是:建立假设,编秩,求出秩和,计算检验统计量,查表确定 P 值,统计判断作出是否拒绝 H_0 的结论。

下面通过实例来介绍两种秩和检验法的具体应用步骤。

一、配对比较的符号秩和检验

医药研究中常会遇到利用配对设计所得的成对数据来检验两个连续型总体的差异性,而对总体的分布类型没有限定。对此,威尔科克森(Wilcoxon)提出了一种配对资料的符号秩和检验,又称威尔科克森符号秩和检验(Wilcoxon signed rank test),以比较检验两配对资料样本分别代表的总体分布位置有无显著差异。

下面结合实例来介绍配对资料的符号秩和检验方法的具体应用和原理。

例 8.19 为考察某种药物的疗效,对患呼吸疾病患者进行临床治疗,得到其治疗前后谷丙转氨酶 ALT(IU/L)指标资料如表 8-19 所示,试问治疗前后患者的 ALT 指标有无显著差异?(α=0.05)

表 8-19 患者治疗前后 ALT 指标

患者编号 (1)	治疗前 x_i (2)	治疗后 y_i (3)	$d=x_i-y_i$ (4)	秩次 (5)
1	14.4	14.7	−0.3	−2
2	9.4	9.6	−0.2	−1
3	19.6	13.9	5.7	5
4	58.2	38.6	19.6	7
5	25.1	22.8	2.3	4
6	28.6	28.0	0.6	3
7	46.5	16.4	30.1	8
8	24.5	17.2	7.3	6
合计			T_+=33	T_-=3

解 (1)应检验假设:

H_0:配对差值的总体中位数为 0; H_1:配对差值的总体中位数不为 0

(2)求差值,编秩次。

首先求出各对数据(x_i, y_i)的配对差值 $d_i=x_i-y_i$,见表 8-17 第(4)列;根据差值 d 的绝对值,由小到大编秩次,并给秩次冠以差值的正负号,见第(5)列。编秩时,对正负号不同的差数中,若有绝对值相等,一般取其平均秩次。对差值为 0 的数据对,舍去不计,总的数据对数也要相应减去，减去后记为 n。

(3) 求秩和，计算检验统计量。

对编好的秩次，分别求正、负秩次之和，正秩和记为 T_+，负秩和的绝对值记为 T_-。T_+ 与 T_- 之和应该等于总秩和

$$1+2+\cdots+n=\frac{n(n+1)}{2}$$

以此可验证 T_+ 与 T_- 计算的正确性。再以 T_+ 与 T_- 中绝对值较小者作为统计量，即 $T=\min\{T_+,T_-\}$。

对本例，由表 8-17 中第 (5) 列秩次得到秩和 $T_+=33$，$T_-=3$，而 $T_++T_-=$ 33+3=36，与其总秩和 $\frac{n(n+1)}{2}=\frac{8(8+1)}{2}=36$ 相等，计算准确无误。再取 T_+ 与 T_- 中较小者为统计量 T 值

$$T=\min\{T_+,T_-\}=T_-=3$$

(4) 统计判断：

当 $n\leqslant5$ 时，不能得出拒绝 H_0 的结论。

当 $5<n\leqslant25$ 时，可查附表 11 的配对符号秩和检验用的 T 界值表，确定 P 值。即对确定的 n，找到对应于检验统计量 T 值的界值范围 $T_1\sim T_2$，若 $T_1<T<T_2$ (不包括端点)，则 P 值大于该表上方相应概率水平，就可接受 H_0；否则，若 T 值不在界值范围 $T_1\sim T_2$ 内 (包括端点)，则小于相应的概率值，拒绝 H_0。

当 $n>25$ 时，可按近似正态分布用 u 检验法，其 u 检验统计量为

$$u=\frac{\left|T-n(n+1)/4\right|-0.5}{\sqrt{n(n+1)(2n+1)/24}}$$

对本例，$n=8$，$\alpha=0.05$ (双侧)，查 T 界值表 (附表 11) 得界值范围 $3\sim33$，$T=3$ 恰好落在端点上，所以 $P<0.05$，按 $\alpha=0.05$ 显著水平拒绝 H_0，可认为治疗前后 ALT 的差异有显著性。由于负秩和 T_- 小，可看出治疗后 ALT 指标低于治疗前。

【SPSS 软件应用】 首先建立对应的 SPSS 数据集〈治疗前后谷丙转氨酶 ALT〉，包括两个数值变量：Before_ALT (治疗前 ALT)、After_ALT (治疗后 ALT)，如图 8-24 所示。

	Before_ALT	After_ALT
1	14.40	14.70
2	9.40	9.60
3	19.60	13.90
4	58.20	38.60
5	25.10	22.80
6	28.60	28.00
7	46.50	16.40
8	24.50	17.20

图 8-24 数据集〈治疗前后谷丙转氨酶 ALT〉

在 SPSS 中，打开该数据集，选择菜单【Analyze】→【Nonparametric Tests】→【Legacy Dialogs】→【2 Related-Samples (两配对样本)】，在对话框【Two-Related-Samples Tests】中，如图 8-25 所示，选定：

治疗前 ALT (Before_ALT)→Pair: Variable 1；

治疗后 ALT (After_ALT)→Test Pair: Variable 2

在选项【Test Type】中，选定：☑Wilcoxon (默认)，点击 OK。

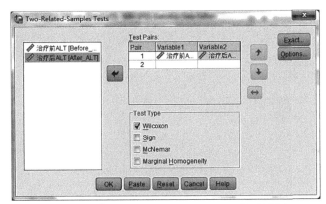

图 8-25 【Two-Related-Samples Tests】对话框

由此可得本例配对样本非参数检验的 SPSS 输出结果如图 8-26 所示。

Ranks

		N	Mean Rank	Sum of Ranks
治疗后ALT - 治疗前ALT	Negative Ranks	6[a]	5.50	33.00
	Positive Ranks	2[b]	1.50	3.00
	Ties	0[c]		
	Total	8		

a. 治疗后ALT < 治疗前ALT

b. 治疗后ALT > 治疗前ALT

c. 治疗后ALT = 治疗前ALT

Test Statistics[a]

	治疗后ALT - 治疗前ALT
Z	-2.100[b]
Asymp. Sig. (2-tailed)	.036

a. Wilcoxon Signed Ranks Test

b. Based on positive ranks.

图 8-26 例 8.19 的 SPSS 主要输出结果

图 8-26 的 SPSS 输出结果首先给出了 Wilcoxon 符号秩检验(Wilcoxon Signed Ranks Test)中治疗前后数据之差对应的正负秩的秩均值与秩和等，其配对样本的检验统计量表(Test Statistics)给出了配对样本 Wilcoxon 非参数检验的统计量值 Z=-2.100，其对应的双侧检验概率 P 值(Asymp. Sig.(2-tailed))为 P=0.036。对显著水平 α=0.05，因为 P =0.036＜0.05，所以拒绝 H_0，接受 H_1，即认为治疗前后患者的谷丙转氨酶 ALT 指标有显著差异。

二、两总体比较的秩和检验

对于完全随机设计的两样本比较的秩和检验又称成组比较的秩和检验或威尔科克森双样本检验(Wilcoxon two-sample test)，它是用两样本观测值的秩来推断两样本分别代表的总体分布位置有无显著差异。

例 8.20 为研究某种抗生素新药的作用，用一已知的抗生素作为对照药，对肺炎患者进行临床治疗，试验结果为治疗后患者的白细胞指标 WBC(10^9/L)，原始数据的记录见表 8-20。试检验两组抗生素药物治疗后的 WBC 是否相同。

表 8-20 两组治疗后患者的 WBC(10^9/L)

某新药		对照药	
WBC	秩次	WBC	秩次
4.70	3.5	4.46	1
7.70	19	7.32	16
6.70	14	5.74	12

续表

某新药		对照药	
WBC	秩次	WBC	秩次
4.48	2	4.70	3.5
7.08	15	5.52	10
5.46	8	5.83	13
4.74	5	7.40	17
8.30	20	5.52	9
5.71	11	5.29	7
7.52	18	4.89	6
n_1=10	T_1=115.5	n_2=10	T_2=94.5

解 (1)应检验假设：

$$H_0：两总体分布相同；\quad H_1：两总体分布不同$$

(2)编秩次。

将两组样本的全部 20 个数据由小到大顺序排列，混合编秩结果如表 8-18 的秩次列所示。编秩时，不同组的相同观测值取原秩次的平均秩次，同一组内可不求平均秩次，因为取不取都不影响它们的秩和。

(3)求秩和，计算检验统计量 T。

将各组的秩次相加即得各组的秩和

$$T_1=115.5，\quad T_2=94.5$$

两组的秩和合计应该等于总秩和 $\dfrac{N(N+1)}{2}$，其中 $N= n_1+n_2$ 为合计例数。如本例中 T_1+T_2=115.5+94.5=210 与

$$\frac{N(N+1)}{2} = \frac{20(20+1)}{2} = 210$$

相等，表明秩和计算无误。

以较小样本含量(设为 n_1)组的秩和为检验统计量 T。如果两样本容量相同，可任取一组的秩和作为检验统计量 T。本例 $n_1=n_2$=10，故可任选，例如取第一组的秩和为 T，即 T=115.5。

(4)统计判断。

当 $n_1 \leq 10$，$n_2-n_1 \leq 10$ 时，查附表 12 的 T 界值表，得 $P>0.05$ 的界值范围。当检验统计量 T 值在表中界值范围内(不包括端点)，则 P 值大于表中对应的概率值，即可接受 H_0。反之，若 T 值在表中界值范围外(包括端点)，则 P 值小于表中对应的概率值，即可拒绝 H_0。

在本例中，由 $n_1=n_2$=10，对 α=0.05，查 T 界值表(附表 12)得 $P>0.05$ 的临界值范围是 83～127。由于 T=115.5，在界值范围内，即 $83<T$=115.5<127，则 $P>0.05$，故接受 H_0，即认为两组药物治疗后的 WBC 差异没有显著性。

当 n_1 与 n_2 超出 T 界值表的范围时，可按正态近似法，用下列公式进行 u 检验

$$u = \frac{\left| T - n_1(N+1)/2 \right| - 0.5}{\sqrt{n_1 \cdot n_2(N+1)/12}}$$

由上可知，完全随机设计的两样本比较的秩和检验的基本思想是：如果 H_0 成立，则

样本含量分别为 n_1 和 n_2 的两个样本来自同一总体(即分布相同的两总体)，两样本的平均秩次 T_1/n_1 与 T_2/n_2 应相等或很接近，且都和总体的平均秩次 $(N+1)/2$ 相差很小。含量较小的(设为 n_1)样本的秩和 T，应在 $n_1(N+1)/2$ (T 值表的界值范围中心为 $[n_1(N+1)/2]$)的左右变化。若 T 值偏离此值太远，表示取得现在样本统计量的可能性就很小。若偏离出给定 α 值所确定的范围时，即 $P<\alpha$，就拒绝 H_0；反之，则不能拒绝 H_0。

【SPSS 软件应用】　在 SPSS 中，对例 8.20 的数据，将两组药物的白细胞指标 WBC 录入同一观测变量"WBC(白细胞指标)"中，是数值变量；同时设置分组变量"Group(药物组别)"是名义变量，输入 1 和 2，其值标记分别为"新药组"和"对照组"；所建 SPSS 数据集〈两组药物治疗后的白细胞〉如图 8-27 所示。

	WBC	Group
1	4.70	新药组
2	7.70	新药组
3	6.70	新药组
4	4.48	新药组
5	7.08	新药组
6	5.46	新药组
7	4.74	新药组
8	8.30	新药组
9	5.71	新药组
10	7.52	新药组
11	4.46	对照药
12	7.32	对照药

图 8-27　数据集〈两组药物治疗后的白细胞〉

在 SPSS 中，打开该数据集，选择菜单【Analyze】→【Nonparametric Tests】→【Legacy Dialogs】→【2 Independent-Samples(两独立样本)】，在对话框【Two-Independent-Samples Tests】中，如图 8-28 所示，选定：

白细胞指标(WBC)→Test Variable List；Group(药物组别)→Grouping Variable

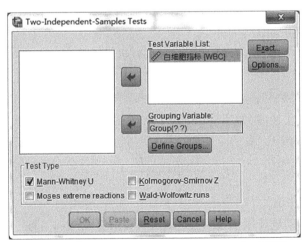

图 8-28　【Two-Independent-Samples Tests】对话框

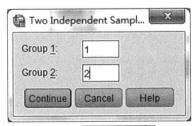

图 8-29　选项 Define Groups 对话框

再点击选项 Define Groups，在打开的对话框中，如图 8-29 所示，分别输入两组在组别变量中的取值：

Group 1：输入 1；Group 2：输入 2
点击 Continue。

在选项【Test Type】中，选定√Mann-Whitney U(默认)。最后点击 OK。即得如图 8-30 所示的例 8.20 的 SPSS 主要输出结果。

Mann-Whitney Test

Ranks

	药物组别	N	Mean Rank	Sum of Ranks
白细胞指标	新药组	10	11.55	115.50
	对照药	10	9.45	94.50
	Total	20		

Test Statistics[a]

	白细胞指标
Mann-Whitney U	39.500
Wilcoxon W	94.500
Z	-.794
Asymp. Sig. (2-tailed)	.427
Exact Sig. [2*(1-tailed Sig.)]	.436[b]

a. Grouping Variable: 药物组别

b. Not corrected for ties.

图 8-30 例 8.20 的 SPSS 主要输出结果

图 8-30 的 SPSS 输出结果给出了 Mann-Whitney U 检验中的各组秩均值与秩和的表 (Ranks)、检验统计量表 (Test Statistics)，由检验统计量表可得，两个独立样本的 Mann-Whitney U 检验的统计量值 $Z=-0.794$，对应检验的概率 P 值 (Asymp. Sig.) 为 $P=0.427>$ $\alpha=0.05$，故接受 H_0，即认为两组药物治疗后的 WBC 差异没有显著性。

三、多个总体比较的秩和检验

前面讨论了两样本代表的总体比较的秩和检验，如果进行比较的总体多于两个，则可用 Kruskal-Wallis 秩和检验 (Kruskal-Wallis rank-sum test) 法进行检验。如对于 k 个总体的比较检验，其检验统计量为

$$H = \frac{12}{N(N+1)} \sum \frac{T_i^2}{n_i} - 3(N+1)$$

式中 T_i 为第 i 个样本的秩和；n_i 为第 i 个样本的样本含量，$\sum n_i = N (i=1, \cdots, k, k$ 为样本数)。

当样本的相同秩次较多 (如超过 25%) 时 (尤其等级资料)，由上式计算的值偏小，宜采用下列利用 H 值校正的 H_C 值

$$H_c = \frac{H}{1 - \sum (t_i^3 - t_i)/(N^3 - N)}$$

式中 t_i 为相同秩次的个数。

检验时，上述检验统计量 H 或 H_c 近似服从自由度 $df=k-1$ 的 χ^2 分布，即可由 χ^2 临界值表来确定 P 的范围，进行相应的 χ^2 检验。

例 8.21 研究达唑仑片在不同民族受试者体内的药代动力学，测得中国维吾尔族、蒙古族和汉族三组健康受试者各 10 人的达峰时 (T_{max}，单位：小时)，数据见表 8-21。试问维吾尔族、蒙古族和汉族三个民族的达唑仑片的达峰时 T_{max} 有无显著差别？($\alpha=0.05$)

解 (1) 应检验假设：

H_0：三个民族的达唑仑片的达峰时 T_{max} 的总体分布相同

H_1：三个民族的达唑仑片的达峰时 T_{max} 的总体分布不全相同

(2) 编秩次。

三个样本总例数 $N=30$。将这三个样本 30 个观测值混合，统一从小到大编秩次，对相等的数值，如分属不同组时则取平均秩次，由此得各组秩次见表 8-19 第 (2)、(4)、(6) 列。

表 8-21 各民族达唑仑片达峰时 T_{max} 的秩和计算

维吾尔族		蒙古族		汉族	
T_{max} (1)	秩次 (2)	T_{max} (3)	秩次 (4)	T_{max} (5)	秩次 (6)
2.25	28	1.68	23	1.32	18
2.16	27	1.75	25	1.15	16
2.42	30	1.50	21	1.17	17
2.38	29	1.45	20	1.08	13
1.82	26	1.35	19	0.18	1
1.74	24	1.12	14.5	0.20	3
1.62	22	0.45	7	1.01	12
0.72	11	0.32	5	0.18	2
0.55	8	0.28	4	0.34	6
0.68	10	0.64	9	1.12	14.5
n_1=10	T_1=215	n_2=10	T_2=147.5	n_3=10	T_3=102.5

(3)求秩和，计算检验统计量。

由表中各组秩次列，分别计算各组的秩和 T_i

$$T_1=215，\quad T_2=147.5，\quad T_3=102.5$$

还可用关系式 $\sum T_i =N(N+1)/2$ 来检验各 T_i 计算的正确性。

再计算检验统计量 H

$$H = \frac{12}{N(N+1)} \sum \frac{T_i^2}{n_i} - 3(N+1) = \frac{12}{30(30+1)}\left(\frac{215^2}{10} + \frac{147.5^2}{10} + \frac{102.5^2}{10} \right) - 3(30+1) = 8.278$$

(4)统计判断：

对 α=0.05，由 k=3 得自由度 df $=k-1=3-1=2$，查 χ^2 临界值表得 $\chi^2_{0.05}(2)$=5.991。

因 H=8.278$> \chi^2_{0.05}(2)$=5.991，则 $P<0.05$，故拒绝 H_0，接受 H_1，即可认为三个民族的达唑仑片达峰时 T_{max} 有显著性差别。

【SPSS 软件应用】 在 SPSS 中，对例 8.21 的数据，将三个民族达唑仑片达峰时间数据录入同一观测变量 Peak_time(达峰时)中，是数值变量；同时设置分组变量 Nation(民族)是名义变量，取值 1、2、3，其值标签分别为维吾尔族、蒙古族、汉族。所建 SPSS 数据集〈达唑仑片达峰时间〉如图 8-31 所示。

在 SPSS 中，打开该数据集，选择菜单【Analyze】→【Nonparametric Tests】→【Legacy Dialogs】→【k Independent-Samples(k 个独立样本)】，在对话框【Tests for Several Independent Samples(多个独立样本检验)】中，选定变量(图 8-32)：

达峰时(Peak_time)→Test Variable List；

Nation(民族)→Grouping Variable

	Peak_time	Nation
1	2.25	维吾尔族
2	2.16	维吾尔族
3	2.42	维吾尔族
4	2.38	维吾尔族
5	1.82	维吾尔族
6	1.74	维吾尔族
7	1.62	维吾尔族
8	.72	维吾尔族
9	.55	维吾尔族
10	.68	维吾尔族
11	1.68	蒙古族
12	1.75	蒙古族

图 8-31 数据集〈达唑仑片达峰时〉

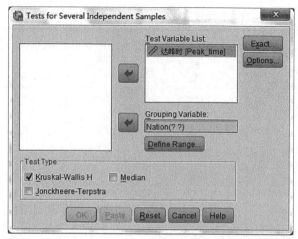

图 8-32 【Tests for Several Independent Samples】对话框

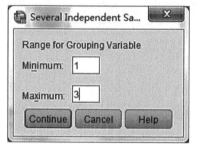

图 8-33 对话框【Several Independent Sa…】

再点击选项 Define Range，在打开的对话框中，如图 8-33 所示，设定进行比较的各组在组别变量中的取值范围：

Range for Grouping Variable
Minimum：1；Maximum：3

点击 Continue。

在选项【Test Type】中，选定：√Kruskal-Wallis H(默认)，最后点击 OK，即可得如图 8-34 所示的例 8.21 的 SPSS 输出结果。

Ranks

	民族	N	Mean Rank
达峰时	维吾尔族	10	21.50
	蒙古族	10	14.75
	汉族	10	10.25
	Total	30	

Test Statistics[a,b]

	达峰时
Chi-Square	8.278
df	2
Asymp. Sig.	.016

a. Kruskal Wallis Test

b. Grouping Variable: 民族

图 8-34 例 8.21 的 SPSS 输出结果

图 8-34 的 SPSS 输出结果给出了 Kruskal-Wallis 检验(Kruskal-Wallis Test)中的各组达峰时的秩均值表(Ranks)、检验统计量表(Test Statistics)，由检验统计量表可得，Kruskal-Wallis 检验的卡方统计量值(Chi-Square)$H=8.278$，对应检验的概率 P 值(Asymp. Sig.)为 $P=0.016 < \alpha = 0.05$，故拒绝 H_0，接受 H_1，即认为这三个民族的达唑仑片达峰时有显著差异。

第七节 综合例题

例 8.22(1995 年考研题) 设 X_1，X_2，$\cdots$，X_n 是来自正态总体 $N(\mu, \sigma^2)$ 的样本，其中

参数 μ，σ^2 未知，记 $\overline{X}=\dfrac{1}{n}\sum_{i=1}^{n}X_i,Q^2=\sum_{i=1}^{n}(X_i-\overline{X})^2$，则假设 H_0：$\mu=0$ 的 t 检验使用统计量

$T=$_____。

答案：$T=\dfrac{\overline{X}\sqrt{n(n-1)}}{Q}$。

解 在 H_0：$\mu=0$ 成立的条件下，有

$$\frac{\overline{X}-0}{\sigma/\sqrt{n}}\sim N(0,1)$$

已知 $\dfrac{(n-1)S^2}{\sigma^2}\sim\chi^2(n-1)$，也就是 $\dfrac{Q^2}{\sigma^2}\sim\chi^2(n-1)$ 且相互独立，故

$$T=\frac{\overline{X}}{\sigma/\sqrt{n}}\bigg/\sqrt{\frac{Q^2}{\sigma^2(n-1)}}=\frac{\overline{X}\sqrt{n(n-1)}}{Q}\sim t(n-1)$$

故应填 $T=\dfrac{\overline{X}\sqrt{n(n-1)}}{Q}$。

例 8.23 为考察甲、乙两批药品中某种成分的含量(%)，现分别从这两批药品中各抽取 9 个样品进行测定，测得其样本均值和样本方差分别为 $\overline{x}_1=76.23$，$S_1^2=3.29$ 和 $\overline{x}_2=74.43$，$S_2^2=2.25$。假设它们都服从正态分布，试检验甲、乙两批药品中该种成分的含量是否有显著性差异？$(\alpha=0.05)$

解 根据题意，应首先检验方差齐性 H_0：$\sigma_1^2=\sigma_2^2$；H_1：$\sigma_1^2\neq\sigma_2^2$。

已知 $n_1=n_2=9$，$\overline{x}_1=76.23$，$S_1^2=3.29$，$\overline{x}_2=74.43$，$S_2^2=2.25$。

则 F 检验统计量的值

$$F=\frac{S_1^2}{S_2^2}=\frac{3.29}{2.25}=1.46>1$$

对显著性水平 $\alpha=0.05$，查 F 分布表(附表 7)得

$$F_{\alpha/2}(n_1-1,\ n_2-1)=F_{0.025}(8,\ 8)=4.43$$

因 $F=1.46<F_{0.025}(8,\ 8)=4.43$，故接受 H_0：$\sigma_1^2=\sigma_2^2$。

再检验 H_0：$\mu_1=\mu_2$；H_1：$\mu_1\neq\mu_2$。

因为这两个总体的方差未知但相等，故可用 t 检验法进行检验。则

$$S^2=(S_1^2+S_2^2)/2=(3.29+2.25)/2=2.77,\ S=\sqrt{2.77}=1.664$$

又检验统计量 t 的值

$$t=\frac{\overline{x}-\overline{y}}{S\sqrt{\dfrac{1}{n_1}+\dfrac{1}{n_2}}}=\frac{76.23-74.43}{1.664\sqrt{\dfrac{1}{9}+\dfrac{1}{9}}}=2.295$$

对给定的 $\alpha=0.05$，查 t 分布表(附表 6)，得临界值

$$t_{\alpha/2}(n_1+n_2-2)=t_{0.025}(16)=2.12$$

因 $|t|=2.295>t_{0.025}(16)=2.12$，则拒绝 H_0，接受 H_1，即认为甲、乙两批药品中该种成分的含量有显著性差异。

本章 SPSS 软件应用提要

统计项目	SPSS 软件应用实现的菜单选项
单个正态总体均值的检验	【Analyze】→【Compare Means】→【One-Sample T Test】(例 8.1)
两组配对样本均值比较检验	【Analyze】→【Compare Means】→【Paired-Samples T Test】(例 8.4)
两组独立样本均值比较检验	【Analyze】→【Compare Means】→【Independent- Samples T Test】(例 8.6(续))
分布的拟合优度检验	【Analyze】→【Nonparametric Tests】→【Legacy Dialogs】→【Chi-square】(案例 8.13)
列联表的独立性检验	【Analyze】→【Descriptive Statistics】→【Crosstable】(例 8.15)
列联表的总体率比较检验	【Analyze】→【Descriptive Statistics】→【Crosstable】(例 8.17)
配对比较的符号秩和检验	【Analyze】→【Nonparametric Tests】→【Legacy Dialogs】→【2 Related-Samples】(例 8.19)
两总体比较的秩和检验	【Analyze】→【Nonparametric Tests】→【Legacy Dialogs】→【2 Independent -Samples】(例 8.20)
多总体比较的秩和检验	【Analyze】→【Nonparametric Tests】→【Legacy Dialogs】→【k Independent -Samples】(例 8.21)

知识链接　奈曼与假设检验理论

　　J.奈曼(Jerzy Splawa Neyman，1894～1981)是美国统计学家、现代统计学的奠基人之一。原籍波兰，1938 年起为美国加利福尼亚大学伯克利分校教授、统计研究中心主任。

　　在 20 世纪 20 年代 J.奈曼拓展了抽样理论，并为波兰政府完成了一套复杂的分层抽样方案。1925～1927 年，他在伦敦大学师从 K.皮尔逊，并与英国统计学家、K.皮尔逊之子 E.皮尔逊展开了深入的合作研究。奈曼和 E. 皮尔逊利用数学概念和逻辑推理发展了假设检验理论，并于 1928～1934 年间发表了多篇重要的相关文献，内容包括两类错误、备择假设、似然比检验、一致最优检验、功效函数、最佳临界域等概念和方法，奠定了假设检验的理论基础。1937 年发表了有关置信区间估计的理论成果。奈曼和 E. 皮尔逊因区间估计和假设检验的 Neyman-Pearson 理论而一起名垂数理统计发展史。

　　奈曼曾说，"统计学服务于一切科学"，在很大程度上，他拓宽了统计学"服务"的领域，提高了"服务"的质量。

本章内容提要

(一)假设检验的基本思想与步骤

名目	内容
基本思想	概率性质的反证法
推断依据	小概率原理：小概率事件在一次试验中几乎不可能发生
两类错误	第一类错误(弃真)；第二类错误(取伪)
基本步骤	1. 建立检验假设：原假设 H_0 和备择假设 H_1； 2. 确定检验统计量及其分布，并根据样本值计算检验统计量的值； 3. 根据显著性水平 α，确定检验临界值，即得拒绝域； 4. 统计判断：若统计量的值落在拒绝域内，则拒绝原假设 H_0；否则，就接受原假设 H_0

(二)单个正态总体均值的假设检验

条件	检验假设		统计量	临界值	拒绝域
σ^2 已知	H_0: $\mu=\mu_0$	H_1: $\mu\neq\mu_0$	$u=\dfrac{\overline{x}-\mu_0}{\sigma/\sqrt{n}}$	$u_{\alpha/2}$	$\|u\|\geqslant u_{\alpha/2}$
		H_1: $\mu>\mu_0$ (或 H_1: $\mu<\mu_0$)		u_α	$u\geqslant u_\alpha$(或 $u<-u_\alpha$)
σ^2 未知	H_0: $\mu=\mu_0$	H_1: $\mu\neq\mu_0$	$t=\dfrac{\overline{x}-\mu_0}{S/\sqrt{n}}$	$t_{\alpha/2}$	$\|t\|\geqslant t_{\alpha/2}$
		H_1: $\mu>\mu_0$ (或 H_1: $\mu<\mu_0$)		t_α	$t\geqslant t_\alpha$(或 $t<-t_\alpha$)
σ^2 未知 大样本 $n\geqslant30$	H_0: $\mu=\mu_0$	H_1: $\mu\neq\mu_0$	$u=\dfrac{\overline{x}-\mu_0}{S/\sqrt{n}}$	$u_{\alpha/2}$	$\|u\|\geqslant u_{\alpha/2}$
		H_1: $\mu>\mu_0$ (或 H_1: $\mu<\mu_0$)		u_α	$u\geqslant u_\alpha$(或 $u<-u_\alpha$)

(三)正态总体方差的假设检验

条件	检验假设		统计量	临界值	拒绝域
单总体	H_0: $\sigma^2=\sigma_0^2$	H_1: $\sigma^2\neq\sigma_0^2$	$\chi^2=\dfrac{(n-1)S^2}{\sigma_0^2}$	$\chi^2_{1-\frac{\alpha}{2}}$, $\chi^2_{\frac{\alpha}{2}}$	$\chi^2\leqslant\chi^2_{1-\frac{\alpha}{2}}$ 或 $\chi^2\geqslant\chi^2_{\frac{\alpha}{2}}$
		H_1: $\sigma^2>\sigma_0^2$ (或 H_1: $\sigma^2<\sigma_0^2$)		χ^2_α (或 $\chi^2_{1-\alpha}$)	$\chi^2\geqslant\chi^2_\alpha$ (或 $\chi^2\leqslant\chi^2_{1-\alpha}$)
双总体	H_0: $\sigma_1^2=\sigma_2^2$	H_1: $\sigma_1^2\neq\sigma_2^2$	$F=\dfrac{S_1^2}{S_2^2}$ ($S_1^2\geqslant S_2^2$)	$F_{\alpha/2}$	$F\geqslant F_{\alpha/2}$
		H_1: $\sigma_1^2>\sigma_2^2$		F_α	$F\geqslant F_\alpha$

(四)两个正态总体的均值比较检验

条件	检验假设		统计量	临界值	拒绝域
σ_1^2、σ_2^2 已知	H_0: $\mu_1=\mu_2$	H_1: $\mu_1\neq\mu_2$	$u\approx\dfrac{\overline{x}-\overline{y}}{\sqrt{\dfrac{\sigma_1^2}{n_1}+\dfrac{\sigma_2^2}{n_2}}}$	$u_{\alpha/2}$	$\|u\|\geqslant u_{\alpha/2}$
		H_1: $\mu_1>\mu_2$ (或 H_1: $\mu_1<\mu_2$)		u_α	$u\geqslant u_\alpha$ (或 $u\leqslant-u_\alpha$)
σ_1^2、σ_2^2 未知 大样本 n_1、$n_2\geqslant30$	H_0: $\mu_1=\mu_2$	H_1: $\mu_1\neq\mu_2$	$u\approx\dfrac{\overline{x}-\overline{y}}{\sqrt{\dfrac{S_1^2}{n_1}+\dfrac{S_2^2}{n_2}}}$	$u_{\alpha/2}$	$\|u\|\geqslant u_{\alpha/2}$
		H_1: $\mu_1>\mu_2$ (或 H_1: $\mu_1<\mu_2$)		u_α	$u\geqslant u_\alpha$ (或 $u\leqslant-u_\alpha$)
σ_1^2、σ_2^2 未知 且相等 $\sigma_1^2=\sigma_2^2$	H_0: $\mu_1=\mu_2$	H_1: $\mu_1\neq\mu_2$	$t=\dfrac{\overline{x}-\overline{y}}{S\sqrt{\dfrac{1}{n_1}+\dfrac{1}{n_2}}}$ $\left(S=\sqrt{\dfrac{(n_1-1)S_1^2+(n_2-1)S_2^2}{n_1+n_2-2}}\right)$	$t_{\alpha/2}$	$\|t\|\geqslant t_{\alpha/2}$
		H_1: $\mu_1>\mu_2$ (或 H_1: $\mu_1<\mu_2$)		t_α	$t\geqslant t_\alpha$ (或 $t\leqslant-t_\alpha$)

(五)总体率的假设检验

条件	检验假设		统计量	临界值	拒绝域
单总体大 样本 $n\geqslant30$	H_0: $P=P_0$	H_1: $P\neq P_0$	$U\approx\dfrac{p-P_0}{\sqrt{\dfrac{P_0(1-P_0)}{n}}}$	$u_{\alpha/2}$	$\|u\|\geqslant u_{\alpha/2}$
		H_1: $P>P_0$ (或 H_1: $P<P_0$)		u_α	$u\geqslant u_\alpha$(或 $u\leqslant-u_\alpha$)

续表

条件	检验假设		统计量	临界值	拒绝域
单总体 小样本	$H_0:\ P=P_0$	$H_1:\ P\neq P_0$	$U\approx\dfrac{\varphi-\Phi_0}{1/\sqrt{n}}$	$u_{\alpha/2}$	$\lvert u\rvert\geqslant u_{\alpha/2}$
		$H_1:\ P>P_0$ (或 $H_1:\ P<P_0$)		u_{α}	$u\geqslant u_{\alpha}$(或 $u\leqslant -u_{\alpha}$)
双总体 大样本 $n_1、n_2>30$	$H_0:\ P_1=P_2$	$H_1:\ P\neq P_0$	$U\approx\dfrac{p_1-p_2}{\sqrt{p(1-p)\left(\dfrac{1}{n_1}+\dfrac{1}{n_2}\right)}}$ 其中:$p=\dfrac{n_1p_1+n_2p_2}{n_1+n_2}$	$u_{\alpha/2}$	$\lvert u\rvert\geqslant u_{\alpha/2}$
		$H_1:\ P_1>P_2$ (或 $H_1:\ P_1<P_2$)		u_{α}	$u\geqslant u_{\alpha}$(或 $u\leqslant -u_{\alpha}$)
双总体 小样本	$H_0:\ P_1=P_2$	$H_1:\ P\neq P_0$	$U\approx\dfrac{\varphi_1-\varphi_2}{\sqrt{\dfrac{1}{n_1}+\dfrac{1}{n_2}}}$	$u_{\alpha/2}$	$\lvert u\rvert\geqslant u_{\alpha/2}$
		$H_1:\ P_1>P_2$ (或 $H_1:\ P_1<P_2$)		u_{α}	$u\geqslant u_{\alpha}$(或 $u\leqslant -u_{\alpha}$)

(六)非参数的假设检验

类型	检验假设	检验统计量	拒绝域	备注
χ^2 拟合优度检验	$H_0:$ 总体 X 服从 某已知分布	$\chi^2=\sum\limits_{i=1}^{k}\dfrac{(f_i-np_i)^2}{np_i}$	$\chi^2\geqslant\chi_{\alpha}^2\,(k-r-1)$	$n\geqslant 50$ 各组 $np_i\geqslant 5$ $df=k-r-1>1$
		$\chi^2=\sum\limits_{i=1}^{k}\dfrac{(\lvert f_i-np_i\rvert-0.5)^2}{np_i}$	$\chi^2\geqslant\chi_{\alpha}^2\,(1)$	$df=k-r-1=1$
独立性检验	$H_0:$ 总体 X 与 Y 相互独立	$\chi^2=\sum\limits_{j=1}^{c}\sum\limits_{i=1}^{r}\dfrac{(a_{ij}-A_{ij})^2}{A_{ij}}$	$\chi^2\geqslant\chi_{\alpha}^2\,(df)$	$df=(r-1)(c-1)>1$
独立性检验 (四格表检验)		$\chi^2=\sum\limits_{j=1}^{c}\sum\limits_{i=1}^{r}\dfrac{(\lvert a_{ij}-A_{ij}\rvert-0.5)^2}{A_{ij}}$	$\chi^2\geqslant\chi_{\alpha}^2\,(1)$	$df=(r-1)(c-1)=1$
		$\chi^2=\dfrac{(\lvert ad-bc\rvert-0.5N)^2N}{(a+b)(c+d)(a+c)(b+d)}$		
符号检验 (配对数据)	$H_0:$ 两总体服从 相同分布	$T=\min(T_+,T_-)$	$T\leqslant T_1$ 或 $T\geqslant T_2$	查附表 11 (小样本 $n<25$)
		$u=\dfrac{\lvert T-n(n+1)/4\rvert-0.5}{\sqrt{n(n+1)(2n+1)/24}}$	$\lvert u\rvert\geqslant u_{\alpha/2}$	大样本 $n>25$ $T=\min(T_+,T_-)$
秩和检验 (成组数据)	$H_0:$ 两总体服从 相同分布	容量较少样本值组的秩和 T	$T\leqslant T_1$ 或 $T\geqslant T_2$	查附表 12 $n_1\leqslant 10,n_2-n_1\leqslant 10$
		$u=\dfrac{\lvert T-n_1(N+1)/2\rvert-0.5}{\sqrt{n_1\cdot n_2(N+1)/12}}$	$\lvert u\rvert\geqslant u_{\alpha/2}$	大样本 T 是秩和

思考与练习八

1. 在假设检验的问题中，显著性水平 α 的意义是(　　)。

A. 原假设 H_0 成立，经检验不能拒绝的概率

B. 原假设 H_0 成立，经检验被拒绝的概率

C. 原假设 H_0 不成立，经检验不能拒绝的概率

D. 原假设 H_0 不成立，经检验被拒绝的概率

2. 从正态总体 $N(\mu,\ \sigma^2)$ $(\mu,\ \sigma^2$ 未知)中随机抽取容量为 n 的一组样本，其样本均值

和标准差分别为 $\bar{x}$，S，现要检验假设 H_0：$\mu=2.5$；H_1：$\mu>2.5$，则应该用_____检验法，检验统计量为_____；如取 $\alpha=0.05$，则临界值为_____，拒绝域为_____。

3. 下列关于假设检验的有关结论错误的是（　　）(可多选)。

A. 检验中显著性水平 α 是犯"以真为假"的错误(即第一类错误)的概率

B. 进行检验时，选取的检验统计量不能包含总体分布中的任何参数

C. 用 u 检验法进行两个总体均值的比较检验时，要求方差相等

D. 统计软件作假设检验时一般给出 P 值，若 $P>\alpha$，则在 α 水平下拒绝 H_0

4. 对大样本情形，总体比例 P 的假设检验 H_0：$P=P_0$(已知值)的检验法是（　　）。

A. Z 检验法　　　　B. t 检验法　　　　C. F 检验法　　　　D. 查表法

5. 在假设检验中，用 α 和 β 分别表示犯第一类错误和第二类错误的概率，则当样本容量一定时，下列说法正确的是（　　）。

A. 减小 α 时，β 往往减小　　　　B. 增大 α 时，β 往往增大

C. 减小 α 时，β 往往增大　　　　D. 无法确定

6. 参数的区间估计与假设检验法都是统计推断的重要内容，它们之间的关系是（　　）。

A. 没有任何相同之处　　　　B. 假设检验法隐含了区间估计法

C. 区间估计法隐含了假设检验法　　　　D. 两种方法解决问题的途径是相通的

习 题 八

1. 已知正态分布 $N(\mu，\sigma^2)$ 的标准差 $\sigma=0.8$，9 个个体构成的样本均值 $\bar{x}=2$，试进行检验，H_0：$\mu=3$；H_1：$\mu\neq3$。（$\alpha=0.01$）

2. 某药厂用一台自动包装机包装葡萄糖，规定标准为每袋 0.5 kg。设包装机实际生产的每袋重量服从正态分布，且由以往经验知 $\sigma=0.015$(kg)，某天从生产线上随机抽取 8 袋，称得净重为(单位：kg)

0.497　0.506　0.524　0.488　0.511　0.510　0.515　0.512

如标准差 σ 不变，问包装机包装的平均重量是否仍为 0.5 kg？（$\alpha=0.05$）

3. 正常人的脉搏平均 72 次/min，现医师测得 10 例慢性四乙基铅中毒患者的脉搏(次/min)如下：

54　67　68　78　70　66　67　70　65　69

试问四乙基铅中毒者和正常人的脉搏有无显著性差异？（$\alpha=0.05$）

4. 一公司声称某种类型的电池平均寿命是 21.5 小时，有个实验室检测了该公司所制造的 6 套电池，得如下的寿命小时数：

19　18　22　20　16　25

这些结果是否表明这种类型的电池低于该公司宣称的寿命？（$\alpha=0.05$）

5. 测定某种溶液中的水分(%)，由它的 10 个测定值算出 $\bar{x}=0.452$，$S=0.037$，设测定总体服从正态分布，试分别检验假设：

(1) H_0：$\mu=0.5$；(2) H_0：$\sigma^2=0.04^2$。（$\alpha=0.10$）

6. 由某个正态总体中抽出一个容量为 21 的样本，算得样本方差 $S^2=10$，根据此结果能否说明总体方差小于 15 的结论？（$\alpha=0.05$）

7. 某剂型药物正常的生产过程中，含碳量服从正态分布 $N(1.408, 0.048^2)$，今从某班生产的产品中任取 5 件，测量其含碳量(%)为

$$1.32 \quad 1.55 \quad 1.36 \quad 1.40 \quad 1.44$$

据分析：其平均含量符合规定的要求，问含量的波动是否正常？（$\alpha = 0.02$）

8. 有人研究一种减少室性早搏的药物，为 10 名患者静脉注射 2 mg/kg 的剂量后一定时间内每分钟室性早搏次数减少值分别为

$$0 \quad 7 \quad -2 \quad 14 \quad 15 \quad 14 \quad 6 \quad 16 \quad 19 \quad 26$$

试判断药物是否确实有效？（$\alpha = 0.05$）

9. 某医院试验中药青兰在改变兔脑血流图方面的作用，对 5 只兔子分别测得用药前后的数据如下表所示。

兔号	1	2	3	4	5
给药前	4	2	5	6	5
给药后	4.5	3	6	8	5.5

试判断青兰有无改变兔脑血流图的作用？（$\alpha = 0.05$）

10. 某医院用新药与常规药物治疗婴幼儿贫血，将 16 名贫血随机分为两组，分别接受两种药物治疗，测得血红蛋白增加量(g/L)见下表。

新药组 g/L	24	36	25	14	26	34	23	30
常规药组 g/L	14	18	20	15	22	24	21	25

问新药与常规药的疗效有无差别？（$\alpha = 0.05$）

11. 从两台自动机床加工产品中分别抽取容量为 $n_1 = 10$ 和 $n_2 = 8$ 的两组产品，测得某个指标的尺寸，得到数据如下表所示。

x_i	1.08	1.10	1.12	1.14	1.15	1.25	1.36	1.38	1.40	1.42
y_i	1.11	1.12	1.18	1.22	1.33	1.35	1.36	1.38		

如果取显著性水平 $\alpha = 0.10$，能认为两台机床加工产品的该指标的方差无显著性差异吗？

12. 设有两种玉米的甲、乙农业试验区，各分为 10 个小区，各小区的面积相同，除甲区施磷肥外，其他试验条件均相同，试验结果玉米产量(kg)如下表所示。试判别磷肥对玉米产量有无显著性影响？（$\alpha = 0.05$）

甲区	62	57	65	60	63	58	57	60	60	58
乙区	56	59	56	57	58	57	60	55	57	55

13. 为研究尘肺患者肺功能的变化情况，某医院对Ⅰ、Ⅱ期尘肺患者各 35 名测定其肺活量，得到Ⅰ期患者的均值 2710 ml，标准差 147 ml；Ⅱ期患者的均值 2830 ml，标准差 118 ml。试问Ⅰ、Ⅱ期尘肺患者的肺活量是否有显著性差异？（$\alpha = 0.01$）

14. 某厂有一批产品，须检验合格才能出厂，按国家标准，次品率不得超过 3%，今在

其中任意抽取 100 件，发现有 10 件是次品，试问这批产品能否出厂？（$\alpha = 0.10$）

15. 某医院用内科疗法治疗一般类型胃溃疡病患者 80 例，治愈 63 例；治疗特殊类型胃溃疡病患者 99 例，治愈 31 例。试问内科疗法对两种类型胃溃疡病治愈率有无显著性差异？（$\alpha = 0.01$）

16. 为了观察某药物预防流感的效果，共观察了 96 人，其中试验组 49 人，发病 7 例；对照组 47 例，发病 13 例。试问两组发病率有无显著性差异？（$\alpha = 0.05$）

17. 用某疗法治疗某病，临床观察了 20 例，治愈 13 例，问总体治愈率与所传治愈率 79% 是否相符？（$\alpha = 0.05$）

18. 在图书馆中，按 5 本书为一组随机地选择 200 组样本，记录污损的书（包括打上着重记号、有污点、缺页等），得到的数据如下表所示。试用 χ^2 检验法检验一组中损坏的书的本数是否服从二项分布？（$\alpha = 0.05$）

一组中损坏书的本数(x_i)	0	1	2	3	4	5	合计
组数(f_i)	72	77	34	14	2	1	200
理论频数(np_i)	65.54	81.92	40.96	10.24	1.28	0.06	200

19. 在散剂分装过程中，随机抽取 100 袋称重，分组资料如下表所示。

重量	0.765～	0.795～	0.825～	0.855～	0.885～	0.915～	0.945～	0.975～	1.005～	1.035～1.065
袋数	1	4	7	22	24	24	10	6	1	1

试用 χ^2 拟合优度检验来判断散剂重量是否服从正态分布？（$\alpha = 0.05$）

20. 某医师将两种药物在 60 名受试者的不同部位进行药敏试验，试验结果见下表。

药物 A	药物 B		合计
	阳性	阴性	
阳性	28	6	34
阴性	4	22	26
合计	32	28	60

试问两种药物的结果是否有关联？（$\alpha = 0.05$）

21. 为研究慢性气管炎与吸烟量的关系，调查了 272 人，结果如下表所示。

吸烟量(支/h)	0～	10～	20～	合计
患者人数	22	98	25	145
健康人数	22	89	16	127
合计	44	187	41	272

试检验慢性气管炎与吸烟量有无关系？（$\alpha = 0.10$）

22. 某药厂用 5 种不同生产工艺考察某种产品的质量，得优级品频数如下表所示。

工艺条件	产品质量		合计
	优级品	非优级品	
甲	9	11	20
乙	20	29	49
丙	13	22	35
丁	9	30	39
戊	8	17	25
合计	59	109	168

试分析产品质量的优级与工艺条件有无关系?($\alpha = 0.05$)

23. 现有 8 只 60 日龄雄鼠在某种处理前后的体重(g)改变如下表所示。

处理前(g)	25.7	24.4	21.1	25.2	26.4	23.8	21.5	22.9
处理后(g)	22.5	23.2	21.4	23.4	25.4	20.4	21.5	21.7

试用符号秩和检验比较处理前后差异的显著性。($\alpha = 0.10$)

24. 现有 8 名健康男子服用肠溶醋酸棉酚片前后的精液中精子浓度检查结果见下表（服用时间 3 月），问服用肠溶醋酸棉酚片前后精液中精子浓度有无下降?($\alpha = 0.05$)

编号	1	2	3	4	5	6	7	8
服药前(万/ml)	6000	22000	5900	4400	6000	6500	26000	5800
服药后(万/ml)	660	5600	3700	5000	6300	1200	1800	2200

25. 利用原有仪器 A 和新仪器 B 分别测得某种片剂 30 分钟后的溶解度如下:

    A：55.7   50.4   54.8

    B：53.0   52.9   55.1   57.4   56.6

试用秩和检验法判断两台仪器的测试结果是否有显著性差异?($\alpha = 0.05$)

26. 用雌鼠两组分别给以高蛋白或低蛋白的饲料,实验时间自生后 28 天至 84 天止,计 8 周。观察各鼠所增体重的数据结果见下表。问两种饲料对雌鼠体重增加有无显著影响?($\alpha = 0.05$)

高蛋白组(g)	83	97	104	107	113	119	123	124	129	134	146	161
低蛋白组(g)	65	70	70	78	85	94	101	107	122			

27. 对正常人、单纯性肥胖人及皮质醇增多症三组人的血浆皮质醇含量进行测定,其结果见下表,问三组人的血浆皮质醇含量的差异有无显著性?($\alpha = 0.05$)

三组人的血浆皮质醇含量测定结果

正常人	单纯性肥胖人	皮质醇增多症
0.4	0.6	9.8
1.9	1.2	10.2
2.2	2.0	10.6
2.5	2.4	13.0

续表

正常人	单纯性肥胖人	皮质醇增多症
2.8	3.1	14.0
3.1	4.1	14.8
3.7	5.0	15.6
3.9	5.9	15.6
4.6	7.4	21.6
7.0	13.6	24.0

上机训练题

1. 对习题八中第 3 题用 SPSS 进行计算，以检验其显著性。

2. 对习题八中第 9 题用 SPSS 进行配对 t 检验。

3. 对习题八中第 12 题用 SPSS 进行两总体方差齐性检验及均值 t 检验。

4. 对习题八中第 21 题，试用 SPSS 进行独立性检验。

（李雪玲）

第九章 方差分析

在生产实践和科学实验中，常会通过试验观察某种或多种因素的变化对试验结果的指标是否有显著影响。例如：在新药开发中，需要研究不同的反应温度、反应时间、催化剂种类、各种辅料的用量及配比对药品质量或得率等的影响是否显著。这类问题一般可归结为多个正态总体的均值是否有显著差异的检验。

案例 9.1 考察温度对某药得率的影响，选取 5 种不同的温度，在同一温度下各做了 4 次试验，结果见表 9-1。

表 9-1 某药在不同温度下的得率

温度(℃)	60	65	70	75	80
	86	80	83	76	96
得率(%)	89	83	90	81	93
	91	88	94	84	95
	90	84	85	82	94
平均得率(%)	89	83.75	88	80.75	94.5

问题： 如何考察不同的温度下该药的平均得率是否不同，即温度对该药的得率是否有显著影响？

如何解决上述 5 种不同温度下该药平均得率的比较问题？我们自然联想到利用上一章所讲的两个正态总体的均值比较的 t 检验法来分析问题。但是如果用该 t 检验法进行，则需要进行 $C_5^2 = 10$ 次两两比较检验，不仅其计算过程烦琐，而且其犯第一类错误的概率为 $1-(1-\alpha)^{10}$，当 $\alpha=0.05$ 时为 0.401，这是难以接受的。

为此，英国统计学家 R.A.费希尔在 1923 年最先提出了可同时比较多个正态总体均值是否相等的方差分析法，并首先应用于生物和农业田间试验，此后经过许多研究者不断的理论推广和实践，已形成相对完善的理论体系，并在许多科学研究领域得到成功的应用。

本章主要讨论单因素方差分析及无重复试验的双因素方差分析。

第一节 单因素方差分析

一、方差分析的原理和方法

方差分析(analysis of variance，ANOVA)就是对试验数据进行多个正态总体均值比较的一种最基本的统计分析方法，它是对全部样本观测值的差异(方差)进行分解，将某种因素下各组样本观测值之间可能存在的因素所造成的系统性误差，与随机抽样所造成的随机误差加以区分比较，以推断该因素对试验结果的影响是否显著。

在试验中，将试验结果称为效应(effect)，将衡量试验结果的标志称为试验指标(experiment indicator)，而将影响试验结果的条件称为因素(factor)，将因素在试验中所处的不同状态称为该因素的水平(level)。

方差分析的目的就是探讨不同因素不同水平之间试验指标的差异，从而考察各因素对试验结果是否有显著影响。而只考察一个影响条件即因素的试验称为单因素试验(one factor trial)，相应的方差分析称为单因素方差分析(one-way analysis of variance)。在试验中考察多个因素的试验的方差分析称为多因素方差分析(multi-way analysis of variance)。

下面我们结合案例 9.1 来介绍方差分析的原理。在案例 9.1 中，试验指标为药的得率，考察的因素是温度，5 种不同的温度对应于因素的 5 个水平。

由案例 9.1 中的表 9-1 可知，首先因素的每个水平(即每种温度)下各次试验的得率有所不同，这些数据的差异可认为是由随机因素引起的随机误差，即每个水平下的该药的得率可以看成来自同一个总体的样本，5 个水平对应于 5 个相互独立的正态总体 X_i，$i=1$，2，3，4，5。由于试验中除了所考虑的温度因素外，其他条件都相同，故可认为各总体的方差是相等的，即

$$X_i \sim N(\mu_i, \sigma^2), \quad i=1, 2, 3, 4, 5$$

其次，不同水平的平均得率也不同，这些平均值的差异到底是由随机因素引起的随机误差，还是因为温度的不同而造成的呢？因 $\mu_i(i=1, 2, 3, 4, 5)$ 代表各水平下的得率对应的总体均值，为此，我们应检验

$$H_0: \mu_1=\mu_2=\mu_3=\mu_4=\mu_5$$

是否成立？如果拒绝 H_0，就可认为不同水平(不同的温度)下的得率确实有显著差异，即温度对该药的得率有显著影响；否则，则认为不同水平(不同的温度)下得率的差异只是由随机误差造成的。

下面将根据表 9-1 给出的随机样本值用方差分析法来检验各总体均值间有无显著差异。而进行方差分析的前提条件是：

(1)独立性：各总体的样本为相互独立的随机样本；

(2)正态性：各总体服从正态分布；

(3)方差齐性：各总体的方差相等。

一般地，我们设因素 A 有 k 个水平

$$A_1, A_2, \cdots, A_k$$

为考察 A 因素对试验结果是否有显著影响，现对每个水平 A_j 各自独立地进行 n_j 次重复试验($j=1, 2, \cdots, k$)，其试验结果列于表 9-2。

表 9-2 方差分析数据结构表

水平(组别)	A_1	A_2	...	A_k
试验结果 x_{ij}	x_{11} x_{21} $\vdots$ $x_{n_1 1}$	x_{12} x_{22} $\vdots$ $x_{n_2 2}$	... ...	x_{1k} x_{2k} $\vdots$ $x_{n_k k}$
平均值 $\bar{x}_j$	$\bar{x}_1$	$\bar{x}_2$	...	$\bar{x}_k$

其中

$$\bar{x}_j = \frac{1}{n_j}\sum_{i=1}^{n_j} x_{ij}, \quad j=1, 2, \cdots, k$$

是 A_j 水平下(第 j 组组内)观测值的样本均值，又称组内平均值。

样本数据也可用线性模型来简单表示

$$x_{ij} = \mu_j + \varepsilon_{ij}, \quad \varepsilon_{ij} \sim N(0, \sigma^2), \quad i = 1, 2, \cdots, n_j, \quad j = 1, 2, \ldots, k$$

其中 μ_j 与 σ^2 为未知常数，ε_{ij} 为随机误差，且相互独立。

此时，各个水平 $A_j(j = 1, 2, \cdots, k)$ 下的样本 $x_{1j}, \cdots, x_{n_j j}$ 来自具有相同方差 σ^2，均值分别为 μ_j ($j = 1, 2, \cdots, k$) 的正态总体 X_j，μ_j，σ^2 是未知参数，且不同水平 A_j 下的样本之间相互独立。

方差分析的目的就是考察因素 A 的不同水平对应的试验结果总体 $X_1, X_2, \cdots, X_k$ 的均值是否有显著差异，即需要检验原假设与备择假设

$$H_0: \mu_1 = \mu_2 = \cdots = \mu_k (= \mu); \quad H_1: \mu_1, \mu_2, \cdots, \mu_k \text{ 不全相等}$$

与所有假设检验一样，方差分析也要在原假设 H_0 成立时，构造适当的检验统计量，再进行统计推断。为此，我们考察总离差平方和（sum of square of total deviations）或总变差（total deviations）

$$SS_T = \sum_{j=1}^{k} \sum_{i=1}^{n_j} (x_{ij} - \overline{x})^2$$

其中 $\overline{x} = \dfrac{1}{n} \sum_{j=1}^{k} \sum_{i=1}^{n_j} x_{ij}$，$n = \sum_{j=1}^{k} n_j$。它是全体数据 x_{ij} 与总均值 $\overline{x}$ 之间的离差平方和，反映了全部数据总的变异程度。如果原假设 H_0 成立，各组数据可看成是来自同一个正态总体的同一组样本观察值，而 SS_T 是这组全体样本数据的样本方差的 $n-1$ 倍，只表示由随机因素引起的差异；如果 H_0 不成立，则 SS_T 除了包含由随机因素引起的差异外，还将包含因素 A 的各个不同水平作用所引起的差异。

为此我们对总离差平方和 SS_T 进行分解，有

$$SS_T = \sum_{j=1}^{k} \sum_{i=1}^{n_j} (x_{ij} - \overline{x})^2 = \sum_{j=1}^{k} \sum_{i=1}^{n_j} [(x_{ij} - \overline{x}_{.j}) + (\overline{x}_{.j} - \overline{x})]^2$$

$$= \sum_{j=1}^{k} \sum_{i=1}^{n_j} [(x_{ij} - \overline{x}_{.j})^2 + 2(x_{ij} - \overline{x}_{.j})(\overline{x}_{.j} - \overline{x}) + (\overline{x}_{.j} - \overline{x})^2]$$

$$= \sum_{j=1}^{k} \sum_{i=1}^{n_j} (x_{ij} - \overline{x}_{.j})^2 + \sum_{j=1}^{k} 2(\overline{x}_{.j} - \overline{x}) \sum_{i=1}^{n_j} (x_{ij} - \overline{x}_{.j}) + \sum_{j=1}^{k} \sum_{i=1}^{n_j} (\overline{x}_{.j} - \overline{x})^2$$

$$= \sum_{j=1}^{k} \sum_{i=1}^{n_j} (x_{ij} - \overline{x}_{.j})^2 + \sum_{j=1}^{k} n_j (\overline{x}_{.j} - \overline{x})^2$$

其中中间交叉乘积部分等于 0，因为

$$\sum_{i=1}^{n_j} (x_{ij} - \overline{x}_{.j}) = \sum_{i=1}^{n_j} x_{ij} - n_j \overline{x}_{.j} = n_j \overline{x}_{.j} - n_j \overline{x}_{.j} = 0$$

现在分别记

$$SS_E = \sum_{j=1}^{k} \sum_{i=1}^{n_j} (x_{ij} - \overline{x}_j)^2, \quad SS_A = \sum_{j=1}^{k} n_j (\overline{x}_j - \overline{x})^2$$

由此我们得到了重要的离差平方和分解公式

$$SS_T = SS_E + SS_A$$

其中 SS_A 表示组与组之间各总体平均值的不同所产生的离差平方和，它既包括了随机因素的差异，也包括由 A 因素的不同水平作用所造成的系统因素的差异，故称之为因素平方和（sum of square factor）或组间平方和（sum of square between groups）；SS_E 表示同一样本组内即各水平对应总体所取的样本内部的离差平方和，是重复试验而产生的随机因素的误差，故称之为误差平方和（sum of square error）或组内平方和（sum of square within groups）。

此时，SS_T，SS_E，SS_A 的自由度（degree of freedom，即 df）分别为 $n-1$，$n-k$，$k-1$，记为

$$df_T=n-1, \quad df_E=n-k, \quad df_A=k-1$$

并有

$$df_T = df_E + df_A$$

在原假设 H_0 成立时，我们有

$$F = \frac{SS_A / (k-1)}{SS_E / (n-k)} = \frac{MS_A}{MS_E} \sim F(k-1, \ n-k)$$

其中 $MS_A=SS_A/(k-1)$ 称为因素均方（mean square factor）或组间均方（mean square between groups）；$MS_E=SS_E/(n-k)$ 称为误差均方（mean square error）或组内均方（mean square within groups）。

当因素均方与误差均方之比值 F 很大时，说明因素 A 引起的变异明显超过了随机因素所引起的差异，即可认为因素 A 对试验结果有显著影响，从而拒绝 H_0。为此，我们取上述 F 为检验统计量，对给定显著水平 α，查 F 分布表（附表 7）得临界值 $F_\alpha(k-1, \ n-k)$，使得

$$P(F > F_\alpha(k-1, \ n-k)) = \alpha$$

当 F 值 $> F_\alpha(k-1, \ n-k)$，拒绝 H_0，认为在显著水平 α 下，因素 A 对试验结果有显著影响；否则接受 H_0，认为在显著水平 α 下，因素 A 对试验结果无显著影响。

实际应用时，为计算统计量 F 的观测值，通常采用下列表 9-3 给出的方差分析表（analysis of variance table）。

表 9-3 单因素方差分析表

方差来源 Source	离差平方和 SS	自由度 df	均方 MS	F 值 F Value	临界值 F_α
因素 A（组间）	SS_A	$k-1$	$SS_A/(k-1)$	$F = \dfrac{SS_A / (k-1)}{SS_E / (n-k)}$	$F_\alpha(k-1, \ n-k)$
误差 E（组内）	SS_E	$n-k$	$SS_E/(n-k)$		
总变差（Total）	$SS_T=SS_A+SS_E$	$n-1$			

注：若用统计软件如 SAS、SPSS 等计算，将得到 P 值 Sig.结果，用于统计判断

利用方差分析表（表 9-3）即可进行统计判断：

当 F 值 $> F_\alpha(k-1, n-k)$（或 P 值 $< \alpha$）时，拒绝 H_0，认为因素 A 对试验结果有显著影响；否则，则认为无显著影响。

二、单因素方差分析的步骤与实例应用

综上所述，将单因素方差分析的解题步骤总结如下：

（1）针对问题，建立原假设与备择假设

$$H_0: \ \mu_1 = \mu_2 = \cdots = \mu_k = \mu; \quad H_1: \ \mu_1、\mu_2、\cdots、\mu_k \text{ 不全相等}$$

（2）分别计算离差平方和及检验统计量 F 值

$$C = \frac{1}{n}\left(\sum_{j=1}^{k}\sum_{i=1}^{n_j} x_{ij}\right)^2 = n\bar{x}^2$$

$$SS_T = \sum_{j=1}^{k}\sum_{i=1}^{n_j}(x_{ij}-\overline{x})^2 = \sum_{j=1}^{k}\sum_{i=1}^{n_j}x_{ij}^2 - C$$

$$SS_A = \sum_{j=1}^{k}n_j(\overline{x}_{.j}-\overline{x})^2 = \sum_{j=1}^{k}\frac{1}{n_j}\left(\sum_{i=1}^{n_j}x_{ij}\right)^2 - C$$

$$SS_E = \sum_{j=1}^{k}\sum_{i=1}^{n_j}(x_{ij}-\overline{x}_{.j})^2 = \sum_{j=1}^{k}\sum_{i=1}^{n_j}x_{ij}^2 - \sum_{j=1}^{k}\frac{1}{n_j}\left(\sum_{i=1}^{n_j}x_{ij}\right)^2$$

或

$$SS_E = SS_T - SS_A$$

而检验统计量的 F 值为

$$F = \frac{SS_A/(k-1)}{SS_E/(n-k)}$$

（3）对给定的显著水平 α，查 F 分布表得临界值 $F_\alpha(k-1,n-k)$，一般取 $\alpha=0.05$。

（4）统计判断：若 $F > F_\alpha(k-1,n-k)$，则 $P<\alpha$，拒绝 H_0，认为因素对试验结果有显著影响；否则，接受 H_0，认为因素对试验结果没有显著影响。

上述步骤的（2）（3）也可用表格形式的方差分析表（analysis of variance table）（表 9-3）来表示。

现对显著水平 $\alpha=0.05$，用上述解题步骤来解案例 9.1。

案例 9.1　解　（1）应检验假设

$$H_0:\ \mu_1=\mu_2=\mu_3=\mu_4=\mu_5;\quad H_1:\ \mu_1,\ \mu_2,\ \mu_3,\ \mu_4,\ \mu_5\ 不全相等$$

（2）对试验结果数据进行简单汇总，结果如表 9-4 所示。

表 9-4　试验结果数据简单汇总表

温度（℃）	60	65	70	75	80	合计（公式）
x_{ij}		（数据略）				
n_j	4	4	4	4	4	20 $\left(\sum\limits_{j=1}^{k}n_j\right)$
$\sum\limits_{i=1}^{n_j}x_{ij}$	356	335	352	323	378	1744 $\left(\sum\limits_{j=1}^{k}\sum\limits_{i=1}^{n_j}x_{ij}\right)$
$\sum\limits_{i=1}^{n_j}x_{ij}^2$	31698	28089	31050	26117	35726	152680 $\left(\sum\limits_{j=1}^{k}\sum\limits_{i=1}^{n_j}x_{ij}^2\right)$

即有　$n_1=n_2=n_3=n_4=n_5=4$，$n=20$，$k=5$。

由表 9-1 数据计算得

$$C = \frac{1}{n}\left(\sum_{j=1}^{k}\sum_{i=1}^{n_j}x_{ij}\right)^2 = \frac{1744^2}{20} = 152076.8$$

$$SS_T = \sum_{j=1}^{k}\sum_{i=1}^{n_j}(x_{ij}-\overline{x})^2 = \sum_{j=1}^{k}\sum_{i=1}^{n_j}x_{ij}^2 - C = 152680 - 152076.8 = 603.2$$

$$SS_A = \sum_{j=1}^{k}n_j(\overline{x}_{.j}-\overline{x})^2 = \sum_{j=1}^{k}\frac{1}{n_j}\left(\sum_{i=1}^{n_j}x_{ij}\right)^2 - C$$

$$= \frac{356^2}{4} + \frac{335^2}{4} + \frac{352^2}{4} + \frac{323^2}{4} + \frac{378^2}{4} - 152076.8 = 442.7$$

$$SS_E = SS_T - SS_A = 603.2 - 442.7 = 160.5$$

又 $$df_T = n-1 = 19, \ df_E = n-k = 15, \ df_A = k-1 = 4$$

从而得 $$F = \frac{SS_A/(k-1)}{SS_E/(n-k)} = \frac{442.7/4}{160.5/15} = 10.34$$

(3)对给定的 $\alpha = 0.05$，查 F 分布表(附表7)得临界值

$$F(k-1, \ n-k) = F_{0.05}(4, \ 15) = 3.06$$

也可直接列出检验的方差分析表(表9-5)。

表 9-5　案例 9.1 的方差分析表

方差来源 Source	离差平方和 SS	自由度 df	均方 MS	F 值 F	临界值 F_α	P 值 Sig.
因素 A(组间)	442.7	4	110.68	10.34	$F_{0.05}(4, 15)=3.06$	$P<0.05$
误差 E(组内)	160.5	15	10.7			
总变差(Total)	603.2	19				

(4)统计判断：由于

$$F = 10.34 > F_{0.05}(4, \ 15) = 3.06$$

则 $P<0.05$，故拒绝 H_0，即认为不同的温度对该药的得率有显著影响。

【SPSS 软件应用】　在 SPSS 中，对案例 9-1 的数据，将不同温度下药的得率数据录入同一观测变量"Drug_yield(药的得率)"中，是数值变量；同时设置变量"Temperature(温度)"作为分组变量，是定序变量；所建 SPSS 数据集<药的得率与温度>如图 9-1 所示。

在 SPSS 中，打开该数据集，从菜单选择【Analyze】→【Compare Means】→【One-Way ANOVA(单因素方差分析)】，在【One-Way ANOVA】对话框中，如图 9-2 所示，选定变量：

药的得率(Drug_yield)→Dependent List；

温度(Tempe rature)→Factor

点击 OK。

	Drug_yield	Temperature
1	86	60
2	89	60
3	91	60
4	90	60
5	80	65
6	83	65
7	88	65

图 9-1　数据集〈药的得率与温度〉

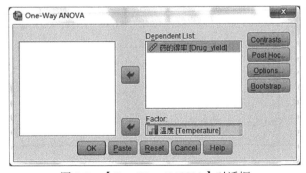

图 9-2　【One-Way ANOVA】对话框

由此就可得到案例 9.1 相应的 SPSS 输出结果表：单因素方差分析表(ANOVA)，如图 9-3 所示。该表即表 9-5，表中的"Sig."为 P 值。

ANOVA

药的得率

	Sum of Squares	df	Mean Square	F	Sig.
Between Groups	442.700	4	110.675	10.343	.000
Within Groups	160.500	15	10.700		
Total	603.200	19			

图 9-3 案例 9.1 的 SPSS 输出结果表

由图 9-3 的结果 ANOVA 表知，因为 $F=10.343$，P 值（Sig.）为 $P=0.000<0.05$，故拒绝 H_0，即在 $\alpha=0.05$ 显著水平上，认为不同的温度对该药的得率有显著影响。

在案例 9.1 中因素（温度）的各个水平下所作试验次数相等（均为 4 次），即各组试验数据个数相同，称为均衡数据（balanced data）；否则，称为非均衡数据（non-balanced data）。下面考察一个非均衡数据的方差分析问题。

例 9.1 为考察中药黄根对心脏功能的影响，配置每 100ml 含黄根 1g、1.5g、3g 和 5g 的药液，用来测定大鼠离体心脏在药液中 7 分钟至 8 分钟内心脏冠脉血流量，得数据见表 9-6。试考察不同剂量对心脏冠脉血流量是否有显著差异。（$\alpha=0.01$）

表 9-6 大鼠冠脉血流量数据及汇总表

剂量(g)	1	1.5	3	5
冠脉血流量 x_{ij}	6.2	6.4	2.0	0.2
	6.0	5.4	1.2	0.2
	6.8	0.8	1.7	0.5
	1.0	0.8	3.2	0.5
	6.0	1.1	0.5	0.4
	6.4	0.3	1.1	0.3
	12.0	1.0	0.5	

解 应检验假设 H_0：$\mu_1=\mu_2=\mu_3=\mu_4=\mu$；$H_1$：$\mu_1$，$\mu_2$，$\mu_3$，$\mu_4$ 不全相等。
已知 $n_1=n_2=n_3=7$，$n_4=6$，$n=27$，$k=4$。又计算表 9-6 的数据得表 9-7。

表 9-7 例 9.1 数据计算表

剂量(g)	1	1.5	3	5	合计
冠脉血流量 x_{ij}	数据略				
n_j	7	7	7	6	27
$\sum_{i=1}^{n_j} x_{ij}$	44.4	15.8	10.2	2.1	72.5
$\sum_{i=1}^{n_j} x_{ij}^2$	342.64	73.7	20.28	0.83	437.45

$$C=\frac{1}{n}\left(\sum_{j=1}^{k}\sum_{i=1}^{n_j}x_{ij}\right)^2=\frac{72.5^2}{27}=194.67$$

$$SS_T = \sum_{j=1}^{k} \sum_{i=1}^{n_j} x_{ij}^2 - C = 437.45 - 194.67 = 242.78$$

$$SS_A = \sum_{j=1}^{k} \frac{1}{n_j} \left(\sum_{i=1}^{n_j} x_{ij} \right)^2 - C = \frac{44.4^2}{7} + \frac{15.8^2}{7} + \frac{10.2^2}{7} + \frac{2.1^2}{6} - 194.67 = 138.21$$

$$SS_E = SS_T - SS_A = 242.78 - 138.21 = 104.57$$

从而得

$$F = \frac{SS_A / (k-1)}{SS_E / (n-k)} = \frac{138.21 / 3}{104.57 / 23} = 10.13$$

对给定的 $\alpha = 0.01$，查 F 分布表(附表 7)得临界值 $F_{0.01}(3, 23) = 4.76$。或得到下列方差分析表(表 9-8)。

表 9-8 例 9.1 的方差分析表

方差来源	离差平方和 SS	自由度 df	均方 MS	F 值 F	临界值 F_α	P 值 Sig.
因素(组间)	138.21	3	46.07	10.13	$F_{0.01}(3, 23) = 4.76$	$P < 0.01$
误差(组内)	104.57	23	4.55			
总变差	242.78	26				

因 $F = 10.13 > F_{0.01}(3, 23) = 4.76$，则 $P < 0.01$，故拒绝 H_0，即认为不同剂量下冠脉血流量差异有极显著性，即可根据控制冠脉血流量的需要适当选择用药剂量。

第二节 多重比较

当单因素方差分析的结果为拒绝 H_0，接受 H_1 时，表明该因素的各水平指标的均值不全相等，即只能说明至少有两个水平指标的均值间差异是显著的。如果还希望更进一步地对多个水平指标的均值作两两比较，以及哪个最大、哪个最小等，这就是多重比较(multiple comparisons)问题。

如果用前面介绍的两样本均值比较的 t 检验来进行多重比较，则对显著水平为 α，重复作两两比较的 t 检验会使犯第一类错误的总的概率远大于 α。而多重比较的目的就是控制所有两两比较总的犯第一类错误的概率，其方法也很多，这里主要介绍两种多重比较的方法：Tukey 法和 Scheffé 法。

一、Tukey 法

Tukey 法又称 HSD 法，是 J.W.图基(J.W.Tukey)于 1952 年提出的。设因素 A 共有 k 个水平，每个水平均作 m 次试验，即每个样本的大小相等。当 $H_0: \mu_1 = \mu_2 = \cdots = \mu_k = \mu$ 成立时，各水平试验指标的样本均值 $\bar{x}_{\cdot 1}, \bar{x}_{\cdot 2}, \cdots, \bar{x}_{\cdot k}$ 相互独立且同服从于方差相等的正态分布 $N(\mu, \sigma^2)$，同时其方差 σ^2 的估计为

$$\hat{\sigma}^2 = \frac{MS_E}{m}$$

其中 $MS_E = \dfrac{SS_E}{n-k}$ 为组内均方。此时可以证明

$$q = \frac{\max_{1 \leqslant h,l \leqslant k} \{|\overline{x}_{\cdot h} - \overline{x}_{\cdot l}|\}}{\sqrt{MS_E / m}}$$

服从 q 分布，记为 $q \sim q(k, n-k)$。就可用 q 作为检验统计量，对给定的显著水平 α，由多重比较的 q 表(附表 13)，查得 $q_\alpha(k, n-k)$，满足

$$P(q \geqslant q_\alpha(k, n-k)) = \alpha$$

当 $q > q_\alpha(k, n-k)$，则拒绝 H_0。

为简便起见，实际进行多重比较时，将拒绝域

$$q = \frac{\max_{1 \leqslant h,l \leqslant k} \{|\overline{x}_{\cdot h} - \overline{x}_{\cdot l}|\}}{\sqrt{MS_E / m}} \geqslant q_\alpha(k, n-k)$$

写成

$$\max_{1 \leqslant h,l \leqslant k} \{|\overline{x}_{\cdot h} - \overline{x}_{\cdot l}|\} \geqslant q_\alpha(k, n-k)\sqrt{MS_E / m}$$

并记

$$T = q_\alpha(k, n-k)\sqrt{MS_E / m}$$

对任何 $h \neq l$，为进行两两检验 H_0：$\mu_i = \mu_j$，由于

$$\max_{1 \leqslant h,l \leqslant k} \{|\overline{x}_{\cdot h} - \overline{x}_{\cdot l}|\} > |\overline{x}_{\cdot i} - \overline{x}_{\cdot j}|$$

总是成立，故只要

$$|\overline{x}_{\cdot i} - \overline{x}_{\cdot j}| > T(= q_\alpha \sqrt{MS_E / m})$$

总可以认为 $\mu_i \neq \mu_j$。

因此，实际检验时只要将两个样本均值差的绝对值 $T_{ij} = |\overline{x}_{\cdot i} - \overline{x}_{\cdot j}|$ 作为统计量与 $T = q_\alpha(k, n-k)\sqrt{MS_E / m}$ 直接比较：若 $T_{ij} < T$，接受 H_0；反之，若 $T_{ij} \geqslant T$，拒绝 H_0，认为 μ_i 与 μ_j 的差异有显著性。

案例 9.1(续一)　试对案例 9.1 的五种温度得率的均值作多重比较。($\alpha = 0.05$)

解　已知 $k = 5$，$m = 4$，$MS_E = 10.7$，MS_E 的自由度 $n-k = 15$。

对给定的 $\alpha = 0.05$ 查附表 13 得

$$q_\alpha(k, n-k) = q_{0.05}(5, 15) = 4.37$$

从而计算得

$$T = q_\alpha \sqrt{MS_E / m} = 4.37 \times \sqrt{10.7 / 4} = 7.15$$

现将 5 个均值两两间差数的绝对值列于表 9-9，

表 9-9　五种得率均值两两差值的绝对值

	$\overline{x}_{\cdot 2}$	$\overline{x}_{\cdot 3}$	$\overline{x}_{\cdot 4}$	$\overline{x}_{\cdot 5}$
$\overline{x}_{\cdot 1}$	5.25	1	8.25*	5.5
$\overline{x}_{\cdot 2}$		4.25	3	10.75*
$\overline{x}_{\cdot 3}$			7.25*	6.5
$\overline{x}_{\cdot 4}$				13.75*

表 9-9 中"*"的表示两均值间的差异满足

$$|\overline{x}_{\cdot i} - \overline{x}_{\cdot j}| > T = 7.15$$

认为两均值间差异有显著性($\alpha = 0.05$)。显然，第 1(60℃)和第 4(75℃)、第 2(65℃)和第

5、第 3（70℃）和第 4、第 4 和第 5（80℃）种温度下的得率之间差异有显著性，其余比较两均值间差异均无显著性。

【**SPSS 软件应用**】 对案例 9.1，前面已解得，不同的温度对该药的得率有显著影响，即不同温度的药的得率均值不全相同，现利用 SPSS 软件，对这些不同温度的药的得率均值，做两两比较的多重比较检验。

在 SPSS 中，打开案例 9.1 的 SPSS 数据集〈药的得率与温度〉（图 9-1），从菜单选择【Analyze】→【Compare Means】→【One-Way ANOVA】，在【One-Way ANOVA】对话框中，如图 9-2 所示，选定变量：

药的得率（Drug_yield）→Dependent List；温度（Temperature）→Factor

再点击多重比较分析的选项【Post Hoc】，进入对话框【One-Way ANOVA：Post Hoc Multiple Comparisons】，如图 9-4 所示，选定：√Turkey，点击 Continue 。

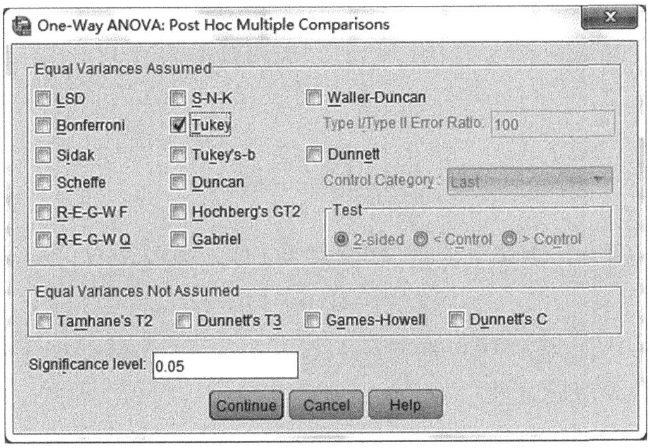

图 9-4 对话框【One-way ANOVA：Post Hoc Multiple Comparisons】

最后点击 OK ，即可得用 Turkey 法进行两两多重比较分析的结果（图 9-5）。

Post Hoc Tests

Multiple Comparisons

Dependent Variable: 药的得率

Tukey HSD

(I) 温度	(J) 温度	Mean Difference (I-J)	Std. Error	Sig.	95% Confidence Interval	
					Lower Bound	Upper Bound
60	65	5.250	2.313	.208	-1.89	12.39
	70	1.000	2.313	.992	-6.14	8.14
	75	8.250*	2.313	.020	1.11	15.39
	80	-5.500	2.313	.175	-12.64	1.64
65	60	-5.250	2.313	.208	-12.39	1.89
	70	-4.250	2.313	.390	-11.39	2.89
	75	3.000	2.313	.697	-4.14	10.14
	80	-10.750*	2.313	.002	-17.89	-3.61
70	60	-1.000	2.313	.992	-8.14	6.14
	65	4.250	2.313	.390	-2.89	11.39
	75	7.250*	2.313	.046	.11	14.39
	80	-6.500	2.313	.083	-13.64	.64
75	60	-8.250*	2.313	.020	-15.39	-1.11
	65	-3.000	2.313	.697	-10.14	4.14
	70	-7.250*	2.313	.046	-14.39	-.11
	80	-13.750*	2.313	.000	-20.89	-6.61
80	60	5.500	2.313	.175	-1.64	12.64
	65	10.750*	2.313	.002	3.61	17.89
	70	6.500	2.313	.083	-.64	13.64
	75	13.750*	2.313	.000	6.61	20.89

*. The mean difference is significant at the 0.05 level.

图 9-5 案例 9.1 多重比较的输出结果

在 Turkey 法多重比较(Multiple Comparisons)的图 9-5 结果中，其中显著性小于 0.05 的两不同温度间均值之差为有显著差异，并在均值差(I-J)(Mean Difference(I-J))的值上标记"*"。易知，60℃与75℃、65℃与80℃、70℃与75℃、75℃与80℃温度下的得率均值之差异有显著性，其余的差异均无显著性。这与案例 9.1(续一)解的结论是一致的。

二、Scheffé 法

当因素的各个水平下所作试验次数不相等，即各样本量不等时，H.谢夫(H.Scheffé)于 1953 年提出与方差分析 F 检验相容的 Scheffé 多重比较法，从而提高了检验效率。

用 Scheffé 法进行多重比较时，首先根据方差分析 F 检验的临界值 $F_\alpha(k-1,n-k)$ 可得到

$$S_\alpha = \sqrt{(k-1)F_\alpha(k-1,n-k)}$$

由此即可构造用于多重比较的 S 表(附表 14)。为检验原假设 H_0：$\mu_i = \mu_j$，所用的检验统计量为

$$S = \frac{\left|\bar{x}_{\cdot i} - \bar{x}_{\cdot j}\right|}{\sqrt{MS_E(1/n_i + 1/n_j)}}$$

对给定的显著水平 α，由多重比较 S 表(附表 14)，查得 $S_\alpha(k, n-k)$，满足

$$P(S \geq S_\alpha(k,n-k)) = \alpha$$

则当 $S < S_\alpha(k, n-k)$ 时，接受 H_0：$\mu_i = \mu_j$；反之，当 $S \geq S_\alpha(k, n-k)$ 时，拒绝 H_0，即认为两均值 μ_i 与 μ_j 间差异有显著性。

为便于比较，可令

$$T_{ij} = S_\alpha \sqrt{MS_E(1/n_i + 1/n_j)}$$

当 $|\bar{x}_{\cdot i} - \bar{x}_{\cdot j}| \geq T_{ij}$ 时，拒绝 H_0，即可判定两总体均值 μ_i 与 μ_j 有显著差异；否则，则判定两总体均值 μ_i 与 μ_j 无显著差异。

例 9.1(续) 试对例 9.1 的不同剂量冠脉血流量均值进行多重比较检验。

解 已知 $k=4$，$n_1=n_2=n_3=7$，$n_4=6$，$k-1=3$，$n-k=23$，给定 $\alpha=0.05$，查附表 14 得

$$S_\alpha(k, n-k) = S_{0.05}(4, 23) = 3$$

由例 9.1 知 $MS_E = 4.55$，则

$$T_{12} = T_{13} = T_{23} = S_\alpha\sqrt{MS_E(1/7+1/7)} = 3.0\sqrt{4.55\times(1/7+1/7)} = 3.42$$
$$T_{14} = T_{24} = T_{34} = S_\alpha\sqrt{MS_E(1/7+1/6)} = 3.0\sqrt{4.55\times(1/7+1/6)} = 3.56$$

进而有

$$|\bar{x}_{\cdot 1} - \bar{x}_{\cdot 2}| = 4.08 > T_{12} = 3.42，认为 \mu_1 与 \mu_2 差异有显著性；$$
$$|\bar{x}_{\cdot 1} - \bar{x}_{\cdot 3}| = 4.88 > T_{13} = 3.42，认为 \mu_1 与 \mu_3 差异有显著性；$$
$$|\bar{x}_{\cdot 1} - \bar{x}_{\cdot 4}| = 5.99 > T_{14} = 3.56，认为 \mu_1 与 \mu_4 差异有显著性；$$

$|\bar{x}_{\cdot2}-\bar{x}_{\cdot3}|=0.08<T_{23}=3.42$，认为 μ_2 与 μ_3 差异无显著性；

$|\bar{x}_{\cdot2}-\bar{x}_{\cdot4}|=1.91<T_{24}=3.56$，认为 μ_2 与 μ_4 差异无显著性；

$|\bar{x}_{\cdot3}-\bar{x}_{\cdot4}|=1.11<T_{34}=3.56$，认为 μ_3 与 μ_4 差异无显著性。

【SPSS 软件应用】 在 SPSS 中，要对例 9.1 用 Scheffé 法对其不同剂量的心脏冠脉血流量的均值作多重比较检验，其操作步骤与上述 Turkey 法的 SPSS 软件应用的步骤完全类似，只需在进入对话框【One-Way ANOVA：Post Hoc Multiple Comparisons】时，选定：☑Scheffe 即可(图 9-4)，就能得到相应 SPSS 的 Scheffé 法的多重比较输出结果表，此处不赘述。

目前统计软件中使用的多重比较有十多种方法，各有优点，大体分为两类，一类是所有均值两两比较；另一类是所有均值与一个对照比较；有的要求各样本量相等的均衡数据，有的可不等。常用的还有多阶段检验的 SNK 法和 Duncan 法等，详情可参阅相关著作。

第三节 两因素方差分析

两因素方差分析是分析两个因素(A 和 B)对某个随机现象的试验指标或随机变量的影响，而在实际问题中，还可能考虑更多的因素，以及因素之间的交互作用等，就要用到多因素试验的方差分析。如果把所有水平组合(即完全试验)进行重复试验，试验次数会增加很多，为了以最少的试验次数达到最佳的效果，常常应用正交试验或均匀试验做初步试验，待找到有效的组合后再进一步小范围试验。而本章主要讨论的两因素方差分析则是多因素方差分析的基础。

一、无重复试验的两因素方差分析

现考察无重复试验的双因素方差分析问题，进行两因素方差分析的目的就是检验两个因素 A、B 对试验结果是否有显著影响。无重复试验的两因素方差分析计算的主要步骤与单因素方差分析类似，即：

(1)针对问题，建立两个因素的原假设 H_0 与备择假设 H_1：

对因素 A： H_{A0}：$\mu_{\cdot1}=\mu_{\cdot2}=\cdots=\mu_{s\cdot}$； H_{A1}：$\mu_{1\cdot}$，$\mu_{2\cdot}$，$\cdots$，$\mu_{s\cdot}$不全相等

对因素 B： H_{B0}：$\mu_{\cdot1}=\mu_{\cdot2}=\cdots=\mu_{\cdot r}$； H_{B1}：$\mu_{\cdot1}$，$\mu_{\cdot2}$，$\cdots$，$\mu_{\cdot r}$不全相等

(2)由试验结果数据表 9-10

表 9-10 两因素试验数据表

因素 A	因素 B			
	B_1	B_2	$\cdots$	B_r
A_1	x_{11}	x_{12}	$\cdots$	x_{1r}
A_2	x_{21}	x_{22}	$\cdots$	x_{2r}
$\vdots$	$\vdots$	$\vdots$		$\vdots$
A_s	x_{s1}	x_{s2}	$\cdots$	x_{sr}

列出两因素方差分析表(表 9-11)。

表 9-11 两因素方差分析表

方差来源	离差平方和	自由度	均方	F 值	P 值
因素 A	SS_A	$s-1$	$MS_A = \dfrac{SS_A}{s-1}$	$F_A = \dfrac{MS_A}{MS_E}$	$\begin{cases} F_A > F_{A\alpha}, \text{则} P < \alpha \\ F_A < F_{A\alpha}, \text{则} P > \alpha \end{cases}$
因素 B	SS_B	$r-1$	$MS_B = \dfrac{SS_B}{r-1}$	$F_B = \dfrac{MS_B}{MS_E}$	$\begin{cases} F_B > F_{B\alpha}, \text{则} P < \alpha \\ F_B < F_{B\alpha}, \text{则} P > \alpha \end{cases}$
误差	SS_E	$(s-1)(r-1)$	$MS_E = \dfrac{SS_E}{(s-1)(r-1)}$		
总变差	SS_T	$sr-1$			

其中 $SS_T = \sum\limits_{i=1}^{s}\sum\limits_{j=1}^{r}(x_{ij} - \overline{x})^2$ 称为总离差平方和；$SS_A = r\sum\limits_{i=1}^{s}(\overline{x}_{i.} - \overline{x})^2$ 称为因素 A 的离差平

方和，主要反映 A 因素各水平效应之间的差异；$SS_B = s\sum\limits_{j=1}^{r}(\overline{x}_{.j} - \overline{x})^2$ 称为因素 B 的离差平

方和，主要反映 B 因素各水平效应之间的差异；$SS_E = \sum\limits_{i=1}^{s}\sum\limits_{j=1}^{r}(x_{ij} - \overline{x}_{i.} - \overline{x}_{.j} + \overline{x})^2$ 称为随机误

差平方和，主要反映随机抽样的误差。且有总离差平方和（总变差）分解公式

$$SS_T = \sum_{i=1}^{s}\sum_{j=1}^{r}(x_{ij} - \overline{x})^2 = \sum_{i=1}^{s}\sum_{j=1}^{r}[(\overline{x}_{i.} - \overline{x}) + (\overline{x}_{.j} - \overline{x}) + (x_{ij} - \overline{x}_{i.} - \overline{x}_{.j} + \overline{x})]^2$$

$$= \sum_{i=1}^{s} r(\overline{x}_{i.} - \overline{x})^2 + \sum_{j=1}^{r} s(\overline{x}_{.j} - \overline{x})^2 + \sum_{i=1}^{s}\sum_{j=1}^{r}(x_{ij} - \overline{x}_{i.} - \overline{x}_{.j} + \overline{x})^2$$

$$= SS_A + SS_B + SS_E$$

（3）比较方差分析表中的各因素的 P 值与显著水平 α（或比较 F 值与 F 临界值），就可判断对该因素是否拒绝 H_0，从而确定所考察的两个因素对试验结果各自的影响是否有显著。

二、两因素方差分析的实例应用

这里我们结合实际案例用 SPSS 软件来进行无重复试验的两因素方差分析计算，以掌握进行无重复试验的两因素方差分析的主要步骤和实际操作能力。

例 9.2 在抗癌药物筛选试验中，考虑用 20 只小白鼠按体重相近分成四组，分别观察甲、乙、丙、丁四种药物对小白鼠肉瘤的抑瘤效果，每种药物均在 5 个配伍组下进行试验，其结果如表 9-12 所示。

表 9-12 四种药物抑瘤效果（瘤重/g）

配伍组	甲	乙	丙	丁
1	0.80	0.36	0.17	0.28
2	0.74	0.50	0.42	0.36
3	0.31	0.20	0.38	0.25
4	0.48	0.18	0.44	0.22
5	0.76	0.26	0.28	0.13

问题：试检验药物种类和配伍组这两个因素对小白鼠肉瘤的抑瘤效果有无显著影响？（$\alpha = 0.05$）

例 9.2 的问题显然是无重复试验的两因素方差分析问题，即应检验

对因素 A(药物种类)：H_{A0}：$\mu_1 = \mu_2 = \mu_3 = \mu_4$；$H_{A1}$：$\mu_1$，$\mu_2$，$\mu_3$，$\mu_4$ 不全相等

对因素 B(配伍组)：H_{B0}：$\mu_1 = \mu_2 = \cdots = \mu_5$；$H_{B1}$：$\mu_1$，$\mu_2$，$\cdots$，$\mu_5$ 不全相等

下面我们用 SPSS 软件来完成案例的无重复试验的两因素方差分析的计算分析。

【SPSS 软件应用】 在 SPSS 中，对例 9.2 的数据，将不同药物下抑瘤效果数据录入同一观测变量"Effect(抑瘤效果)"中，是数值变量；同时设置两个分组变量"Drug_type(药物种类)""Block(配伍组号)"作为两个因素变量，是定类变量；所建 SPSS 数据集〈药物的抑瘤效果〉如图 9-6 所示。

在 SPSS 中，打开该数据集，从菜单选择【Analyze】→【General Linear Model(一般线性模型)】→【Univariate(单变量)】，在【Univariate】主对话框中，如图 9-7 所示，选定变量：

抑瘤效果(Effect)→Dependent Variable；

药物种类(Drug_type)；

配伍组号(Block)→Fixed Factor(s)

	Effect	Drug_type	Block
1	.80	1	1
2	.74	1	2
3	.31	1	3
4	.48	1	4
5	.76	1	5
6	.36	2	1
7	.50	2	2
8	.20	2	3

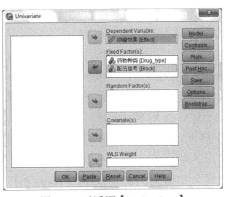

图 9-6 数据集〈药物的抑瘤效果〉　　　　图 9-7 对话框【Univariate】

再点击选项 Model ，进入对话框【Univariate：Model】，如图 9-8 所示，选定：

Specify Model / ⊙Custom；Drug_type、Block→Model

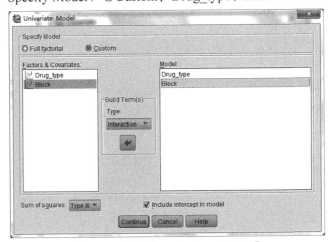

图 9-8 对话框【Univariate：Model】

点击 $\boxed{\text{Continue}}$。最后点击 $\boxed{\text{OK}}$，即可得到例 9.2 相应的 SPSS 输出结果，其主要的输出结果两因素方差分析(ANOVA)表，如图 9-9 所示。其中"Sig."为 P 值。

Tests of Between-Subjects Effects

Dependent Variable: 抑瘤效果

Source	Type III Sum of Squares	df	Mean Square	F	Sig.
Corrected Model	.523[a]	7	.075	4.112	.016
Intercept	2.828	1	2.828	155.565	.000
Drug_type	.411	3	.137	7.535	.004
Block	.112	4	.028	1.545	.251
Error	.218	12	.018		
Total	3.569	20			
Corrected Total	.741	19			

a. R Squared = .706 (Adjusted R Squared = .534)

图 9-9　例 9.2 的 SPSS 主要输出结果

由该两因素方差分析表知，对因素 A(药物种类)Drug_type：因为 F=7.535，检验概率值(Sig.) P=0.004＜0.05，故拒绝 H_{A0}，认为药物种类因素对小白鼠肉瘤的抑瘤效果有显著影响。

对因素 B(配伍组)Block：因为 F=1.545，检验概率值(Sig.) P=0.251＞0.05，故接受 H_{B0}，认为配伍组因素对小白鼠肉瘤的抑瘤效果没有显著影响。

注意：在用 SPSS 软件进行两因素方差分析时，软件默认的模型为包括交互效应的全因子模型(full factorial)，而只有重复试验时才能够考察交互效应，故只适用于重复试验情形的两因素方差分析。因此，对本例考察无重复试验时，必须选定选项 $\boxed{\text{Model}}$，来设定只含主效应的自定义模型(custom)。

第四节　综 合 例 题

例 9.3　考察温度对某药得率的影响，选取五种不同温度，在同一温度下各做了三次试验，得其方差分别为 SS_1^2=4，SS_2^2=7，SS_3^2=3，SS_4^2=7，SS_5^2=4，又知总离差平方和 SS_T=353.6，试问温度的不同是否影响该药的得率？ $(\alpha$=0.01)

解　设不同温度的得率 $X_i \sim N(\mu_i,\ \sigma^2)$，$i$=1，2，3，4，5，

应检验　H_0：$\mu_1=\mu_2=\mu_3=\mu_4=\mu_5$；$H_1$：$\mu_1$，$\mu_2$，$\mu_3$，$\mu_4$，$\mu_5$ 不全相等。

由题意已知，SS_T=353.6，SS_1^2=4，SS_2^2=7，SS_3^2=3，SS_4^2=7，SS_5^2=4，
　　　$n_1=n_2=n_3=n_4=n_5$=3，n=15，k=5

则　　$$SS_E = \sum_{j=1}^{k}(n_j-1)SS_j^2 = 2\sum_{j=1}^{k}SS_j^2 = 2(4+7+3+7+4)=50$$

而　　　　　　　$$SS_A=SS_T-SS_E=353.6-50=303.6$$

又对显著水平 α=0.01，查 F 分布表(附表 7)，得临界值
$$F_\alpha(k-1,\ n-k)=F_{0.01}(4,\ 10)=5.99$$

由此可得方差分析表

方差来源 Source	离差平方和 SS	自由度 df	均方 MS	F 值 F	临界值 F_a
因素 A(组间)	303.6	4	75.9	15.18	$F_{0.01}(4, 10)=5.99$
误差 E(组内)	50	10	5		
总变差(Total)	353.6	14			

由于 $F=15.18 > F_{0.01}(4, 10)=5.99$，故拒绝 H_0，即认为在 $\alpha=0.01$ 的显著水平下，温度的不同将显著影响该药的得率。

例 9.4 为考察硫酸铜溶液浓度和蒸馏水 pH 对化验血清中白蛋白与球蛋白之比的影响，对硫酸铜浓度(A 因素)取了 3 个不同水平，对蒸馏水 pH (B 因素)取了 4 个不同水平，在不同水平组合(A_i, B_j)下各测一次白蛋白与球蛋白之比，得其结果如下表所示。

		蒸馏水的 pH (B 因素)			
		B_1	B_2	B_3	B_4
硫酸铜浓度 (A 因素)	A_1	3.5	2.6	2.0	1.4
	A_2	2.3	2.0	1.5	0.8
	A_3	2.0	1.9	1.2	0.3

试检验这两个因素对化验结果有无显著影响？（$\alpha=0.05$）

解 该题是双因素方差分析问题，应检验

对因素 A：H_{A0}：$\mu_{1\cdot}=\mu_{2\cdot}=\mu_{3\cdot}$；　　　　　H_{A1}：$\mu_{1\cdot}$, $\mu_{2\cdot}$, $\mu_{3\cdot}$ 不全相等

对因素 B：H_{B0}：$\mu_{\cdot1}=\mu_{\cdot2}=\mu_{\cdot3}=\mu_{\cdot4}$；$H_{B1}$：$\mu_{\cdot1}$, $\mu_{\cdot2}$, $\mu_{\cdot3}$, $\mu_{\cdot4}$ 不全相等

由化验结果得表

		蒸馏水的 pH(B 因素)				行均值 $\bar{x}_{i\cdot}$
		B_1	B_2	B_3	B_4	
硫酸铜浓度 (A 因素)	A_1	3.5	2.6	2.0	1.4	2.375
	A_2	2.3	2.0	1.5	0.8	1.65
	A_3	2.0	1.9	1.2	0.3	1.35
列均值 $\bar{x}_{\cdot j}$		2.600	2.167	1.567	0.833	$\bar{x}=1.792$

则　　　$SS_T=(12-1)S^2=7.769$

$$SS_A = s\sum_{i=1}^{k}(\bar{x}_{i\cdot}-\bar{x})^2 = 4[(2.375-1.792)^2+(1.65-1.792)^2+(1.35-1.792)^2]=2.222$$

$$SS_B = k\sum_{j=1}^{s}(\bar{x}_{\cdot j}-\bar{x})^2 = 3[(2.6-1.792)^2+\cdots+(0.833-1.792)^2]=5.291$$

$$SS_E = SS_T-(SS_A+SS_B)=7.769-(2.222+5.291)=0.256$$

又对显著水平 $\alpha=0.05$，查 F 分布表（附表 7），得临界值

$$F_\alpha=F_{0.05}(2, 6)=5.14, \quad F_\alpha=F_{0.05}(3, 6)=4.76$$

由此可得方差分析表

方差来源 Source	离差平方和 SS	自由度 df	均方 MS	F 值 F	临界值 F_α
因素 A	2.222	2	1.111	F_A=25.84	$F_{0.05}(2, 6)$=5.14
因素 B	5.291	3	1.764	F_B=41.02	$F_{0.05}(3, 6)$=4.76
误差 E	0.256	6	0.043		
总变差(Total)	7.769	11			

统计判断:对因素 A,由于 F_A=25.84 $>$ $F_{0.05}(2,6)$=5.14,故拒绝 H_{A0},即认为在 α=0.05 显著水平下,硫酸铜浓度对化验结果有显著影响。

对因素 B,由于 F_B=41.02$>F_{0.05}(3, 6)$=4.76,故拒绝 H_{B0},即认为在 α=0.05 显著水平下,蒸馏水 pH 值对化验结果有显著影响。

【SPSS 软件应用】 在 SPSS 软件中,对例 9.4 的数据,将蛋白之比值数据录入同一观测变量 "Protein(蛋白比值)" 中,是数值变量;同时设置两个分组变量 "Bluestone(硫酸铜浓度)" "pH" 作为两个因素变量,分别取值 1、2、3 和 1、2、3、4,是定序变量;所建 SPSS 数据集〈硫酸铜等对蛋白比值影响〉如图 9-10 所示。

	Protein	Bluestone	PH
1	3.50	1	1
2	2.30	2	1
3	2.00	3	1
4	2.60	1	2
5	2.00	2	2
6	1.90	3	2
7	2.00	1	3
8	1.50	2	3

图 9-10 数据集〈硫酸铜等对蛋白比值影响〉

在 SPSS 中,打开该数据集,从菜单选择【Analyze】→【General Linear Model】→【Univariate】,在【Univariate】主对话框中,选定变量:

Protein(蛋白比值)→Dependent Variable;Bluestone、pH→Fixed Factor(s)

再点击选项 Model,进入对话框【Univariate:Model】,选定:

Specify Model / ⊙Custom;Bluestone(硫酸铜浓度)、pH→Model

点击 Continue。最后点击 OK,即可得到例 9.4 相应的 SPSS 输出结果,其主要的输出结果两因素方差分析表(tests of between-subjects effects),如图 9-11 所示。其中 "Sig." 为 P 值。

Tests of Between-Subjects Effects

Dependent Variable: 蛋白比值

Source	Type III Sum of Squares	df	Mean Square	F	Sig.
Corrected Model	7.511[a]	5	1.502	34.889	.000
Intercept	38.521	1	38.521	894.677	.000
Bluestone	2.222	2	1.111	25.800	.001
PH	5.289	3	1.763	40.948	.000
Error	.258	6	.043		
Total	46.290	12			
Corrected Total	7.769	11			

a. R Squared = .967 (Adjusted R Squared = .939)

图 9-11 例 9.4 的两因素方差分析的 SPSS 主要输出结果

由图 9-11 的两因素方差分析表 "Tests of Between-Subjects Effects" 知,对硫酸铜浓度

因素 A "Bluestone"：因为 $F=25.800$，检验概率值 (Sig.) $P=0.001<0.05$，故拒绝 H_{A0}，认为硫酸铜浓度因素对化验结果有显著影响。

对蒸馏水的 pH 因素 B(PH)：因为 $F=40.948$，检验概率值 (Sig.) $P=0.000<0.05$，故拒绝 H_{B0}，认为蒸馏水的 pH 因素对化验结果有显著影响。

本章 SPSS 软件应用概要

统计项目	SPSS 软件应用实现的菜单选项
单因素方差分析	【Analyze】→【Compare Means】→【One-Way ANOVA】(案例 9.1)
两因素方差分析	【Analyze】→【General Linear Model】→【Univariate】(例 9.2)

知识链接 费希尔与推断统计学

英国著名统计学家、遗传学家 R.A.费希尔 (Ronald Aylmer Fisher，1890~1962) 被认为是现代数理统计学的主要奠基人之一。

费希尔是使统计学成为一门有坚实理论基础并获得广泛应用学科的主要统计学家之一。作为推断统计学的建立者，1918 年，他在其《孟德尔遗传实验设计间的相对关系》一文中，首创"方差"和"方差分析"两个词汇；1923 年，他与麦肯齐 (W.A.Mackenzie) 合写的《关于收获量变异的研究》一文中，首次对方差分析进行了系统的研究，开辟了方差分析、试验设计等统计学研究的理论分支。他还完善了小样本的统计方法，论证了戈塞特提出的相关系数的抽样分布，提出了 t 分布检验、F 分布检验、相关系数检验，并编制了相应的检验概率表，简明陈述假设检验的逻辑原则等。

费希尔还是一位举世知名的遗传学家、优生学家，他用统计方法对这些领域进行研究，作出了许多重要贡献。由于他的成就，他曾多次获得英国和许多国家的荣誉。1952 年被授予爵士称号。他发表了 294 篇学术论文，还发表了一些经典专著，如《研究人员用的统计学方法》《实验设计》《统计方法与科学推断》等等，被后人誉为"现代统计学之父"。

本章内容提要

(一) 单因素方差分析

名目	内容
目的	考察单个因素的 k 个不同水平对应试验结果 X_j 的均值是否有显著差异
基本要求	因素各水平试验结果对应总体 X_j 相互独立，且服从方差相等的正态分布，即 $X_j \sim N(\mu_j, \sigma^2)$，$j=1,2,\cdots,k$
检验假设	原假设 H_0：$\mu_1=\mu_2=\cdots=\mu_k$； 备择假设 H_1：μ_1，μ_2，$\cdots$，μ_k 不全相等
基本思想	在 H_0 成立时，总离差平方和 SS_T 可分解为因素平方和 SS_A 和误差平方和 SS_E $$SS_T=SS_A+SS_E$$ 其中 $SS_T=\sum_{j=1}^{k}\sum_{i=1}^{n_j}(x_{ij}-\overline{x})^2$，$SS_A=\sum_{j=1}^{k}n_j(\overline{x}_{\cdot j}-\overline{x})^2$，$SS_E=\sum_{j=1}^{k}\sum_{i=1}^{n_j}(x_{ij}-\overline{x}_{\cdot j})^2$
检验统计量	H_0 成立时：$F=\dfrac{SS_A/(k-1)}{SS_E/(n-k)} \sim F(k-1,\ n-k)$
统计判断	当 F 值 $>F_\alpha(k-1,\ n-k)$ 或 P 值 $<\alpha$ 时，拒绝 H_0，认为该因素对试验结果有显著影响；否则，则认为无显著影响
方差分析表	实际进行方差分析时，通常采用方差分析表 (另表)

单因素方差分析表

方差来源 Source	离差平方和 SS	自由度 df	均方 MS	F 值 F	P 值 P
因素 A(组间)	SS_A	$k-1$	$MS_A = \dfrac{SS_A}{k-1}$	$F = \dfrac{MS_A}{MS_E}$	$F>F_\alpha$,则$P<\alpha$
误差 E(组内)	SS_E	$n-k$	$MS_E = \dfrac{SS_E}{n-k}$		$F<F_\alpha$,则$P>\alpha$
总变差 T	SS_T	$n-1$		临界值 $F_\alpha(k-1,\ n-k)$	

(二)无重复试验两因素方差分析

名目	内容
目的	分别检验因素 A、B 各水平下总体 X_{ij} 的均值有无显著差异
基本条件	因素 A、B 各水平组合的试验结果对应总体 X_{ij} 相互独立,且服从方差相等的正态分布,即 $X_{ij} \sim N(\mu_{ij}, \sigma^2)$, $i=1,2,\cdots,k$; $j=1,2,\cdots,s$
检验假设	对因素 A: 原假设 H_{A0}: $\mu_1 = \mu_2 = \cdots = \mu_k$; 备择假设 H_{A1}: μ_1, μ_2, $\cdots$, μ_k 不全相等 对因素 B: 原假设 H_{B0}: $\mu_1 = \mu_2 = \cdots = \mu_s$; 备择假设 H_{B1}: μ_1, μ_2, $\cdots$, μ_s 不全相等
基本思想	总离差平方和 SS_T 分解为 A 因素平方和 SS_A、B 因素平方和 SS_B、误差平方和 SS_E $$SS_T = SS_A + SS_B + SS_E$$ 其中 $SS_T = \sum_{i=1}^{k}\sum_{j=1}^{s}(x_{ij}-\overline{x})^2$, $SS_A = s\sum_{i=1}^{k}(\overline{x}_{i\cdot}-\overline{x})^2$, $SS_B = k\sum_{j=1}^{s}(\overline{x}_{\cdot j}-\overline{x})^2$ $$SS_E = \sum_{i=1}^{k}\sum_{j=1}^{s}(x_{ij}-\overline{x}_{i\cdot}-\overline{x}_{\cdot j}+\overline{x})^2$$
检验统计量	H_{A0} 成立时: $F_A = \dfrac{SS_A/(k-1)}{SS_E/(k-1)(s-1)} \sim F(k-1,\ (k-1)(s-1))$ H_{B0} 成立时: $F_B = \dfrac{SS_B/(s-1)}{SS_E/(k-1)(s-1)} \sim F(s-1,\ (k-1)(s-1))$
统计判断	当 F_A 值$>F_{A\alpha}$或 A 的 P 值$<\alpha$时,拒绝 H_{A0},认为因素 A 对试验结果有显著影响;否则,接受 H_{A0},认为因素 A 对试验结果无显著影响 当 F_B 值$>F_{B\alpha}$或 B 的 P 值$<\alpha$时,拒绝 H_{B0},认为因素 B 对试验结果有显著影响;否则,接受 H_{B0},认为因素 B 对试验结果无显著影响
方差分析表	实际进行方差分析时,通常采用两因素方差分析表

思考与练习九

1. 单因素方差分析中,当 F 值$>F(k-1,\ n-k)$(或 P 值<0.05)时,可认为(　　)。

A. 各样本均值都不相等　　　　B. 各总体均值不等或不全相等

C. 各总体均值都不相等　　　　D. 各总体均值相等

2. 以下说法中不正确的是(　　)。

A. 方差除以其自由度应是均方

B. 方差分析时要求各样本来自相互独立的正态总体

C. 方差分析时要求各样本所在总体的方差相等

D. 方差分析时,组内均方就是误差均方

3. 方差分析的基本思想可简述为（   ）。

A. 组间方差大于组内方差

B. 误差的方差必然小于组间方差

C. 总离差平方和可以分解成因素平方和与误差平方和

D. 两方差之比服从 F 分布

4. 完成下面的单因素方差分析表。（$\alpha=0.05$）

方差来源	离差平方和	自由度	均方	F 值	显著性
组间	138.18	—	46.06		
组内	—	23		—	—
总变差	242.77			$F_{0.05}(3，23)=3.03$, $F_{0.05}(3，26)=2.98$	

5. 单因素方差分析中，如因素 A 取 m 个水平，每个水平重复 r 次试验，则总离差平方和 SS_T 的自由度为（   ）。

A. $m-1$ B. $r-1$ C. mr D. $mr-1$

习 题 九

1. 采用三种教学方法，每种抽取 3 个学生调查其成绩，得到成绩资料如下：

学生成绩	方法 A	方法 B	方法 C
学生 1	83	74	68
学生 2	77	88	69
学生 3	71	78	67

试问教学方法的不同对学生学习成绩是否有影响？（$\alpha = 0.05$, $\alpha = 0.10$）

2. 将四个药厂生产的阿司匹林片，用崩解仪法进行片剂释放程度的考察，每个样品进行 5 次试验。所得指标数值初步计算如下表，试判断 4 个工厂的平均释放度是否相同？（$\alpha = 0.01$）

方差来源	离差平方和	自由度
组间	0.731	3
组内	0.309	16
总变差	1.04	19

3. 考察温度对某药得率的影响,选取五种不同的温度,在同一温度下各做了 3 次试验,得其均值分别为 $\bar{x}_1 = 90, \bar{x}_2 = 94, \bar{x}_3 = 95, \bar{x}_4 = 85, \bar{x}_5 = 84$ ，又已知总离差平方和 $SS_T=353.6$,试问温度的不同是否显著影响该药的得率？（$\alpha = 0.01$）

4. 用四种不同的分析方法测定同一药物的某种成分的含量，测得数据如下：

方法	A	B	C	D
含量	9.29	10.16	10.60	10.12
	9.44	10.08	10.43	9.96
	9.33	10.03	10.65	9.98
	9.56	10.11	10.48	10.11

试判断这四种方法的测量结果有无显著性差异，并做多重比较。（$\alpha=0.05$）

5. 给 30 只小白鼠接种三种不同菌型的伤寒杆菌后存活日数见下表。试问接种这三种菌型后小白鼠平均存活日数有无显著性差异？并做两两比较。（$\alpha=0.05$）

菌型	接种后存活日数									
I	2	4	3	2	4	7	7	2	5	4
II	5	6	8	5	10	7	12	6	6	
III	7	11	6	6	7	9	5	10	6	3	10

6. 在 4 台不同纺织机器 B_1，B_2，B_3，B_4 中，采用 3 种不同的加压水平 A_1，A_2，A_3 各做一次试样测量，得纱支强度如下表所示：

加压	机器			
	B_1	B_2	B_3	B_4
A_1	1577	1692	1800	1642
A_2	1535	1640	1783	1621
A_3	1502	1652	1810	1663

问不同的加压水平和不同纺织机器之间纱支强度有无显著差异？（$\alpha=0.05$）

上机训练题

1. 对习题九第 1 题利用 SPSS 进行单因素方差分析的计算。
2. 对习题九第 4 题利用 SPSS 进行单因素方差分析的计算。
3. 对习题九第 6 题利用 SPSS 进行两因素方差分析的计算。

（言方荣　茹原芳）

第十章 相关分析与回归分析

在医药科学研究中常常要分析变量间的关系，如血药浓度与时间、年龄与血压、维生素片的含水量与贮存期等。一般来说，变量之间的关系可分为确定性的和非确定性的两大类。

确定性关系就是可以用函数来表示的变量间关系。例如，圆周长 L 与半径 r 之间的确定性关系即可由其函数关系式：$L=2\pi r$ 给出。确定性关系的特点是：当其中一个变量在允许值范围内取一数值时，另一变量有完全确定的数值与它相对应。但现实中更常见的变量间关系往往表现出某种不确定性，例如，人的血压 Y 与年龄 X 之间的关系。一般说来，年龄越大的人，血压越高，表明两者之间确实存在着某种关系，但显然不是函数关系，因为相同年龄的人血压可以不同；而血压相同的人其年龄也不尽相同。此时，当一个变量 X（如年龄）取某一确定值时，与之相对应的另一个变量 Y（如血压）是一个随机变量，其值不确定，但仍按某种规律在一定范围内变化。我们称这种既有关联又不存在确定性的关系为相关关系（correlation）。显然，相关关系不能用精确的函数关系式来表示，但具有一定的统计规律。

案例 10.1（肾上腺素释放量问题） 为了研究某药物剂量浓度（X）与肾上腺素释放量（Y）的关系，现选取 10 个药物剂量浓度水平进行试验，观测结果如下表所示。

药物剂量(mg)	15	20	25	30	35	40	45	50	55	60
肾上腺素释放量(pg/mL)	17.61	20.77	22.70	21.74	22.9	24.67	25.52	26.67	26.42	29.04

显然，肾上腺素释放量（Y）与药物剂量（X）就形成了一定的相关关系。

问题：(1)如何用图形来反映肾上腺素释放量与药物剂量之间的相关关系？

(2)如何用统计指标来衡量肾上腺素释放量与药物剂量的线性相关程度？

(3)如果肾上腺素释放量与药物剂量构成了很明显的线性趋势，可否建立反映其线性趋势的直线方程？

相关分析与回归分析就是研究这种变量间相关关系及其数量关系式的常用统计分析方法，统计分析的目的就在于根据统计数据确定变量之间的关系形式及关联程度，并探索其内在的数量规律性。目前，相关分析与回归分析已广泛应用于工农业生产、医药研究、经济管理以及自然科学与社会科学等许多研究领域。

本章将重点讨论相关分析、一元线性回归分析等方法并用于解决上述肾上腺素释放量等实际案例问题。

第一节 相 关 分 析

一、散 点 图

探索两个变量 X 和 Y 相关关系的第一步就是绘制 X 与 Y 的散点图。

设对两个随机变量 X 和 Y 进行观测，得到一组数据

$$(x_1, y_1), (x_2, y_2), \cdots, (x_n, y_n)$$

现以直角坐标系的横轴代表变量 X，纵轴代表变量 Y，将这些数据作为点的坐标描绘在直角坐标系中，所得的图称为散点图(scatter plot)。散点图是判断相关关系的常用直观方法，当散点图中的点形成直线趋势时，表明变量 X 与 Y 之间存在一定的线性关系，则称 X 与 Y 线性相关，否则称为非线性相关(图 10-1)。

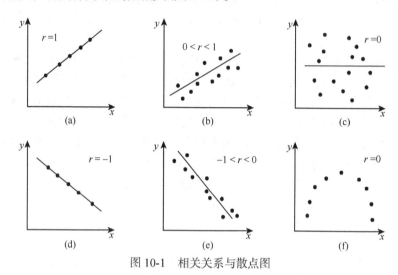

图 10-1　相关关系与散点图

图 10-1 给出了几种典型的散点图，其中图(a)、(b)中，从总体上看随 X 增大 Y 呈直线上升的趋势。相比之下，(a)较(b)更明显，两者均属正线性相关。与图(a)、(b)相反，图(d)、(e)呈直线下降趋势，均属负线性相关。然而，图(c)、(f)却反映的是与线性相关完全不同的情形，属非线性相关。图(c)中，X 和 Y 的散点分布完全不规则，属不相关。而图(f)中，X 与 Y 之间存在某种对称曲线联系，属曲线相关。注意，本章所说的相关是指线性相关，实际问题中，当 X 与 Y 不相关(非线性相关)时，应进一步核实是指(c)的情形还是(f)的情形。

现在我们就可以考察案例 10.1，并利用散点图来解决其问题(1)。

案例 10.1(续一)　对案例 10.1 肾上腺素释放量问题中的数据，试画出肾上腺素释放量(Y)与药物剂量(X)的散点图。

解　以药物剂量 X 为横坐标，肾上腺素释放量 Y 为纵坐标，在直角坐标系中画出成对观测数据对应的点 (x_i, y_i)(i=1, 2, …, 10)，即可得到所求的散点图。

【SPSS 软件应用】　根据案例 9-1 的肾上腺素释放量数据建立对应的 SPSS 数据集〈肾上腺素释放量〉，包括两个变量：Drug_dose(药物剂量)和 Adrenalin(肾上腺素)，如图 10-2 所示。

在 SPSS 中，打开该数据集，选择菜单【Graphs】→【Legacy Dialogs】→【Scatter/Dot(散点图/点状图)】，在打开的对话框中选定散点图类型【Simple Scatter】，点击 Define。由此即进入【Simple Scatterplot】对话框，设定绘制简单散点图的变量：Drug_dose(药物剂量)→X Axis；

	Drug_dose	Adrenalin
1	15.00	17.61
2	20.00	20.77
3	25.00	22.70
4	30.00	21.74
5	35.00	22.90
6	40.00	24.67

图 10-2　数据集〈肾上腺素释放量〉

Adrenalin(肾上腺素)→Y Axis

点击 $\boxed{\text{OK}}$。由此，即可得到散点图，如图 10-3 所示。

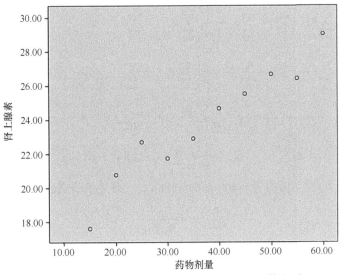

图 10-3 药物剂量 X 与肾上腺素释放量 Y 的散点图

由图 10-3 的散点图可知，肾上腺素释放量(Y)与药物剂量(X)的散点呈较为明显的线性趋势。

二、相关关系与样本相关系数

(一)相关关系

在统计中，用相关指标来表明相关变量之间的密切程度，其理论、计算和分析称为相关分析(analysis of correlation)。在相关分析中，用来度量随机变量 X 与 Y 之间线性相关关系密切程度的统计指标是相关系数(correlation coefficient)。通常以 ρ 表示随机变量 X 与 Y 之间的总体相关系数。由第四章知总体相关系数

$$\rho = \frac{\text{Cov}(X,Y)}{\sqrt{D(X)D(Y)}}$$

其中 $\text{Cov}(X, Y) = E[(X-E(X))(Y-E(Y))]$ 是随机变量 X 和 Y 的协方差，$D(X)$、$D(Y)$ 分别是 X、Y 的方差。

总体的相关系数 ρ 是反映两个随机变量之间线性相关程度的一种统计参数(数字特征)，它不受 X、Y 量纲的影响，表现为一个常数，其取值介于 -1 和 1 之间，即 $-1 \leqslant \rho \leqslant 1$。当 $\rho=0$ 时，称 X 与 Y 不相关(non-correlation)，即 X 与 Y 之间不存在线性关系。

(二)样本相关系数

定义 10.1 对变量 (X, Y) 的一组样本观测数据 $(x_1, y_1), (x_2, y_2), \cdots, (x_n, y_n)$，称

$$r = \frac{l_{xy}}{\sqrt{l_{xx}l_{yy}}}$$

为样本相关系数(sample correlation coefficient)或 Pearson 相关系数(Pearson correlation coefficient)，其中

$$l_{xy} = \sum_{i=1}^{n}(x_i - \overline{x})(y_i - \overline{y}) = \sum_{i=1}^{n}x_iy_i - \frac{1}{n}\left(\sum_{i=1}^{n}x_i\right)\left(\sum_{i=1}^{n}y_i\right) = \sum_{i=1}^{n}x_iy_i - n\overline{x}\cdot\overline{y}$$

$$l_{xx} = \sum_{i=1}^{n}(x_i - \overline{x})^2 = \sum_{i=1}^{n}x_i^2 - \frac{1}{n}\left(\sum_{i=1}^{n}x_i\right)^2 = \sum_{i=1}^{n}x_i^2 - n\overline{x}^2$$

$$l_{yy} = \sum_{i=1}^{n}(y_i - \overline{y})^2 = \sum_{i=1}^{n}y_i^2 - \frac{1}{n}\left(\sum_{i=1}^{n}y_i\right)^2 = \sum_{i=1}^{n}y_i^2 - n\overline{y}^2$$

而
$$\overline{x} = \frac{1}{n}\sum_{i=1}^{n}x_i, \quad \overline{y} = \frac{1}{n}\sum_{i=1}^{n}y_i$$

记
$$S_{xy} = \frac{1}{n-1}\sum_{i=1}^{n}(x_i - \overline{x})(y_i - \overline{y})$$

则称 S_{xy} 为 X 和 Y 的样本协方差(sample covariance)。样本相关系数也可表示为

$$r = \frac{S_{xy}}{S_xS_y}$$

式中, S_x、S_y 分别为随机变量 X 和 Y 的样本标准差。

样本相关系数 r 是总体相关系数 ρ 的抽样估计。实际应用中, 总体相关系数 ρ 作为理论值, 一般是无法获知的。通常可根据样本观测值来计算样本相关系数 r, 再用 r 来估计或判断两个变量的线性相关性, 即这两个变量之间线性相关的密切程度。以后所说的相关系数主要是指样本相关系数 r。

根据样本相关系数 r 的定义, 由于 $l_{xy}^2 \leqslant l_{xx}l_{yy}$, 则 r 的取值范围为 $|r| \leqslant 1$, 也即 $-1 \leqslant r \leqslant 1$。

如图 10-1 所示, 相关系数 r 主要用来判断总体变量 X 与 Y 之间线性相关的密切程度: $|r|$ 的值越大, 越接近于 1, 总体变量 X 与 Y 之间线性相关程度就越高; 反之, $|r|$ 的值越小, 越接近于 0, 表明总体变量 X 与 Y 之间线性相关程度就越低。具体地, 我们有:

(1) $|r|=1$, 称变量 X 与 Y 完全线性相关(complete linear correlation), 此时, 散点图中所有对应的点在同一条直线上(图 10-1(a), (d))。

(2) $0<|r|<1$, 表示变量 X 与 Y 间存在一定的线性相关关系。若 $r>0$, 表示 X 增大时 Y 有增大的趋势, 称变量 X 与 Y 正相关(positive correlation)(图 10-1(b)); 如 $r<0$, 表示 X 增大时 Y 有减小的趋势, 称变量 X 与 Y 负相关(negative correlation)(图 10-1(d))。

(3) $r=0$, 称 X 与 Y 不相关(non-correlation), 表示变量 X 与 Y 之间不存在线性相关关系。通常情况下, 散点的分布是完全不规则的, 如图 10-1(c)所示。注意, $r=0$ 只表示变量之间无线性相关关系, 而不能说明变量之间是否有非线性关系, 如图 10-1(f)所示。

(三)相关系数的显著性检验

在对随机变量 X 与 Y 进行相关分析时, 只有其总体相关系数 $\rho=0$ 时, 才能断定这两个变量之间无相关性。实际应用时, 用样本相关系数 r 来表示这两个变量的线性相关性, 而样本相关系数 r 是根据样本观测值计算的, 受抽样误差的影响, 带有一定的随机性, 样本容量越小其可信度就越差。因此需要进行相关系数的显著性检验, 即检验 H_0: $\rho=0$ 是否成立。

进行相关系数的显著性检验时, 只需计算样本相关系数 r 的绝对值 $|r|$, 再由附表 15

查得相关系数临界值 $r_{\alpha/2}(n-2)$ 进行比较判断即可。其具体检验步骤为：

(1)建立原假设 H_0：$\rho=0$（X 与 Y 不相关），备择假设 H_1：$\rho\neq 0$。

(2)计算样本相关系数 r 的值。

(3)对给定的显著水平 α，自由度为 $n-2$，由相关系数检验表（附表 15）得临界值 $r_{\alpha/2}(n-2)$。

(4)统计判断：当 $|r|\geqslant r_{\alpha/2}$，则 $P<\alpha$，拒绝 H_0，即认为变量 X 与 Y 间的相关性显著；当 $|r|<r_{\alpha/2}$，则 $P>\alpha$，接受 H_0，即认为变量 X 与 Y 间的相关性不显著。

现在利用样本相关系数就可以解答案例 10.1 的问题(2)的线性相关程度。

案例 10.1(续二)　考察前面案例 10.1 肾上腺素释放量问题中数据。

(1)试计算肾上腺素释放量(Y)与药物剂量(X)的相关系数；

(2)对 X 与 Y 的线性相关性进行显著性检验。（$\alpha=0.05$）

解　(1)为求肾上腺素释放量(Y)与药物剂量(X)的相关系数 r，先计算(或利用计算器的统计功能计算)l_{xx}、l_{yy}、l_{xy}

$$\bar{x}=\frac{1}{n}\sum_{i=1}^{n}x_i=37.5,\quad \bar{y}=\frac{1}{n}\sum_{i=1}^{n}y_i=23.8$$

$$\sum_{i=1}^{n}x_i^2=16125,\quad \sum_{i=1}^{n}y_i^2=5766.34,\quad \sum_{i=1}^{n}x_iy_i=9364.95$$

$$l_{xy}=\sum_{i=1}^{n}x_iy_i-n\bar{x}\cdot\bar{y}=9364.95-10\times37.5\times23.8=438.45$$

$$l_{xx}=\sum_{i=1}^{n}x_i^2-n\bar{x}^2=16125-10\times37.5^2=2062.5$$

$$l_{yy}=\sum_{i=1}^{n}y_i^2-n\bar{y}^2=5766.34-10\times23.8^2=100.03$$

再计算 r 的值

$$r=\frac{l_{xy}}{\sqrt{l_{xx}l_{yy}}}=\frac{438.45}{\sqrt{2062.5\times100.03}}=0.9653$$

(2)为检验其线性相关的显著性，应检验 H_0：$\rho=0$；H_1：$\rho\neq0$。

由(1)已知样本相关系数 $r=0.9653$。

对给定的 $\alpha=0.05$，自由度 $n-2=8$，由附表 16 查得临界值 $r_{0.05/2}(8)=0.6319$。由于

$$|r|=0.9653>0.6319$$

故拒绝 H_0，即认为肾上腺素释放量(Y)与药物剂量(X)间有显著的线性相关性。这与其散点图所呈现的明显的线性趋势结果是一致的。

【**SPSS 软件应用**】　为计算药物剂量和肾上腺素释放量的样本相关系数及进行相关性检验，在 SPSS 中，打开该数据集(图 10-2)，选择菜单【Analyze】→【Correlate(相关)】→【Bivariate(两变量间相关)】，在打开的对话框【Bivariate Correlations】中，如图 10-4 所示，选定进行相关分析的变量：

药物剂量(Drug_dose)、肾上腺素(Adrenalin)→Variables

在选项 Correlation Coefficients 中选定：√Pearson(默认)，点击 OK 。由此即得案例 10.1 两变量简单相关分析的 SPSS 输出结果，如图 10-5 所示。

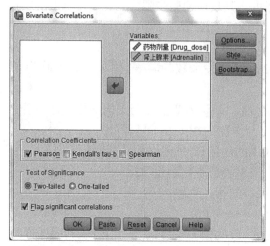

图 10-4   对话框【Bivariate Correlations】

Correlations

Correlations

		药物剂量	肾上腺素
药物剂量	Pearson Correlation	1	.965[**]
	Sig. (2-tailed)		.000
	N	10	10
肾上腺素	Pearson Correlation	.965[**]	1
	Sig. (2-tailed)	.000	
	N	10	10

**. Correlation is significant at the 0.01 level (2-tailed).

图 10-5   案例 10.1 的 SPSS 结果

由图 10-5 显示的 SPSS 的相关分析输出结果知，所求药物剂量和肾上腺素释放量的样本相关系数即 Pearson 相关系数 $r=0.965$，其相关显著性检验的概率值（Sig.（2-tailed））$P=0.000<0.05$，拒绝 H_0，即认为肾上腺素释放量（Y）与药物剂量（X）间有显著的线性相关性。

三、Spearman 相关分析

用样本相关系数即 Pearson 相关系数进行相关分析时，要求变量 X 与 Y 均服从正态分布。如果一些医药资料不满足这一条件，甚至总体分布的类型都不知道，要定量地描述两变量的协同变化，可用 Spearman 相关分析法。Spearman 相关分析法（或等级相关分析法）是分析 X 与 Y 变量之间是否相关的一种非参数方法，可用于等级或相对数表示的资料，具有适用范围广、方法简便、易于运用等优点。下面介绍常用的等级相关分析方法。

（一）Spearman 相关系数的计算

Spearman 相关分析（analysis of Spearman correlation）或等级相关分析（analysis of rank correlation）是将原始数值由小到大排序，其序号称为秩（rank），以秩作为新的变量来计算 Spearman 相关系数（或等级相关系数）r_s，用以说明两变量 X、Y 间线性相关关系的密切程度和方向。

Spearman 相关系数的基本公式为

$$r_s = \frac{\sum_{i=1}^{n}(u_i - \overline{u})(v_i - \overline{v})}{\sqrt{\sum_{i=1}^{n}(u_i - \overline{u})^2 \sum_{i=1}^{n}(v_i - \overline{v})^2}}$$

公式中的 (u_i, v_i) 是样本数据 (x_i, y_i) 对应的秩，其中的 u_i 和 v_i 的取值范围被限制在 1 至 n 之间，n 是变量值的对数。该公式还可简化为

$$r_R = 1 - \frac{\sum_{i=1}^{n}(u_i - v_i)^2}{n(n^2 - 1)} = 1 - \frac{6\sum_{i=1}^{n}d_i^2}{n(n^2 - 1)}$$

式中，$d_i = u_i - v_i$ 为每对观察值的秩之差，n 为样本容量。

与线性相关系数一样，Spearman 相关系数 r_s 的取值亦介于 -1 和 1 之间，但 Spearman 相关系数 r_s 的精确度一般不如线性相关系数 r。

例 10.1 为了研究舒张压与胆固醇的关系，对 10 个人进行检测，结果如表 10-1，试计算其 Spearma 相关系数 r_s。

表 10-1 舒张压与胆固醇关系的计算表

编号(1)	舒张压 X(2)	X 的秩(3)	胆固醇 Y(4)	Y 的秩(5)	秩差 d(6)=(3)−(5)
1	10.7	6	307	5	1
2	10	3.5	259	1	2.5
3	12	9	341	9	0
4	9.9	2	317	6	−4
5	10	3.5	274	3.5	0
6	14.7	10	416	10	0
7	9.3	1	267	2	−1
8	11.3	7	320	7	0
9	11.7	8	274	3.5	4.5
10	10.3	5	336	8	−3

解 分别将两个变量的数据从小到大排序编秩，当观察值相同时，取平均秩，如表 10-1 第(3)、(5)栏。再求每对观察值秩之差 d，见表 10-1 第(6)栏，计算可得 Spearman 相关系数

$$r_s = 1 - \frac{6\sum_{i=1}^{n} d_i^2}{n(n^2-1)} = 1 - \frac{6(1^2 + 2.5^2 + \cdots + (-3)^2)}{10(10^2-1)} = 1 - \frac{6 \times 53.5}{10(10^2-1)} = 0.6758$$

（二）Spearman 相关系数的检验

Spearman 相关系数 r_s（或等级相关系数）是总体相关系数 ρ_s 的估计值，由样本资料计算得到，故存在抽样误差问题，亦需进行假设检验以推断总体中变量 X 与 Y 间有无线性相关关系。其假设检验步骤为：

(1) 建立假设 H_0：$\rho_s = 0$；H_1：$\rho_s \neq 0$。

(2) 计算检验统计量：$r_s = 1 - \dfrac{6\sum_{i=1}^{n} d_i^2}{n(n^2-1)}$。

(3) 对给定的 α，由附表 16 查 Spearman 等级相关系数临界值 $r_s(n,\alpha)$。

(4) 统计判断：当 $|r_s| \geqslant r_s(n,\alpha)$，则 $P < \alpha$，拒绝 H_0，即认为变量 X 与 Y 间的相关有显著性；否则，当 $|r_s| < r_s(n,\alpha)$，则 $P > \alpha$，接受 H_0，即认为变量 X 与 Y 间的相关无显著性。

例 10.1(续) 检验例 10.1 中的舒张压与胆固醇之间的 Spearman 线性相关关系是否显著？（α=0.05）

解 应检验 H_0：$\rho_s = 0$，即舒张压与胆固醇无线性相关关系。

计算 Spearman 统计量

$$r_s = 1 - \frac{6\sum_{i=1}^{n} d_i^2}{n(n^2-1)} = 1 - \frac{6 \times 53.5}{10(10^2-1)} = 0.6758$$

对给定的 α=0.05 与 n= 10，由附表 16 查得临界值 r_s(10，0.05)=0.648。

因为$|r_s|$=0.6758＞0.648，则 P＜0.05，故拒绝 H_0，即认为舒张压与胆固醇之间的 Spearman 线性相关关系有显著性。

【SPSS 软件应用】 计算舒张压与胆固醇的 Spearman 相关系数并进行相关显著性检验。

	X	Y
1	10.70	307
2	10.00	259
3	12.00	341
4	9.90	317
5	10.00	274
6	14.70	416
7	9.30	267

图 10-6　数据集〈舒张压与胆固醇〉

在 SPSS 中，首先建立 SPSS 数据集〈舒张压与胆固醇〉，包括"X(舒张压)"与"Y(胆固醇)"两个数值变量，如图 10-6 所示。

再选择菜单【Analyze】→【Correlate】→【Bivariate】，在对话框【Bivariate Correlations】中(图 10-4)，选定：

X(舒张压)、Y(胆固醇)→Variables

在选项 Correlation Coefficients 中选定：☑Spearman，点击 OK。由此即得例 10.1 的 Spearman 相关分析的 SPSS 输出结果，如图 10-7 所示。

Correlations

			舒张压	胆固醇
Spearman's rho	舒张压	Correlation Coefficient	1.000	.674*
		Sig. (2-tailed)	.	.033
		N	10	10
	胆固醇	Correlation Coefficient	.674*	1.000
		Sig. (2-tailed)	.033	.
		N	10	10

*. Correlation is significant at the 0.05 level (2-tailed).

图 10-7　例 10.1 的 Spearman 相关分析的输出结果

由图 10-7 显示的 SPSS 的 Spearman 相关分析输出结果知，所求舒张压与胆固醇的 Spearman 相关系数 r=0.674，其 Spearman 相关显著性检验的概率值(Sig.(2-tailed))P=0.033＜0.05，即在显著水平 0.05 上，舒张压与胆固醇的 Spearman 线性相关关系显著。

第二节　一元线性回归分析

对于具有相关关系的变量，虽然不能用精确的函数表达式来表达其关系，但是大量观察数据的分析表明，它们之间存在着一定的统计规律，即有一定的相互依存关系。前面介绍的相关分析是用相关系数来刻画这些变量之间相互依存关系的密切程度；而回归分析(regression analysis)则是研究具有相关关系的变量之间数量关系式的统计方法，是从变量的观测数据出发，来确定这些变量之间的经验公式(回归方程式)，定量地反映它们之间相互依存关系，同时还可分析判断所建立的回归方程的有效性，从而进行有关预测或估计。

在具有相关关系的变量中，通常是某个(或某些)变量影响另一个变量。在回归分析中，将受其他变量影响的变量(如血压)称为因变量(dependent variable)或响应变量(response variable)，记为 Y，而将影响因变量的变量(如年龄)称为自变量(independent variable)或解释变量(explanatory variable)，记为 x。通常由给定的 x 值来对 Y 值进行推断，故自变量 x 被认为是给定的、非随机变量，而因变量 Y 则被认为是随机变量。在回归分析中，只有一个自变量的回归分析，称为一元回归(single regression)；多于一个自变量的回归分析，称为多元回归(multiple regression)。变量间存在线性关系的回归分析，称为线性回归(linear regression)；变量间不存在线性关系的回归分析，称为非线性回归(nonlinear regression)。

一、一元线性回归的统计模型

在回归分析中，一元线性回归模型是描述两个变量之间相关关系的最简单的线性回归模型，故又称为简单线性回归模型(simply linear regression model)。该模型假定因变量 Y 只受一个自变量 x 的影响，它们之间存在着近似的线性函数关系，用统计模型来描述，即有

$$Y = \alpha + \beta x + \varepsilon$$

这里，因变量(随机变量) Y 分解为两部分：一部分是由 x 的变化所确定的 Y 线性变化部分，用 x 的线性函数 $\alpha+\beta x$ 表示；另一部分则是由其他随机因素引起的影响部分，被看作随机误差，用 ε 表示。随机误差 ε 作为随机变量，一般假设 ε 服从均值为 0、方差为 σ^2 的正态分布，即 $\varepsilon \sim N(0, \sigma^2)$，则因变量 Y 也服从正态分布，且有 $Y \sim N(\alpha+\beta x, \sigma^2)$。

对一元线性回归模型公式两边求数学期望得

$$E(Y) = \alpha + \beta x$$

上式为 Y 关于 x 的理论(总体)线性回归方程,其中 α、β 是未知参数,称为回归系数(regression coefficient)。由于 ε 是个不可控制的随机因素,通常用 $E(Y)$ 作为 Y 的估计。为方便起见,Y 的估计记为 $\hat{y}$，于是上列公式又可表为

$$\hat{y} = \alpha + \beta x$$

由于理论线性回归方程中的回归系数 α、β 是未知的，需要从样本观测值数据出发进行估计。如果记 α、β 估计值分别为 a、b，则称

$$\hat{y} = a + bx$$

为 Y 关于 x 的经验(样本)线性回归方程,简称为线性回归方程(linear regression equation),其中 a、b 称为样本回归系数(sample coefficient regression)。在实际问题中用 $\hat{y}=a+bx$ 代替 $E(Y)=\alpha+\beta x$ 作为 Y 的估计。

二、一元线性回归方程的建立

设 x、Y 的一组样本观察值为

$$(x_1, y_1), (x_2, y_2), \cdots, (x_n, y_n)$$

如果 x 与 Y 之间存在线性相关关系，则由这组样本观察值得到的散点图中的各点虽然散乱，但大体应散布在一条直线附近，该直线就是线性回归方程 $\hat{y}=a+bx$ 所表示的回归直线。如案例 10.1 中数据散点图(图 10-8)所示。

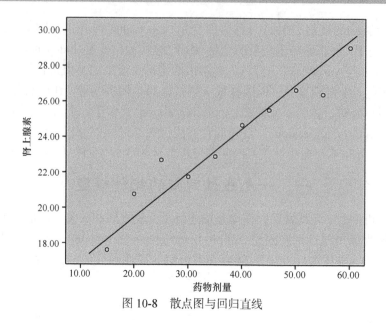

图 10-8 散点图与回归直线

显然，如图 10-8 所示，这样的直线还可以画出许多条，到底用哪条直线来表示 x 与 Y 之间存在的线性相关关系最合适，也即如何确定回归方程 $\hat{y} = a + bx$ 中的样本回归系数 a、b 呢？自然希望所得到的直线与实际数据的偏差总的来说尽可能小。而应用最小二乘法就可以得到满足上述要求的回归直线。

对自变量 x 的取值 x_i，考察由因变量 Y 的实际观察值 y_i 与回归直线上对应点的纵坐标 $\hat{y}_i = \alpha + \beta x_i$ 所得的偏差平方和

$$Q(\alpha, \beta) = \sum_{i=1}^{n}(y_i - \hat{y}_i)^2 = \sum_{i=1}^{n}[y_i - (\alpha + \beta x_i)]^2$$

从几何意义上讲，$Q(\alpha, \beta)$ 表示各实测点与回归直线上的对应点纵向距离的平方和，而平方和又称为"二乘"。因此，确定回归系数 α、β 估计值 a、b，使 $Q(\alpha, \beta)$ 达到最小值的方法称为最小二乘法（method of least squares），由此得到的 a、b 称为 α、β 的最小二乘估计（least squares estimate）。

由于 $Q(\alpha, \beta)$ 中只有 α、β 是未知的，即为 α、β 的二元函数。为使 $Q(\alpha, \beta)$ 达到最小值，由二元函数求极值的方法，应有

$$\begin{cases} \dfrac{\partial Q}{\partial \alpha} = -2\sum_{i=1}^{n}(y_i - \alpha - \beta x_i) = 0 \\ \dfrac{\partial Q}{\partial \beta} = -2\sum_{i=1}^{n}(y_i - \alpha - \beta x_i)x_i = 0 \end{cases}$$

整理得方程组

$$\begin{cases} n\alpha + n\beta\overline{x} = n\overline{y} \\ n\alpha\overline{x} + \beta\sum_{i=1}^{n}x_i^2 = \sum_{i=1}^{n}x_i y_i \end{cases}$$

解上述方程组，得 α、β 的估计值 a、b

$$\begin{cases} b = \dfrac{\sum\limits_{i=1}^{n} x_i y_i - n\overline{x}\cdot\overline{y}}{\sum\limits_{i=1}^{n} x_i^2 - n\overline{x}^2} = \dfrac{l_{xy}}{l_{xx}} \\[4mm] a = \overline{y} - b\overline{x} \end{cases}$$

其中

$$l_{xy} = \sum_{i=1}^{n}(x_i - \overline{x})(y_i - \overline{y}) = \sum_{i=1}^{n} x_i y_i - n\overline{x}\cdot\overline{y}$$

$$l_{xx} = \sum_{i=1}^{n}(x_i - \overline{x})^2 = \sum_{i=1}^{n} x_i^2 - n\overline{x}^2$$

由此得线性回归方程

$$\hat{y} = a + bx$$

下面我们就可利用一元线性回归方程来解决案例 10.1 中的问题(3)。

案例 10.1(续三)　对案例 10.1 肾上腺素释放量问题中的数据，试求肾上腺素释放量 Y 关于药物剂量 X 的一元线性回归方程。

解　由案例 10.1(续二)的计算结果知

$$\overline{x} = 37.5, \quad \overline{y} = 23.8, \quad l_{xy} = 438.45, \quad l_{xx} = 2062.5, \quad l_{yy} = 100.03$$

则

$$b = \frac{l_{xy}}{l_{xx}} = \frac{438.45}{2062.5} = 0.2126$$

$$a = \overline{y} - b\overline{x} = 23.8 - 0.2126 \times 37.5 = 15.828$$

故所求一元线性回归方程为

$$\hat{y} = 15.828 + 0.2126x$$

回归系数 $b=0.2126$ 表示每增加一个单位剂量药物，将会使肾上腺素释放量平均增加 0.2126 个单位。利用该回归方程对肾上腺素释放量 Y 进行预测和控制的问题将在后面介绍。

三、一元线性回归方程的显著性检验

从任一组样本值 $(x_1, y_1), (x_2, y_2), \cdots, (x_n, y_n)$ 出发，不管 Y 与 x 之间的关系如何，总可以由最小二乘法应用公式在形式上求出其线性回归方程。然而，这并非表明 Y 与 x 之间确实存在着线性关系。因此，在建立线性回归方程后，还应根据观测值判断 Y 与 x 之间是否确有线性相关关系，即需检验线性回归方程是否有显著性，即应作假设检验 H_0: $\beta = 0$ 是否成立，其中 β 为回归线性模型中的回归系数。如果原假设 H_0 成立，则称回归方程无显著性；如果原假设 H_0 不成立，则称回归方程有显著性。

该问题常用的检验法有两种：

(1)利用相关系数的显著性检验法(r 检验法，见本章第一节)，来检验变量 x 与 Y 的线性相关的显著性，这也就检验了 Y 对 x 的线性回归方程的显著性。

(2)利用基于总离差平方和分解的 F 检验法，该法易于推广到多元线性回归的更一般情形，是回归方程显著性的主要检验法。

下面就介绍用于回归方程显著性检验的 F 检验法。

(一)离差平方和的分解

由于 $\hat{y}=a+bx$ 只反映了 x 对 Y 的影响，所以回归值 $\hat{y}_i=a+bx_i$ 就是 y_i 中只受 x_i 影响的那一部分，而 $y_i-\hat{y}_i$ 则是除去 x_i 的影响后，受其他各种因素影响的部分，因此将 $y_i-\hat{y}_i$ 称为残差(residual 或剩余)，而观测值 y_i 可以分解为两部分

$$y_i=\hat{y}_i+(y_i-\hat{y}_i)$$

则
$$y_i-\overline{y}=(\hat{y}_i-\overline{y})+(y_i-\hat{y}_i)$$

对因变量的观测值 y_1，y_2，$\cdots$，y_n，考察其差异的总离差平方和(总变差)

$$l_{yy}=\sum_{i=1}^{n}(y_i-\overline{y})^2$$

它可分解为两部分

$$l_{yy}=\sum_{i=1}^{n}(y_i-\overline{y})^2=\sum_{i=1}^{n}(y_i-\hat{y}_i+\hat{y}_i-\overline{y})^2$$
$$=\sum_{i=1}^{n}(y_i-\hat{y}_i)^2+2\sum_{i=1}^{n}(y_i-\hat{y}_i)(\hat{y}_i-\overline{y})+\sum_{i=1}^{n}(\hat{y}_i-\overline{y})^2$$
$$=\sum_{i=1}^{n}(y_i-\hat{y}_i)^2+\sum_{i=1}^{n}(\hat{y}_i-\overline{y})^2$$

其中利用 $\hat{y}_i=a+bx_i$，$a=\overline{y}-b\overline{x}$，$b=\dfrac{l_{xy}}{l_{xx}}$ 等，可以验证在上式中

$$\sum_{i=1}^{n}(y_i-\hat{y}_i)(\hat{y}_i-\overline{y})$$
$$=\sum_{i=1}^{n}(y_i-a-bx_i)(a+bx_i-\overline{y})=\sum_{i=1}^{n}[(y_i-\overline{y})-b(x_i-\overline{x})]b(x_i-\overline{x})$$
$$=b\sum_{i=1}^{n}(y_i-\overline{y})(x_i-\overline{x})-b^2\sum_{i=1}^{n}(x_i-\overline{x})^2=bl_{xy}-b^2l_{xx}=0$$

我们将 $U=\sum_{i=1}^{n}(\hat{y}_i-\overline{y})^2$ 称为回归平方和(sum of squares of regression)，将

$Q=\sum_{i=1}^{n}(y_i-\hat{y}_i)^2$ 称为剩余平方和(sum of squares residual 或残差平方和)。

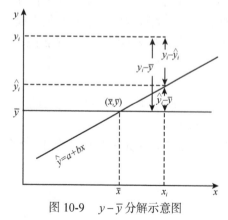

图 10-9 $y-\overline{y}$ 分解示意图

于是回归分析的离差平方和分解公式为
$$l_{yy}=Q+U$$
而 l_{yy}、Q、U 对应的自由度分别为 $n-1$、$n-2$、1，且相应地有
$$n-1=(n-2)+1$$
下面考察 U 和 Q 的意义(图 10-9)。

$\hat{y}_i$ 是回归直线 $\hat{y}=a+bx$ 上横坐标为 x_i 点的纵坐标，因为
$$\frac{1}{n}\sum_{i=1}^{n}\hat{y}_i=\frac{1}{n}\sum_{i=1}^{n}(a+bx_i)=a+\frac{b}{n}\sum_{i=1}^{n}x_i=a+b\overline{x}=\overline{y}$$
所以 $\hat{y}_1,\hat{y}_2,\cdots,\hat{y}_n$ 的平均值也是 $\overline{y}$，因此 U 就是

$\hat{y}_1, \hat{y}_2, \cdots, \hat{y}_n$ 这 n 个数偏离其均值 $\overline{y}$ 的离差平方和，其描述了 $\hat{y}_1, \hat{y}_2, \cdots, \hat{y}_n$ 的分散程度。又因为

$$U = \sum_{i=1}^{n}(\hat{y}_i - \overline{y})^2 = \sum_{i=1}^{n}(a + bx_i - \overline{y})^2 = \sum_{i=1}^{n}\left[\overline{y} + b(x_i - \overline{x}) - \overline{y}\right]^2$$

$$= b^2 \sum_{i=1}^{n}(x_i - \overline{x})^2 = b^2 l_{xx}$$

说明 $\hat{y}_1, \hat{y}_2, \cdots, \hat{y}_n$ 的分散性来自 $x_1, x_2, \cdots, x_n$ 的分散性，故 U 反映了 x 对 Y 的线性影响。

Q 是剩余(残差) $y_i - \hat{y}_i$ 的平方和，反映了 Y 的数据差异中扣除 x 对 Y 的线性影响后，其他因素(包括 x 对 Y 的非线性影响、随机误差等)对 Y 的影响。因此，U 越大，Q 就越小，表明 Y 与 x 的线性关系就越显著。

在计算 l_{yy}、Q 和 U 时，常用下列公式

$$l_{yy} = (n-1)S_y^2, \quad l_{xx} = (n-1)S_x^2$$

$$U = \sum_{i=1}^{n}(\hat{y}_i - \overline{y})^2 = b^2 l_{xx} = b l_{xy} = \frac{l_{xy}^2}{l_{xx}}, \quad Q = l_{yy} - U$$

其中 S_y^2 为 $y_1, y_2, \cdots, y_n$ 的样本方差、S_x^2 为 $x_1, x_2, \cdots, x_n$ 的样本方差，可借助计算器计算。

(二)回归方程的显著性检验

为寻找检验统计量先做如下分析，离差平方和分解公式 $l_{yy} = Q + U$ 表明，引起 $y_1, y_2, \cdots, y_n$ 的分散性(即 l_{yy})的原因可分解成两部分，一是 U 反映了 x 对 Y 的线性影响部分，二是 Q 反映了其他因素对 Y 的影响，可看成随机因素的影响部分。对于给定观测值 $y_1, y_2, \cdots, y_n$，其总变差 l_{yy} 是一个定值。若 U 越大，Q 就越小，x 对 Y 的线性影响就越大；反之 U 越小，Q 就越大，x 对 Y 的线性影响就越小；所以 U 与 Q 的相对比值就反映了 x 对 Y 的线性影响程度的高低。显然寻找的检验统计量应与 U 和 Q 的相对比值密切相关。

下面给出如下不加证明的性质，这些性质是回归方程的显著性检验和预测的理论基础。

(1) $b \sim N\left(\beta, \dfrac{\sigma^2}{l_{xx}}\right)$，$a \sim N\left(\alpha, \sigma^2\left(\dfrac{1}{n} + \dfrac{\overline{x}^2}{l_{xx}}\right)\right)$；

(2) σ^2 的无偏估计 $S^2 = \dfrac{Q}{n-2}$；

(3) $\dfrac{Q}{\sigma^2} \sim \chi^2(n-2)$，且 Q 与 b 相互独立；

(4) 在 $\beta = 0$ 的条件下，有 $\dfrac{U}{\sigma^2} \sim \chi^2(1)$，从而

$$F = \frac{U/1}{Q/(n-2)} \sim F(1, n-2)$$

综上所述，选用 $F = \dfrac{U/1}{Q/(n-2)}$ 作为检验统计量。F 值就是 x 的线性影响部分和随机因素的影响部分的相对比值。如果 F 值显著大，表明 x 对 Y 的作用是显著地比随机因素大，

回归方程就有显著性。故回归方程的显著性检验采用单侧检验；又因回归方程的显著性检验利用 F 检验统计量进行，故称为 F 检验法。

(三)回归方程的显著性检验的步骤和方差分析表

用 F 检验法检验回归方程显著性的主要步骤为：

(1)建立原假设 H_0: $\beta=0$(回归方程无显著性)；

(2)首先计算 l_{xx}、l_{xy}、l_{yy}，再计算 U、Q 的值

$$U = b^2 l_{xx} = b l_{xy} = \frac{l_{xy}^2}{l_{xx}}, \quad Q = l_{yy} - U$$

(3)计算检验统计量的 F 值

$$F = \frac{U/1}{Q/(n-2)} = \frac{(n-2)b l_{xy}}{l_{yy} - b l_{xy}}$$

(4)对给定显著水平 α，查 F 分布表(附表 7)，得单侧临界值 $F_\alpha(1, n-2)$；

(5)统计判断：若 F 值 $\geq F_\alpha(1, n-2)$，则 $P<\alpha$，拒绝 H_0，认为回归方程有显著性；若 F 值 $<F_\alpha(1, n-2)$，则 $P>\alpha$，接受 H_0，认为回归方程无显著性。

实际计算时，F 检验法一般用回归显著性检验的方差分析表(表 10-2)来进行。

表 10-2 回归显著性检验的方差分析表

方差来源 Source	离差平方和 SS	自由度 df	均方 MS	F 值 F	P 值 Sig.
回归 Model	U	1	$U/1$	$F = \dfrac{U}{Q/(n-2)}$	$< \alpha$(显著) $> \alpha$(不显著)
残差 Error	Q	$n-2$	$Q/(n-2)$		
总变差	$l_{yy} = U + Q$	$n-1$		临界值 $F_\alpha(1, n-2)$	

案例 10.1(续四) 对案例 10.1 肾上腺素释放量问题中的数据，试用 F 检验法检验 Y 关于 x 的一元线性回归方程的显著性。($\alpha=0.05$)

解 检验原假设 H_0: $\beta=0$(回归方程不显著)。

由案例 10.1(续二)的计算结果知

$$l_{xy} = 438.45, \quad l_{xx} = 2062.5, \quad l_{yy} = 100.03$$

则

$$U = l_{xy}^2/l_{xx} = 438.45^2/2062.5 = 93.21$$

$$Q = l_{yy} - U = 100.03 - 93.21 = 6.82$$

故

$$F = \frac{U}{Q/(n-2)} = \frac{93.21}{6.82/8} = \frac{93.21}{0.8525} = 109.34$$

对 $\alpha=0.05$，查 $F(1, 8)$ 表(附表 7)，得临界值 $F_\alpha(1, 8)=5.32$。

或列出方差分析表(表 10-3)。

表 10-3 案例 10.1 的回归显著性检验的方差分析表

方差来源 Source	离差平方和 SS	自由度 df	均方 MS	F 值 F	P 值 Sig.
回归 Model	93.21	1	93.21	109.34	<0.05(显著)
残差 Error	6.82	8	0.8525		
总变差	100.03	9		临界值 $F_\alpha(1, 8)=5.32$	

因 $F=109.34 > 5.32$，故拒绝 H_0，认为所建立的回归方程是显著的。

【SPSS 软件应用】　在 SPSS 中，打开案例 10-1 的数据集〈肾上腺素释放量〉(图 10-2)；选择菜单【Analyze】→【Regression(回归)】→【Linear(线性)】，在打开的对话框【Linear Regression】中，如图 10-10 所示，选定因变量(Dependent)与自变量(Independent(s))：

肾上腺素(Adrenalin)→ Dependent；药物剂量(Drug_dose)→ Independent(s)

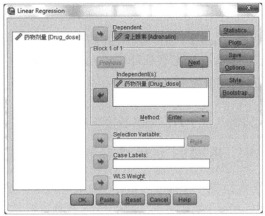

图 10-10　【Linear Regression】对话框

点击 OK。由此即得案例 10.1 的以"肾上腺素释放量"为因变量 Y、以"药物剂量"为自变量 X 的回归分析的 SPSS 输出结果，如图 10-11 所示。

Model Summary

Model	R	R Square	Adjusted R Square	Std. Error of the Estimate
1	.965[a]	.932	.923	.92386

a. Predictors: (Constant), 药物剂量

ANOVA[a]

Model		Sum of Squares	df	Mean Square	F	Sig.
1	Regression	93.206	1	93.206	109.203	.000[b]
	Residual	6.828	8	.854		
	Total	100.035	9			

a. Dependent Variable: 肾上腺素

b. Predictors: (Constant), 药物剂量

Coefficients[a]

Model		Unstandardized Coefficients		Standardized Coefficients	t	Sig.
		B	Std. Error	Beta		
1	(Constant)	15.832	.817		19.381	.000
	药物剂量	.213	.020	.965	10.450	.000

a. Dependent Variable: 肾上腺素

图 10-11　案例 10.1 的回归分析的 SPSS 输出结果

用 SPSS 进行一元线性回归分析所得的主要输出结果(图 10-11)如下。

(1)回归模型的汇总统计量(Model Summary 表)：列出用于反映回归模型的拟合优良

程度的统计指标：复相关系数 R=0.965；决定系数（R Square）R^2 =0.932；调整决定系数（Adjusted R Square）R^2 =0.923；标准误估计值（Std. Error of the Estimate）S=0.92386。

上述复相关系数 R、决定系数、调整决定系数越大，越接近于 1，回归模型越好；标准误估计值越小，回归模型估计的精度越高。这些指标表明该回归模型拟合效果颇佳。

（2）回归的方差分析表（ANOVA 表）：该表即表 10-3，用于对整个回归方程进行显著性检验。因为 F=109.203，而显著性检验概率值（Sig.）P=0.000＜0.05，故拒绝 H_0，认为回归方程是显著的。

（3）回归系数分析表（Coefficients 表）：给出回归方程的系数以及检验结果。Coefficients 表中 B 列给出回归方程 $\hat{y} = a + bx$ 的系数估计值 a（Constant）和 b（药物剂量）：a=15.832，b=0.213，由此所建立的回归方程为

$$\hat{y} =15.832+0.213x$$

表中的 t 列和 Sig.列同时给出了对回归系数进行显著性检验的 t 值和概率 P 值结果。

四、用回归方程进行预测和控制

当回归方程通过显著性检验，表明该回归方程有显著性时，就可利用该回归方程进行预测和控制。所谓预测（forecast）就是对于给定的 x_0，求出其相应的 y_0 的点预测值，或 y_0 的预测区间即置信区间。控制（control）是预测的反问题，即指定 y 的一个取值区间 (y_1, y_2)，求 x 的值应控制在什么范围内。

（一）预测

对于给定的 $x=x_0$，y_0 的点预测值（point forecast value），即为 $x=x_0$ 处的回归值
$$\hat{y}_0 = a + bx_0$$

由于因变量 Y 与 x 的关系不确定，用回归值 $\hat{y}_0$ 作为 y_0 的预测值虽然具体，但难以体现其估计精度即误差程度。方差的大小代表着误差程度的高低，对回归方程进行方差估计，就是估计 $\hat{y}_0$ 作为 y_0 的预测值的误差程度。

由本节三（二）的公式知 σ^2 的无偏估计 $S^2 = \dfrac{Q}{n-2}$，并称
$$S = \sqrt{\frac{Q}{n-2}}$$

为回归方程的剩余标准差（residual standard deviation）。因此，S 的大小反映了用 $\hat{y}_0 = a + bx_0$ 去预测 y_0 时产生的平均误差。S 的值越大，预测值与实际值的偏差就越大，其估计精度就越低；S 的值越小，预测值与实际值的偏差就越小，其估计精度就越高。

在实际预测中，应用更多的是配以一定估计精度（置信度）的预测区间，而 y_0 的置信度为 $1-\alpha$ 的预测区间（forecast interval）即置信区间为

$$(\hat{y}_0 - \delta(x_0), \quad \hat{y}_0 + \delta(x_0))$$

其中
$$\delta(x_0) = t_{\frac{\alpha}{2}}(n-2)\ S\sqrt{1+\frac{1}{n}+\frac{(x_0-\overline{x})^2}{l_{xx}}}$$

显然，预测区间与 α, n, x_0 有关，α 越小，$t_{\alpha/2}(n-2)$ 就越大，$\delta(x_0)$ 也越大；n 越大，则 $\delta(x_0)$ 越小。对于给定样本预测值及置信度来说，$\delta(x_0)$ 依 x_0 而变，当 x_0 越靠近 $\overline{x}$，$\delta(x_0)$ 就越小，预测就越精密；反之，当 x_0 远离 $\overline{x}$ 时，$\delta(x_0)$ 就大，预测效果就差。若作 $y_1 = \hat{y} - \delta(x)$

及 $y_2 = \hat{y} + \delta(x)$ 的图形,则这两条曲线形成一个包含回归直线 $\hat{y} = a + bx$ 的带形域,在 $x=\bar{x}$ 处最窄,而两头张开(图 10-12)。

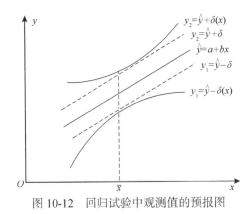

图 10-12　回归试验中观测值的预报图

当 x 离 $\bar{x}$ 不远,n 又较大时,上列计算 $\delta(x_0)$ 的公式中根号内的值近似地等于 1,此时预测区间近似地为

$$(\hat{y} - \delta, \quad \hat{y} + \delta) = \left(\hat{y} - t_{\frac{\alpha}{2}}(n-2)S, \quad \hat{y} + t_{\frac{\alpha}{2}}(n-2)S\right)$$

此时,图 10-12 的曲线 y_1,y_2 变为直线(图 10-12 中虚线)。

案例 10.1(续五)　对案例 10.1 的肾上腺素释放量问题的数据,试求

(1)药物剂量为 32mg 时肾上腺素释放量的预测值;

(2)药物剂量为 32mg 时肾上腺素释放量的 90%预测区间。

解　(1)由案例 10.1(续三)知其线性回归方程为

$$\hat{y} = 15.828 + 0.2126x$$

则当药物剂量为 32mg 时,肾上腺素释放量的估计值为

$$\hat{y}_0 = 15.828 + 0.2126x_0 = 15.828 + 0.2126 \times 32 = 22.63$$

(2)由案例 10.1(续二)的计算结果得

$$\bar{x} = 37.5, \quad l_{xx} = 2062.5$$

而回归标准误差为

$$S = \sqrt{\frac{Q}{n-2}} = \sqrt{\frac{6.82}{8}} = 0.9233$$

$$\sqrt{1 + \frac{1}{n} + \frac{(x_0 - \bar{x})^2}{l_{xx}}} = \sqrt{1 + \frac{1}{10} + \frac{(32-37.5)^2}{2062.5}} = 1.115$$

对 $1-\alpha=0.90$,$\alpha=0.10$ 和 $n-2=8$,查 t 分布表(附表 6),得临界值 $t_{\alpha/2}(8)=1.86$。又

$$\delta(x_0) = t_{\frac{\alpha}{2}}(n-2)\,S\sqrt{1 + \frac{1}{n} + \frac{(x_0 - \bar{x})^2}{l_{xx}}} = 1.86 \times 0.9233 \times 1.115 = 1.915$$

故肾上腺素释放量 Y 的 90%的预测区间为

$$(\hat{y}_0 - \delta(x_0), \quad \hat{y}_0 + \delta(x_0)) = (23.269 - 1.915, \ 23.269 + 1.915) = (21.354, \ 25.184)$$

即 Y 的 90%的预测区间为(21.354,25.184)。

(二) 控制

控制是预测的反问题，即要研究观察值 y 在给定的区间 (y_1, y_2) 内取值时，x 应控制在什么范围内。也就是求 x_1，x_2，当 $x_1 < x < x_2$ 时以 $1-\alpha$ 的置信度使相应的观察值 y 落入区间 (y_1, y_2) 之内。

为此，解方程组

$$\begin{cases} y_1 = a + bx_1 - \delta(x_1) \\ y_2 = a + bx_2 + \delta(x_2) \end{cases}$$

可求得控制下限 x_1 和控制上限 x_2，式中 $\delta(x)$ 由公式 (9-19) 给出。但解上列方程组相当复杂，当 n 较大时通常用下面的方程组代替

$$\begin{cases} y_1 = a + bx_1 - t_{\frac{\alpha}{2}} S \\ y_2 = a + bx_2 + t_{\frac{\alpha}{2}} S \end{cases}$$

当然，要实现控制，必须 $y_2 - y_1 > 2 t_{\frac{\alpha}{2}} S$ 才行。应当注意的是，当 $b < 0$ 时，上列公式中的 x_1 和 x_2 的位置应互换。

案例 10.1(续六) 在案例 10.1(续三)的方程中，若希望在置信度 $1 - \alpha = 0.90$ 下使肾上腺素释放量 y 在区间 $(20, 25)$(单位：pg/mL) 内，问药物剂量 x 应控制在什么范围之内？

解 由案例 10.1(续三)和案例 10.1(续四)知

$$a = 15.828, \quad b = 0.2126, \quad 且\ S = 0.9233, \quad t_{\frac{\alpha}{2}}(8) = 1.86$$

解方程组

$$\begin{cases} 20 = 15.828 + 0.2126 x_1 - 1.86 \times 0.9233 \\ 25 = 15.828 + 0.2126 x_2 + 1.86 \times 0.9233 \end{cases}$$

可得

$$x_1 = 27.16, \quad x_2 = 35.06$$

即药物剂量 x 应控制在 27.16mg 与 35.06mg 之间。

五、相关与回归分析的注意事项

1. 相关关系并非因果关系，决不可因为两事物间的相关系数有统计意义，就认为两者之间存在着因果关系。例如，在一些国家中，香烟消费量和人口期望寿命近年来一直在增长，如果用这两组资料计算相关系数，会得出正相关关系，但这是毫无意义的。因此要证明两事物间确实存在着因果关系，必须凭借专业知识加以阐明。

2. 在回归分析中，不论自变量是随机变量还是确定性的量，因变量都是随机变量，且应服从正态分布。回归方程的适用范围是有限的。使用回归方程计算估计值时，一般不可把估计的范围扩大到建立方程时的自变量的取值范围之外。

3. 相关系数的计算只适用于两个变量都服从正态分布的资料，表示两个变量之间的相互关系是双向的；而在回归分析中，因变量是随机变量，自变量可以是随机变量也可以是给定的量，回归反映两个变量之间的单向关系。

4. 如果对同一资料进行相关分析与回归分析，得到的相关系数 r 与回归方程中的回归系数 b 的符号是相同的。相关系数 r 的平方(r^2 称为决定系数)与回归平方和 U 的关系为

$$r^2 = \frac{U}{l_{yy}}$$

r^2 恰好是回归平方和在总离差平方和中所占比重。相关系数 r 的绝对值越大，回归效果越好，即相关与回归可以互相解释。

六、一元拟线性回归分析

在实际问题中，变量间的回归关系并非都是线性的，如血药浓度随时间的变化关系，老鼠死亡率与给药剂量的关系等均呈曲线趋势，这时就需要配置恰当类型的曲线拟合观测数据。在许多情况下，两个变量间的非线性关系可以通过简单的变量代换转化为一元线性回归模型来求解和分析(对复杂的曲线关系，则需要化为多元线性回归来求解)。这就是人们在实践中常常做的"曲线直线化"工作。一旦通过某种变换，如果确能使新变量之间呈线性关系，并据此求其回归方程，然后代回到原变量，即得所求变量间的回归方程。这一处理方法称为拟线性回归(quasi-linear regression)。

下面结合例题来介绍一元拟线性回归分析的方法应用。

例 10.2　静脉输注西索米星后，血药浓度 c 与时间 t 可用关系式

$$c = \frac{D}{V}e^{-Kt}$$

表示，其中 D 为所给剂量，V 为表观分布容积，K 为消除速率常数。现给体重为 20g 的小鼠注射西索米星 0.32mg 后，测得一些时间的血药浓度如表 10-4 所示。

表 10-4　例 10.2 的药-时数据表

编号	1	2	3	4	5	6	7	8
时间 t(min)	20	40	60	80	100	120	140	160
血药浓度 c(μg/ml)	32.75	16.50	9.20	5.00	2.82	1.37	0.76	0.53

试求血药浓度 c 对时间 t 的回归方程。

解　由药物代谢动力学知识或通过作散点图可知，这些点大致接近一条指数曲线。为了得到相应的回归方程，对题中的关系式两边取自然对数 ln，得

$$\ln c = \ln \frac{D}{V} - Kt$$

令　$y = \ln c, a = \ln \frac{D}{V}, b = -K$ ，可得

$$y = a + bt$$

这样便把指数曲线回归转化为线性回归问题。其中间计算结果如表 10-5 所示。

表 10-5　指数曲线回归计算表

编号	t	c	$\ln c$	$t \ln c$	t^2	$(\ln c)^2$
1	20	32.75	3.4889	69.7781	400	12.1724
2	40	16.50	2.8034	112.134	1600	7.85883
3	60	9.20	2.2192	133.152	3600	4.92486
4	80	5.00	1.6094	128.755	6400	2.59029

续表

编号	t	c	$\ln c$	$t\ln c$	t^2	$(\ln c)^2$
5	100	2.82	1.0367	103.674	10000	1.07482
6	120	1.37	0.3148	37.7773	14400	0.09911
7	140	0.76	−0.274	−38.421	19600	0.07532
8	160	0.53	−0.635	−101.58	25600	0.40307
合计	720	—	10.563	445.269	81600	29.1987

利用表 10-5 的计算数据，可得

$$l_{tt} = 81600 - \frac{720^2}{8} = 16800$$

$$l_{yy} = 29.1987 - \frac{10.563^2}{8} = 15.251$$

$$l_{ty} = 445.269 - \frac{720 \times 10.363}{8} = -505.413$$

$$b = \frac{-505.413}{16800} = -0.03008$$

$$a = \frac{1}{8}(10.563 + 0.03008 \times 720) = 4.0279$$

于是，回归方程为

$$\ln c = 4.0279 - 0.03008t$$

又

$$\frac{D}{V} = e^a = e^{4.0279} = 56.14 , \quad K = -b = 0.03008$$

最后得到所求的指数曲线方程为

$$c = \frac{D}{V}e^{-Kt} = 56.14e^{-0.03008t}$$

综上所述，一元拟线性回归分析的基本步骤为：
(1)根据样本数据，在直角坐标系中画出散点图；
(2)根据散点图，推测出两个变量间的函数关系；
(3)选择适当的变换，使之变成线性关系；
(4)用线性回归方法求出线性回归方程；
(5)返回到原来的函数关系，得到要求的回归方程。

在根据散点图来推测两个变量间的函数关系时，一般地，若在单对数坐标纸上做出散点图，其散点排布呈明显的直线趋势，则可用指数函数 $y = ae^{bx}$ 拟合；若在双对数坐标纸上作散点图，其散点的排布呈明显的直线趋势，则可用幂函数 $y = ax^b$ 拟合。有时数据本身或理论上的考虑能暗示一种特殊的非线性关系，并通过对散点图的研究找到关于线性化变换的启示。表 10-6 给出了几个常见的非线性模型对应的线性化的变换。

表 10-6 常见非线性模型的线性化变换表

曲线方程	变量替换	变换后的线性方程
双曲线 $\frac{1}{y} = a + \frac{b}{x}$	$y' = \frac{1}{y}, x' = \frac{1}{x}$	$y' = a + bx'$

曲线方程	变量替换	变换后的线性方程
幂函数 $y = ax^b$	$y' = \ln y, x' = \ln x$	$y' = a' + bx'$, $a' = \ln a$
指数函数 $y = ae^{bx}$	$y' = \ln y$	$y' = a' + bx$, $a' = \ln a$
对数函数 $y = a + b \ln x$	$x' = \ln x$	$y = a + bx'$
S 型曲线 $y = \dfrac{1}{a + be^{-x}}$	$y' = \dfrac{1}{y}, x' = e^{-x}$	$y' = a + bx'$

第三节 多元线性回归分析

在很多实际应用中，影响因变量 Y 的因素通常不止一个。例如，某原料药的收率高低常受多种因素的影响，某种疾病的发病率的高低也是与很多因素有关。因此，就需要研究一个因变量与多个自变量间的关系，这就是多元回归问题。多元线性回归(multiple linear regression)就是研究一个因变量与多个自变量间线性依存关系的统计方法，其原理与一元线性回归的方法基本相同，只是多元线性回归的方法要复杂些，计算量也大得多，一般都需用计算机进行处理。本节仅对多元线性回归分析做一简明扼要的介绍。

一、多元线性回归方程的建立

设 Y 为因变量(又称响应变量)，x_1，x_2，$\cdots$，x_m 为 m 个自变量(又称因素变量)，并且自变量与因变量之间存在线性关系，则 Y 和 x_1，x_2，$\cdots$，x_m 之间的多元线性回归模型为

$$Y = \beta_0 + \beta_1 x_1 + \cdots + \beta_m x_m + \varepsilon, \quad \varepsilon \sim N(0, \sigma^2)$$

其中 β_0 为回归常数项，β_1，β_2，$\cdots$，β_m 为偏回归系数(partial regression coefficient)，均为未知常数。

与一元线性回归情形类似，称

$$\hat{y} = b_0 + b_1 x_1 + \cdots + b_m x_m$$

为 Y 对 x_1，x_2，$\cdots$，x_m 的多元线性回归方程(multiple linear regression equation)。其中 b_0，b_1，$\cdots$，b_m 是未知参数 β_1，β_2，$\cdots$，β_m 的经验估计值，可由 $(x_1, x_2, \cdots, x_m, Y)$ 的样本观测值利用最小二乘法求得。其中 $b_i (i=1, 2, \cdots, m)$ 反映了当其他变量取值不变时，x_i 每增加一个单位对因变量 Y 的效应估计值。

利用最小二乘法求解多元线性回归方程的主要步骤为：

(1) 令 x_{ik} 表示因素 x_i 在第 k 次试验时取的值 $(i=1, 2, \cdots, m)$，y_k 表示响应值 Y 在第 k 次试验的结果，则可得 $(x_1, x_2, \cdots, x_m, Y)$ 的样本观测值为

$$(x_{1k}, x_{2k}, \cdots, x_{mk}, y_k) \quad k=1, 2, \cdots, n; \; n > m+1$$

计算

$$\overline{x}_i = \frac{1}{n} \sum_{k=1}^{n} x_{ik}, \quad i=1, \cdots, m, \qquad \overline{y} = \frac{1}{n} \sum_{k=1}^{n} y_k$$

$$l_{yy} = \sum_{k=1}^{n} (y_k - \overline{y})^2, \qquad l_{ij} = \sum_{k=1}^{n} (x_{ik} - \overline{x}_i)(x_{jk} - \overline{x}_j), \qquad i,j=1,\cdots,m$$

$$l_{iy} = \sum_{k=1}^{n} (x_{ik} - \overline{x}_i)(y_k - \overline{y}), \qquad i=1,\cdots,m$$

(2)解下列正规方程组，求偏回归系数

$$\begin{cases} l_{11}b_1 + l_{12}b_2 + \cdots + l_{1m}b_m = l_{1y} \\ l_{21}b_1 + l_{22}b_2 + \cdots + l_{2m}b_m = l_{2y} \\ \qquad\qquad\qquad \vdots \\ l_{m1}b_1 + l_{m2}b_2 + \cdots + l_{mm}b_m = l_{my} \end{cases}$$

解得 $b_1, b_2, \cdots, b_m$。

(3)将 $b_1, b_2, \cdots, b_m$ 代入 $b_0 = \bar{y} - b_1\bar{x}_1 - \cdots - b_m\bar{x}_m$ 即求得 b_0。

于是得到 m 元线性回归方程

$$\hat{y} = b_0 + b_1x_1 + b_2x_2 + \cdots + b_mx_m$$

二、多元线性回归方程的显著性检验

与一元回归情形类似，上述讨论是在 Y 与 $x_1, x_2, \cdots, x_m$ 之间具有线性相关关系的前提下进行的。但是在实际应用中，所求回归方程是否有显著意义，则需对 Y 与诸 x_i 之间是否存在线性相关关系进行显著性假设检验。

与一元回归类似，多元线性回归方程

$$\hat{y} = b_0 + b_1x_1 + b_2x_2 + \cdots + b_mx_m$$

是否有显著性，可通过检验 $H_0 : \beta_1 = \beta_2 = \cdots = \beta_m = 0$ 进行统计判断。

为了找检验 H_0 的检验统计量，同样可将总离差平方和(总变差) l_{yy} 作分解，可得到离差平方和分解公式

$$l_{yy} = \sum_{i=1}^{n}(y_i - \bar{y})^2 = \sum_{i=1}^{n}(y_i - \hat{y}_i + \hat{y}_i - \bar{y})^2 = \sum_{i=1}^{n}(y_i - \hat{y}_i)^2 + \sum_{i=1}^{n}(\hat{y}_i - \bar{y})^2 = Q + U$$

其中 $Q = \sum_{i=1}^{n}(y_i - \hat{y}_i)^2$ 仍称为剩余平方和，$U = \sum_{i=1}^{n}(\hat{y}_i - \bar{y})^2$ 仍称为回归平方和。

可以证明，当回归显著性检验的原假设 $H_0 : \beta_1 = \beta_2 = \cdots = \beta_m = 0$ 成立时，有

$$F = \frac{U/m}{Q/(n-m-1)} \sim F(m, n-m-1)$$

由此就选用该 F 作为检验统计量。

对给定的显著水平 α，查 F 分布表(附表7)，得临界值 $F_\alpha(m, n-m-1)$，即可检验多元线性回归方程的显著性。

实际计算时，F 检验法一般用多元回归分析的方差分析表(表10-7)。

表 10-7   回归显著性检验的方差分析表

方差来源 Source	离差平方和 SS	自由度 df	均方 MS	F 值 F	P 值 Sig.
回归 Model 残差 Error	U Q	m $n-m-1$	U/m $Q/(n-m-1)$	$F = \dfrac{U/m}{Q/(n-m-1)}$	$< \alpha$(显著) $> \alpha$(不显著)
总变差	$l_{yy} = U + Q$	$n-1$			

统计推断：若 $F \geqslant F_\alpha$，则 $P < \alpha$，拒绝 H_0，认为回归方程有显著性；若 $F < F_\alpha$，则 $P > \alpha$，接受 H_0，认为回归方程无显著性。

此外，在多元线性回归分析中，有一些与一元线性回归分析不同的特殊问题，其中之一就是自变量 $x_1, x_2, \cdots, x_m$ 对因变量 Y 影响是否显著的判断问题。当我们在前面所作的检验

中拒绝原假设 $H_0: \beta_1 = \beta_2 = \cdots = \beta_m = 0$，认为回归方程显著时，并不能说明所有的自变量都对因变量 Y 有显著影响，这就需要对每个自变量 x_i 作显著性检验，即偏回归系数的假设检验，进而对自变量进行进一步的筛选。

三、多元线性回归分析的实例应用

下面通过实例介绍如何对案例用 SPSS 求解并进行多元线性回归分析的主要步骤。

例 10.3 在某原料药的合成工艺中，为了提高质量，试验者用均匀设计方法选了 3 个因素：原料配比 x_1(%)，某有机物的吡啶量 x_2(ml) 和反应时间 x_3(h)，每个因素均取 7 个水平，试验的结果是收率 Y，收率 Y 越高表示产量越高。试验数据如表 10-8 所示。

表 10-8 原料药试验方案和收率

编号	原料配比 x_1	吡啶量 x_2	反应时间 x_3	收率 Y
1	1.0	22	2.0	0.6146
2	1.4	13	1.0	0.3506
3	1.8	28	3.0	0.7537
4	2.2	16	3.5	0.8195
5	2.6	25	0.5	0.0970
6	3.0	10	2.5	0.7114
7	3.4	19	1.5	0.4186

试用 SPSS 软件建立收率 Y 关于原料配比 x_1、吡啶量 x_2、反应时间 x_3 的多元线性回归方程，并对所求的多元线性回归方程作显著性检验。($\alpha = 0.05$)

【SPSS 软件应用】 根据例 10.3 的试验数据建立对应的 SPSS 数据集〈某原料药试验的收率〉，包括四个变量：$X1$(原料配比)、$X2$(吡啶量)、$X3$(反应时间)和 Y(收率)，均为数值变量，如图 10-13 所示。

	X1	X2	X3	Y
1	1	22	2	.6146
2	1	13	1	.3506
3	2	28	3	.7537
4	2	16	4	.8195
5	3	25	1	.0970
6	3	10	3	.7114
7	3	19	2	.4186

图 10-13 数据集〈某原料药试验的收率〉

在 SPSS 中，打开该数据集，选择菜单【Analyze】→【Regression】→【Linear】，在打开的对话框【Linear Regression】中，选定因变量(Dependent)与自变量(Independent)：

Y(收率)→ Dependent；$X1$(原料配比)、$X2$(吡啶量)、$X3$(反应时间)→ Independent

点击 OK。由此即得例 10.3 的以"收率"为因变量 Y、以"原料配比、吡啶量、反应时间"为自变量 X_1、X_2、X_3 的多元线性回归分析的 SPSS 输出结果，如图 10-14 所示。

Model Summary

Model	R	R Square	Adjusted R Square	Std. Error of the Estimate
1	.981[a]	.963	.926	.0705939

a. Predictors: (Constant), 反应时间, 吡啶量, 原料配比

ANOVA[a]

Model		Sum of Squares	df	Mean Square	F	Sig.
1	Regression	.391	3	.130	26.127	.012[b]
	Residual	.015	3	.005		
	Total	.406	6			

a. Dependent Variable: 收率

b. Predictors: (Constant), 反应时间, 吡啶量, 原料配比

Coefficients[a]

Model		Unstandardized Coefficients		Standardized Coefficients	t	Sig.
		B	Std. Error	Beta		
1	(Constant)	.255	.146		1.751	.178
	原料配比	-.035	.034	-.115	-1.011	.387
	吡啶量	-.005	.005	-.130	-1.144	.336
	反应时间	.229	.027	.952	8.530	.003

a. Dependent Variable: 收率

图 10-14   例 10.3 的多元线性回归分析的 SPSS 输出结果

用 SPSS 进行多元线性回归分析所得的输出结果分析与前面一元线性回归分析所得的输出结果是完全类似的。

(1) 模型汇总表 (model summary)：列出用于反映多元线性回归模型的拟合优劣程度的指标：复相关系数 $R = 0.981$；决定系数 (R 方) $R^2 = 0.963$；调整决定系数 (调整 R 方) $R^2 = 0.926$；标准误估计值 $S = 0.0705939$；这些指标表明该多元线性回归模型拟合效果很好，精度较高。

(2) 方差分析表 (ANOVA)：用于对整个回归方程进行显著性检验，其意义见表 10-7。由表 10-7 知，因为 $F = 26.127$，且 F 检验概率 P 值 (Sig.) $P = 0.012 < 0.05$，故拒绝 H_0，认为所得的多元线性回归方程是显著的。

(3) 多元回归系数表 (coefficients)：给出多元线性回归方程的系数以及各系数的 t 检验结果。表中 B 列给出多元线性回归方程的系数估计值，其中

$$b_0 = 0.255,\ b_1 = -0.035,\ b_2 = -0.005,\ b_3 = 0.229$$

由此结果可知，所建立的收率 Y 关于原料配比 x_1、吡啶量 x_2、反应时间 x_3 的多元线性回归方程为

$$\hat{y} = 0.255 - 0.035x_1 - 0.005x_2 + 0.229x_3$$

第四节   综合例题

例 10.4   实验狗服用一定剂量的阿司匹林片以后最高血药浓度记为 y，阿司匹林片释放能力的一个指标记为 x，现有 6 批阿司匹林片，从每一批分别取样作体内外观察，得数据如下表所示。

x	0.5	0.94	1	1.24	1.3	1.45
y	213	179.6	179.6	150.4	134.4	132.2

(1)画出 y 和 x 的散点图，并计算相关系数；

(2)试求 y 对 x 的线性回归方程；

(3)分别用相关系数检验法和 F 检验法进行线性回归方程的显著性检验。（α=0.05）

(4)求 x=1.2 时，Y 的预测值和95%的预测区间。

解 (1)y 和 x 的散点图

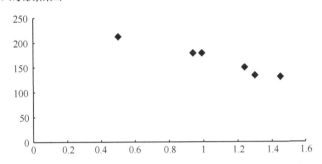

为计算相关系数 r，先计算 l_{xy}、l_{xx} 和 l_{yy}（可利用计算器的统计功能）

$$\bar{x} = \frac{1}{n}\sum_{i=1}^{n}x_i = \frac{6.43}{6} = 1.072, \quad \bar{y} = \frac{1}{n}\sum_{i=1}^{n}y_i = \frac{989.2}{6} = 164.87$$

$$l_{xy} = \sum_{i=1}^{n}(x_i - \bar{x})(y_i - \bar{y}) = \sum_{i=1}^{n}x_i y_i - \frac{1}{n}\sum_{i=1}^{n}x_i \cdot \sum_{i=1}^{n}y_i$$

$$= 1007.83 - \frac{1}{6}\times 6.43 \times 989.2 = -52.26$$

$$l_{xx} = \sum_{i=1}^{n}(x_i - \bar{x})^2 = \sum_{i=1}^{n}x_i^2 - \frac{1}{n}\left(\sum_{i=1}^{n}x_i\right)^2 = 7.4637 - \frac{1}{6}\times 6.43^2 = 0.572$$

$$l_{yy} = \sum_{i=1}^{n}(y_i - \bar{y})^2 = \sum_{i=1}^{n}y_i^2 - \frac{1}{n}\left(\sum_{i=1}^{n}y_i\right)^2 = 168041.68 - \frac{1}{6}\times 989.2^2 = 4955.57$$

故相关系数 r 的值

$$r = \frac{l_{xy}}{\sqrt{l_{xx}l_{yy}}} = \frac{-52.26}{\sqrt{0.57 \times 4955.57}} = -0.983$$

(2)求回归系数

$$b = \frac{l_{xy}}{l_{xx}} = \frac{-52.26}{0.57} = -91.68; \quad a = \bar{y} - b\bar{x} = 262.97$$

故所求线性回归方程为 $\hat{y} = 262.97 - 91.68x$。

(3)相关系数检验法

应检验 H_0：ρ=0；H_1：$\rho \neq 0$。

r 的值为：$r = \frac{l_{xy}}{\sqrt{l_{xx}l_{yy}}} = -0.983$；

对给定的 α=0.05，自由度 $n-2$=4，由附表15查得临界值 $r_{0.05/2}(4)$=0.8114；

由于 $|r|=0.983 > 0.8114$，拒绝 H_0，即认为变量 x 与 y 间的线性相关关系显著，也即回归方程显著。

F 检验法

检验原假设 H_0：$\beta=0$（回归方程不显著）。

由于

$$U = bl_{xy} = -91.68 \times (-52.26) = 4791.2$$

$$Q = l_{yy} - U = 4955.57 - 4791.2 = 164.37$$

故

$$F = \frac{U}{Q/(n-2)} = \frac{4791.2}{164.37/4} = 116.6$$

对 $\alpha=0.05$，查 F 表，得临界值 $F_\alpha(1, 4)=7.71$。

或列出下列方差分析表：

方差来源 Source	离差平方和 SS	自由度 df	均方 MS	F 值 F	P 值 Sig.
回归 Model	4791.2	1	4791.2	116.6	<0.05（显著）
残差 Error	164.37	4	41.09		
总变差	4955.57	5		临界值 $F_\alpha(1, 4)=7.71$	

因 $F=116.6>7.71$，故拒绝 H_0，认为回归方程是显著的。

（4）因为 $\hat{y} = 262.97 - 91.68x$，所以 $x_0=1.2$ 时，其 Y 的预测值为

$$\hat{y}_0 = 262.97 - 91.68 \times 1.2 = 152.95$$

又因为

$$S = \sqrt{\frac{Q}{n-2}} = \sqrt{\frac{164.37}{4}} = 6.41$$

$$\sqrt{1 + \frac{1}{n} + \frac{(x_0 - \bar{x})^2}{l_{xx}}} = \sqrt{1 + \frac{1}{6} + \frac{(1.2-1.07)^2}{0.57}} = 1.094$$

对 $1-\alpha=0.95$，$\alpha=0.05$ 和自由度 $n-2=4$，查 t 分布表（附表6），得临界值 $t_{\alpha/2}(4)=2.776$，则

$$\delta(x_0) = t_{\frac{\alpha}{2}}(n-2) S \sqrt{1 + \frac{1}{n} + \frac{(x_0 - \bar{x})^2}{l_{xx}}} = 2.776 \times 6.41 \times 1.094 = 19.47$$

故 Y 的95%预测区间为

$$(\hat{y}_0 - \delta(x_0), \ \hat{y}_0 + \delta(x_0)) = (133.48, \ 172.42)$$

本章 SPSS 软件应用提要

统计项目	SPSS 软件应用实现的菜单选项
散点图的制作	【Graphs】→【Legacy Dialogs】→【Scatter/Dot】（案例10.1(续一)）
相关分析	【Analyze】→【Correlate】→【Bivariate】（案例10.1(续二)、例10.1及(续)）
一元线性回归分析	【Analyze】→【Regression】→【Linear】（案例10.1(续三)(续四)）
多元线性回归分析	【Analyze】→【Regression】→【Linear】（例10.3）

知识链接　高尔登与回归分析

F.高尔登（Francis Gallon，1822～1911）出生于英格兰伯明翰一个显赫的银行家家庭，

从小智力超常，7 岁时就按自己的方法对昆虫、矿物标本进行分类，被认为是一位神童，与提出生物进化论的达尔文还是表兄弟。

高尔顿对统计学的最大贡献是相关性概念的提出和回归分析方法的建立。19 世纪，他和英国统计学家 K.皮尔逊(Karl Pearson)对许多家庭的父子身高、臂长等做了测量，发现儿子身高与父亲身高之间存在一定的线性关系，并在论文《身高遗传中的平庸回归》中最早提出"回归"一词，用来描述这一趋势。

为了研究人的智力遗传和进化规律，高尔顿广泛采集到大量的有关人的自然属性(身高、体重等)的资料，先后出版了两本著作：《关于人的能力及其发展问题》和《遗传的自然规律》。在这两本书及相关的论文中，高尔顿提出了若干描述性统计的概念和计算方法，如"相关""回归""中位数""四分位数""四分位数差""百分位数"等，被认为是现代回归与相关分析技术的创始人，同时他将统计学方法大量应用于生物学的研究之中，是生物统计学的创立人之一。

高尔登平生著书 15 种，发表论文 220 篇，涉猎范围包括统计学、遗传学、优生学、地理、天文、物理、人类学、社会学等众多领域，是一位百科全书式的学者。

本章内容提要

(一)相关分析

1. 线性相关分析(Pearson 相关分析)

名目	内容
样本数据	总体(X, Y)的一组样本观测数据：(x_1, y_1)，(x_2, y_2)，$\cdots$，(x_n, y_n)
基本条件	变量 X 与 Y 均服从正态分布
样本相关系数 (Pearson 相关系数)	$r = \dfrac{l_{xy}}{\sqrt{l_{xx}l_{yy}}}$，反映 X 与 Y 之间线性相关的密切程度 其中 $l_{xy} = \sum\limits_{i=1}^{n}(x_i - \bar{x})(y_i - \bar{y})$，$l_{xx} = \sum\limits_{i=1}^{n}(x_i - \bar{x})^2$，$l_{yy} = \sum\limits_{i=1}^{n}(y_i - \bar{y})^2$
样本相关系数特性	取值范围：$\lvert r \rvert \leqslant 1$，$r = \begin{cases} >0, & 正相关 \\ =0, & 不相关 \\ <0, & 负相关 \end{cases}$
相关显著性检验	检验假设 H_0：$\rho = 0$，H_1：$\rho \neq 0$； 计算检验统计量：$r = \dfrac{l_{xy}}{\sqrt{l_{xx}l_{yy}}}$， 当 $\lvert r \rvert > r_{\alpha/2}(n-2)$ 时，拒绝 H_0，认为 X 与 Y 间相关性显著

2. 等级相关分析(Spearman 相关分析)

名目	内容
样本数据	由总体(X, Y)的样本数据(x_1, y_1)，(x_2, y_2)，$\cdots$，(x_n, y_n)得其秩(u_1, v_1)，(u_2, v_2)，$\cdots$，(u_n, v_n)，再得其秩差 $d_i = u_i - v_i$，$i = 1, 2, \cdots, n$
基本条件	以等级或相对数表示的样本数据，或非正态分布总体的样本数据
等级相关系数 (Spearman 相关系数)	$r_s = 1 - \dfrac{6\sum d^2}{n(n^2 - 1)}$，反映 X 与 Y 之间线性相关的密切程度，其中 d 为每对样本数据的秩之差，n 为样本容量

续表

名目	内容
等级相关系数特性	取值范围：$\|r_s\| \leqslant 1$，$r = \begin{cases} >0, & \text{正相关} \\ =0, & \text{不相关} \\ <0, & \text{负相关} \end{cases}$
等级相关显著性检验	检验假设 H_0：$\rho_s = 0$，H_1：$\rho_s \neq 0$； 计算检验统计量：$r_s = 1 - \dfrac{6\sum d^2}{n(n^2-1)}$， 当 $\|r_s\| > r_s(n, \alpha)$ 时，拒绝 H_0，认为 X 与 Y 间相关性显著

（二）一元线性回归分析

名目	内容
样本数据	总体 (X, Y) 的一组样本观测数据为 (x_1, y_1)，(x_2, y_2)，$\cdots$，(x_n, y_n)
线性回归模型	$Y = \alpha + \beta x + \varepsilon$，$\varepsilon \sim N(0, \sigma^2)$，$Y \sim N(\alpha + \beta x, \sigma^2)$， 其中 α，β 是未知参数，称为回归系数
线性回归方程	$\hat{y} = a + bx$，其中 $b = \dfrac{l_{xy}}{l_{xx}}$，$a = \bar{y} - b\bar{x}$， 而 $l_{xy} = \sum\limits_{i=1}^{n}(x_i - \bar{x})(y_i - \bar{y})$，$l_{xx} = \sum\limits_{i=1}^{n}(x_i - \bar{x})^2$，$l_{yy} = \sum\limits_{i=1}^{n}(y_i - \bar{y})^2$
回归显著性检验	F 检验法： 检验假设 H_0：$\beta = 0$（回归方程不显著）， 检验统计量：$F = \dfrac{U/1}{Q/(n-2)}$， 其中回归平方和 $U = bl_{xy} = l_{xy}^2/l_{xx}$，残差平方和 $Q = l_{yy} - U$； 当 $F > F_\alpha(1, n-2)$ 时，拒绝 H_0，认为回归方程显著 相关系数检验法： （同线性相关分析的相关显著性检验）
预测	点预测值：$\hat{y}_0 = a + bx_0$ 预测区间：$(\hat{y}_0 - \delta(x_0), \ \hat{y}_0 + \delta(x_0))$， 其中 $\delta(x_0) = t_{\frac{\alpha}{2}}(n-2) S\sqrt{1 + \dfrac{1}{n} + \dfrac{(x_0 - \bar{x})^2}{l_{xx}}}$，$S = \sqrt{\dfrac{Q}{n-2}}$ 是剩余标准差

一元线性回归显著性检验的方差分析表

方差来源 Source	离差平方和 SS	自由度 df	均方 MS	F 值 F	P 值 Sig.
回归 Model	U	1	$U/1$	$F = \dfrac{U}{Q/(n-2)}$	$<\alpha$（显著）
残差 Error	Q	$n-2$	$Q/(n-2)$		$>\alpha$（不显著）
总变差	l_{yy}	$n-1$		临界值 $F_\alpha(1, n-2)$	

常见非线性模型的线性化变换表

曲线方程	变量替换	变换后的线性方程
双曲线 $\dfrac{1}{y} = a + \dfrac{b}{x}$	$y' = \dfrac{1}{y}, x' = \dfrac{1}{x}$	$y' = a + bx'$
幂函数 $y = ax^b$	$y' = \ln y, x' = \ln x$	$y' = a' + bx'$，$a' = \ln a$
指数函数 $y = ae^{bx}$	$y' = \ln y$	$y' = a' + bx$，$a' = \ln a$

续表

曲线方程	变量替换	变换后的线性方程
对数函数 $y = a + b\ln x$	$x' = \ln x$	$y = a + bx'$
S型曲线 $y = \dfrac{1}{a + be^{-x}}$	$y' = \dfrac{1}{y}$,$x' = e^{-x}$	$y' = a + bx'$

思考与练习十

1. 当 $|r| > r_{\alpha/2}(n-2)$ 时,可认为两个变量 X 与 Y 间(   )。

A. 有一定关系   B. 有正相关关系

C. 有负相关关系   D. 有线性相关关系

2.相关系数显著性检验的原假设 H_0 是(   )。

A. 总体相关系数 $\rho = 0$ B. 总体相关系数 $\rho \neq 0$

C. 总体相关系数 $\rho > 0$ D. 总体相关系数 $\rho < 0$

3. 已知一元线性回归方程 $\hat{y} = a + 4x$,且 $\bar{x} = 3$,$\bar{y} = 6$,则 $a = $ _____。

4. 在一元线性相关与回归分析中,已知下列资料

$$l_{xx} = 20,\quad l_{yy} = 245,\quad l_{xy} = 60,\quad \bar{x} = 40,\quad \bar{y} = 100$$

则相关系数 $r = $ _____。

5. 直线回归方程的显著性假设检验,其 F 检验统计量的自由度为(   )。

A. $(1, n)$ B. $(1, n-1)$ C. $(1, n-2)$ D. $2n-1$

6. 用最小二乘法确定线性回归方程的原则是各实测点(   )。

A. 距直线的纵向距离相等   B. 距直线的纵向距离的平方和最小

C. 与直线的垂直距离相等   D. 与直线的垂直距离的平方和最小

7. 在一元线性回归方程的显著性检验中,如果 F 值 $> F_\alpha(1, n-2)$(或 P 值 < 0.05),表示一元线性回归方程是(   )。

A. 显著的   B. 不显著的   C. 不确定   D. 以上都不对

习 题 十

1. 银盐法测定食品中的砷时,由分光光度计测得吸光度 y 与浓度 x 的数据如下表所示。

$x(\mu g)$	1	3	5	7	10
y	0.045	0.148	0.271	0.383	0.533

试作 y 与 x 之间的散点图,并就表中资料讨论浓度与吸光度间的相关性。($\alpha = 0.01$)

2. 根据 10 对观测的数据,得到如下结果

$$\sum_{i=1}^{10} x_i = 1700,\quad \sum_{i=1}^{10} y_i = 1110,\quad \sum_{i=1}^{10} x_i^2 = 322000,\quad \sum_{i=1}^{10} y_i^2 = 132100,\quad \sum_{i=1}^{10} x_i y_i = 205500$$

(1)求相关系数;(2)检验其相关的显著性。($\alpha = 0.05$)

3. 对某药物的 10 种衍生物分别测得分配系数 p 和使小鼠休克的半数有效量 ED_{50},然后按 p 值和 ED_{50} 的值从小到大排列,得序号为

p	5	8	1	10	3	2	9	6	7	4
ED_{50}	6	10	3	7	2	4	5	6	9	1

问能否认为分配系数 p 和 ED_{50} 有显著的 Spearman(等级)相关性？($\alpha=0.05$)

4. 皮尔逊收集了父亲身高 X 与儿子身高 Y 大量资料，其中 10 对数据为

X(cm)	152.4	157.5	162.6	165.1	167.7	170.2	172.7	177.8	182.9	187.9
Y(cm)	161.5	165.6	167.6	166.4	169.9	170.4	171.2	173.5	178.0	177.8

试求：(1)儿子身高 Y 与父亲身高 X 的相关系数；

(2)儿子身高 Y 对父亲身高 X 的回归方程；

(3)检验所建立的线性回归方程的显著性。($\alpha=0.05$)

5. 某厂为研究某种药品的收率 Y 和原料成分含量 x 的关系，根据 6 对实验数据算得

$$\sum x_i = 33, \quad \sum x_i^2 = 199, \quad \sum x_i y_i = 1984, \quad \sum y_i = 342, \quad \sum y_i^2 = 20114$$

(1)建立直线回归方程 $\hat{y} = a + bx$；

(2)用 F 检验法检验所建回归方程是否有显著性。($\alpha=0.05$)

6. 现有 10 名 20 岁男青年身高 X 与前臂长 Y 的数据如下表所示：

身高 X(cm)	170	173	160	155	173	188	178	183	180	165
前臂长 Y(cm)	45	42	44	41	47	50	47	46	49	43

(1)求男青年前臂长 Y 对其身高 X 的线性回归方程；

(2)分别用相关系数检验法和 F 检验法进行线性回归方程的显著性检验；($\alpha=0.05$)

(3)当身高 X 为 175(cm)时，求其前臂长 Y 的预测值和置信度为 90%的预测区间。

7. 单磷酸阿糖腺苷粉剂在 90℃(±0.5℃)恒温液中测得的一些时间的残存百分量 c 的数据如下表所示。

时间 t(h)	0	22	24	48	72	96	120	144
残存量 c(%)	100	97.34	95.73	90.80	85.69	80.99	76.25	69.21

试确定回归方程 $c = c_0 e^{-Kt}$。

上机训练题

1. 某省卫生防疫站对八个城市进行肺癌死亡率(Y)调查，并对大气中苯并(α)芘浓度(X)进行监测，结果如下表所示，试用 SPSS 画制 X 与 Y 的散点图并计算 X 与 Y 之间的相关系数。

城市编号	1	2	3	4	5	6	7	8
肺癌标化死亡率(1/10 万)	5.60	18.50	16.23	11.40	13.80	8.13	18.00	12.10
苯并(α)芘($\mu g/100m^3$)	0.05	1.17	1.05	0.10	0.75	0.50	0.65	1.20

2. 利用 SPSS 来求解习题十第 4 题。

3. 某单位研究代乳粉营养价值时，用大白鼠作实验，得到大白鼠进食量(X)和体重增量(Y)的数据如下表所示。

大白鼠号	1	2	3	4	5	6	7	8
进食量 X(g)	800	780	720	867	690	787	934	750
体重增量 Y(g)	185	158	130	180	134	167	186	133

试利用 SPSS 软件(1)绘制 X 与 Y 的散点图；

(2)计算 X 与 Y 的相关系数；

(3)建立体重增量(Y)对大白鼠进食量(X)的线性回归方程；

(4)对线性回归方程的显著性进行检验。（$\alpha=0.05$）

4. 对习题十第 7 题利用 SPSS 进行一元拟线性回归分析。

（韩可勤　周　森）

第十一章 试 验 设 计

在医药科学研究和生产实践中，经常需要作许多试验(包括实验)，并通过对试验数据的分析研究，来揭示客观事物的内在规律，达到预期目的。而试验设计与试验结果的数据分析，是我们作好试验的两个非常重要的方面。如果进行一项试验缺乏良好的科学设计，则会影响到结论的真实可靠性及试验数据的统计分析进程。

> **案例 11.1(冷却法治疗胃溃疡)** 1962 年美国医学会杂志(JAMA)曾发表一篇关于胃溃疡治疗新技术的报告，该报告根据动物实验和 24 名患者的临床试验结果得出结论，将冷冻液导入胃中使胃冷却可以缓解胃溃疡症状，之后这一研究成果在临床中被广泛使用。但有研究者发现，这项研究在设计上存在严重问题，如没有合理地设立对照组。后来经过严格的随机对照试验，证明胃冷却的方法只是暂时缓解胃部疼痛，该方法不仅不能治疗胃溃疡，反而可能加重胃部的溃疡，从而否定了这种治疗胃溃疡的方法。

由此可见，科学的试验设计是科研工作中的第一步基本而又极其重要的工序，是进行科学试验和数据统计分析的先决条件，也是获得预期结果的重要保证，其好坏将直接影响到科学研究的质量甚至全局的成败。

第一节 试验设计概论

一、试验设计概念

试验设计(design of experiment，DOE)，又称实验设计，是研究如何应用数学和统计方法去科学合理地安排试验，从而以较少的试验达到最佳的试验效果，并能严格控制试验误差，有效地分析试验数据的理论与方法。试验设计起源于 20 世纪初的英国，最早是由英国著名统计学家费希尔提出，并用来解决农田试验中如"最佳肥料"的依据等农业生产问题，现已广泛应用于医药、农业、工业等试验科学领域。

例如在下列案例中，我们就需考察有关多因素多水平对试验结果的影响问题。

> **案例 11.2** 某药厂为了提高一种原料药的收率，根据经验确定考察三个相关因素：反应温度(A)、加碱量(B)和催化剂种类(C)，每个因素取三个水平，分别用 A_1、A_2、A_3，B_1、B_2、B_3，C_1、C_2、C_3 表示，列表如下：
>
> | 因素
水平 | 反应温度(℃)
A | 加碱量(kg)
B | 催化剂种类
C |
> |---|---|---|---|
> | 1 | 80 | 35 | 甲 |
> | 2 | 85 | 48 | 乙 |
> | 3 | 90 | 55 | 丙 |
>
> 问题：(1)如何科学合理安排试验，使得只需进行较少次数的试验来求出该原料药收率的最优试验条件；
>
> (2)确定各因素对该原料药收率影响的主次。

对于上述问题，如果利用第八章介绍的方差分析法进行多因素方差分析，不仅公式更加复杂，还需要对这多个因素的不同水平搭配的每个组合都作一次试验，这种全面试验的试验次数往往很多，实施起来困难较大。例如对案例 11.2 这种 3 个因素，每个因素有 3 个水平的问题，全面试验就要进行 $27(3^3)$ 次试验。如果对于 5 个因素，每个因素有 4 个水平的问题，全面试验就要进行 $1024(4^5)$ 次试验！

任何试验都包含三个基本要素：试验因素、受试对象和试验效应。在案例 11.2 中，收率就是试验效应，反应温度、加碱量和催化剂种类就是试验因素，原料药是受试对象。根据试验的目的选择参加试验的因素，并从质量或数量上对每个因素确定不同的水平，因素及其水平在试验全过程中应保持不变。试验效应即试验指标，可分为数量和非数量两种，试验要求指标必须是客观和精确的。

二、试验设计的基本原则

为了准确考察因素的不同水平所产生的效应，在试验设计中应注意以下基本原则：

1. 随机化（randomization） 实验材料的分配和实验中各次实验进行的顺序都是随机确定的。随机化是实验设计中使用统计方法的基石，统计方法要求观测值（或误差）是独立分布的随机变量，随机化通常能使这一假定有效，同时把实验进行适当的随机化亦有助于"平均掉"可能出现的外来因子的效应。随机化的常用工具是随机数字表。

2. 重复（replication） 在相同条件下对每个个体独立进行多次试验，它可避免由于试验次数太少而导致非试验因素偶然出现的极端影响产生的误差。重复有两条重要的性质：第一，允许试验者得到试验误差的一个估计量。第二，如果样本均值用作试验中一个因素的效应的估计量，则重复能使试验者求得这一效应的更精确的估计量。

3. 局部控制（local control） 局部控制是指在试验时采取一定的技术措施或方法来控制或降低非试验因素对试验结果的影响。在试验中，当试验环境或试验单位差异较大时，可将整个试验环境或试验单位分成若干个单位组（或区组），在单位组（或区组）内使非处理因素尽量一致。因为单位组之间的差异可在方差分析时从试验误差中分离出来，所以局部控制原则能较好地降低试验误差。

三、常用试验设计方法

由于试验的性质和精度要求不同，试验设计方法有多种，每种方法都有其特点和适应范围。研究人员可以根据研究目的、实验投入的人财物和时间等并结合专业要求选择合适的设计方法。这里我们简单介绍几种常用的实验设计方法。

(一)完全随机设计

完全随机设计（completely randomized design）又称单因素设计或成组设计，是最常用的单因素实验设计方法。它是将同质的受试对象随机地分配到各处理组，再观察其实验效应。各组样本含量相等时称为均衡设计（balanced design），此时其检验效率较高。该设计方法的优点是设计简单，易于实施，出现缺失数据时仍可进行统计分析。

(二)配对设计

配对设计（paired design），是将受试对象按一定条件配成对子，例如将两个条件相同或相近的受试对象配成对子，或者同一受试对象分别接受两种不同的处理；再将每对中的两个受试对象随机分配到不同处理组。配对的因素为可能影响实验结果的主要非处理因素。在动物实验中，常将窝别、性别、体重等作为配对条件，在临床试验中，常将病情轻重、性别、年龄、职业等作为配对条件。与完全随机设计相比，配对设计的优点在于抽样误差较小、实验效率较高、所需样本含量也较小，但如果配对条件未能严格控制造成配对欠佳时，反而会降低效率。

(三) 随机区组设计

随机区组设计(randomized block design)，又称配伍组设计，是配对设计的扩展。它是按试验对象特征分成若干个配伍组(区组)，每个配伍组的试验对象再随机分配到各个处理组进行观测实验。该设计是一种两因素试验设计的方法。用配伍组设计可以排除配伍组因素对试验效应的干扰而真实地反映出处理因素的作用，使组间均衡性好，减少实验误差，同时使各比较组的可比性强，处理因素的效应更容易检测出来。

(四) 析因设计

析因设计(factorial design)是指将多个处理因素各水平的所有组合进行实验，从而探讨各实验因素的主效应以及各因素间的交互作用。因为析因设计考虑各因素所有水平的全面组合，故又称完全交叉分组试验设计，其特点是具有全面性和均衡性。通过该设计与数据处理，可同时了解各因素的不同水平的效应大小、各因素间的交互作用，并通过比较，找出各因素各水平间的最佳组合。但是当因素数、水平数较多时，有时会由于试验次数太多而难以实现。

(五) 交叉设计

交叉设计(cross-over design)，是一种特殊的自身前后对照试验设计，它按事先设计好的试验次序(sequence)，在各个时期对研究对象实施各种处理，以比较各处理组间的差异。如二阶段交叉设计就是安排 2 个处理因素按时间先后分两个阶段进行。该设计是将自身比较和组间比较设计思路综合应用的一种方法，与平行组设计相比，其设计效率较高，且均衡性好，这对花费昂贵的药物临床试验显得尤为重要。该设计的缺点是要求后效应相同或无后效应，从而限制了其应用。

(六) 拉丁方设计

拉丁方(Latin square)是用 n 个字母(或数字)排成 n 行 n 列的方阵，使得每行每列这 n 个字母(或数字)都恰好出现一次，这称为 n 阶拉丁方。拉丁方设计(Latin square design)是按拉丁方的行、列、字母(或数字)分别安排 3 个因素，每个因素有 n 个水平来进行实验安排。拉丁方试验设计是按试验对象均衡原则提出来的，是双向的区组化技术，它控制了非研究因素的变异及误差，是节约样本量的高效率的实验设计方法之一。在医药研究中，该方法可有效减少试验对象差异对药品效能比较的干扰。

(七) 正交设计

正交设计(orthogonal design)是一种科学地安排与分析多因素试验的试验设计法，它通过利用现成的正交表，根据试验满足"均匀分散"和"整齐可比"的原则，来选出代表性较强的少数试验条件，并合理安排试验，进而推断出最优试验条件或生产工艺。正交设计具有高效、快速、经济的特点，适于因素和水平数较多时进行最佳因素和水平组合筛选的研究。

(八)均匀设计

均匀设计(uniform design)是我国数学家根据数论的理论制定均匀设计表而创立的试验设计方法,均匀设计表安排试验满足了均匀分散原则,可以大大减少试验次数。均匀设计法完成试验后,需对结果进一步建立关于因素的数学模型,再用最优化方法寻找最佳的试验条件。该法适用于多因素试验中水平较多的情况。例如用正交试验设计试验次数仍然太多而无法实现时,可考虑用均匀设计法。

此外,"临床试验设计"是专门用来研究疾病临床阶段规律的试验设计,它除遵循一般试验设计的基本原则和方法外,还要适应临床的许多要求和特点。

本章重点介绍有效减少试验次数的正交设计和均匀设计,这两种试验设计方法在医药领域有着广泛的应用。

第二节 正交表与正交设计

正交试验设计(orthogonal experiment design)是利用"正交表"进行科学地安排与分析多因素试验问题的设计方法。其主要优点是能在很多试验方案中挑选出代表性强的少数几个试验方案,并且通过对这些少数试验方案的试验结果的分析,推断出最优试验方案,同时还可作进一步分析,得到更多的有用信息。

一、正 交 表

正交表(orthogonal table)是一种现成的规格化的表(表 11-1),它能够使每次试验的因素及水平得到合理的安排,是正交试验设计的基本工具。

表 11-1 正交表 $L_9(3^4)$

试验号	列号			
	1	2	3	4
1	1	1	1	1
2	1	2	2	2
3	1	3	3	3
4	2	1	2	3
5	2	2	3	1
6	2	3	1	2
7	3	1	3	2
8	3	2	1	3
9	3	3	2	1

该正交表记为 $L_9(3^4)$,正交表符号 $L_9(3^4)$ 的含义如下:

水平数(表中数码个数)——————→ ←—— 因素个数(表的列数或最多可安排因素数)

$$L_9(3^4)$$

正交表符号 ——————→ ←—— 试验次数(表的行数)

用正交表进行正交试验设计,每列可安排一个因素,列中不同数码代表因素的不同水平，以确定所需安排相应次数试验的条件。例如对 $L_9(3^4)$ 表，最多可以安排 4 个 3 水平的因素，需作 9 次试验。而对 $L_{16}(4^5)$ 表(附表 17)，最多可以安排 5 个 4 水平的因素，需作 16 次试验。

从正交表中可以看出正交表的两个特性：

(1) 均衡性：表中每一列包含的不同数码的个数相同。如在 $L_9(3^4)$ 表中的每一列中数码 1、2、3 都出现 3 次。

(2) 正交性：表中任意两列横向各种数码搭配出现的次数都相同。如在 $L_9(3^4)$ 表的任意两列中，横向各可能数对 (1，1)，(1，2)，(1，3)，(2，1)，(2，2)，(2，3)，(3，1)，(3，2)，(3，3) 都出现 1 次。

正因为正交表具有以上均衡分散、整齐可比的性质，所以，用正交表来安排试验，每个因素所挑选出来的水平是均匀分布的，即每个因素的各水平试验的次数相同，同时任意

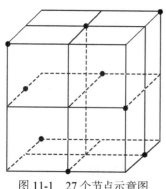

图 11-1　27 个节点示意图

两因素的各个水平的搭配在所选试验中出现的次数也是相同的，所作试验极具代表性。例如要考察三个因素，每个因素选择三个水平，全面交叉试验需要做 $3^3 = 27$ 次试验，而用正交表 $L_9(3^4)$ 安排试验只需 9 次试验，而且这 9 次试验都具有很强的代表性。在图 11-1 中，我们将试验情况用空间立体中的点来表示，三个坐标轴代表三个因素，坐标轴上的点代表因素的各个水平，27 个节点代表全面试验的 27 个试验方案。利用正交表 $L_9(3^4)$ 所安排的 9 个试验方案，在图 11-1 中由 9 个实点表示，这 9 个点在立体内均衡分散，表明它们具有很强的代表性。

正交设计的特点是设计简明，计算方便，并可大幅度减少试验次数。例如，考虑 4 因素 3 水平问题，全面试验需进行 $3^4 = 81$ 次试验；如果不考虑因素间的交互作用，就可选用上述 $L_9(3^4)$ 正交表进行正交试验设计，只要作 9 次试验就可以。而对 5 因素 4 水平问题，如果不考虑因素间的交互作用，选用相应正交表进行正交试验设计，只需作 16 次试验，比全面试验要减少 1000 多次试验！显然，正交设计法能够显著提高对试验结果的分析和计算效率，故在医药等科学研究领域应用十分广泛。

二、正交设计的基本步骤

利用正交表进行正交设计的基本步骤为：

(1) 根据试验目的和要求，确定试验指标，并拟定影响试验指标的因素数和水平数；

(2) 根据已确定的因素数和水平数，选用适当正交表，进行表头设计；

(3) 根据正交表确定各次试验的试验条件，进行试验得到试验结果数据；

(4) 对数据进行有关统计分析，确定最优试验条件或进一步试验方案等。

选择正交表时，首先要求正交表中水平数与每个因素的水平数一致，其次要求正交表的列数不少于所考察因素的个数，然后适当选用试验次数较少的正交表，将各个因素分别填入正交表的表头适当的列上，该过程称为表头设计。如果不考虑交互作用，可分别把各因素安排在表头的相应列上，其下面的数码对应的就是该列因素所取的试验水平。如果要考虑因素间的交互作用，表头设计时，交互作用相当于因素在正交表中占有相应的列，此时因素及交互作用在表中各列的次序须根据专门的交互作用正交表(附表 17)来安排，不能

随便填。正交表中不安排因素的列称为空白列，如果用方差分析方法作结果分析，至少要有一列空白列以估计误差，所以在表头设计时，一般至少都要留一列作为空白列。作好表头设计是正确进行正交试验设计的关键，表头设计完成后，试验方案也就由选定的正交表完全确定。

第三节　正交试验的直观分析

下面我们通过对案例 11.2 的分析解决来介绍如何用直观分析法(又称极差分析法)进行正交试验设计和分析。

一、正交试验的表头设计

由于案例 11.2 考察 3 个因素，每个因素都是 3 个水平，故在 $m=3$(水平)的 $L_9(3^4)$、$L_{18}(3^7)$、$L_{27}(3^{13})$ 等正交表(附表 17)中，选用能够安排 3 个因素且试验次数较少的正交表 $L_9(3^4)$。在 $L_9(3^4)$ 正交表中，3 个因素可安排在该表 4 列中的任意 3 列上，现分别将因素 A、B、C 安排在第 1、2、3 列上，得表 11-2。

表 11-2　用 $L_9(3^4)$ 正交表安排试验

列号	1	2	3	4
因素	A(温度)	B(加碱量)	C(催化剂)	
1	1(80℃)	1(35 kg)	1(甲)	1
2	1	2(48 kg)	2(乙)	2
3	1	3(55 kg)	3(丙)	3
4	2(85℃)	1	2	3
5	2	2	3	1
6	2	3	1	2
7	3(90℃)	1	3	2
8	3	2	1	3
9	3	3	2	1

(试验号)

现在就可根据表 11-2 给定的方案来安排试验。表中每列中的数字就代表对应因素的水平，每一行就是一次试验的试验条件。例如第一行就是第一号试验，各因素的水平都是 1，表示试验在 A_1(反应温度 80℃)，B_1(加碱量为 35kg)，C_1(用甲种催化剂)的条件下进行；第二号试验条件为 $A_1B_2C_2$，表示试验在反应温度 80℃、加碱量为 48kg、用乙种催化剂的条件下进行等等，如此进行 9 次试验。为防止系统误差，一般我们不按序号来做这 9 个试验，而应随机排序来完成这些试验，并将试验结果的数据记录在表的最后一列，如表 11-3 所示。

由表 11-3 中试验结果数据可看出，第 8 号试验的收率最高，但其试验条件($A_3B_2C_1$)未必是各因素水平的最优组合。为求最优试验条件，必须对试验结果进行统计分析。

二、直观分析法的分析步骤

下面我们给出对案例 11.2 正交试验数据进行直观分析法分析求解的步骤。

案例 11.2　解　（直观分析法）

（一）计算每个因素各水平的试验结果平均值 $\bar{K}_i$

由表 11-3 知，各因素同一水平下各作了 3 次试验，我们对表中的每个因素列中同一水平所对应的试验结果（收率 y_i）分别求其和 K_i 并求其平均值 $\bar{K}_i$；

如对因素 A 的 3 个水平 A_1，A_2，A_3，求其平均收率

A_1：$K_1=y_1+y_2+y_3=51+71+58=180$，平均收率 $\bar{K}_1=180/3=60$

A_2：$K_2=y_4+y_5+y_6=82+69+59=210$，平均收率 $\bar{K}_2=210/3=70$

A_3：$K_3=y_7+y_8+y_9=77+85+84=246$，平均收率 $\bar{K}_3=246/3=82$

注意到 A 因素取同一水平时的 3 次试验中，因素 B、C 均取遍三个水平，而且三个水平各出现 1 次，表明对因素 A 的每个水平而言，B、C 因素的变动是平等的，故上述计算的平均收率 $\bar{K}_i$（$i=1$，2，3）分别反映了因素 A 的三个不同水平对试验指标影响的大小，其中因素 A 取第三水平 A_3 时最好，平均收率最高，达 82%。同样可计算出因素 B、C 的各水平的平均收率，结果如表 11-3 所示。

表 11-3　直观分析法计算表

列号	1	2	3	4	试验结果
因素	A（温度）	B（加碱量）	C（催化剂）		收率 y_i(%)
1	1	1	1	1	51
2	1	2	2	2	71
3	1	3	3	3	58
4	2	1	2	3	82
5	2	2	3	1	69
6	2	3	1	2	59
7	3	1	3	2	77
8	3	2	1	3	85
9	3	3	2	1	84
K_1	180	210	195	204	
K_2	210	225	237	207	
K_3	246	201	204	225	
$\bar{K}_1$	60	70	65	68	
$\bar{K}_2$	70	75	79	69	
$\bar{K}_3$	82	67	68	75	
R	22	8	14	7	
最优条件	A_3	B_2	C_2		

（试验号 1~9 对应左侧"试验号"列）

(二)求出每个因素的极差 R，确定因素的主次

因素列中各水平的试验结果平均值 $\bar{K}_i$ 的最大值与最小值之差称为该因素的极差（range），用 R 表示。则因素 A、B、C 的极差分别是

$$A: R_1=82-60=22; \quad B: R_2=75-67=8; \quad C: R_3=79-65=14$$

由于正交表的均衡搭配特性，各个因素列的平均收率的差异可认为是由该因素列的不同水平所引起，而该列极差的大小，就表明该因素对试验结果影响的大小，故各因素极差的大小也就决定了试验中各因素的主次。

在本例中，由表 11-3 的极差 R 值知，A 因素（$R=22$）为主要因素，C 因素（$R=14$）次之，B 因素（$R=8$）是次要因素，即各因素的主次顺序为

$$主\rightarrow次：A，C，B$$

如果要大致考虑各因素对试验指标影响的显著性，则在正交表中必须有未排因素的列（称为空列）。如在本例中，我们可在表 11-3 中计算未排因素的空列第 4 列的极差 R_4，这里 $R_4=7$，其值较小，大致反应了试验误差的大小。（如果空列的极差较大，则因素间可能有交互作用）因素 B 所在列的 $R_2=8$，与 R_4 差不多，故因素 B 的影响不显著。而因素 A、C 的极差 R_1、R_3 显著大于 R_4，故因素 A、C 的影响是显著的。这里显著性的判定较为粗略，如需准确考察各个因素对试验指标影响的显著性，应采用下节介绍的正交试验的方差分析法。

(三)选取最优的水平组合，得到最优试验条件

每个因素都取其试验平均值最好的水平，简单组合起来就得到最优试验条件。本例即为使平均收率达到最大的水平组合，即 $A_3B_2C_2$ 是所求的最优试验条件。故最优试验条件为反应温度 90℃、加碱量为 48kg、用乙种催化剂。

在实际应用中，在确定最优试验条件时，主要因素一定取最好水平，而次要因素特别是不显著的往往可视条件、成本等取适当的水平，在此基础上来确定各因素的水平的最优组合。

如在本例中，B 因素——加碱量是次要因素，加碱量为 35kg 时平均收率是 70%，加碱量为 48kg 时平均收率是 75%，此时收率仅提高 5%，加碱量却要增加 13kg，权衡利弊，我们也可考虑加碱量为 35kg，即实际的最优试验条件可取为 $A_3B_2C_2$ 或 $A_3B_1C_2$。

值得注意的是，我们得到的这两个试验条件并没有包含在已做过的 9 次试验中，如果按这两个最优试验条件作验证性试验一般都会得到比那 9 次试验更好的结果。为此，我们分别在 $A_3B_2C_2$ 或 $A_3B_1C_2$ 的条件下各作两次试验，结果如表 11-4 所示。

表 11-4 案例 11.2 进一步试验的结果

试验条件	收率(%)		平均收率(%)
$A_3B_2C_2$	95	90	92.5
$A_3B_1C_2$	93	89	91

可见，这两个条件下的平均收率相差不大，从低消耗原则出发，可确定正式生产条件为 $A_3B_1C_2$。

(四)各因素水平变化时试验指标的变化规律

这里，我们以因素为横坐标，以试验指标为纵坐标作出三个因素的各水平与试验指标间的变化规律图，如图 11-2(a)、(b)、(c)所示。从该图我们就可分析因素的主次并找出最高的水平搭配。

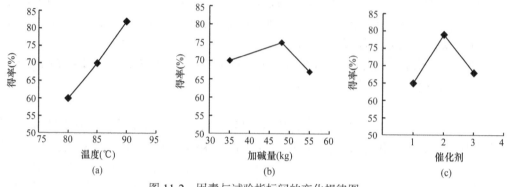

图 11-2　因素与试验指标间的变化规律图

从图中还可看到，因素 A(反应温度)从 80℃增加到 90℃，收率逐渐上升，而因素 B(加碱量)从 35kg 增加到 55kg 及因素 C(催化剂)依次取为甲、乙、丙三种催化剂时，收率是先上升，后下降。为此，如果我们取反应温度大于 90℃的水平、用乙种催化剂进行进一步的探索性试验，就有可能得到更高的收率。这就为我们制定进一步试验的方案指明了方向。同时也表明所谓"最优条件"是相对于被选取的因素和水平而言的，切不可误解为绝对的"最优"。

三、考虑交互作用的正交试验设计

在多因素的试验中，除了各个因素对指标的单独影响，即各因素的主效应外，还存在着因素间的联合作用，这种两个或多个因素之间的相互促进或相互制约的联合作用称为因素间的交互作用(interaction)。两个因素间的交互作用称为一级交互作用，如因素 A 和因素 B 间的交互作用记为 $A \times B$；两个以上因素间的交互作用称为高级交互作用。经验表明后者大都可忽略，故一般不予考虑。

在多因素试验中如果不能确定因素间是否存在交互作用，通常就要考察因素间交互作用对试验结果影响大小。在正交试验设计中，如果要考虑因素间的交互作用，需要把交互作用作为独立的因素来对待。在作表头设计时，首先把因素安排在适当的列上，然后借助于与正交表匹配的两列间交互作用表，确定因素间的交互作用所在列。表 11-5 是与正交表 $L_8(2^7)$ 匹配的两列间交互作用表，附表 17 还给出了其他的交互作用表供查阅。

表 11-5　$L_8(2^7)$ 两列间交互作用表

列号	列号						
	1	2	3	4	5	6	7
	(1)	3	2	5	4	7	6
		(2)	1	6	7	4	5
			(3)	7	6	5	4

续表

列号	列号						
	1	2	3	4	5	6	7
				(4)	1	2	3
					(5)	3	2
						(6)	1
							(7)

例如要安排一个 4 因素 2 水平的试验，可选用正交表 $L_8(2^7)$。首先将 A, B 两个因素分别置于正交表的第 1，2 列上，再根据 $L_8(2^7)$ 两列间交互作用表 11-5，将 1 列与 2 列因素间的交互作用 $A \times B$ 应安排在第 3 列上，则因素 C 应安排在第 4 列上；对交互作用 $A \times C$，$B \times C$，由交互作用表 11-5 可知，$A \times C$ 应安排在第 5 列上，$B \times C$ 应将安排在第 6 列上，然后再将因素 D 安排在第 7 列上，由此所得的表头设计如表 11-6 所示。

表 11-6 用 $L_8(2^7)$ 考虑交互作用的表头设计

列号	1	2	3	4	5	6	7
因素	A	B	$A \times B$	C	$A \times C$	$B \times C$	D

若要考虑更多的交互作用，如 $A \times D$，$B \times D$，$C \times D$，则该表就容纳不下了，这时需选用更大的正交表如 $L_{12}(2^{11})$、$L_{16}(2^{15})$（附表 17）来安排试验。

在作表头设计时需注意，只要正交表够大，主效应因素尽量不放在交互作用列上。如上面问题中即使不考虑交互作用也应该将因素 A，B，C，D 安排在 1，2，4，7 列上。

例 11.1 茵陈蒿汤由茵陈、栀子和大黄三味中药组成，具有利胆作用。为研究这三味中药的最佳配方，取成年大白鼠进行胆汁引流实验，以每 10min 的胆汁充盈长度（cm）为指标，给药后观察半小时的该指标均值减去给药前 20min 的均值作为统计分析用的试验结果值。选取因素及水平如表 11-7 所示。

表 11-7 例 11.1 茵陈蒿汤研究的因素和水平

水平	因素		
	A（大黄/g）	B（栀子/g）	C（茵陈/g）
1	生 1.8	3	12
2	酒燉 1.8	0	0

需要考虑因素间的交互作用 $A \times B$，$A \times C$。试用正交试验的直观分析法对试验结果进行分析，求出其最优配方。

解 本例为三因素二水平的试验，并要考虑任两个因素的交互作用。故选择 $L_8(2^7)$ 表，并查交互作用表，将 A，B，C 及其交互作用 $A \times B$，$A \times C$ 分别置于表的 1，2，4，3，5 列中，表头设计如表 11-8 所示。

表 11-8　例 11.1 的试验安排及数据计算表

试验号	1	2	3	4	5	6	7	试验结果
	A	B	$A \times B$	C	$A \times C$			y_i
1	1	1	1	1	1	1	1	3.67
2	1	1	1	2	2	2	2	−3.00
3	1	2	2	1	1	2	2	9.15
4	1	2	2	2	2	1	1	3.62
5	2	1	2	1	2	1	2	0.35
6	2	1	2	2	1	2	1	1.87
7	2	2	1	1	2	2	1	4.00
8	2	2	1	2	1	1	2	2.33
K_1	13.44	2.89	7.00	17.17	17.02			
K_2	8.55	19.10	14.99	4.82	4.97			
$\bar{K}_1$	3.36	0.72	1.75	4.29	4.26			
$\bar{K}_2$	2.14	4.78	3.75	1.21	1.24			
R	1.22	4.06	2.00	3.08	3.02			

由表 11-8 中各因素的极差 R 可知，各因素及其交互作用对试验结果影响大小的排序为

$$B \rightarrow C \rightarrow A \times C \rightarrow A \times B \rightarrow A$$

B、C 为主要因素，分别取 B_2、C_1，而交互作用 $A \times C$ 对试验结果的影响比因素 A 的还大，故因素 A 的水平选取应根据 A 与 C 哪对水平搭配较好来决定。为此，将 A 和 C 二元组合下所有结果的均值列在表 11-9 中。

表 11-9　例 11.1 中因素 A 和 C 的二元组合均值表

	C_1	C_2
A_1	$\frac{1}{2}(3.67 + 9.15) = 6.41$	$\frac{1}{2}(-3.00 + 3.62) = 0.31$
A_2	$\frac{1}{2}(0.35 + 4.00) = 2.18$	$\frac{1}{2}(1.87 + 2.33) = 2.10$

由表 11-9，可得 $A_1 C_1$ 组合下结果最优，而且 C 因素取第一水平与前面无矛盾，故最优方案为 $A_1 B_2 C_1$。若交互作用水平的选取与因素水平的选取有矛盾，一般应根据因素和交互作用主次顺序来选取水平。

在考察有交互作用的试验设计问题时，一定要注意表头设计，两列因素间的交互作用要由交互作用表来决定，不要把因素和交互作用放在同一列上，否则会出现"混杂现象"，无法区分是因素还是交互作用的影响，如果考察的交互作用多，需要选择更大的正交表来安排试验。

第四节　正交试验的方差分析法

前面我们介绍的直观分析法(极差分析法)，具有简单直观、计算量小的优点，故较为

常用。但直观分析法不能准确估计试验误差，不能把各因素的试验条件(水平)变化与试验误差对试验结果的影响区分开来，也不能准确判断各因素的作用是否显著。而正交试验的方差分析法既可克服直观分析法的这些缺点，而且计算也较简单。

一、正交试验的方差分析法原理

设 y_1，y_2，$\cdots$，y_n 是试验结果数据，n 为试验总次数，则总均值为 $\bar{y} = \frac{1}{n}\sum_{i=1}^{n} y_i$。

总离差平方和为

$$SS_T = \sum_{i=1}^{n}(y_i - \bar{y})^2 = \sum_{i=1}^{n} y_i^2 - \left(\sum_{i=1}^{n} y_i\right)^2 / n$$

根据方差分析原理，它既包括各因素的不同水平改变对试验结果的影响造成的差异，也包括各种随机因素引起的试验误差。

设 SS_j 是第 j 列(因素或空列)的离差平方和，m 为该列中不同水平的个数，n_j 为该列同一水平的重复数，K_i、$\bar{K}_i$ 为列中第 i 水平所对应的试验结果之和、平均值，则

$$SS_j = n_j \sum_{i=1}^{m}(\bar{K}_i - \bar{y})^2 = \frac{1}{n_j}\sum_{i=1}^{m} K_i^2 - \left(\sum_{i=1}^{n} y_i\right)^2 / n$$

特别地，对于二水平情形的正交表，有

$$SS_j = \frac{1}{n_j}(K_1^2 + K_2^2) - \left(\sum_{i=1}^{n} y_i\right)^2 / n = \frac{n_j^2 R_j^2}{n}$$

其中 R_j 是该列的极差，此时，在极差 R_j 的基础上计算各列的 SS_j 就十分方便。

现令

$$Q_j = \frac{1}{n_j}\sum_{i=1}^{m} K_i^2，\quad CT = \left(\sum_{i=1}^{n} y_i\right)^2 / n$$

则

$$SS_T = \sum_{i=1}^{n} y_i^2 - CT，\quad SS_j = Q_j - CT \qquad (j=1，2，\cdots，J)$$

且

$$SS_T = \sum_{j=1}^{J} SS_j$$

由此，我们即可与直观分析计算表类似，列出离差平方和的计算表(参见表 11-10)，得到各离差平方和 SS_T、SS_j，进而得到方差分析表(参见表11-11)，最终求得各因素的显著性。

二、用正交试验的方差分析法求解

下面我们结合例 11.1 的重新求解来介绍正交试验的方差分析法。($\alpha=0.10$)

例 11.1(续) **解** (方差分析法) 对例 11.1 的正交试验数据，有 $m=2$，$n=8$，$n_j=4$，对本例二水平情形的正交表，有

$$SS_j = \frac{1}{n_j}(K_1^2 + K_2^2) - \left(\sum_{i=1}^{n} y_i\right)^2 / n = \frac{n_j^2 R_j^2}{n}$$

故在表 11-8 的基础上,即可得到例 11.1 的方差分析的计算表(表 11-10)。

表 11-10 例 11.1 的方差分析的计算表

试验号	1	2	3	4	5	6	7	试验结果
	A	B	$A \times B$	C	$A \times C$			y_i
1	1	1	1	1	1	1	1	3.67
2	1	1	1	2	2	2	2	−3.00
3	1	2	2	1	1	2	2	9.15
4	1	2	2	2	2	1	1	3.62
5	2	1	2	1	2	1	2	0.35
6	2	1	2	2	2	2	1	1.87
7	2	2	1	1	2	2	1	4.00
8	2	2	1	2	1	1	2	2.33
K_1	13.44	2.89	7.00	17.17	17.02	9.97	13.16	
K_2	8.55	19.10	14.99	4.82	4.97	12.02	8.83	
$\overline{K}_1$	3.36	0.72	1.75	4.29	4.26	2.49	3.29	
$\overline{K}_2$	2.14	4.78	3.75	1.21	1.24	3.00	2.21	
R_j	1.22	4.06	2.00	3.08	3.02	0.51	1.08	
$SS_j = \dfrac{n_j^2 R_j^2}{n}$	2.98	32.97	8.00	18.97	18.24	0.52	2.33	SS_T=84.01

由此得到了各离差平方和

$SS_A = SS_1 = 2.98$,$SS_B = SS_2 = 32.97$,$SS_{A \times B} = S_3 = 8.00$,$SS_C = S_4 = 18.97$,$S_{A \times C} = S_5 = 18.24$

而第七列是空白列,相应的离差平方和 $SS_7 = 2.33$ 可认为是随机因素引起的试验误差 SS_E。

总离差平方和 SS_T 应等于各列的离差平方和 S_j 的总和,即

$$SS_T = \sum_{j=1}^{7} SS_j = S_A + S_B + S_C + S_{A \times B} + S_{A \times C} + S_E$$

实际计算时,可分别计算 SS_T 和各列的 SS_j,并由 $SS_T = \sum_{j=1}^{J} SS_j$ 来验证计算的准确性。

为列出方差分析表,下面我们考虑正交表方差分析的自由度。

正交表的总自由度即总离差平方和 S_T 的自由度 df_T=(试验次数−1)即 ($n-1$);而各列的自由度 df_j=(该列的水平数−1)即 $m-1$,且正交表的总自由度等于各列的自由度之和,即 $df_T = \sum df_j$。而各因素(及误差)平方和的自由度就是所在列的自由度,也就是所在列的水平数−1。

故对例 11.1,有

$df_T = n-1 = 7$,$df_A = df_B = df_C = df_{A \times B} = df_{A \times C} = m-1 = 1$,$df_E = 7-5 = 2$

与一般方差分析类似,当原假设(H_0:该因素作用不显著)成立时,有

$$F_j = \frac{SS_j / df_j}{SS_E / df_E} \sim F(df_j, \ df_E)$$

为此，计算该因素对应的检验统计量

$$F_j = \frac{SS_j / df_j}{SS_E / df_E} = \frac{MS_j}{MS_E}$$

对给定的显著性水平 α 进行 F 检验，当 F_j 值 $> F_\alpha(df_j, df_E)$（或 P 值 $< \alpha$）时，拒绝 H_0，表明该因素作用显著；否则，则该因素作用不显著。

由此即可作出例 11.1 的方差分析表（表 11-11），其中 $F_{0.10}(1, 2) = 8.53$。

表 11-11　例 11.1 正交试验数据的方差分析表

方差来源 Source	离差平方和 SS	自由度 df	均方 MS	F 值 F	P 值 P>F	显著性*Sig.
因素 A	SS_A=2.98	1	2.98	2.08	>0.10	不显著
因素 B	SS_B=32.97	1	32.97	23.05	<0.10	显著
交互作用 A×B	$SS_{A \times B}$=8.00	1	8.00	5.59	>0.10	不显著
因素 C	SS_C=18.97	1	18.97	13.26	<0.10	显著
交互作用 A×C	$SS_{A \times C}$=18.24	1	18.24	12.75	<0.10	显著
误差 E	SS_E=2.85	2	1.43			
总变差 T	SS_T=84.01	7		$F_{0.10}(1, 2)$ =8.53		

*取 α=0.10 的显著水平

由上列方差分析表的结果知，因为

$$F_A = 2.08 < 8.53, \quad F_B = 23.05 > 8.53, \quad F_{A \times B} = 5.59 < 8.53,$$

$$F_C = 13.26 > 8.53, \quad F_{A \times C} = 12.75 > 8.53。$$

故在 α=0.10 的显著水平上，因素 B、C 和交互作用 $A \times C$ 显著，因素 A 和交互作用 $A \times B$ 不显著，这比直观分析法的显著性粗略讨论结果要更准确。同时可以根据各因素的 F 值从大到小得到各因素的主次顺序

$$主 \to 次：B, C, A \times C, A \times B, A$$

这与直观分析法的结论一致。按方差分析的观点，只需要对有显著意义的因素和交互作用确定好的水平，对其他因素则可按实际需要确定适宜水平。在本例中，B 应取 B_2，C 应取 C_1，由 A、C 的二元组合的四种搭配的分析确定 A 应取 A_1，其配方组合为 $A_1 B_2 C_1$，结果与直观分析法一致。

【SPSS 软件应用】　在 SPSS 数据视图中，将表 11-8 中正交设计表各列数据作为因素变量，分别为 A（A 因素）、B（B 因素）、AB（AB 交互）、C（C 因素）、AC（AC 交互）、V6（空白列）、V7（空白列），Index（试验指标）作为观测变量，建立 SPSS 数据集〈茵陈蒿汤试验指标〉，如图 11-3 所示。

	A	B	AB	C	AC	V6	V7	Index
1	1	1	1	1	1	1	1	3.67
2	1	1	1	2	2	2	2	-3.00
3	1	2	2	1	1	2	2	9.15
4	1	2	2	2	2	1	1	3.62
5	2	1	2	1	2	1	2	.35
6	2	1	2	2	1	2	1	1.87
7	2	2	1	1	2	2	1	4.00
8	2	2	1	2	1	1	2	2.33

图 11-3　数据集〈茵陈蒿汤试验指标〉

在 SPSS 中，打开该数据集，从菜单选择【Analyze】→【General Linear Model（一般线性模型）】→【Univariate（单变量）】，在【Univariate】主对话框中，如图 11-4 所示，选定：

　　Index（试验指标）→ Dependent Variable；A、B、AB、C、AC → Fixed Factors（s）
再点击选项【Model】，进入对话框【Univariate：Model】，如图 11-5 所示，选定：

　　　　Specify Model / ⊙Custom；A、B、AB、C、AC→Model
点击 Continue。

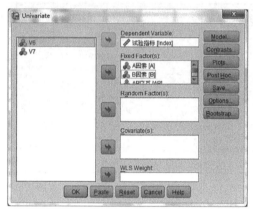
图 11-4　对话框【Univariate】

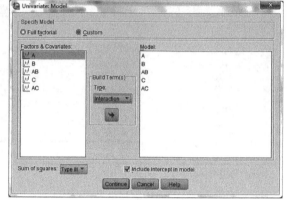
图 11-5　对话框【Univariate：Model】

最后点击 OK，即可得到例 11.1 的多因素方差分析的 SPSS 输出结果，其主要的输出结果如图 11-6 所示。

Tests of Between-Subjects Effects

Dependent Variable: 试验指标

Source	Type III Sum of Squares	df	Mean Square	F	Sig.
Corrected Model	81.030ᵃ	5	16.206	11.298	.083
Intercept	60.445	1	60.445	42.138	.023
A	2.989	1	2.989	2.084	.286
B	32.846	1	32.846	22.897	.041
AB	7.980	1	7.980	5.563	.142
C	19.065	1	19.065	13.291	.068
AC	18.150	1	18.150	12.653	.071
Error	2.869	2	1.434		
Total	144.344	8			
Corrected Total	83.899	7			

a. R Squared = .966 (Adjusted R Squared = .880)

图 11-6　例 11.1 的 SPSS 多因素方差分析主要输出结果

由图 11-6 给出的正交设计数据多因素方差分析表知，对显著水平 $\alpha = 0.10$，有如下结论。

对因素 A：因为概率 P 值（Sig.）=0.286 ＞ 0.10，故因素 A 不显著；

对因素 B：因为概率 P 值（Sig.）=0.041 ＜ 0.10，故因素 B 显著；

对因素 AB：因为概率 P 值（Sig.）=0.142 ＞ 0.10，故交互作用因素 $A \times B$ 不显著；

对因素 C：因为概率 P 值（Sig.）=0.068 ＜ 0.10，故因素 C 显著；

对因素 AC：因为概率 P 值(Sig.)=0.071<0.10，故因素 $A \times C$ 显著；

总之，因素 A、交互作用 $A \times B$ 不显著，而因素 B、C 和交互作用 $A \times C$ 的作用显著。

同时可以根据各因素的 F 值从大到小得到各因素的主次顺序

$$主 \rightarrow 次：B, C, A \times C, A \times B, A$$

B、C 为显著因素，分别取 B_2、C_1，而交互作用 $A \times C$ 对试验结果的影响比因素 A 的还大，故因素 A 的水平选取应根据 A 与 C 哪对水平搭配较好来决定。对于显著因素 $A \times C$，由 A 和 C 的试验二元表(表 11-9)知，取 A_1C_1；由此确定最优配方为 $A_1B_2C_1$。

第五节　均匀试验设计

正交试验设计方法根据正交性准则从全面试验中挑选部分代表点进行试验，具有"均匀分散，整齐可比"的两个特点。这种设计方法简单比较因素各水平试验指标的平均值，估计各因素的效应，减少了试验和计算的工作量，而仍能得到基本反映全面情况的试验结果，是一种优越性很强的试验设计方法。但当试验中因素数或其水平数较大时，其实验次数仍还很大。如对于 5 因素 5 水平的问题，用正交试验设计至少要作 5^2=25 次试验。这时，如果使用均匀设计试验法，仅需作 5 次试验就可得到能够满足需要的结果。

均匀设计(uniform design)法就是不考虑"整齐可比"的要求，只考虑试验点在试验范围内均匀散布的试验设计方法，它从全面试验中挑选更少的试验点作为代表进行试验，所得结果仍能反映分析体系的主要特征。该方法由我国数学家方开泰教授和王元院士在 1978 年共同提出，是数论方法中的"伪蒙特卡罗方法"的一个应用。

一、均匀设计表和均匀设计

均匀设计与正交试验设计相似，也是通过一套精心设计的表来进行试验设计的。均匀设计表(uniform design table)一般用 $U_n(n^m)$ 或 $U_n^*(n^m)$ 来表示，其中 U 表示均匀设计表，n 表示均匀设计表的行数和表内出现的数码个数，也即试验次数和水平数；m 表示均匀设计表的列数。例如：$U_7(7^4)$ 表示有 7 行 4 列的均匀设计表，可以安排 4 个因素，每个因素要选择 7 个水平，作 7 次试验。每个均匀设计表都附有一个使用表，它指示如何从设计表中选用适当的列，以及由这些列所组成的试验方案的偏差。其中"偏差"为均匀性的度量值，偏差值越小，均匀度越好。$U_7(7^4)$ 及其使用表分别如表 11-12 和表 11-13 所示。更多的均匀设计表和使用表见附表 18。

表 11-12　均匀表 $U_7(7^4)$

No.	1	2	3	4
1	1	2	3	6
2	2	4	6	5
3	3	6	2	4
4	4	1	5	3
5	5	3	1	2
6	6	5	4	1
7	7	7	7	7

表 11-13 均匀表 $U_7(7^4)$ 的使用表

因素数	列号				偏差
2	1	3			0.2398
3	1	2	3		0.3721
4	1	2	3	4	0.4760

均匀表的使用表 11-13 表明：如果选择两个因素，则应选择 1，3 两列安排试验；如果选择三个因素，应选用 1，2，3 列安排试验。

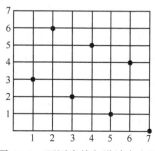

图 11-7 两因素均匀设计布点图

从表 11-12 中可见均匀表具有以下特性：

(1)各因素每个水平只作一次试验。

(2)若在平面格子点上列出任两个因素试验点，则每行每列有且仅有一个试验点。如图 11-7 即为表 $U_7(7^4)$ 的第 1 列和第 3 列构成的布点图。

(3)任两列试验方案一般不等价。

由于均匀表具有上述特性，所以用均匀表安排试验，每个因素的各个水平只出现一次且均匀分散，试验次数少，试验点均匀分布，这种设计方法适用于多因素多水平模型的拟合及优化试验，试验结果通常采用回归分析的方法进行分析。

综上所述，均匀设计的主要步骤为：

1. 确定试验指标，将各个指标综合分析。

2. 根据均匀分散的原则，确定试验因素和水平。

3. 选择适当的均匀设计表，并按表的水平组合编制出均匀设计试验方案。这是关键的一步，选用时需注意以下几点：

(1)均匀表是由数学中同余运算构造的，为保证表的均匀性和列间的相关性，每个均匀表最多只能安排 $\left(\dfrac{m}{2}+1\right)$ 个因素。

(2)U 的右上角加"*"和不加"*"代表两种不同类型的均匀设计表，所谓的 U_n^* 表是由 U_{n+1} 表中划去最后一行而获得的，它去掉了所有最高水平组合在一起的试验。通常加"*"的表有更好的均匀性，应优先选用。

(3)均匀表也可安排混合水平下的试验。

(4)当试验水平增加 1 个，试数次数就增加 1 次。

4. 用随机化的方法决定试验的次序，并进行试验，得到试验结果。

5. 根据试验结果数据作回归分析并作显著性检验，当回归显著时对回归方程求最优解。

6. 根据最优解，确定对试验指标有影响的因素和最优试验方案。

随着计算机技术的发展，可先人工选择因素、水平，再通过计算机辅助试验设计，进行试验结果分析。

二、均匀设计试验结果分析

按照均匀表安排试验后，对试验数据的分析，如果用直观方法分析，误差很大。因此，通常采用多元回归分析或逐步回归分析方法来分析试验结果，推断出起决定作用的因素和最佳试验条件组合。

由多元线性回归分析理论知，考察指标变量(因变量)Y与m个因素变量(自变量)x_1，x_2，$\cdots$，x_m之间的线性关系，可对已知的样本观测值

$$(x_{1k}, x_{2k}, \cdots, x_{mk}, y_k), \quad k=1, 2, \cdots, n; \quad n > m+1$$

利用最小二乘法估计回归系数$b_0, b_1, \cdots, b_m$，进而得到多元线性回归方程

$$\hat{y} = b_0 + b_1 x_1 + \cdots + b_m x_m$$

以估计相应的多元线性回归模型。进一步还可用F检验法作回归的显著性检验，以推断Y和x_1，x_2，$\cdots$，x_m之间的线性关系是否有显著性，即检验所求线性回归方程是否有显著意义。

如果Y和x_1，x_2，$\cdots$，x_m之间的关系是非线性的，即因素间存在交互作用时，线性回归模型不足以反映实际情况，可以采用二次回归模型，相应的二次回归方程可设为

$$\hat{y} = b_0 + \sum_{i=1}^{m} b_i x_i + \sum_{i=1}^{m} b_{ii} x_i^2 + \sum_{\substack{i=1 \\ j<i}}^{m} b_{ij} x_i x_j$$

$x_i x_j$项反映了因素间的交互效应。

由于实际运算求回归系数较为复杂，需要用逐步回归分析法对变量进行筛选，从回归方程中剔除不显著的自变量，其逐步回归运算的过程复杂烦琐，一般需要利用统计软件包(如 SPSS、SAS 等)进行计算。

三、均匀设计应用举例

例 11.2 阿魏酸是常用中药川芎中的一种有效成分，对心血管等有良好的作用，而且毒性极低，副作用很小。为提高阿魏酸的收率，现考察阿魏酸合成的工艺条件，根据文献调研和预试验结果，选定三个因素 A、B、C 及其考察范围，并平均成 7 个水平：

因素 A 香兰醛：丙二酸 X_A(mol/mol)：1.0，1.4，1.8，$\cdots$，3.4；

因素 B 吡啶量 X_B(ml)：10，13，16，$\cdots$，28；

因素 C 反应时间 X_C(h)：0.5，1.0，1.5，$\cdots$，3.5；

现用 $U_7(7^4)$ 的前三列安排均匀设计试验，将试验产生的 7 个试验结果值填入表 11-14 中，试考察各因素对试验结果阿魏酸收率的影响，并确定最优试验方案。($\alpha=0.10$)

表 11-14 例 11.2 均匀试验安排与试验数据表

No.	A	B	C	收率
1	1	2	3	0.3298
2	2	4	6	0.3660
3	3	6	2	0.2936
4	4	1	5	0.4758
5	5	3	1	0.2089
6	6	5	4	0.4507
7	7	7	7	0.4822

下面我们结合 SPSS 软件的应用来求解该例题。

【SPSS 软件应用】 在 SPSS 数据视图中，将表 11-14 中均匀设计表各列数据换成各因素水平对应的实际值：A（因素 A）、B（因素 B）、C（因素 C）作为因素变量，将试验得到的收率数据作为观测变量：Yield（收率），建立 SPSS 数据集〈阿魏酸合成的收率〉，如图 11-8 所示。

	A	B	C	Yield
1	1	13	1.5	.3298
2	1	19	3.0	.3660
3	2	25	1.0	.2936
4	2	10	2.5	.4758
5	3	16	.5	.2089
6	3	22	2.0	.4507
7	3	28	3.5	.4822

图 11-8　数据集〈阿魏酸合成的收率〉

在 SPSS 中，打开该数据集，从菜单选择【Analyze】→【Regression】→【Linear】，在打开的【Linear Regression】对话框中，选定因变量和自变量：

Yield（收率）→ Dependent；A（因素 A）、B（因素 B）、C（因素 C）→ Independent

点击 OK，即可得到例 11.2 的多元线性回归的输出结果，其主要的输出结果如图 11-9 所示。

ANOVA[a]

Model		Sum of Squares	df	Mean Square	F	Sig.
1	Regression	.049	3	.016	3.314	.176[b]
	Residual	.015	3	.005		
	Total	.064	6			

a. Dependent Variable: 收率

b. Predictors: (Constant), 因素C, 因素B, 因素A

Coefficients[a]

Model		Unstandardized Coefficients		Standardized Coefficients	t	Sig.
		B	Std. Error	Beta		
1	(Constant)	.202	.099		2.038	.134
	因素A	.037	.039	.312	.962	.407
	因素B	-.003	.005	-.217	-.668	.552
	因素C	.077	.028	.808	2.783	.069

a. Dependent Variable: 收率

图 11-9　例 11.2 的 SPSS 的输出结果

由图 11-9 输出结果中第一个回归的方差分析（ANOVA）表知，其回归模型总的显著性检验的 P 值（Sig.）为 $P=0.176>\alpha=0.10$，即认为回归方程不显著，故该回归模型不合适，需

要做进一步的修正。而由第二个系数表结果知，此时所得的回归方程为

$$Y(收率)=0.202+0.037X_A-0.003X_B+0.077X_C$$

且 X_A 的系数显著性 t 检验的 P 值(Sig.)为 $P=0.407 > \alpha=0.10$，X_B 的系数显著性 t 检验的 P 值(Sig.)为 $P=0.552 > \alpha=0.10$，X_C 的系数显著性 t 检验的 P 值(Sig.)为 $P=0.069 < \alpha=0.10$，故自变量 X_C 显著，自变量 X_A、X_B 不显著。考虑到 X_B 最不显著且系数很小(-0.003)，故考虑将自变量 X_B 从回归模型中剔除，重新进行多元回归分析。

为剔除自变量 X_B，与上述多元回归分析的 SPSS 操作完全类似，只是需要重新选定因变量和自变量：

Yield(收率)→ Dependent；A(因素 A)、C(因素 C)→ Independent

即不将 B 选为自变量。点击 OK，即可得到只有 A、C 为自变量因素的多元线性回归的相应的输出结果，如图 11-10 所示。

ANOVA[a]

Model		Sum of Squares	df	Mean Square	F	Sig.
1	Regression	.047	2	.023	5.510	.071[b]
	Residual	.017	4	.004		
	Total	.064	6			

a. Dependent Variable: 收率

b. Predictors: (Constant), 因素C, 因素A

Coefficients[a]

Model		Unstandardized Coefficients B	Std. Error	Standardized Coefficients Beta	t	Sig.
1	(Constant)	.168	.079		2.123	.101
	因素A	.025	.032	.211	.792	.473
	因素C	.074	.025	.779	2.923	.043

a. Dependent Variable: 收率

图 11-10　例 11.2 的修正的多元线性回归的相应的输出结果

由图 11-10 输出结果中的方差分析(ANOVA)表知，其回归模型总的显著性检验的 P 值(Sig.)为 $P=0.071<\alpha=0.10$，即认为回归模型是显著的，回归方程显著成立。而由第二个表系数表结果知，所得的回归方程为

$$Y(收率)=0.168+0.025X_A+0.074X_C$$

由于回归方程中，自变量 X_A、X_C 的系数均为正值，若要收率 Y 最大，因素 A、C 在考察范围内应取最大值，而因素 B 在考察范围内的变化对收率的影响不显著，可取任意水平，为节约成本及环保考虑，取最小值；故其最优试验方案，即优化条件为

$$A=3.4,\ C=3.5,\ B=10$$

将该条件代入回归方程式，可得：$y=0.512$。而该按照优化条件进行试验，实际所得的收率为 48.6%，即 0.486，与预测值很接近，较均匀表中前 7 个试验号的结果都好。

均匀设计在对试验结果进行分析过程中，无论是回归方程的建立还是最优值的计算都要经过一定的计算，这个工作人工完成难度很大，需要借助于计算机软件来完成。在不具

备计算机及软件的条件时，往往可以从均匀设计表的试验数据中直观比较来选取较优的反应条件作为优化条件。如在本例的表 11-14 中直观看出，试验号 7 得到的收率 0.4822 为最大，故可取对应的试验条件 A=3.4，C=3.5，B=28 为优化条件。

现在，已有专门的软件可以完成均匀设计的全过程，使均匀设计成为了一种十分简便易行，省时省力的试验设计方法。

第六节　综　合　例　题

例 11.3 某厂用有机溶液提取某中药的有效成分，为寻找浸出率的影响因素和适宜水平，选取溶液浓度(A)，催化剂的量(B)，溶液的 pH(C)和温度(D)四个因素。每个因素各取两个水平并需考虑交互作用 $A\times B$，$A\times C$，$B\times C$，选用 $L_8(2^7)$，试验方案及结果见下表，其中浸出率越高越好。

试验号	因素							试验结果 浸出率(%)
	1 A	2 B	3 $A\times B$	4 C	5 $A\times C$	6 $B\times C$	7 D	
1	1	1	1	1	1	1	1	82
2	1	1	1	2	2	2	2	85
3	1	2	2	1	1	2	2	70
4	1	2	2	2	2	1	1	75
5	2	1	2	1	2	1	2	74
6	2	1	2	2	1	2	1	79
7	2	2	1	1	2	2	1	80
8	2	2	1	2	1	1	2	87

试用直观分析法判别因素的主次顺序，并求出最优方案。

解　根据试验结果完成下面的直观分析法的计算表。

试验号	因素							试验结果 浸出率(%)
	1 A	2 B	3 $A\times B$	4 C	5 $A\times C$	6 $B\times C$	7 D	
1	1	1	1	1	1	1	1	82
2	1	1	1	2	2	2	2	85
3	1	2	2	1	1	2	2	70
4	1	2	2	2	2	1	1	75
5	2	1	2	1	2	1	2	74
6	2	1	2	2	1	2	1	79
7	2	2	1	1	2	2	1	80
8	2	2	1	2	1	1	2	87
$\overline{K}_1$	78	80	83.5	76.5	79.5	79.5	79	
$\overline{K}_2$	80	78	74.5	81.5	78.5	78.5	79	
R	2	2	9	5	1	1	0	

从上表中可以看出各因素和交互作用对指标影响大小的次序是

$$A \times B \to C \to \begin{matrix} A \\ B \end{matrix} \to \begin{matrix} A \times C \\ B \times C \end{matrix} \to D$$

这表明 A，B 的交互作用影响最大，所以 A，B 的搭配非常重要。对这种有交互作用的因素，其水平选择不能单独考虑，需列出二元表来分析比较，然后再选择对指标有利的水平。

以下是因素 A，B 的二元表，其中算出 A 和 B 的 4 种搭配下的平均值。

	B_1	B_2
A_1	$(y_1+y_2)/2=83.5$	$(y_3+y_4)/2=72.5$
A_2	$(y_5+y_6)/2=76.5$	$(y_7+y_8)/2=83.5$

可以看出，A_1B_1 和 A_2B_2 搭配都好。$A \times C$ 和 $B \times C$ 作用较小，可不必考虑。因素 C 则以 C_2 较好。综合上述分析，得最优或较优的试验条件为 $A_1B_1C_2$ 或 $A_2B_2C_2$，D 可任取。

例 11.4 为了提高某化工产品的产量，考察反应温度、反应压力和溶液浓度，各取三个水平：

因素 A 温度（℃）：A_1=60℃，A_2=65℃，A_3=70℃；

因素 B 压力（大气压）：B_1=2，B_2=2.5，B_3=3；

因素 C 溶液浓度（%）：C_1=6，C_2=7，C_3=8。

要考察 $A \times B$，$A \times C$ 及 $B \times C$ 作用，用 $L_{27}(3^{13})$ 表安排试验，表头设计如下：

1	2	3	4	5	6	7	8	9	10	11	12	13
A	B	$A \times B$	$A \times B$	C	$A \times C$	$A \times C$	$B \times C$			$B \times C$		

试验结果 y（单位：kg）为

11.30，14.63，17.23，10.50，13.67，16.23，11.37，14.73，17.07，

10.47，13.47，16.13，10.33，13.04，15.80，10.63，13.97，16.50，

10.03，13.40，16.80，10.57，13.97，16.83，21.07，13.97，16.57

试用方差分析法进行正交分析，并确定最优试验条件。

解 选用 $L_{27}(3^{13})$ 正交表安排试验的表头设计与计算见下表：

列号 因素	1	2	3	4	5	6	7	8	9	10	11	12	13	试验 结果
	A	B	$A \times B$	$A \times B$	C	$A \times C$	$A \times C$	$B \times C$			$B \times C$			y_i
1	1	1	1	1	1	1	1	1	1	1	1	1	1	11.30
2	1	1	1	1	2	2	2	2	2	2	2	2	2	14.63
3	1	1	1	1	3	3	3	3	3	3	3	3	3	17.23
4	1	2	2	2	1	1	1	2	2	2	3	3	3	10.50
5	1	2	2	2	2	2	2	3	3	3	1	1	1	13.67
6	1	2	2	2	3	3	3	1	1	1	2	2	2	16.23
7	1	3	3	3	1	1	1	3	3	3	2	2	2	11.37

续表

列号 因素	1	2	3	4	5	6	7	8	9	10	11	12	13	试验 结果
	A	B	$A\times B$	$A\times B$	C	$A\times C$	$A\times C$	$B\times C$			$B\times C$			y_i
8	1	3	3	3	2	2	2	1	1	1	3	3	3	14.73
9	1	3	3	3	3	3	3	2	2	2	1	1	1	17.07
10	2	1	2	3	1	2	3	1	2	3	1	2	3	10.47
11	2	1	2	3	2	3	1	2	3	1	2	3	1	13.47
12	2	1	2	3	3	1	2	3	1	2	3	1	2	16.13
13	2	2	3	1	1	2	3	2	3	1	3	1	2	10.33
14	2	2	3	1	2	3	1	3	1	2	1	2	3	13.04
15	2	2	3	1	3	1	2	1	2	3	2	3	1	15.80
16	2	3	1	2	1	2	3	3	1	2	2	3	1	10.63
17	2	3	1	2	2	3	1	1	2	3	3	1	2	13.97
18	2	3	1	2	3	1	2	2	3	1	1	2	3	16.50
19	3	1	3	2	1	3	2	1	3	2	1	3	2	10.03
20	3	1	3	2	2	1	3	2	1	3	2	1	3	13.40
21	3	1	3	2	3	2	1	3	2	1	3	2	1	16.80
22	3	2	1	3	1	3	2	2	1	3	3	2	1	10.57
23	3	2	1	3	2	1	3	3	2	1	1	3	2	13.97
24	3	2	1	3	3	2	1	1	3	2	2	1	3	16.83
25	3	3	2	1	1	3	2	3	2	1	2	1	3	21.07
26	3	3	2	1	2	1	3	1	3	2	3	2	1	13.97
27	3	3	2	1	3	2	1	2	1	3	1	3	2	16.57
$\bar{K}_1$	14.08	13.72	13.96	14.88	11.81	13.66	13.76	13.70	13.62	14.93	13.62	14.86	13.70	
$\bar{K}_2$	13.37	13.44	14.68	13.53	13.87	13.85	14.79	13.67	14.92	13.65	14.83	13.73	13.69	
$\bar{K}_3$	14.80	15.10	13.62	13.85	16.57	14.74	13.70	14.88	13.71	13.67	13.80	13.66	14.86	
R_j	1.43	1.66	1.06	1.36	4.77	1.08	1.09	1.21	1.30	1.29	1.20	1.20	1.17	
SS_j	9.20	14.23	5.24	9.05	102.81	6.01	6.78	8.53	9.46	9.73	7.56	8.21	8.19	

作方差分析并列出方差分析表如下：

方差来源 Source	离差平方和 SS	自由度 df	均方 MS	F 值 F	显著性 Sig.
A	9.20	2	4.60	1.03	
B	14.22	2	7.11	1.60	
$A\times B$	14.29	4	3.57	0.82	
C	102.81	2	51.41	11.55	显著
$A\times C$	12.79	4	3.20	0.72	
$B\times C$	16.08	4	4.02	0.90	
误差 E	35.59	8	4.45		
总变差 T	204.98	26	$F_{0.05}(2,8)=4.46$，$F_{0.01}(2,8)=8.65$，$F_{0.05}(4,8)=3.84$		

因 $F_{A×B} = 0.82 < F_{0.05}(4, 8) = 3.84$，$P > 0.05$，故因素 $A×B$ 不显著；

因 $F_{A×C} = 0.72 < F_{0.05}(4, 8) = 3.84$，$P > 0.05$，故因素 $A×C$ 不显著；

因 $F_{B×C} = 0.90 < F_{0.05}(4, 8) = 3.84$，$P > 0.05$，故因素 $B×C$ 不显著。

由于交互作用对试验结果均没有显著性影响，所以可将交互作用的平方和都合并在误差中，自由度也合并，再作无交互作用的方差分析表如下所示：

方差来源 Source	离差平方和 SS	自由度 df	均方 MS	F 值 F	显著性 Sig.
A	9.20	2	4.60	1.17	
B	14.22	2	7.11	1.80	
C	102.81	2	51.41	13.05	显著
误差	78.75	20	3.94		
总变差 T	204.98	26	$F_{0.05}(2, 20) = 3.49$ $F_{0.01}(2, 20) = 5.85$		

因 $F_A = 1.17 < F_{0.05}(2, 20) = 3.49$，$P > 0.05$，故因素 A 不显著；

因 $F_B = 1.80 < F_{0.05}(2, 20) = 3.49$，$P > 0.05$，故因素 B 不显著；

因 $F_C = 13.05 > F_{0.01}(2, 20) = 5.85$，$P < 0.01$，故因素 C 高度显著。

结论：由方差分析得 C 因素对试验结果有高度显著性影响，而其他各个因素和交互作用均无显著性影响。再利用综合平均值确定最优试验组合为 $A_3B_3C_3$，即温度取 70℃，压力取 3 个大气压，溶液浓度为 8%，在此条件下该化工产品产量最高。

本章 SPSS 软件应用提要

统计项目	SPSS 软件应用实现的菜单选项
正交设计的方差分析	【Analyze】→【General Linear Model】→【Univariate】[例 11.1(续)]
均匀设计的试验结果分析	【Analyze】→【Regression】→【Linear】(例 11.2)

知识链接 费希尔与试验设计发展史

试验设计自 20 世纪 20 年代问世至今，其发展大致经历了三个阶段：即早期的单因素和多因素方差分析，传统的正交试验法等和近代的最优设计法等。

英国著名统计学家、数学家 R.A.费希尔(R.A. Fisher)开创了试验设计法。他于 1923 年与 W.A.麦肯齐合作发表了第一个实验设计的实例，1935 年出版了他的名著《实验设计法》，提出了试验设计三原则：随机化、局部控制和重复。

正交试验设计是建立在方差分析模型的基础上的试验设计法，当因素的水平不多，试验范围不大时非常有效。60 年代，日本统计学家田口玄一等首创了正交表，将正交试验设计和数据分析表格化、使正交设计更加便于理解和使用。我国方开泰教授于 1972 年提出了"直观分析法"，将方差分析的思想体现于点图和极差计算之中，使正交设计的统计分析大为简化。

1978 年，我国七机部由于导弹设计的要求，提出了一个五因素的试验，希望每个因素的水平数要多于 10，而试验总数又不超过 50，正交试验设计法等都难以满足。为此，中国科学院应用数学研究所的方开泰教授和王元院士提出"均匀设计"法，均匀设计能有效地处理多因素多水平的试验，这一方法不仅在导弹设计中取得了成效，还被广泛用于"计算机仿真试验"和农业、工业、医药和高技术创新等众多领域，取得很好成效。

本章内容提要

(一)正交试验设计

名目	内容
安排试验的表	正交表
正交试验设计 基本步骤	1. 确定试验指标，并拟定影响试验指标的因素数和水平数； 2. 选用适当正交表，进行正交表的表头设计； 3. 根据正交表确定各次试验的试验条件，进行试验得到试验结果数据； 4. 利用直观分析法或方差分析法等进行正交分析； 5. 得到最优试验条件或进一步试验方案

(二)正交试验数据的直观分析法

方法	步骤
直观分析法	1. 计算每个因素各水平的综合平均值 $\bar{K}_i$； 2. 利用直观分析法计算表，求出每个因素的极差 R； 3. 根据极差 R 从大到小，确定因素的主次； 4. 选取最优的水平组合，得到最优试验条件

直观分析法计算表

列号因素	1 2 ... A B ...	试验结果
试验号	正交表	结果数据
$\bar{K}_1$ $\bar{K}_2$ $\vdots$ $\bar{K}_s$	同一水平所对应的试验结果的平均值	
极差 R_j	$R = \max\limits_{1 \leqslant i \leqslant s}\{\bar{K}_i\} - \min\limits_{1 \leqslant i \leqslant s}\{\bar{K}_i\}$	

(三)正交试验数据的方差分析法

方法	步骤
方差分析法	1. 计算每个因素各水平的试验结果之和 K_j； 2. 计算每个因素对应的各离差平方和 SS_j，并列出离差平方和计算表； 3. 列出方差分析表，确定因素对试验结果的影响的显著性； 4. 根据每个因素各水平的综合平均值，选取最优的水平组合，得到最优试验方案

离差平方和计算表

列号因素	1 2 ... A B ...	试验结果
试验号	正交表	结果数据
K_1 K_2 $\vdots$ K_s	同一水平所对应的试验结果之和	$\mathrm{CT} = \dfrac{\left(\sum\limits_{i=1}^{n} y_i\right)^2}{n}$
Q_j	$Q_j = (K_1^2 + K_2^2 + \cdots + K_s^2)/m$	
SS_j	$SS_j = Q_j - \mathrm{CT}$	$SS_T = \sum\limits_j SS_j$

多因素方差分析表

方差来源 Source	离差平方和 SS	自由度 df	均方 MS	F 值 F	显著性 Sig.
A	SS_A	df_A	$MS_A = SS_A / df_A$	$F_A = MS_A / MS_E$	
B	SS_B	df_B	$MS_B = SS_B / df_B$	$F_B = MS_B / MS_E$	
…	…	…	…	…	
误差 E	SS_E	df_E	$MS_E = SS_E / df_E$		
总变差	SS_T	df_T		F 检验临界值	

(四) 均匀试验设计

名目	内容
安排试验的表	均匀表和使用表
均匀试验设计 步骤	1. 确定试验指标，根据均匀分散的原则，确定试验因素和水平； 2. 选择均匀设计表，将试验的因素和水平安排在均匀设计表中，并列出试验安排与数据表； 3. 根据试验数据作回归分析并作显著性检验，如果回归显著，对回归方程求最优解； 4. 根据最优解，确定对试验指标有影响的因素和最优试验方案
试验结果 分析法	直观分析法 回归分析法

思考与练习十一

1. 正交表具有_____的特性。

2. 在正交试验中，若选用正交表 $L_{32}(4^9)$，则共需进行_____次试验，最多可以安排_____个_____水平的因素；

3. 用 $L_9(3^4)$ 正交表安排试验，如果 A 因素对应各水平的 $\bar{K}_1 = 22$，$\bar{K}_2 = 11$，$\bar{K}_3 = 18$，则 A 因素的极差 $R_A =$ _____。

4. 对因素 A、B、C、D 用 $L_9(3^4)$ 正交表安排试验，用直观分析法对试验结果进行正交分析和计算，所得因素 A、B、C、D 的极差分别为

$$R_A = 57, \quad R_B = 12, \quad R_C = 76, \quad R_D = 7$$

则各因素对试验结果的影响从大到小的次序为（   ）。

A. $A \to B \to C \to D$ B. $B \to D \to A \to C$

C. $C \to A \to B \to D$ D. $D \to B \to A \to C$

5. 均匀设计具有_____特点，$U_n(n^m)$ 表最多可以安排_____个因素。

习 题 十 一

1. 设有 A，B，C，D 四个因素，每个因素取三个水平，另有 E 因素为两水平，试选用正交表进行表头设计。

2. 设有 A，B，C，D，E 五个因素，每个因素取两个水平，还需考虑 A，B，C，D 之间的两两交互作用，试选用适当的正交表并作表头设计。

3. 某药厂为改革潘生丁环反应工艺，根据经验确定因素及水平如下：

反应温度 A（℃）： $A_1 = 100$， $A_2 = 110$， $A_3 = 120$

反应时间 $B(\mathrm{hr})$: $B_1 = 6$, $B_2 = 8$, $B_3 = 10$

投料比 $C(\mathrm{mol/mol})$: $C_1 = 1:1.2$, $C_2 = 1:1.6$, $C_3 = 1:2.0$

现选用 $L_9(3^4)$ 正交表,分别将因素 A,B 和 C 安置在第 1,2 和 3 列上,9 次试验收率分别为

$$40.9 \quad 58.2 \quad 71.6 \quad 40.0 \quad 73.7 \quad 39.0 \quad 62.1 \quad 43.2 \quad 57.0$$

试用直观分析法和方差分析法确定因素的主次,并求出因素水平的较好组合(不考虑交互作用)。

4. 某药厂为改进阿糖胞苷合成工艺,选取以下因素和水平试验:

催化剂用量 (mol) A: $A_1 = 0.134$, $A_2 = 0.077$

氧化剂用量 (mol) B: $B_1 = 4.47$, $B_2 = 3.56$

加氧化剂方式 C: $C_1 = $ 温度在 35℃ ~ 40℃,分两次加

               $C_2 = $ 温度在60℃,滴加

杂质去除法 D: $D_1 = $ 离子交换树脂法

               $D_2 = $ 草酸沉淀法

除考虑四个主因素外,还要考虑交互作用 $A \times B$,$A \times C$,$B \times C$,$A \times D$,$B \times D$ 和 $C \times D$。现选用正交表 $L_{16}(2^{15})$ 进行试验,表头设计为

1	2	3	4	5	6	7	8	9	10	11	12	13	14	15
A	B	$A \times B$	C	$A \times C$	$B \times C$		D	$A \times D$	$B \times D$		$C \times D$			

试验结果 D-阿拉伯糖的收率 $(\%)$ 依次为

$$25.1 \quad 13.4 \quad 32.5 \quad 20.0 \quad 26.3 \quad 22.7 \quad 41.2 \quad 17.3$$
$$40.0 \quad 27.5 \quad 44.5 \quad 31.6 \quad 44.2 \quad 17.2 \quad 35.8 \quad 26.5$$

试用直观分析法确定因素(包括交互作用)的主次,并求各因素最水平组合。

5. 为了寻找微型胶囊得率最高的工艺条件,决定考察下列因素和水平:

因素 A 胶浓度 $(\%)$:5.5,3.0

因素 B 包料与被包物之比:4:1,2:1

因素 C 加胶方式:一次加胶;二次加胶

此外还要考虑交互作用 $A \times B$,$B \times C$,$A \times C$。选用正交表 $L_8(2^7)$。将 A,B,C 分别安排在 1,2,4 列上,8 次试验结果(得率,%)为

$$73.3 \quad 75.3 \quad 80.5 \quad 79.4 \quad 67.4 \quad 70.0 \quad 79.4 \quad 77.7$$

试用直观分析法和方差分析法分析试验结果,找出因素的主次顺序和最优条件。

6. 对阿苯达唑透皮吸收制剂的配方进行优化,根据文献及预先实验结果,确定下列因素及考察范围:

A:二甲基亚砜的用量 (ml) 2.0~4.0

B:聚乙二醇的酯的用量 (g) 0.1~0.6

C:聚山梨酯 80 的用量 $(\mathrm{滴})$ 3~8

将各因素等分为 6 个水平,试用均匀设计安排试验。

上机训练题

1. 对计算题第 3 题利用 SPSS 用方差分析法进行正交设计的试验分析。
2. 对计算题第 5 题利用 SPSS 用方差分析法进行正交设计的试验分析。

（言方荣　徐　畅）

参 考 文 献

鲍兰平，2005. 概率论与数理统计. 北京：清华大学出版社.

曹汇，2013. 统计学——基于 SPSS 的应用. 北京：北京大学出版社.

车永强，2008. 概率论与数理统计. 上海：复旦大学出版社.

陈文灯，2015. 考研数学十年真题点评. 北京：北京理工大学出版社.

陈希孺，2002. 数理统计学简史. 长沙：湖南教育出版社.

方积乾，2013. 卫生统计学. 7 版. 北京：人民卫生出版社.

高祖新，2011. 医药数理统计方法. 5 版. 北京：人民卫生出版社.

高祖新，2016. 医药数理统计方法. 6 版. 北京：人民卫生出版社.

高祖新，2016. 医药数理统计方法学习指导与习题集. 2 版. 北京：人民卫生出版社.

高祖新，陈华钧，1995. 概率论与数理统计. 南京：南京大学出版社.

高祖新，韩可勤，2005. 医药应用概率统计. 北京：科学出版社.

高祖新，韩可勤，2013. 医药应用概率统计. 2 版. 北京：科学出版社.

高祖新，刘更新，2017. 医药数理统计. 3 版. 北京：中国医药科技出版社.

高祖新，尹勤，2015. 医药数理统计. 3 版. 北京：科学出版社.

龚鉴尧，2000. 世界统计名人传记. 北京：中国统计出版社.

纪楠，袁书娟，杨亚锋，2014. 概率论与数理统计——实训教程. 北京：清华大学出版社.

贾俊平，2011. 统计学. 5 版. 北京：中国人民大学出版社.

贾俊平，2012，何晓群，等. 统计学. 5 版. 北京：清华大学出版社.

刘光祖，2000. 概率论与应用数理统计. 北京：高等教育出版社.

盛骤，谢式千，潘承毅，2008. 概率论与数理统计. 4 版. 北京：高等教育出版社.

维克托·迈尔-舍恩伯格，2013. 大数据时代. 盛杨燕，译. 杭州：浙江人民出版社.

温勇，尹勤，2006. 人口统计学. 南京：东南大学出版社.

吴辉，1987. 英汉统计词汇. 北京：中国统计出版社.

西内启，2013. 看穿一切数字的统计学. 朱悦玮，译. 北京：中信出版社.

薛薇，2013. SPSS 统计分析方法及应用. 3 版. 北京：电子工业出版社.

叶俊，赵衡秀，2005. 概率论与数理统计. 北京：清华大学出版社.

袁卫，刘超，2011. 统计学——思想、方法与应用. 北京：中国人民大学出版社.

张德培，罗蕴玲，2000. 应用概率统计. 北京：高等教育出版社.

祝国强，2014. 医药数理统计方法. 3 版. 北京：高等教育出版社.

Norman G R，2010. 生物统计学基础. 3 版. 北京：人民卫生出版社.

Salsburg D，2004. 女士品茶——20 世纪统计怎样改变了科学. 北京：中国统计出版社.

附录一　常用统计表

附表 1　二项分布表

$$P(X \geqslant k) = \sum_{i=k}^{n} C_n^i p^i (1-p)^{n-i}$$

n	k	p									
		0.01	0.02	0.04	0.06	0.08	0.1	0.2	0.3	0.4	0.5
5	5			0.00000	0.00000	0.00000	0.00001	0.00032	0.00243	0.01024	0.03125
	4	0.00000	0.00000	0.00001	0.00006	0.00019	0.00046	0.00672	0.03078	0.08704	0.18750
	3	0.00001	0.00008	0.00060	0.00197	0.00453	0.00856	0.05792	0.16308	0.31744	0.50000
	2	0.00098	0.00384	0.01476	0.03187	0.05436	0.08146	0.26272	0.47178	0.66304	0.81250
	1	0.04901	0.09608	0.18463	0.26610	0.34092	0.40951	0.67232	0.83193	0.92224	0.96875
10	10								0.00001	0.00010	0.00098
	9							0.00000	0.00014	0.00168	0.01074
	8						0.00000	0.00008	0.00159	0.01229	0.05469
	7				0.00000	0.00000	0.00001	0.00086	0.01059	0.05476	0.17188
	6			0.00000	0.00001	0.00004	0.00015	0.00637	0.04735	0.16624	0.37695
	5		0.00000	0.00002	0.00015	0.00059	0.00163	0.03279	0.15027	0.36690	0.62305
	4	0.00000	0.00003	0.00044	0.00203	0.00580	0.01280	0.12087	0.35039	0.61772	0.82813
	3	0.00011	0.00086	0.00621	0.01884	0.04008	0.07019	0.32220	0.61722	0.83271	0.94531
	2	0.00427	0.01618	0.05815	0.11759	0.18788	0.26390	0.62419	0.85069	0.95364	0.98926
	1	0.09562	0.18293	0.33517	0.46138	0.56561	0.65132	0.89263	0.97175	0.99395	0.99902
15	15									0.00000	0.00003
	14								0.00000	0.00003	0.00049
	13								0.00001	0.00028	0.00369
	12							0.00000	0.00009	0.00193	0.01758
	11							0.00001	0.00067	0.00935	0.05923
	10							0.00011	0.00365	0.03383	0.15088
	9					0.00000	0.00000	0.00079	0.01524	0.09505	0.30362
	8				0.00000	0.00001	0.00003	0.00424	0.05001	0.21310	0.50000
	7			0.00000	0.00005	0.00008	0.00031	0.01806	0.13114	0.39019	0.69638
	6		0.00000	0.00001	0.00015	0.00070	0.00225	0.06105	0.27838	0.59678	0.84912
	5	0.00000	0.00001	0.00022	0.00140	0.00497	0.01272	0.16423	0.48451	0.78272	0.94077
	4	0.00001	0.00018	0.00245	0.01036	0.02731	0.05556	0.35184	0.70713	0.90950	0.98242
	3	0.00042	0.00304	0.02029	0.05713	0.11297	0.18406	0.60198	0.87317	0.97289	0.99631
	2	0.00963	0.03534	0.11911	0.22624	0.34027	0.45096	0.83287	0.96473	0.99483	0.99951
	1	0.13994	0.26143	0.45791	0.60471	0.71370	0.79411	0.96482	0.99525	0.99953	0.99997
20	20							0.00000			0.00000
	19							0.00002		0.00000	0.00002
	18							0.00010		0.00001	0.00020
	17							0.00056	0.00000	0.00005	0.00129
	16							0.00259	0.00001	0.00032	0.00591
	15							0.00998	0.00004	0.00161	0.02069
	14							0.03214	0.00026	0.00647	0.05766
	13							0.08669	0.00128	0.02103	0.13159
	12							0.19579	0.00514	0.05653	0.25172
	11						0.00000	0.37305	0.01714	0.12752	0.41190
	10					0.00000	0.00001	0.58855	0.04796	0.24466	0.58810
	9				0.00000	0.00001	0.00006	0.79392	0.11333	0.40440	0.74828
	8			0.00000	0.00001	0.00009	0.00042	0.93082	0.22773	0.58411	0.86841
	7			0.00001	0.00011	0.00064	0.00239	0.98847	0.39199	0.74999	0.94234
	6		0.00000	0.00010	0.00087	0.00380	0.01125		0.58363	0.87440	0.97931
	5	0.00000	0.00004	0.00096	0.00563	0.01834	0.04317		0.76249	0.94905	0.99409
	4	0.00004	0.00060	0.00741	0.02897	0.07062	0.13295		0.89291	0.98404	0.99871
	3	0.00100	0.00707	0.04386	0.11497	0.21205	0.32307		0.96452	0.99639	0.99980
	2	0.01686	0.05990	0.18966	0.33955	0.48314	0.60825		0.99236	0.99948	0.99998
	1	0.18209	0.33239	0.55800	0.70989	0.81131	0.87842		0.99920	0.99996	1.00000

续表

n	k	p									
		0.01	0.02	0.04	0.06	0.08	0.1	0.2	0.3	0.4	0.5
25	25										
	24										0.00000
	23										0.00001
	22									0.00000	0.00008
	21									0.00001	0.00046
	20									0.00005	0.00204
	19								0.00000	0.00028	0.00732
	18								0.00002	0.00121	0.02164
	17								0.00010	0.00433	0.05388
	16							0.00000	0.00045	0.01317	0.11476
	15							0.00001	0.00178	0.03439	0.21218
	14							0.00008	0.00599	0.07780	0.34502
	13							0.00037	0.01747	0.15377	0.50000
	12						0.00000	0.00154	0.04425	0.26772	0.65498
	11					0.00000	0.00001	0.00556	0.09780	0.41423	0.78782
	10				0.00000	0.00001	0.00008	0.01733	0.18944	0.57538	0.88524
	9				0.00001	0.00008	0.00046	0.04677	0.32307	0.72647	0.94612
	8			0.00000	0.00007	0.00052	0.00226	0.10912	0.48815	0.84645	0.97836
	7		0.00000	0.00004	0.00051	0.00277	0.00948	0.21996	0.65935	0.92643	0.99268
	6		0.00001	0.00038	0.00306	0.01229	0.03340	0.38331	0.80651	0.97064	0.99796
	5	0.00000	0.00012	0.00278	0.01505	0.04514	0.09799	0.57933	0.90953	0.99053	0.99954
	4	0.00011	0.00145	0.01652	0.05976	0.13509	0.23641	0.76601	0.96676	0.99763	0.99992
	3	0.00195	0.01324	0.07648	0.18711	0.32317	0.46291	0.90177	0.99104	0.99957	0.99999
	2	0.02576	0.08865	0.26419	0.44734	0.60528	0.72879	0.97261	0.99843	0.99995	1.00000
	1	0.22218	0.39654	0.63960	0.78709	0.87564	0.92821	0.99622	0.99987	1.00000	1.00000
30	30										
	29										
	28										
	27										0.00000
	26										0.00003
	25									0.00000	0.00016
	24									0.00001	0.00072
	23									0.00005	0.00261
	22								0.00000	0.00022	0.00806
	21								0.00001	0.00086	0.02139
	20								0.00004	0.00285	0.04937
	19								0.00016	0.00830	0.10024
	18							0.00000	0.00063	0.02124	0.18080
	17							0.00001	0.00212	0.04811	0.29233
	16							0.00005	0.00617	0.09706	0.42777
	15							0.00023	0.01694	0.17577	0.57223
	14							0.00090	0.04005	0.28550	0.70767
	13						0.00000	0.00311	0.08447	0.42153	0.81920
	12					0.00000	0.00002	0.00949	0.15932	0.56891	0.89976
	11				0.00000	0.00001	0.00009	0.02562	0.26963	0.70853	0.95063
	10				0.00001	0.00007	0.00045	0.06109	0.41119	0.82371	0.97861
	9			0.00000	0.00005	0.00041	0.00202	0.12865	0.56848	0.90599	0.99194
	8			0.00002	0.00030	0.00197	0.00778	0.23921	0.71862	0.95648	0.99739
	7		0.00000	0.00015	0.00167	0.00825	0.02583	0.39303	0.84048	0.98282	0.99928
	6	0.00000	0.00003	0.00106	0.00795	0.02929	0.07319	0.57249	0.92341	0.99434	0.99984
	5	0.00001	0.00030	0.00632	0.03154	0.08736	0.17549	0.54477	0.96985	0.99849	0.99997
	4	0.00022	0.00289	0.03059	0.10262	0.21579	0.35256	0.87729	0.99068	0.99969	1.00000
	3	0.00332	0.02172	0.11690	0.26766	0.43760	0.58865	0.95582	0.99789	0.99995	1.00000
	2	0.03615	0.12055	0.33882	0.54453	0.70421	0.81630	0.98948	0.99969	1.00000	1.00000
	1	0.26030	0.45452	0.70614	0.84374	0.91803	0.95761	0.99876	1.00000	1.00000	1.00000

附表2 泊松分布表

$$P(X \geq c) = \sum_{k=c}^{+\infty} \frac{\lambda^k}{k!} e^{-\lambda}$$

c	λ 0.01	0.05	0.10	0.15	0.2	0.3	0.4	0.5
0	1.0000000	1.0000000	1.0000000	1.0000000	1.0000000	1.0000000	1.0000000	1.000000
1	0.0099502	0.0487706	0.0951626	0.1392920	0.1812692	0.2591818	0.3296800	0.393469
2	.0000497	.0012091	.0046788	.0101858	.0175231	.0369363	.0615519	.090204
3	.0000002	.0000201	.0001547	.0005029	.0011485	.0035995	.0079263	.014388
4		.0000003	.0000038	.0000187	.0000568	.0002658	.0007763	.001752
5				.0000006	.0000023	.0000158	.0000612	.000172
6					.0000001	.0000008	.0000040	.000014
7							.0000002	.000001

c	λ 0.6	0.7	0.8	0.9	1.0	1.1	1.2	1.3	1.4
0	1.000000	1.000000	1.000000	1.000000	1.000000	1.000000	1.000000	1.000000	1.000000
1	0.451188	0.503415	0.550671	0.593430	0.632121	0.667129	0.698860	0.727468	0.753403
2	.121901	.155085	.191208	.227518	.264241	.300971	.337373	.373177	.408167
3	.023115	.034142	.047423	.062857	.080301	.099584	.120513	.142888	.166502
4	.003358	.005753	.009080	.010459	.018988	.025742	.033769	.043095	.053725
5	.000394	.000786	.001411	.002344	.003660	.005435	.007746	.010663	.014253
6	.000039	.000090	.000184	.000343	.000594	.000963	.001500	.002231	.003201
7	.000003	.000009	.000021	.000043	.000083	.000140	.000251	.000404	.000622
8		.000001	.000002	.000005	.000010	.000020	.000037	.000064	.000107
9					.000001	.000002	.000005	.000009	.000016
10							.000001	.000001	.000002

c	λ 1.5	1.6	1.7	1.8	1.9	2.0	2.5	3.0	3.5
0	1.000000	1.000000	1.000000	1.000000	1.000000	1.000000	1.000000	1.000000	1.000000
1	0.776870	0.798103	0.817316	0.834701	0.850431	0.864665	0.917915	0.950213	0.969803
2	.442175	.475069	.506754	.537163	.566251	.593994	.712703	.800852	.864112
3	.191153	.216642	.242777	.269379	.296280	.323324	.456187	.576810	.679153
4	.065642	.078813	.093189	.108708	.125298	.142877	.242424	.352768	.463367
5	.018576	.023682	.029615	.036407	.044081	.052653	.108822	.184737	.274555
6	.004456	.006040	.007999	.010378	.013219	.016564	.042021	.083918	.142386
7	.000926	.001336	.001875	.002569	.003446	.004534	.014187	.033509	.065288
8	.000170	.000260	.000388	.000562	.000793	.001097	.004247	.011905	.026739
9	.000028	.000045	.000072	.000110	.000163	.000237	.001140	.003803	.009874
10	.000004	.000007	.000012	.000019	.000030	.000046	.000277	.001102	.003315
11	.000001	.000001	.000002	.000003	.000005	.000008	.000062	.000292	.001019
12				.000001	.000001	.000001	.000013	.000071	.000289
13							.000002	.000016	.000076
14								.000003	.000019
15								.000001	.000004
16									.000001

续表

c	λ								
	4.0	4.5	5.0	5.5	6.0	6.5	7.0	7.5	8.0
0	1.000000	1.000000	1.000000	1.000000	1.000000	1.000000	1.000000	1.000000	1.000000
1	0.981684	0.988891	0.993262	0.995913	0.997521	0.998497	0.999088	0.999447	0.999665
2	.908422	.938901	.959572	.973436	.982649	.988724	.992705	.995299	.996981
3	.761897	.826422	.875348	.911624	.938031	.956964	.970364	.979743	.986246
4	.566530	.657704	.734974	.798301	.848796	.888150	.918235	.940855	.957620
5	.371163	.467896	.559507	.642482	.714943	.776328	.827008	.867938	.900368
6	.214870	.297070	.384039	.471081	.554320	.630959	.699292	.758564	.808764
7	.110674	.168949	.237817	.313964	.393697	.473476	.550289	.621845	.686626
8	.051134	.089586	.133372	.190515	.256020	.327242	.401286	.475361	.547039
9	.021363	.040257	.068094	.105643	.152763	.208427	.270909	.338033	.407453
10	.008132	.017093	.031828	.053777	.083924	.122616	.169504	.223592	.283376
11	.002840	.006669	.013695	.025251	.042621	.066839	.098521	.137762	.184114
12	.000915	.002404	.005453	.010988	.020092	.033880	.053350	.079241	.111924
13	.000274	.000805	.002019	.004451	.008827	.016027	.027000	.042666	.063797
14	.000076	.000252	.000689	.001685	.003628	.007100	.012811	.021565	.034181
15	.000020	.000074	.000226	.000599	.001400	.002956	.005717	.010260	.017257
16	.000005	.000020	.000069	.000200	.000509	.001160	.002407	.004608	.008231
17	.000001	.000085	.000020	.000063	.000175	.000430	.000958	.001959	.003718
18		.000001	.000005	.000019	.000057	.000151	.000362	.000790	.001594
19			.000001	.000005	.000018	.000051	.000130	.000303	.000650
20				.000001	.000005	.000016	.000044	.000111	.000253
21					.000001	.000005	.000014	.000039	.000094
22						.000001	.000005	.000013	.000033
23							.000001	.000004	.000011
24								.000001	.000004
25									.000001

附表 3　标准正态分布表

$$\Phi(x) = \int_{-\infty}^{x} \frac{1}{\sqrt{2\pi}} e^{-\frac{x^2}{2}} dx$$

x	0.00	0.01	0.02	0.03	0.04	0.05	0.06	0.07	0.08	0.09
0.0	0.500000	0.503989	0.507978	0.511966	0.515953	0.519939	0.523922	0.527903	0.531881	0.535856
0.1	.539 828	.543 795	.547 758	.551 717	.555 670	.559 618	.563 559	.567 495	.571 424	.575 345
0.2	.579 260	.583 166	.587 064	.590 954	.594 835	.598 706	.602 568	.606 420	.610 261	.614 092
0.3	.617 911	.621 720	.625 516	.629 300	.633 072	.636 831	.640 576	.644 309	.648 027	.651 732
0.4	.655 422	.659 097	.662 757	.666 402	.670 031	.673 645	.677 242	.680 822	.684 386	.687 933
0.5	.691 462	.694 974	.698 468	.701 944	.705 401	.708 840	.712 260	.715 661	.719 043	.722 405
0.6	.725 747	.729 069	.732 371	.735 653	.738 914	.742 154	.745 373	.748 571	.751 748	.754 903
0.7	.758 036	.761 148	.764 238	.767 305	.770 350	.773 373	.776 373	.779 350	.782 305	.785 236
0.8	.788 145	.791 030	.793 892	.796 731	.799 546	.802 337	.805 105	.807 850	.810 570	.813 267
0.9	.815 940	.818 589	.821 214	.823 814	.826 391	.828 944	.831 472	.833 977	.836 457	.838 913
1.0	.841 345	.843 752	.846 136	.848 495	.850 830	.853 141	.855 428	.857 690	.859 929	.862 143
1.1	.864 334	.866 500	.868 643	.870 762	.872 857	.874 928	.876 976	.879 000	.881 000	.882 977
1.2	.884 930	.886 861	.888 768	.890 651	.892 512	.894 350	.896 165	.897 958	.899 727	.901 475
1.3	.903 200	.904 902	.906 582	.908 241	.909 877	.911 492	.913 085	.914 657	.916 207	.917 736
1.4	.919 243	.920 730	.922 196	.923 641	.925 066	.926 471	.927 855	.929 219	.930 563	.931 888
1.5	.933 193	.934 478	.935 745	.936 992	.938 220	.939 429	.940 620	.941 792	.942 947	.944 083
1.6	.945 201	.946 301	.947 384	.948 449	.949 497	.950 529	.951 543	.952 540	.953 521	.954 486
1.7	.955 435	.956 367	.957 284	.958 185	.959 070	.959 941	.960 796	.961 636	.962 462	.963 273
1.8	.964 070	.964 852	.965 620	.966 375	.967 116	.967 843	.968 557	.969 258	.969 946	.970 621
1.9	.971 283	.971 933	.972 571	.973 197	.973 810	.974 412	.975 002	.975 581	.976 148	.976 705
2.0	.977 250	.977 784	.978 308	.978 822	.979 325	.979 818	.980 301	.980 774	.981 237	.981 691
2.1	.982 136	.982 571	.982 997	.983 414	.983 823	.984 222	.984 614	.984 997	.985 371	.985 738
2.2	.986 097	.986 447	.986 791	.987 126	.987 455	.987 776	.988 089	.988 396	.988 696	.988 989
2.3	.989 276	.989 556	.989 830	.990 097	.990 358	.990 613	.990 863	.991 106	.991 344	.991 576
2.4	.991 802	.992 024	.992 240	.992 451	.992 656	.992 857	.993 053	.993 244	.993 431	.993 613
2.5	.993 790	.993 963	.994 132	.994 297	.994 457	.994 614	.994 766	.994 915	.995 060	.995 201
2.6	.995 339	.995 473	.995 604	.995 731	.995 855	.995 975	.996 093	.996 207	.996 319	.996 427
2.7	.996 533	.996 636	.996 736	.996 833	.996 928	.997 020	.997 110	.997 197	.997 282	.997 365
2.8	.997 445	.997 523	.997 599	.997 673	.997 744	.997 814	.997 882	.997 948	.998 012	.998 074
2.9	.998 134	.998 193	.998 250	.998 305	.998 359	.998 411	.998 462	.998 511	.998 559	.998 605
3.0	.998 650	.998 694	.998 736	.998 777	.998 817	.998 856	.998 893	.998 930	.998 965	.998 999
3.1	.999 032	.999 065	.999 096	.999 126	.999 155	.999 184	.999 211	.999 238	.999 264	.999 289
3.2	.999 313	.999 336	.999 359	.999 381	.999 402	.999 423	.999 443	.999 462	.999 481	.999 499
3.3	.999 517	.999 534	.999 550	.999 566	.999 581	.999 596	.999 610	.999 624	.999 638	.999 651
3.4	.999 663	.999 675	.999 687	.999 698	.999 709	.999 720	.999 730	.999 740	.999 749	.999 758
3.5	.999 767	.999 776	.999 784	.999 792	.999 800	.999 807	.999 815	.999 822	.999 828	.999 835
3.6	.999 841	.999 847	.999 853	.999 858	.999 864	.999 869	.999 874	.999 879	.999 883	.999 888
3.7	.999 892	.999 896	.999 900	.999 904	.999 908	.999 912	.999 915	.999 918	.999 922	.999 925
3.8	.999 928	.999 931	.999 933	.999 936	.999 938	.999 941	.999 943	.999 946	.999 948	.999 950
3.9	.999 952	.999 954	.999 956	.999 958	.999 959	.999 961	.999 963	.999 964	.999 966	.999 967
4.0	.999 968	.999 970	.999 971	.999 972	.999 973	.999 974	.999 975	.999 976	.999 977	.999 978
4.1	.999 979	.999 980	.999 981	.999 982	.999 983	.999 983	.999 984	.999 985	.999 985	.999 986
4.2	.999 987	.999 987	.999 988	.999 988	.999 989	.999 989	.999 990	.999 990	.999 991	.999 991
4.3	.999 991	.999 992	.999 992	.999 993	.999 993	.999 993	.999 993	.999 994	.999 994	.999 994
4.4	.999 995	.999 995	.999 995	.999 995	.999 996	.999 996	.999 996	.999 996	.999 996	.999 996
4.5	.999 997	.999 997	.999 997	.999 997	.999 997	.999 997	.999 997	.999 998	.999 998	.999 998
4.6	.999 998	.999 998	.999 998	.999 998	.999 998	.999 998	.999 998	.999 999	.999 999	.999 999
4.7	.999 999	.999 999	.999 999	.999 999	.999 999	.999 999	.999 999	.999 999	.999 999	.999 999
4.8	.999 999	.999 999	.999 999	.999 999	.999 999	.999 999	.999 999	.999 999	.999 999	.999 999
4.9	1.000000	1.000000	1.000000	1.000000	1.000000	1.000000	1.000000	1.000000	1.000000	1.000000

注：本表对于 x 给出正态分布函数 $\Phi(x)$ 的数值。例：对于 $x=2.35$, $\Phi(x)=0.990613$

附表 4 标准正态分布双侧临界值表

$$P(|u| > u_{\frac{\alpha}{2}}) = \alpha$$

α	0.00	0.01	0.02	0.03	0.04	0.05	0.06	0.07	0.08	0.09
0.0	∞	2.575829	2.326348	2.170090	2.053749	1.959964	1.880794	1.811911	1.750686	1.695398
0.1	1.644854	1.598193	1.554774	1.514102	1.475791	1.439531	1.405072	1.371204	1.340755	1.310579
0.2	1.281552	1.253565	1.226528	1.200359	1.174987	1.150349	1.126391	1.103063	1.080319	1.058122
0.3	1.036433	1.015222	0.994458	0.974114	0.954165	0.934589	0.915365	0.896473	0.877896	0.859617
0.4	0.841621	0.823894	0.806421	0.789192	0.772193	0.755415	0.738847	0.722479	0.706303	0.690309
0.5	0.674490	0.658838	0.643345	0.628006	0.612813	0.597760	0.582841	0.568051	0.553385	0.538836
0.6	0.524401	0.510073	0.495850	0.481727	0.467699	0.453762	0.439913	0.426148	0.412463	0.398855
0.7	0.385320	0.371856	0.358459	0.345125	0.331853	0.318639	0.305481	0.292375	0.279319	0.266311
0.8	0.253347	0.240426	0.127545	0.214702	0.201893	0.189118	0.176374	0.163658	0.150969	0.138304
0.9	0.125661	0.113039	0.100434	0.087845	0.075270	0.062707	0.050154	0.037608	0.025069	0.012533

α	0.001	0.0001	0.00001	0.000001	0.0000001	0.00000001
$u_{\frac{\alpha}{2}}$	3.29053	3.89059	4.41717	4.89164	5.32672	5.73073

附表5 χ^2分布表

$$P(\chi^2 > \chi^2_\alpha(n)) = \alpha$$

n	α											
	0.995	0.99	0.975	0.95	0.90	0.75	0.25	0.10	0.05	0.025	0.01	0.005
1	—	—	0.001	0.004	0.016	0.102	1.323	2.706	3.841	5.024	6.635	7.879
2	0.010	0.020	0.051	0.103	0.211	0.575	2.773	4.605	5.991	7.378	9.210	10.597
3	0.072	0.115	0.216	0.352	0.584	1.213	4.108	6.251	7.815	9.348	11.345	12.838
4	0.207	0.297	0.484	0.711	1.064	1.923	5.385	7.779	9.488	11.143	13.277	14.860
5	0.412	0.554	0.831	1.145	1.610	2.675	6.626	9.236	11.071	12.833	15.086	16.750
6	0.676	0.872	1.237	1.635	2.204	3.455	7.841	10.645	12.592	14.449	16.812	18.548
7	0.989	1.239	1.690	2.167	2.833	4.255	9.037	12.017	14.067	16.013	18.475	20.278
8	1.344	1.646	2.180	2.733	3.490	5.071	10.219	13.362	15.507	17.535	20.090	21.955
9	1.735	2.088	2.700	3.325	4.168	5.899	11.389	14.684	16.919	19.023	21.666	23.589
10	2.156	2.558	3.247	3.940	4.865	6.737	12.549	15.987	18.307	20.483	23.209	25.188
11	2.603	3.053	3.816	4.575	5.578	7.584	13.701	17.275	19.675	21.920	24.725	26.757
12	3.047	3.571	4.404	5.226	6.304	8.438	14.845	18.549	21.026	23.337	26.217	28.299
13	3.565	4.107	5.009	5.892	7.042	9.299	15.984	19.812	22.362	24.736	27.688	29.819
14	4.075	4.660	5.629	6.571	7.790	10.165	17.117	21.064	23.685	26.119	29.141	31.319
15	4.601	5.229	6.262	7.261	8.547	11.037	18.245	22.307	24.996	27.488	30.578	32.801
16	5.142	5.812	6.908	7.962	9.312	11.912	19.369	23.542	26.296	28.845	32.000	34.267
17	5.697	6.408	7.564	8.672	10.085	12.792	20.489	24.769	27.587	30.191	33.409	35.718
18	6.265	7.015	8.231	9.390	10.865	13.675	21.605	25.989	28.869	31.526	34.805	37.156
19	6.844	7.633	8.907	10.117	11.651	14.562	22.718	27.204	30.144	32.852	36.191	38.582
20	7.434	8.260	9.591	10.851	12.443	15.452	23.828	28.412	31.410	34.170	37.566	39.997
21	8.034	8.897	10.283	11.591	13.240	16.344	24.935	29.615	32.671	35.479	38.932	41.401
22	8.643	9.542	10.982	12.338	14.042	17.240	26.039	30.813	33.924	36.781	40.289	42.796
23	9.260	10.196	11.689	13.091	14.848	18.137	27.141	32.007	35.172	38.076	41.638	44.181
24	9.886	10.856	12.401	13.848	15.659	19.037	28.241	33.196	36.415	39.364	42.980	45.559
25	10.520	11.524	13.120	14.611	16.473	19.939	29.339	34.382	37.652	40.646	44.314	46.928
26	11.160	12.198	13.844	15.379	17.292	20.843	30.435	35.563	38.885	41.923	45.642	48.290
27	11.808	12.879	14.573	16.151	18.114	21.749	31.528	36.741	40.113	43.194	46.963	49.645
28	12.461	13.565	15.308	16.928	18.939	22.657	32.620	37.916	41.337	44.461	48.278	50.993
29	13.121	14.257	16.047	17.708	19.768	23.567	33.711	39.087	42.557	45.722	49.588	52.336
30	13.787	14.954	16.791	18.493	20.599	24.478	34.800	40.256	43.773	46.949	50.892	53.672
31	14.458	15.655	17.539	19.281	21.434	25.390	35.887	41.422	44.985	48.232	52.191	55.003
32	15.134	16.362	18.291	20.072	22.271	26.304	36.973	42.585	46.194	48.480	53.486	56.328
33	15.815	17.074	19.047	20.867	23.110	27.219	38.058	43.745	47.400	50.725	54.776	57.648
34	16.501	17.789	19.806	21.664	23.952	28.136	39.141	44.903	48.602	51.966	56.061	58.964
35	17.192	18.509	20.569	22.465	24.797	29.054	40.223	46.059	49.802	53.203	57.342	60.275
36	17.887	19.233	21.336	23.269	25.643	29.973	41.304	47.212	50.998	54.437	58.619	61.581
37	18.586	19.960	22.106	24.075	26.492	30.893	42.383	48.363	52.192	55.668	59.892	62.883
38	19.289	20.691	22.878	24.884	27.343	31.815	43.462	49.513	53.384	56.896	61.162	64.181
39	19.996	21.426	23.654	25.695	28.196	32.737	44.539	50.660	54.572	58.120	62.428	65.476
40	20.707	22.164	24.433	26.509	29.051	33.660	45.616	51.805	55.758	59.342	63.691	66.766
41	21.421	22.906	25.215	27.326	29.907	34.585	46.692	52.949	56.942	60.561	64.950	68.053
42	22.138	23.650	25.999	28.144	30.765	35.510	47.766	54.090	58.124	61.777	66.206	69.336
43	22.859	24.398	26.785	28.965	31.625	36.436	48.840	55.230	59.354	62.990	67.459	70.616
44	23.584	25.148	27.575	29.787	32.487	37.363	49.913	56.369	60.481	64.201	68.710	71.893
45	24.311	25.901	28.366	30.621	33.350	38.291	50.985	57.505	61.656	65.410	69.957	73.166

附表6 t 分 布 表

$$P(t>t_\alpha(n))=\alpha$$

n	α					
	0.25	0.10	0.05	0.025	0.01	0.005
1	1.000 0	3.077 7	6.313 8	12.706 2	31.8207	63.657 4
2	0.816 5	1.885 6	2.920 0	4.302 7	6.964 6	9.924 8
3	0.764 9	1.637 7	2.353 4	3.182 4	4.540 7	5.840 9
4	0.740 7	1.533 2	2.131 8	2.776 4	3.746 9	4.604 1
5	0.726 7	1.475 9	2.015 0	2.570 6	3.364 9	4.032 2
6	0.717 6	1.439 8	1.943 2	2.446 9	3.142 7	3.707 4
7	0.711 1	1.414 9	1.894 6	2.364 6	2.998 0	3.499 5
8	0.706 4	1.396 8	1.859 5	2.306 0	2.896 5	3.355 4
9	0.702 7	1.383 0	1.833 1	2.262 2	2.821 4	3.249 8
10	0.699 8	1.372 2	1.812 5	2.228 1	2.763 8	3.169 3
11	0.697 4	1.363 4	1.795 9	2.201 0	2.718 1	3.105 8
12	0.695 5	1.356 2	1.782 3	2.178 8	2.681 0	3.054 5
13	0.693 8	1.350 2	1.770 9	2.160 4	2.650 3	3.012 3
14	0.692 4	1.345 0	1.761 3	2.144 8	2.624 5	2.976 8
15	0.691 2	1.340 6	1.753 1	2.131 5	2.602 5	2.946 7
16	0.690 1	1.338 8	1.745 9	2.119 9	2.583 5	2.920 8
17	0.689 2	1.333 4	1.739 6	2.109 8	2.566 9	2.898 2
18	0.688 4	1.330 4	1.734 1	2.100 9	2.552 4	2.878 4
19	0.687 6	1.327 7	1.729 1	2.093 0	2.539 5	2.860 9
20	0.687 0	1.325 3	1.724 7	2.086 0	2.528 0	2.845 3
21	0.686 4	1.323 2	1.720 7	2.079 6	2.517 7	2.831 4
22	0.685 8	1.321 2	1.717 1	2.073 9	2.508 3	2.818 8
23	0.685 3	1.319 5	1.713 9	2.068 7	2.499 9	2.807 3
24	0.684 8	1.317 8	1.710 9	2.063 9	2.492 2	2.796 9
25	0.684 4	1.316 3	1.708 1	2.059 5	2.485 1	2.787 4
26	0.684 0	1.315 0	1.705 6	2.055 5	2.478 6	2.778 7
27	0.683 7	1.313 7	1.703 3	2.051 8	2.472 7	2.770 7
28	0.683 4	1.312 5	1.701 1	2.048 4	2.467 1	2.763 3
29	0.683 0	1.311 4	1.699 1	2.045 2	2.462 0	2.756 4
30	0.682 8	1.310 4	1.697 3	2.042 3	2.457 3	2.750 0
31	0.682 5	1.309 5	1.695 5	2.039 5	2.452 8	2.744 0
32	0.682 2	1.308 6	1.693 9	2.036 9	2.448 7	2.738 5
33	0.682 0	1.307 7	1.692 4	2.034 5	2.444 8	2.733 3
34	0.681 8	1.307 0	1.690 9	2.032 2	2.441 1	2.728 4
35	0.681 6	1.306 2	1.689 6	2.030 1	2.437 7	2.723 8
36	0.681 4	1.305 5	1.688 3	2.028 1	2.4345	2.719 5
37	0.681 2	1.304 9	1.687 1	2.026 2	2.431 4	2.715 4
38	0.681 0	1.304 2	1.686 0	2.024 4	2.428 6	2.711 6
39	0.680 8	1.303 6	1.684 9	2.022 7	2.425 8	2.707 9
40	0.680 7	1.303 0	1.683 9	2.021 1	2.423 3	2.704 5
41	0.680 5	1.302 5	1.682 9	2.019 5	2.420 8	2.701 2
42	0.680 4	1.302 0	1.682 0	2.018 1	2.418 5	2.698 1
43	0.680 2	1.301 6	1.681 1	2.016 7	2.416 3	2.695 1
44	0.680 1	1.301 1	1.680 2	2.015 4	2.414 1	2.692 3
45	0.680 0	1.300 6	1.679 4	2.014 1	2.412 1	2.689 6

附表7 F 分 布 表

$$P(F>F_\alpha(n_1, n_2))=\alpha$$
$$\alpha = 0.10$$

n_2	\multicolumn{18}{c}{n_1}
	1	2	3	4	5	6	7	8	9	10	12	15	20	24	30	40	60	120	∞
1	39.86	49.50	53.59	55.83	57.24	58.20	58.91	59.44	59.86	60.19	60.71	61.22	61.74	62.00	62.26	62.53	62.79	63.06	63.33
2	8.53	9.00	9.16	9.24	9.29	9.33	9.35	9.37	9.38	9.39	9.41	9.42	9.44	9.45	9.46	9.47	9.47	9.48	9.49
3	5.54	5.46	5.39	5.34	5.31	5.28	5.27	5.25	5.24	5.23	5.22	5.20	5.18	5.18	5.17	5.16	5.15	5.14	5.13
4	4.54	4.32	4.19	4.11	4.05	4.01	3.98	3.95	3.94	3.92	3.90	3.87	3.84	3.83	3.82	3.80	3.79	3.78	3.72
5	4.06	3.78	3.62	3.52	3.45	3.40	3.37	3.34	3.32	3.30	3.27	3.24	3.21	3.19	3.17	3.16	3.14	3.12	3.10
6	3.78	3.46	3.09	3.18	3.11	3.05	3.01	2.98	2.96	2.94	2.90	2.87	2.84	2.82	2.80	2.78	2.76	2.74	2.72
7	3.59	3.26	3.07	2.96	2.88	2.83	2.78	2.57	2.72	2.70	2.67	2.63	2.59	2.58	2.56	2.54	2.51	2.49	2.47
8	3.46	3.11	2.92	2.81	2.73	2.67	2.62	2.95	2.56	2.54	2.50	2.46	2.42	2.40	2.38	2.36	2.34	2.32	2.29
9	3.36	3.01	2.81	2.69	2.61	2.55	2.51	2.47	2.44	2.42	2.38	2.34	2.30	2.28	2.25	2.23	2.21	2.18	2.16
10	3.29	2.92	2.73	2.61	2.52	2.46	2.41	2.38	2.35	2.32	2.28	2.24	2.20	2.18	2.16	2.13	2.11	2.08	2.06
11	3.23	2.86	2.66	2.54	2.45	2.39	2.34	2.30	2.27	2.25	2.21	2.17	2.12	2.10	2.08	2.05	2.03	2.00	1.97
12	3.18	2.81	2.61	2.48	2.39	2.33	2.38	2.24	2.21	2.19	2.15	2.10	2.06	2.04	2.01	1.99	1.96	1.93	1.90
13	3.14	2.76	5.56	2.43	2.35	2.28	2.23	2.20	2.16	2.14	2.10	2.05	2.01	1.98	1.96	1.93	1.90	1.88	1.85
14	3.10	2.73	2.52	2.39	2.31	2.24	2.19	2.15	2.12	2.10	2.05	2.01	2.96	1.94	1.91	1.89	1.86	1.83	1.80
15	3.07	2.70	2.49	2.36	2.27	2.21	2.16	2.12	2.09	2.06	2.02	1.97	1.92	1.90	1.87	1.85	1.82	1.79	1.76
16	3.05	2.67	2.46	2.33	2.24	2.18	2.13	2.09	2.06	2.03	1.99	1.94	1.89	1.87	1.84	1.81	1.78	1.75	1.72
17	3.03	2.64	2.44	2.31	2.22	2.15	2.10	2.06	2.03	2.00	1.96	1.91	1.86	1.84	1.81	1.78	1.75	1.72	1.69
18	3.01	2.62	2.42	2.29	2.20	2.13	2.08	2.04	2.00	1.98	1.93	1.89	1.84	1.81	1.78	1.75	1.72	1.69	1.66
19	2.99	2.61	2.40	2.27	2.18	2.11	2.06	2.02	1.98	1.96	1.91	1.86	1.81	1.79	1.76	1.73	1.70	1.67	1.63
20	2.97	2.59	2.38	2.25	2.16	2.09	2.04	2.00	1.96	1.94	1.89	1.84	1.79	1.77	1.74	1.71	1.68	1.64	1.61
21	2.96	2.57	2.36	2.23	2.14	2.08	2.02	1.98	1.95	1.92	1.87	1.83	1.78	1.75	1.72	1.69	1.66	1.62	1.59
22	2.95	2.56	2.35	2.22	2.13	2.06	2.01	1.97	1.93	1.90	1.86	1.81	1.76	1.73	1.70	1.67	1.64	1.60	1.57
23	2.94	2.55	2.34	2.21	2.11	2.05	1.99	1.95	1.92	1.89	1.84	1.80	1.74	1.72	1.69	1.66	1.62	1.59	1.55
24	2.93	2.54	2.33	2.19	2.10	2.04	1.98	1.94	1.91	1.88	1.83	1.78	1.73	1.70	1.67	1.64	1.61	1.57	1.53
25	2.92	2.53	2.32	2.18	2.09	2.02	1.97	1.93	1.89	1.87	1.82	1.77	1.72	1.69	1.66	1.63	1.59	1.56	1.52
26	2.91	2.52	2.31	2.17	2.08	2.01	1.96	1.92	1.88	1.86	1.81	1.76	1.71	1.69	1.65	1.61	1.58	1.54	1.50
27	2.90	2.51	2.30	2.17	2.07	2.00	1.95	1.91	1.87	1.85	1.80	1.75	1.70	1.67	1.64	1.60	1.57	1.53	1.49
28	2.89	2.50	2.29	2.16	2.06	2.00	1.94	1.90	1.87	1.84	1.79	1.74	1.69	1.66	1.63	1.59	1.56	1.52	1.48
29	2.89	2.50	2.28	2.15	2.06	1.99	1.93	1.89	1.86	1.83	1.78	1.73	1.68	1.65	1.62	1.58	1.55	1.51	1.47
30	2.86	2.49	2.28	2.14	2.05	1.98	1.93	1.88	1.85	1.82	1.77	1.72	1.67	1.64	1.61	1.57	1.54	1.50	1.46
40	2.84	2.44	2.23	2.09	2.00	1.93	1.87	1.83	1.79	1.76	1.71	1.66	1.61	1.57	1.54	1.51	1.47	1.42	1.38
60	2.79	2.39	2.18	2.04	1.95	1.87	1.82	1.77	1.74	1.71	1.66	1.60	1.54	1.51	1.48	1.44	1.40	1.35	1.29
120	2.75	2.35	2.13	1.99	1.90	1.82	1.77	1.72	1.68	1.65	1.60	1.55	1.48	1.45	1.41	1.37	1.32	1.26	1.19
∞	2.71	2.30	2.08	1.94	1.85	1.77	1.72	1.67	1.63	1.60	1.55	1.49	1.42	1.38	1.34	1.30	1.24	1.17	1.00

$\alpha = 0.05$ 续表

n_2	\multicolumn{19}{c}{n_1}
	1	2	3	4	5	6	7	8	9	10	12	15	20	24	30	40	60	120	∞
1	161.40	199.50	215.70	224.60	230.20	234.00	236.80	238.90	240.50	241.90	243.9	245.9	248.0	249.1	250.1	251.1	252.3	253.3	254.3
2	18.51	19.00	19.16	19.25	19.30	19.33	19.35	19.37	19.38	19.40	19.41	19.43	19.45	19.45	19.46	19.47	19.48	19.49	19.50
3	10.13	9.55	9.28	9.12	9.01	8.94	8.89	8.85	8.81	8.79	8.74	8.70	8.66	8.64	8.62	8.59	8.57	8.55	8.53
4	7.71	6.94	6.59	6.39	6.26	6.16	6.09	6.04	6.00	5.96	5.91	5.86	5.80	5.77	5.75	5.72	5.69	5.66	5.63
5	6.61	5.79	5.41	5.19	5.05	4.95	4.88	4.82	4.77	4.74	4.68	4.62	4.56	4.53	4.50	4.46	4.43	4.40	4.36
6	5.99	5.14	4.76	4.53	4.39	4.28	4.21	4.15	4.10	4.06	4.00	3.94	3.87	3.84	3.81	3.77	3.74	3.70	3.67
7	5.59	4.74	4.35	4.12	3.97	3.87	3.79	3.73	3.68	3.64	3.57	3.51	3.44	3.41	3.83	3.34	3.30	3.27	3.23
8	5.32	4.46	4.07	3.84	3.69	3.58	3.50	3.44	3.39	3.35	3.28	3.22	3.15	3.12	3.08	3.04	3.01	2.97	2.93
9	5.12	4.26	3.86	3.63	3.48	3.37	3.29	3.23	3.18	3.14	3.07	3.01	2.94	2.90	2.86	2.83	2.79	2.75	2.71
10	4.96	4.10	3.71	3.48	3.33	3.22	3.14	3.07	3.02	2.98	2.91	2.85	2.77	2.74	2.70	2.66	2.62	2.58	2.54
11	4.84	3.98	3.59	3.66	3.20	3.09	3.01	2.95	2.90	2.85	2.79	2.72	2.65	2.61	2.57	2.53	2.49	2.45	2.40
12	4.75	3.89	3.49	3.26	3.11	3.00	2.91	2.85	2.80	2.75	2.69	2.62	2.54	2.51	2.47	2.43	2.38	2.34	2.30
13	4.67	3.81	3.41	3.18	3.03	2.95	2.83	2.77	2.71	2.67	2.60	2.53	2.46	2.42	2.38	2.34	2.30	2.25	2.21
14	4.60	3.74	3.34	3.11	2.96	2.85	2.76	2.70	2.65	2.60	2.53	2.46	2.39	2.35	2.31	2.27	2.22	2.18	2.13
15	4.54	3.68	3.29	3.06	2.90	2.79	2.71	2.64	2.59	2.54	2.48	2.40	2.33	2.29	2.25	2.20	2.16	2.11	2.07
16	4.49	3.63	3.24	3.01	2.85	2.74	2.66	2.59	2.54	2.49	2.42	2.35	2.28	2.24	2.19	2.15	2.11	2.06	2.01
17	4.45	3.59	3.20	2.96	2.81	2.70	2.61	2.55	2.49	2.45	2.38	2.31	2.23	2.19	2.15	2.10	2.06	2.01	1.96
18	4.41	3.55	3.16	2.93	2.77	2.66	2.58	2.51	2.46	2.41	2.34	2.27	2.19	2.15	2.11	2.06	2.02	1.97	1.92
19	4.38	3.52	3.13	2.90	2.74	2.63	2.54	2.48	2.42	2.33	2.31	2.23	2.16	2.11	2.07	2.03	1.98	1.93	1.88
20	4.35	3.49	3.10	2.87	2.71	2.60	2.51	2.45	2.39	2.35	2.28	2.20	2.12	2.08	2.04	1.99	1.95	1.90	1.84
21	4.32	3.47	3.07	2.84	2.68	2.57	2.49	2.42	2.37	2.32	2.25	2.18	2.10	2.05	2.01	1.96	1.92	1.87	1.81
22	4.30	3.44	3.05	2.82	2.66	2.55	2.46	2.40	2.34	2.30	2.23	2.15	2.07	2.03	1.98	1.94	1.89	1.84	1.78
23	4.28	3.42	3.03	2.80	2.64	2.53	2.44	2.37	2.32	2.27	2.20	2.13	2.05	2.01	1.96	1.91	1.86	1.81	1.76
24	4.26	3.40	3.01	2.78	2.62	2.51	2.42	2.36	2.30	2.25	2.18	2.11	2.03	1.98	1.94	1.89	1.84	1.79	1.73
25	4.24	3.39	2.99	2.76	2.60	2.49	2.40	2.34	2.28	2.24	2.16	2.09	2.01	1.96	1.93	1.87	1.82	1.77	1.71
26	4.23	3.37	2.98	2.74	2.59	2.47	2.39	2.32	2.27	2.22	2.15	2.07	1.99	1.95	1.90	1.85	1.80	1.75	1.69
27	4.21	3.35	2.95	2.73	2.57	2.46	2.37	2.31	2.25	2.20	2.13	2.06	1.97	1.93	1.88	1.84	1.79	1.73	1.67
28	4.20	3.34	2.96	2.71	2.56	2.45	2.36	2.29	2.24	2.19	2.12	2.04	1.96	1.91	1.87	1.82	1.77	1.71	1.65
29	4.18	3.33	2.93	2.70	2.55	2.43	2.35	2.28	2.22	2.18	2.10	2.03	1.94	1.90	1.85	1.81	1.75	1.70	1.64
30	4.17	3.32	2.92	2.69	2.53	2.42	2.33	2.27	2.21	2.16	2.09	2.01	1.93	1.89	1.84	1.79	1.74	1.68	1.62
40	4.08	3.23	2.84	2.61	2.45	2.34	2.25	2.18	2.12	2.08	2.00	1.92	1.84	1.79	1.74	1.69	1.64	1.58	1.51
60	4.00	3.15	2.76	2.53	2.37	2.25	2.17	2.10	2.04	1.99	1.92	1.84	1.75	1.70	1.65	1.59	1.53	1.47	1.39
120	3.92	3.07	2.68	2.45	2.28	2.17	2.09	2.02	1.96	1.91	1.83	1.75	1.66	1.61	1.55	1.50	1.43	1.35	1.25
∞	3.84	3.00	2.60	2.37	2.21	2.10	2.01	1.94	1.88	1.83	1.75	1.67	1.57	1.52	1.46	1.39	1.32	1.22	1.00

$\alpha = 0.025$ 续表

n_2	n_1																		
	1	2	3	4	5	6	7	8	9	10	12	15	20	24	30	40	60	120	∞
1	647.8	799.5	864.2	899.6	921.8	937.1	948.2	956.7	963.3	968.6	976.7	984.9	993.1	997.2	1001	1006	1010	1014	1018
2	38.51	39.00	39.17	39.25	39.30	39.33	39.36	39.37	39.39	39.40	39.41	39.43	39.45	39.46	39.46	39.47	39.48	39.49	39.50
3	17.44	16.04	15.44	15.10	14.88	14.73	14.62	14.54	14.47	14.42	14.34	14.25	14.17	14.12	14.08	14.04	13.99	13.95	13.90
4	12.22	10.65	9.98	9.60	9.36	9.20	9.07	8.98	8.90	8.84	8.75	8.66	8.65	8.51	8.46	8.41	8.36	8.31	8.26
5	10.01	8.43	7.76	7.39	7.15	6.98	6.85	6.76	6.68	6.62	6.52	6.34	6.33	6.28	6.32	6.18	6.12	6.07	6.02
6	8.81	7.26	6.60	6.23	5.99	5.82	5.70	5.60	5.52	5.45	5.37	5.27	5.17	5.12	5.07	5.01	4.96	4.90	4.85
7	8.07	6.54	5.89	5.52	5.29	5.12	4.99	4.90	4.82	4.76	4.67	4.57	4.47	4.42	4.36	4.31	4.25	4.20	4.14
8	7.57	6.06	5.42	5.05	4.82	4.65	4.53	4.43	4.36	4.30	4.20	4.10	4.00	3.95	3.89	3.84	3.78	3.73	3.67
9	7.21	5.71	5.08	4.72	4.48	4.32	4.20	4.10	4.03	3.96	3.87	3.77	3.67	3.61	3.56	3.51	3.45	3.39	3.33
10	6.94	5.46	4.83	4.47	4.24	4.07	3.95	3.85	3.78	3.72	3.62	3.52	3.42	3.37	3.31	3.26	3.20	3.14	3.08
11	6.72	5.26	4.63	4.28	4.04	3.88	3.76	3.66	3.59	3.53	3.45	3.33	3.23	3.17	3.12	3.06	3.00	2.94	2.88
12	6.55	5.10	4.47	4.12	3.89	3.73	3.61	3.51	3.44	3.37	3.28	3.18	3.07	3.02	2.96	2.91	2.85	2.79	2.72
13	6.41	4.97	4.35	4.00	3.77	3.60	3.48	3.39	3.31	3.25	3.15	3.05	2.95	2.89	2.84	2.78	2.72	2.66	2.60
14	6.30	4.86	4.24	3.89	3.66	3.50	3.38	3.29	3.21	3.15	3.05	2.95	2.84	2.79	2.73	2.67	2.61	2.55	2.49
15	6.20	4.77	4.15	3.80	3.58	3.41	3.29	3.20	3.12	3.06	2.96	2.86	2.76	2.70	2.64	2.59	2.52	2.46	2.40
16	6.12	4.69	4.08	3.73	3.50	3.34	3.22	3.12	3.05	2.99	2.89	2.79	2.68	2.63	2.57	2.51	2.45	2.38	2.32
17	6.04	4.62	4.01	3.66	3.44	3.28	3.16	3.06	2.98	2.92	2.82	2.72	2.62	2.56	2.50	2.44	2.38	2.32	2.25
18	5.98	4.56	3.95	3.61	3.38	3.22	3.10	3.01	2.92	2.87	2.77	2.67	2.56	2.50	2.44	2.38	2.32	2.26	2.19
19	5.92	4.51	3.90	3.56	3.33	3.17	3.05	2.96	2.88	2.82	2.72	2.62	2.51	2.45	2.39	2.33	2.27	2.20	2.13
20	5.87	4.46	3.86	3.51	3.29	3.13	3.01	2.91	2.84	2.77	2.68	2.57	2.46	2.41	2.35	2.29	2.22	2.16	2.09
21	5.83	4.42	3.82	3.48	3.25	3.09	2.97	2.87	2.80	2.73	2.64	2.53	2.42	2.37	2.31	2.95	2.18	2.11	2.04
22	5.79	4.38	3.78	3.44	3.22	3.05	2.93	2.84	2.76	2.70	2.60	2.50	2.39	2.33	2.27	2.21	2.14	2.08	2.00
23	5.75	4.35	3.75	3.41	3.18	3.05	3.90	2.81	2.73	2.67	2.57	2.47	2.30	2.36	2.24	2.18	2.11	2.04	1.97
24	5.72	4.32	3.72	3.38	3.15	2.99	2.87	2.78	2.70	2.64	2.54	2.44	2.33	2.27	2.21	2.15	2.08	2.01	1.94
25	5.69	4.29	3.69	3.35	3.13	2.97	2.85	2.75	2.68	2.61	2.51	2.41	2.30	2.24	2.18	2.12	2.05	1.98	1.91
26	5.66	4.27	3.67	3.33	3.10	2.94	2.82	2.73	2.65	2.59	2.49	2.39	2.28	2.22	2.16	2.09	2.03	1.95	1.88
27	5.63	4.24	3.65	3.31	3.08	2.92	2.80	2.71	2.63	2.57	2.47	2.36	2.25	2.19	2.13	2.07	2.00	1.93	1.85
28	5.61	4.22	3.63	3.29	3.06	2.90	2.78	2.69	2.61	2.55	2.45	2.34	2.23	2.17	2.11	2.05	1.98	1.91	1.83
29	5.59	4.20	3.61	3.27	3.04	2.88	2.76	2.67	2.59	2.53	2.43	2.32	2.21	2.15	2.09	2.03	1.96	1.89	1.81
30	5.57	4.18	3.59	3.25	3.03	2.87	2.75	2.65	2.57	2.51	2.41	2.31	2.20	2.14	2.07	2.01	1.94	1.87	1.79
40	5.42	4.05	3.46	3.13	2.90	2.74	2.62	2.53	2.45	2.39	2.29	2.18	2.07	2.01	1.94	1.88	1.80	1.72	1.64
60	5.29	3.93	3.34	3.01	2.79	2.63	2.51	2.41	2.33	2.27	2.17	2.06	1.94	1.88	1.82	1.74	1.67	1.58	1.47
120	5.15	3.80	3.23	2.89	2.67	2.52	2.39	2.30	2.22	2.16	2.05	1.94	1.82	1.76	1.69	1.61	1.53	1.43	1.31
∞	5.02	3.69	3.12	2.79	2.57	2.41	2.29	2.19	2.11	2.05	1.94	1.83	1.77	1.64	1.57	1.48	1.39	1.27	1.00

$\alpha = 0.01$ 续表

n_2	n_1																		
	1	2	3	4	5	6	7	8	9	10	12	15	20	24	30	40	60	120	∞
1	4052	4995	5403	5625	5764	5859	5928	5982	6022	6056	6106	6157	6209	6235	6261	6287	6313	6339	6366
2	98.50	99.00	99.17	99.25	99.30	99.33	99.36	99.37	99.39	99.40	99.42	99.43	99.45	99.46	99.47	99.47	99.48	99.49	99.50
3	34.12	30.82	29.46	28.71	28.24	27.91	27.67	27.49	27.35	27.23	27.05	26.87	26.69	26.60	26.50	26.41	26.32	26.22	26.13
4	21.20	18.00	16.69	15.98	15.52	15.21	14.98	14.80	14.66	14.55	14.37	14.20	14.02	13.93	13.84	13.75	13.65	13.56	13.46
5	16.26	13.27	12.06	11.39	10.97	10.67	10.46	10.29	10.16	10.05	9.89	9.72	9.55	9.47	9.38	9.29	9.20	9.11	9.02
6	13.75	10.92	9.78	9.15	8.75	8.47	8.26	8.10	7.98	7.87	7.72	7.56	7.40	7.31	7.23	7.14	7.06	6.97	6.88
7	12.25	9.55	8.45	7.85	7.46	7.19	6.99	6.84	6.72	6.62	6.47	6.31	6.16	6.07	5.99	5.91	5.82	5.74	5.65
8	11.26	8.65	7.59	7.01	6.63	6.37	6.18	6.03	5.91	5.81	5.67	5.52	5.39	5.28	5.20	5.12	5.03	4.95	4.86
9	10.56	8.02	6.99	6.42	6.06	5.80	5.61	5.47	5.35	5.26	5.11	4.96	4.81	4.73	4.65	4.57	4.48	4.40	4.31
10	10.04	7.56	6.55	5.99	5.64	5.39	5.20	5.06	4.94	4.85	4.71	4.56	4.41	4.33	4.25	4.17	4.08	4.00	3.91
11	9.65	7.21	6.22	5.67	5.32	5.07	4.98	4.47	4.63	4.54	4.40	4.25	4.10	4.02	3.94	3.86	4.78	3.69	3.60
12	9.33	6.93	5.95	5.41	5.06	4.82	4.64	4.50	4.39	4.30	4.16	4.01	3.86	3.78	3.70	3.62	3.54	3.45	3.36
13	9.07	6.70	5.74	5.21	4.86	4.62	4.44	4.30	4.19	3.10	3.96	3.82	3.66	3.59	3.51	3.43	3.34	3.25	3.17
14	8.86	6.51	5.56	5.04	4.69	4.46	4.28	4.14	4.03	3.94	3.80	3.66	3.51	3.43	3.35	3.27	3.18	3.09	3.00
15	8.68	6.36	5.42	4.89	4.56	4.32	4.14	4.00	3.89	3.80	3.67	3.52	3.37	3.29	3.21	3.13	3.05	2.96	2.87
16	8.53	6.23	5.29	4.77	4.44	4.20	4.03	3.89	3.78	3.69	3.55	3.41	3.26	3.18	3.10	3.02	2.93	2.84	2.75
17	8.40	6.11	5.18	4.67	4.34	4.10	3.93	3.79	3.68	3.59	3.46	3.31	3.16	3.08	3.00	2.92	2.83	2.75	2.65
18	8.29	6.01	5.09	4.58	4.25	4.01	3.84	3.71	3.60	3.51	3.37	3.23	3.08	3.00	2.92	2.84	2.75	2.66	2.57
19	8.18	5.93	5.01	4.50	4.17	3.94	3.77	3.63	3.52	3.43	3.30	3.15	3.00	2.92	2.84	2.76	2.67	2.58	2.49
20	8.10	5.85	4.94	4.43	4.10	3.87	3.70	3.56	3.46	3.37	3.23	3.09	2.94	2.86	2.78	2.69	2.61	2.52	2.42
21	8.02	5.78	4.87	4.37	4.04	3.81	3.64	3.51	3.40	3.31	3.17	3.03	2.88	2.80	2.72	2.64	2.55	2.46	2.36
22	7.95	5.72	4.82	4.31	3.99	3.76	3.59	3.45	3.35	3.26	3.12	2.98	2.83	2.75	2.67	2.58	2.50	2.40	2.31
23	7.88	5.66	4.76	4.26	3.94	3.71	3.54	3.41	3.30	3.21	3.07	2.93	2.78	2.70	2.62	2.54	2.45	2.35	2.26
24	7.82	5.61	4.72	4.22	3.90	3.67	3.50	3.36	3.26	3.17	3.03	2.89	2.74	2.66	2.58	2.49	2.40	2.31	2.21
25	7.77	5.57	4.68	4.18	3.85	3.63	3.46	3.32	3.22	3.13	2.99	2.85	2.70	2.62	2.54	2.45	2.36	2.27	2.17
26	7.72	5.53	4.64	4.14	3.82	3.59	3.42	3.29	3.18	3.09	2.96	2.81	2.66	2.58	2.50	2.42	2.33	2.23	2.13
27	7.68	5.49	4.60	4.11	3.78	3.56	3.39	3.26	3.15	3.06	2.93	2.78	2.63	2.55	2.47	2.38	2.29	2.20	2.10
28	7.64	5.45	4.57	4.07	3.75	3.53	3.36	3.23	3.12	3.03	2.90	2.75	2.60	2.52	2.44	2.35	2.26	2.17	2.06
29	7.60	5.42	4.54	4.04	3.73	3.50	3.33	3.20	3.09	3.00	2.87	2.73	2.57	2.49	2.41	2.33	2.23	2.14	2.03
30	7.56	5.39	4.51	4.02	3.70	3.47	3.30	3.17	3.07	2.98	2.84	2.70	2.55	2.47	2.39	2.30	2.21	2.11	2.01
40	7.31	5.18	4.31	3.83	3.51	3.29	3.12	2.99	2.89	2.80	2.66	2.52	2.37	2.29	2.20	2.11	2.02	1.92	1.80
60	7.08	4.98	4.13	3.65	3.34	3.12	2.95	2.82	2.72	2.63	2.50	2.35	2.20	2.12	2.03	1.94	1.84	1.73	1.60
120	6.85	4.79	3.95	3.48	3.17	2.96	2.79	2.66	2.56	2.47	2.34	2.19	2.03	1.95	1.86	1.76	1.66	1.53	1.38
∞	6.63	4.61	3.78	3.32	3.02	2.80	2.64	2.51	2.41	2.32	2.18	2.04	1.88	1.79	1.70	1.59	1.47	1.32	1.00

附表 8 二项分布参数 p 的置信区间表

$$1-\alpha = 0.95$$

m	\multicolumn{13}{c}{$n-m$}
	1	2	3	4	5	6	7	8	9	10	12	14	16
0	0.975	0.842	0.708	0.602	0.522	0.459	0.410	0.369	0.336	0.308	0.265	0.232	0.202
	0.000	0.000	0.000	0.000	0.000	0.000	0.000	0.000	0.000	0.000	0.000	0.000	0.000
1	0.987	0.906	0.806	0.716	0.641	0.579	0.527	0.483	0.445	0.413	0.360	0.319	0.287
	0.013	0.008	0.006	0.005	0.004	0.004	0.003	0.003	0.003	0.002	0.002	0.002	0.001
2	0.992	0.932	0.853	0.777	0.710	0.651	0.600	0.556	0.518	0.484	0.428	0.383	0.347
	0.094	0.088	0.053	0.043	0.37	0.032	0.028	0.025	0.023	0.021	0.018	0.016	0.014
3	0.994	0.947	0.882	0.816	0.756	0.701	0.652	0.610	0.572	0.538	0.481	0.434	0.396
	0.194	0.147	0.118	0.099	0.085	0.075	0.067	0.060	0.055	0.050	0.043	0.038	0.034
4	0.995	0.957	0.901	0.843	0.788	0.738	0.692	0.651	0.614	0.581	0.524	0.476	0.437
	0.284	0.233	0.184	0.157	0.137	0.122	0.109	0.099	0.091	0.084	0.073	0.064	0.057
5	0.996	0.963	0.915	0.863	0.813	0.766	0.723	0.684	0.649	0.616	0.560	0.512	0.417
	0.359	0.290	0.245	0.212	0.187	0.167	0.151	0.139	0.128	0.118	0.103	0.091	0.082
6	0.996	0.968	0.925	0.878	0.833	0.789	0.749	0.711	0.677	0.646	0.590	0.543	0.502
	0.421	0.349	0.299	0.262	0.234	0.211	0.192	0.177	0.163	0.152	0.133	0.119	0.107
7	0.997	0.972	0.933	0.891	0.849	0.808	0.770	0.734	0.701	0.671	0.616	0.570	0.529
	0.473	0.400	0.348	0.308	0.277	0.251	0.230	0.213	0.198	0.184	0.163	0.146	0.132
8	0.997	0.975	0.840	0.901	0.861	0.832	0.787	0.753	0.722	0.692	0.639	0.593	0.553
	0.517	0.444	0.380	0.349	0.316	0.289	0.266	0.247	0.230	0.215	0.191	0.172	0.156
9	0.997	0.977	0.945	0.909	0.872	0.837	0.802	0.770	0.740	0.711	0.660	0.615	0.575
	0.555	0.482	0.428	0.386	0.351	0.323	0.299	0.278	0.260	0.244	0.218	0.197	0.180
10	0.998	0.979	0.950	0.916	0.882	0.848	0.816	0.785	0.756	0.728	0.678	0.634	0.595
	0.587	0.516	0.462	0.419	0.384	0.354	0.329	0.308	0.289	0.272	0.224	0.221	0.202
12	0.998	0.982	0.957	0.927	0.897	0.867	0.837	0.809	0.782	0.756	0.709	0.666	0.628
	0.640	0.572	0.519	0.476	0.440	0.410	0.384	0.361	0.304	0.322	0.291	0.266	0.245
14	0.998	0.984	0.962	0.936	0.909	0.881	0.854	0.828	0.803	0.779	0.734	0.694	0.657
	0.681	0.617	0.566	0.524	0.488	0.457	0.430	0.407	0.385	0.336	0.334	0.306	0.283
16	0.999	0.986	0.966	0.943	0.918	0.893	0.868	0.844	0.820	0.798	0.755	0.717	0.681
	0.713	0.653	0.604	0.563	0.529	0.498	0.471	0.447	0.425	0.405	0.372	0.343	0.319
18	0.999	0.988	0.970	0.948	0.925	0.902	0.879	0.857	0.835	0.814	0.773	0.736	0.702
	0.740	0.683	0.637	0.597	0.564	0.533	0.506	0.482	0.460	0.440	0.406	0.376	0.351
20	0.999	0.989	0.972	0.953	0.932	0.910	0.889	0.868	0.847	0.827	0.789	0.753	0.720
	0.762	0.708	0.664	0.626	0.593	0.564	0.537	0.513	0.492	0.472	0.437	0.407	0.381
22	0.999	0.990	0.975	0.956	0.937	0.917	0.897	0.877	0.858	0.839	0.803	0.768	0.737
	0.781	0.730	0.688	0.651	0.619	0.590	0.565	0.541	0.519	0.500	0.465	0.434	0.408
24	0.999	0.991	0.976	0.960	0.942	0.923	0.904	0.885	0.867	0.849	0.814	0.782	0.751
	0.797	0.749	0.708	0.673	0.642	0.614	0.589	0.566	0.545	0.525	0.490	0.460	0.433
26	0.999	0.991	0.978	0.962	0.945	0.928	0.910	0.893	0.875	0.858	0.825	0.794	0.764
	0.810	0.765	0.726	0.693	0.663	0.636	0.611	0.588	0.567	0.548	0.513	0.483	0.456
28	0.999	0.992	0.980	0.965	0.949	0.932	0.916	0.899	0.882	0.866	0.834	0.804	0.776
	0.822	0.779	0.743	0.710	0.681	0.655	0.631	0.609	0.588	0.569	0.535	0.504	0.478
30	0.999	0.992	0.981	0.967	0.952	0.936	0.920	0.904	0.889	0.873	0.843	0.814	0.786
	0.833	0.792	0.757	0.725	0.697	0.672	0.649	0.627	0.607	0.588	0.554	0.524	0.498
40	0.999	0.994	0.985	0.975	0.963	0.951	0.938	0.925	0.912	0.900	0.875	0.850	0.827
	0.871	0.838	0.809	0.783	0.759	0.737	0.717	0.689	0.679	0.662	0.631	0.602	0.578
60	1.000	0.996	0.990	0.983	0.975	0.966	0.957	0.948	0.939	0.929	0.911	0.893	0.874
	0.912	0.888	0.867	0.848	0.830	0.813	0.797	0.782	0.767	0.752	0.727	0.703	0.681
100	1.000	0.998	0.994	0.989	0.984	0.979	0.973	0.967	0.962	0.955	0.943	0.931	0.919
	0.946	0.931	0.917	0.904	0.892	0.881	0.870	0.859	0.849	0.838	0.820	0.802	0.786
200	1.000	0.999	0.997	0.995	0.992	0.989	0.986	0.983	0.980	0.977	0.970	0.964	0.957
	0.973	0.965	0.957	0.951	0.944	0.938	0.932	0.926	0.920	0.914	0.903	0.893	0.883
500	1.000	1.000	0.999	0.998	0.997	0.996	0.995	0.993	0.992	0.991	0.988	0.985	0.982
	0.989	0.986	0.983	0.980	0.977	0.974	0.972	0.969	0.967	0.964	0.960	0.955	0.950

$$1-\alpha = 0.95 \qquad\qquad 续表$$

m	n-m											
	18	20	22	24	26	28	30	40	60	100	200	500
0	0.185	0.168	0.154	0.142	0.132	0.123	0.116	0.088	0.060	0.036	0.018	0.007
	0.000	0.000	0.000	0.000	0.000	0.000	0.000	0.000	0.000	0.000	0.000	0.000
1	0.260	0.238	0.219	0.203	0.190	0.178	0.167	0.129	0.088	0.054	0.027	0.011
	0.001	0.001	0.001	0.001	0.001	0.001	0.001	0.001	0.000	0.000	0.000	0.000
2	0.317	0.292	0.270	0.251	0.235	0.221	0.208	0.162	0.112	0.069	0.035	0.014
	0.012	0.011	0.010	0.009	0.009	0.008	0.008	0.006	0.004	0.002	0.001	0.000
3	0.363	0.336	0.312	0.292	0.274	0.257	0.243	0.191	0.133	0.083	0.043	0.017
	0.030	0.028	0.025	0.024	0.022	0.020	0.019	0.015	0.010	0.006	0.003	0.001
4	0.403	0.374	0.349	0.327	0.307	0.290	0.275	0.217	0.152	0.096	0.049	0.020
	0.052	0.047	0.044	0.040	0.038	0.035	0.033	0.025	0.017	0.011	0.005	0.002
5	0.436	0.407	0.381	0.358	0.337	0.319	0.303	0.241	0.170	0.108	0.056	0.023
	0.075	0.068	0.063	0.058	0.055	0.051	0.048	0.037	0.025	0.016	0.008	0.003
6	0.467	0.436	0.410	0.386	0.364	0.345	0.328	0.263	0.187	0.119	0.062	0.026
	0.098	0.090	0.083	0.077	0.072	0.068	0.064	0.049	0.034	0.021	0.011	0.004
7	0.494	0.463	0.435	0.411	0.389	0.369	0.351	0.283	0.203	0.130	0.068	0.028
	0.121	0.111	0.103	0.096	0.090	0.084	0.080	0.062	0.043	0.027	0.014	0.005
8	0.518	0.487	0.459	0.434	0.412	0.391	0.373	0.302	0.218	0.141	0.074	0.031
	0.143	0.132	0.123	0.115	0.107	0.101	0.096	0.075	0.052	0.033	0.017	0.007
9	0.540	0.508	0.481	0.455	0.433	0.412	0.393	0.321	0.233	0.151	0.080	0.033
	0.165	0.153	0.142	0.133	0.125	0.118	0.111	0.088	0.061	0.038	0.020	0.008
10	0.560	0.528	0.500	0.475	0.452	0.431	0.412	0.338	248	0.162	0.086	0.036
	0.186	0.173	0.161	0.151	0.142	0.134	0.127	0.100	0.071	0.045	0.023	0.009
12	0.594	0.563	0.535	0.510	0.487	0.465	0.446	0.369	0.273	0.180	0.097	0.040
	0.227	0.211	0.197	0.186	0.175	0.166	0.157	0.125	0.089	0.057	0.030	0.012
14	0.624	0.593	0.566	0.540	0.517	0.496	0.476	0.398	0.297	0.198	0.107	0.045
	0.264	0.247	0.232	0.218	0.206	0.196	0.186	0.150	0.107	0.069	0.036	0.015
16	0.649	0.619	0.592	0.567	0.544	0.522	0.502	0.422	0.319	0.214	0.117	0.050
	0.298	0.280	0.263	0.249	0.236	0.224	0.214	0.173	0.126	0.081	0.043	0.018
18	0.671	0.642	0.615	0.590	0.568	0.547	0.527	0.445	0.340	0.230	0.127	0.054
	0.329	0.310	0.293	0.277	0.264	0.251	0.240	0.196	0.143	0.093	0.050	0.021
20	0.690	0.662	0.636	0.612	0.589	0.568	0.548	0.467	0.359	0.245	0.137	0.059
	0.358	0.338	0.320	0.304	0.289	0.276	0.264	0.217	0.160	0.105	0.057	0.024
22	0.707	0.680	0.654	0.631	0.608	0.588	0.568	0.487	0.378	0.260	0.146	0.062
	0.385	0.364	0.346	0.329	0.314	0.300	0.287	0.237	0.177	0.117	0.063	0.027
24	0.723	0.696	0.671	0.648	0.626	0.605	0.586	0.505	0.395	0.274	0.155	0.067
	0.410	0.388	0.369	0.352	0.337	0.322	0.309	0.257	0.193	0.128	0.070	0.030
26	0.736	0.711	0.686	0.663	0.642	0.622	0.603	0.522	0.411	0.287	0.164	0.072
	0.432	0.411	0.392	0.374	0.358	0.343	0.330	0.276	0.208	0.140	0.077	0.033
28	0.749	0.724	0.700	0.678	0.657	0.637	0.618	0.538	0.426	0.300	0.172	0.076
	0.453	0.432	0.412	0.395	0.378	0.363	0.349	0.294	0.223	0.153	0.083	0.036
30	0.760	0.736	0.713	0.691	0.670	0.651	0.632	0.552	0.441	0.313	0.181	0.080
	0.437	0.452	0.432	0.414	0.397	0.382	0.368	0.311	0.237	0.162	0.090	0.039
40	0.804	0.783	0.763	0.743	0.724	0.706	0.689	0.614	0.503	0.368	0.220	0.099
	0.555	0.533	0.513	0.495	0.478	0.462	0.448	0.386	0.303	0.231	0.122	0.053
60	0.857	0.840	0.823	0.807	0.792	0.777	0.763	0.697	0.593	0.455	0.287	0.136
	0.660	0.641	0.622	0.605	0.589	0.574	0.559	0.497	0.407	0.300	0.181	0.083
100	0.907	0.895	0.883	0.872	0.860	0.847	0.838	0.787	0.700	0.571	0.395	0.199
	0.770	0.755	0.740	0.726	0.713	0.700	0.687	0.632	0.545	0.429	0.280	0.138
200	0.950	0.943	0.937	0.930	0.923	0.917	0.910	0.878	0.819	0.720	0.550	0.319
	0.873	0.863	0.854	0.845	0.836	0.828	0.819	0.780	0.713	0.605	0.450	0.253
500	0.979	0.976	0.973	0.970	0.967	0.964	0.961	0.947	0.917	0.862	0.747	0.531
	0.946	0.941	0.937	0.933	0.928	0.924	0.920	0.901	0.864	0.801	0.681	0.469

$1-\alpha = 0.99$　　　　　　　　　　　　续表

m	n−m												
	1	2	3	4	5	6	7	8	9	10	12	14	16
0	0.995	0.929	0.829	0.734	0.653	0.586	0.531	0.484	0.445	0.411	0.357	0.315	0.282
	0.00	0.00	0.00	0.00	0.00	0.00	0.00	0.00	0.00	0.00	0.00	0.00	0.00
1	0.997	0.959	0.889	0.815	0.746	0.685	0.632	0.585	0.544	0.509	0.449	0.402	0.363
	0.003	0.002	0.001	0.001	0.001	0.001	0.001	0.001	0.001	0.000	0.000	0.000	0.000
2	0.998	0.971	0.917	0.856	0.797	0.742	0.693	0.648	0.608	0.573	0.512	0.463	0.422
	0.041	0.029	0.023	0.019	0.016	0.014	0.012	0.011	0.010	0.009	0.008	0.007	0.006
3	0.999	0.977	0.934	0.882	0.830	0.781	0.735	0.693	0.655	0.621	0.561	0.510	0.468
	0.111	0.083	0.066	0.055	0.047	0.042	0.037	0.033	0.030	0.028	0.024	0.021	0.019
4	0.999	0.981	0.945	0.900	0.854	0.809	0.767	0.728	0.691	0.658	0.599	0.549	0.507
	0.185	0.144	0.118	0.100	0.087	0.077	0.069	0.062	0.057	0.053	0.045	0.040	0.036
5	0.999	0.984	0.953	0.913	0.872	0.831	0.791	0.755	0.720	0.688	0.631	0.582	0.539
	0.254	0.203	0.170	0.146	0.128	0.114	0.103	0.094	0.087	0.080	0.070	0.062	0.055
6	0.999	0.986	0.958	0.923	0.886	0.848	0.811	0.777	0.744	0.714	0.658	0.610	0.567
	0.315	0.258	0.219	0.191	0.169	0.152	0.138	0.127	0.117	0.109	0.095	0.085	0.076
7	0.999	0.988	0.963	0.931	0.897	0.962	0.928	0.795	0.764	0.735	0.681	0.634	0.592
	0.368	0.307	0.265	0.233	0.209	0.189	0.172	0.159	0.147	0.137	0.121	0.108	0.097
8	0.999	0.989	0.967	0.938	0.906	0.873	0.841	0.811	0.781	0.753	0.701	0.655	0.614
	0.415	0.352	0.307	0.272	0.245	0.223	0.205	0.189	0.176	0.165	0.146	0.131	0.119
9	0.999	0.990	0.970	0.943	0.913	0.883	0.853	0.824	0.795	0.768	0.718	0.674	0.634
	0.456	0.392	0.345	0.309	0.280	0.256	0.236	0.219	0.205	0.192	0.171	0.154	0.140
10	1.00	0.991	0.972	0.947	0.920	0.891	0.863	0.835	0.808	0.782	0.734	0.690	0.651
	0.491	0.427	0.379	0.342	0.312	0.286	0.265	0.247	0.232	0.218	0.195	0.176	0.161
12	1.00	0.992	0.976	0.955	0.930	0.905	0.879	0.854	0.829	0.805	0.760	0.719	0.682
	0.551	0.488	0.439	0.401	0.369	0.342	0.319	0.299	0.282	0.266	0.240	0.218	0.200
14	1.00	0.993	0.979	0.960	0.938	0.915	0.892	0.869	0.846	0.824	0.782	0.743	0.707
	0.598	0.537	0.490	0.451	0.418	0.390	0.366	0.345	0.326	0.310	0.281	0.257	0.237
16	1.00	0.994	0.981	0.964	0.945	0.924	0.903	0.881	0.860	0.839	0.800	0.763	0.728
	0.637	0.578	0.532	0.493	0.461	0.433	0.408	0.386	0.366	0.349	0.318	0.293	0.272
18	1.00	0.995	0.983	0.968	0.950	0.931	0.911	0.891	0.872	0.852	0.815	0.780	0.747
	0.669	0.613	0.568	0.530	0.498	0.469	0.445	0.422	0.402	0.384	0.353	0.326	0.304
20	1.00	0.995	0.985	0.971	0.954	0.936	0.918	0.900	0.881	0.863	0.828	0.794	0.763
	0.669	0.642	0.599	0.562	0.530	0.502	0.478	0.455	0.435	0.417	0.384	0.357	0.334
22	1.00	0.996	0.986	0.973	0.958	0.941	0.924	0.907	0.890	0.873	0.839	0.807	0.777
	0.696	0.668	0.626	0.530	0.559	0.531	0.507	0.484	0.464	0.445	0.413	0.385	0.361
24	1.00	0.996	0.987	0.975	0.961	0.946	0.930	0.913	0.897	0.881	0.849	0.819	0.789
	0.738	0.690	0.649	0.615	0.584	0.557	0.533	0.511	0.490	0.471	0.439	0.410	0.368
26	1.00	0.996	0.988	0.977	0.963	0.949	0.934	0.919	0.903	0.888	0.858	0.829	0.800
	0.755	0.709	0.670	0.637	0.607	0.580	0.557	0.535	0.515	0.496	0.463	0.434	0.410
28	1.00	0.996	0.989	0.978	0.966	0.952	0.938	0.924	0.909	0.894	0.866	0.838	0.811
	0.770	0.726	0.689	0.656	0.627	0.602	0.578	0.559	0.537	0.518	0.485	0.457	0.432
30	1.00	0.997	0.989	0.980	0.968	0.955	0.942	0.928	0.914	0.900	0.873	0.846	0.820
	0.784	0.741	0.705	0.674	0.646	0.621	0.598	0.577	0.557	0.539	0.506	0.478	0.452
40	1.00	0.998	0.992	0.984	0.975	0.965	0.955	0.944	0.933	0.921	0.899	0.876	0.854
	0.832	0.797	0.767	0.740	0.716	0.694	0.673	0.654	0.636	0.619	0.588	0.560	0.536
60	1.00	0.998	0.995	0.989	0.983	0.976	0.969	0.961	0.953	0.945	0.928	0.912	0.895
	0.884	0.859	0.836	0.816	0.797	0.780	0.763	0.748	0.733	0.719	0.693	0.668	0.646
100	1.00	0.999	0.997	0.993	0.990	0.985	0.981	0.976	0.971	0.965	0.955	0.943	0.932
	0.929	0.912	0.897	0.884	0.871	0.858	0.847	0.836	0.825	0.815	0.795	0.777	0.761
200	1.00	0.999	0.998	0.997	0.995	0.992	0.990	0.988	0.985	0.982	0.976	0.970	0.964
	0.964	0.955	0.947	0.939	0.932	0.925	0.919	0.913	0.907	0.901	0.890	0.878	0.868
500	1.00	1.00	0.999	0.999	0.998	0.997	0.996	0.995	0.994	0.993	0.990	0.988	0.985
	0.985	0.982	0.978	0.975	0.972	0.969	0.967	0.964	0.961	0.959	0.953	0.949	0.944

$$1-\alpha = 0.99$$

m	n−m											
	18	20	22	24	26	28	30	40	60	100	200	500
0	0.255	0.233	0.214	0.198	0.184	0.173	0.162	0.124	0.085	0.052	0.026	0.011
	0.000	0.000	0.000	0.000	0.000	0.000	0.000	0.000	0.000	0.000	0.000	0.000
1	0.331	0.304	0.281	0.262	0.245	0.230	0.216	0.168	0.116	0.071	0.036	0.015
	0.000	0.000	0.000	0.000	0.000	0.000	0.000	0.000	0.000	0.000	0.000	0.000
2	0.387	0.358	0.332	0.310	0.291	0.274	0.259	0.203	0.141	0.088	0.045	0.018
	0.005	0.005	0.004	0.004	0.004	0.004	0.003	0.002	0.002	0.001	0.001	0.000
3	0.432	0.401	0.374	0.351	0.330	0.311	0.295	0.233	0.164	0.103	0.053	0.022
	0.017	0.015	0.014	0.013	0.012	0.011	0.010	0.008	0.005	0.003	0.002	0.001
4	0.470	0.438	0.410	0.385	0.363	0.344	0.326	0.260	0.184	0.116	0.061	0.025
	0.032	0.029	0.027	0.025	0.023	0.022	0.020	0.016	0.011	0.007	0.003	0.001
5	0.502	0.470	0.441	0.416	0.393	0.373	0.354	0.284	0.203	0.129	0.068	0.028
	0.050	0.046	0.042	0.039	0.037	0.034	0.032	0.025	0.017	0.010	0.005	0.002
6	0.531	0.498	0.469	0.443	0.420	0.398	0.379	0.306	0.220	0.142	0.075	0.031
	0.069	0.064	0.059	0.054	0.051	0.048	0.045	0.035	0.024	0.015	0.008	0.003
7	0.555	0.522	0.493	0.467	0.443	0.422	0.402	0.327	0.237	0.153	0.081	0.033
	0.089	0.082	0.076	0.070	0.066	0.062	0.058	0.045	0.031	0.019	0.010	0.004
8	0.578	0.545	0.516	0.489	0.465	0.443	0.423	0.346	0.252	0.164	0.087	0.036
	0.109	0.100	0.093	0.087	0.081	0.076	0.072	0.056	0.039	0.024	0.012	0.005
9	0.598	0.565	0.536	0.510	0.485	0.463	0.443	0.364	0.267	0.175	0.093	0.039
	0.128	0.119	0.110	0.103	0.097	0.091	0.086	0.067	0.047	0.029	0.015	0.006
10	0.616	0.583	0.555	0.529	0.504	0.482	0.461	0.331	0.281	0.185	0.099	0.041
	0.148	0.137	0.127	0.119	0.112	0.106	0.100	0.079	0.055	0.035	0.018	0.007
12	0.647	0.616	0.587	0.561	0.537	0.515	0.494	0.412	0.307	0.205	0.110	0.047
	0.185	0.172	0.161	0.151	0.142	0.134	0.127	0.101	0.072	0.045	0.024	0.010
14	0.674	0.643	0.615	0.590	0.566	0.543	0.522	0.440	0.332	0.223	0.122	0.051
	0.220	0.206	0.193	0.181	0.171	0.162	0.154	0.124	0.088	0.057	0.030	0.012
16	0.696	0.666	0.639	0.614	0.590	0.568	0.548	0.464	0.354	0.239	0.132	0.056
	0.253	0.237	0.223	0.211	0.200	0.189	0.180	0.146	0.105	0.068	0.036	0.015
18	0.716	0.687	0.661	0.636	0.612	0.591	0.570	0.486	0.374	0.255	0.142	0.061
	0.284	0.267	0.252	0.238	0.226	0.215	0.205	0.167	0.122	0.079	0.042	0.018
20	0.733	0.705	0.679	0.655	0.632	0.611	0.591	0.507	0.394	0.271	0.152	0.066
	0.313	0.295	0.279	0.264	0.251	0.239	0.229	0.187	0.137	0.090	0.048	0.020
22	0.748	0.721	0.696	0.673	0.650	0.629	0.609	0.526	0.411	0.286	0.162	0.070
	0.339	0.321	0.304	0.289	0.274	0.263	0.251	0.207	0.153	0.101	0.054	0.023
24	0.762	0.736	0.711	0.688	0.666	0.646	0.626	0.543	0.428	0.300	0.171	0.075
	0.364	0.345	0.327	0.312	0.298	0.285	0.273	0.126	0.168	0.112	0.061	0.026
26	0.774	0.749	0.726	0.702	0.681	0.661	0.642	0.560	0.444	0.313	0.180	0.079
	0.388	0.368	0.350	0.334	0.319	0.306	0.293	0.244	0.183	0.122	0.067	0.029
28	0.785	0.761	0.737	0.715	0.694	0.675	0.656	0.575	0.459	0.326	0.186	0.083
	0.409	0.389	0.371	0.354	0.339	0.325	0.312	0.262	0.198	0.133	0.073	0.031
30	0.795	0.771	0.749	0.727	0.707	0.688	0.669	0.589	0.473	0.339	0.197	0.088
	0.430	0.409	0.391	0.374	0.358	0.344	0.331	0.278	0.212	0.143	0.079	0.034
40	0.833	0.813	0.793	0.774	0.756	0.738	0.722	0.646	0.534	0.394	0.237	0.108
	0.514	0.493	0.474	0.457	0.440	0.425	0.411	0.354	0.276	0.193	0.110	0.048
60	0.878	0.863	0.847	0.832	0.817	0.802	0.788	0.724	0.620	0.479	0.305	0.145
	0.625	0.606	0.589	0.572	0.556	0.541	0.527	0.466	0.380	0.278	0.167	0.076
100	0.921	0.910	0.899	0.888	0.876	0.867	0.857	0.807	0.722	0.593	0.407	0.209
	0.745	0.729	0.714	0.700	0.687	0.674	0.661	0.606	0.521	0.407	0.265	0.129
200	0.958	0.952	0.946	0.939	0.933	0.927	0.921	0.890	0.833	0.735	0.565	0.332
	0.858	0.848	0.838	0.829	0.820	0.811	0.803	0.763	0.695	0.593	0.475	0.243
500	0.982	0.980	0.977	0.974	0.971	0.969	0.966	0.952	0.924	0.871	0.757	0.541
	0.939	0.934	0.930	0.925	0.921	0.917	0.912	0.892	0.855	0.791	0.668	0.459

附表 9　泊松分布参数 λ 的置信区间表

x	1-α							
	0.99		0.98		0.95		0.90	
0	0.0000	5.30	0.0000	4.61	0.0000	3.69	0.0000	3.00
1	0.0050	7.43	0.0101	6.64	0.0253	5.57	0.0513	4.74
2	0.103	9.27	0.149	8.41	0.242	7.22	0.355	6.30
3	0.338	10.98	0.436	10.05	0.619	8.77	0.818	7.75
4	0.672	12.59	0.823	11.60	1.09	10.24	1.37	9.15
5	1.08	14.15	1.28	13.11	1.62	11.67	1.98	10.51
6	1.54	15.66	1.79	14.57	2.20	13.06	2.61	11.84
7	2.04	17.13	2.33	16.00	2.81	14.42	3.29	13.15
8	2.57	18.58	2.91	17.40	3.45	15.76	3.98	14.43
9	3.13	20.00	3.51	18.78	4.12	17.08	4.70	15.71
10	3.72	21.40	4.13	20.14	4.80	18.39	5.43	16.96
11	4.32	22.78	4.77	21.49	5.49	19.68	6.17	18.21
12	4.94	24.14	5.43	22.82	6.20	20.96	6.92	19.44
13	5.58	25.50	6.10	24.14	6.92	22.23	7.69	20.67
14	6.23	26.84	6.78	25.45	7.65	23.49	8.46	21.89
15	6.89	28.16	7.48	26.74	8.40	24.74	9.25	23.10
16	7.57	29.48	8.18	28.03	9.15	25.98	10.04	24.30
17	8.25	30.79	8.89	29.31	9.90	27.22	10.83	25.50
18	8.94	32.09	9.62	30.58	10.67	28.45	11.63	26.69
19	9.64	33.38	10.35	31.85	11.44	29.67	12.44	27.88
20	10.35	34.67	11.08	33.10	12.22	30.89	13.25	29.06
21	11.07	35.95	11.82	34.36	13.00	32.10	14.07	30.24
22	11.79	37.22	12.57	35.60	13.79	33.31	14.89	31.42
23	12.52	38.48	13.33	36.84	14.58	34.51	15.72	32.59
24	13.25	39.74	14.09	38.08	15.38	35.71	16.55	33.75
25	14.00	41.00	14.85	39.31	16.18	36.90	17.38	34.92
26	14.74	42.25	15.62	40.53	16.98	38.10	18.22	36.08
27	15.49	43.50	16.40	41.76	17.79	39.28	19.06	37.23
28	16.24	44.74	17.17	42.98	18.61	40.47	19.90	38.39
29	17.00	45.98	17.96	44.19	19.42	41.65	20.75	39.54
30	17.77	47.21	18.74	45.40	20.24	42.83	21.59	40.69
35	21.64	53.32	22.72	51.41	24.38	48.68	25.87	46.40
40	25.59	59.36	26.77	57.35	28.58	54.47	30.20	52.07
45	29.60	65.34	30.88	63.23	32.82	60.21	34.56	57.69
50	33.66	71.27	35.03	69.07	37.11	65.92	38.96	63.29

附表 10 $\varphi = 2\mathrm{arc}\ \sin\sqrt{p}$ 数值表

P(%)	0	1	2	3	4	5	6	7	8	9
0.0	0.000	0.020	0.028	0.035	0.040	0.045	0.049	0.053	0.057	0.060
0.1	0.063	0.066	0.069	0.072	0.075	0.077	0.080	0.082	0.085	0.087
0.2	0.089	0.092	0.094	0.096	0.098	0.100	0.102	0.104	0.106	0.108
0.3	0.110	0.111	0.113	0.115	0.117	0.118	0.120	0.122	0.123	0.125
0.4	0.127	0.128	0.130	0.131	0.133	0.134	0.136	0.137	0.139	0.140
0.5	0.142	0.143	0.144	0.146	0.147	0.148	0.150	0.151	0.153	0.154
0.6	0.155	0.156	0.158	0.159	0.160	0.161	0.163	0.164	0.165	0.166
0.7	0.168	0.169	0.170	0.171	0.172	0.173	0.175	0.176	0.177	0.178
0.8	0.179	0.180	0.182	0.183	0.184	0.185	0.186	0.187	0.188	0.189
0.9	0.190	0.191	0.192	0.193	0.194	0.195	0.196	0.197	0.198	0.199
1	0.200	0.210	0.220	0.229	0.237	0.246	0.254	0.262	0.269	0.277
2	0.284	0.291	0.298	0.304	0.311	0.318	0.324	0.330	0.336	0.342
3	0.348	0.354	0.360	0.365	0.371	0.376	0.382	0.387	0.392	0.398
4	0.403	0.408	0.413	0.418	0.423	0.428	0.432	0.437	0.442	0.446
5	0.451	0.456	0.460	0.465	0.469	0.473	0.478	0.482	0.486	0.491
6	0.495	0.499	0.503	0.507	0.512	0.516	0.520	0.524	0.528	0.532
7	0.536	0.539	0.543	0.547	0.551	0.555	0.559	0.562	0.566	0.570
8	0.574	0.577	0.581	0.584	0.588	0.592	0.595	0.599	0.602	0.606
9	0.609	0.613	0.616	0.620	0.623	0.627	0.630	0.633	0.637	0.640
10	0.644	0.647	0.650	0.653	0.657	0.660	0.663	0.666	0.670	0.673
11	0.676	0.679	0.682	0.686	0.689	0.692	0.695	0.698	0.701	0.704
12	0.707	0.711	0.714	0.717	0.720	0.723	0.726	0.729	0.732	0.735
13	0.738	0.741	0.744	0.747	0.750	0.752	0.755	0.758	0.732	0.735
14	0.767	0.770	0.773	0.776	0.778	0.781	0.784	0.787	0.790	0.793
15	0.795	0.798	0.801	0.804	0.807	0.809	0.812	0.815	0.818	0.820
16	0.823	0.826	0.828	0.831	0.834	0.837	0.839	0.842	0.845	0.847
17	0.850	0.853	0.855	0.858	0.861	0.863	0.866	0.868	0.871	0.874
18	0.876	0.879	0.881	0.884	0.887	0.889	0.892	0.894	0.897	0.900
19	0.902	0.905	0.907	0.910	0.912	0.915	0.917	0.920	0.922	0.925
20	0.927	0.930	0.932	0.935	0.937	0.940	0.942	0.945	0.947	0.950
21	0.952	0.955	0.957	0.959	0.962	0.964	0.967	0.969	0.972	0.974
22	0.976	0.979	0.981	0.984	0.986	0.988	0.991	0.993	0.996	0.998
23	1.000	1.003	1.005	1.007	1.010	1.012	1.015	1.017	1.019	1.022
24	1.024	1.026	1.029	1.031	1.033	1.036	1.038	1.040	1.043	1.045
25	1.047	1.050	1.052	1.054	1.056	1.059	1.061	1.063	1.066	1.068
26	1.070	1.072	1.075	1.077	1.079	1.082	1.084	1.086	1.088	1.091
27	1.093	1.095	1.097	1.100	1.102	1.104	1.106	1.109	1.111	1.113
28	1.115	1.117	1.120	1.122	1.124	1.126	1.129	1.131	1.133	1.135
29	1.137	1.140	1.142	1.144	1.146	1.148	1.151	1.153	1.155	1.157
30	1.159	1.161	1.164	1.166	1.168	1.170	1.172	1.174	1.177	1.179
31	1.182	1.183	1.185	1.187	1.190	1.192	1.194	1.196	1.198	1.200
32	1.203	1.205	1.207	1.209	1.211	1.213	1.215	1.217	1.220	1.222
33	1.224	1.226	1.228	1.230	1.232	1.234	1.237	1.239	1.241	1.243
34	1.245	1.247	1.249	1.251	1.254	1.256	1.258	1.260	1.262	1.264
35	1.266	1.268	1.270	1.272	1.274	1.277	1.279	1.281	1.283	1.285
36	1.287	1.289	1.291	1.293	1.295	1.297	1.299	1.302	1.304	1.306
37	1.308	1.310	1.312	1.314	1.316	1.318	1.320	1.322	1.324	1.326
38	1.328	1.330	1.333	1.335	1.337	1.339	1.341	1.343	1.345	1.347
39	1.349	1.351	1.353	1.355	1.357	1.359	1.361	1.363	1.365	1.367
40	1.369	1.371	1.374	1.376	1.378	1.380	1.382	1.384	1.386	1.388
41	1.390	1.392	1.394	1.396	1.398	1.400	1.402	1.404	1.406	1.408
42	1.410	1.412	1.414	1.416	1.418	1.420	1.422	1.424	1.426	1.428
43	1.430	1.432	1.434	1.436	1.438	1.440	1.442	1.444	1.446	1.448
44	1.451	1.453	1.455	1.457	1.459	1.461	1.463	1.465	1.467	1.469
45	1.471	1.473	1.475	1.477	1.479	1.481	1.483	1.485	1.487	1.488
46	1.491	1.493	1.495	1.497	1.499	1.501	1.503	1.505	1.507	1.509
47	1.511	1.513	1.515	1.517	1.519	1.521	1.523	1.524	1.527	1.529

续表

P (%)	0	1	2	3	4	5	6	7	8	9
48	1.531	1.533	1.535	1.537	1.539	1.541	1.543	1.545	1.547	1.549
49	1.551	1.553	1.555	1.557	1.559	1.561	1.563	1.565	1.567	1.569
50	1.571	1.573	1.575	1.577	1.579	1.581	1.583	1.585	1.587	1.589
51	1.591	1.593	1.595	1.597	1.599	1.601	1.603	1.605	1.607	1.609
52	1.611	1.613	1.615	1.617	1.619	1.621	1.623	1.625	1.627	1.629
53	1.631	1.633	1.635	1.637	1.639	1.641	1.643	1.645	1.647	1.649
54	1.651	1.653	1.655	1.657	1.659	1.661	1.663	1.665	1.667	1.669
55	1.671	1.673	1.675	1.677	1.679	1.681	1.683	1.685	1.687	1.689
56	1.691	1.693	1.695	1.697	1.699	1.701	1.703	1.705	1.707	1.709
57	1.711	1.713	1.715	1.717	1.719	1.721	1.723	1.725	1.727	1.729
58	1.731	1.734	1.736	1.738	1.740	1.742	1.744	1.746	1.748	1.750
59	1.752	1.754	1.756	1.758	1.760	1.762	1.764	1.766	1.768	1.770
60	1.772	1.774	1.776	1.778	1.780	1.782	1.784	1.786	1.789	1.791
61	1.793	1.795	1.797	1.799	1.801	1.803	1.805	1.807	1.809	1.811
62	1.813	1.815	1.817	1.819	1.821	1.823	1.826	1.828	1.838	1.832
63	1.834	1.836	1.838	1.840	1.842	1.844	1.846	1.848	1.850	1.853
64	1.855	1.857	1.859	1.861	1.863	1.865	1.867	1.869	1.871	1.873
65	1.875	1.878	1.880	1.882	1.884	1.886	1.888	1.890	1.892	1.894
66	1.897	1.899	1.901	1.903	1.905	1.907	1.909	1.911	1.913	1.916
67	1.918	1.920	1.922	1.924	1.926	1.928	1.930	1.933	1.935	1.937
68	1.939	1.941	1.943	1.916	1.967	1.950	1.952	1.954	1.956	1.958
69	1.961	1.963	1.965	1.967	1.969	1.971	1.974	1.976	1.978	1.980
70	1.982	1.984	1.987	1.989	1.991	1.993	1.995	1.998	2.000	2.002
71	2.004	2.006	2.009	2.011	2.013	2.015	2.018	2.020	2.022	2.024
72	2.026	2.029	2.031	2.033	2.035	2.038	2.040	2.042	2.044	2.047
73	2.049	2.051	2.053	2.056	2.058	2.060	2.062	2.065	2.067	2.095
74	2.071	2.074	2.076	2.078	2.081	2.083	2.085	2.087	2.090	2.095
75	2.094	2.097	2.099	2.101	2.104	2.106	2.108	2.111	2.113	2.115
76	2.118	2.120	2.122	2.125	2.127	2.129	2.132	2.134	2.136	2.139
77	2.141	2.144	2.146	2.148	2.151	2.153	2.156	2.158	2.160	2.163
78	2.165	2.168	2.170	2.172	2.175	2.177	2.180	2.182	2.185	2.187
79	2.190	2.192	2.194	2.197	2.199	2.202	2.204	2.207	2.209	2.212
80	2.214	2.217	2.219	2.222	2.224	2.227	2.229	2.231	2.234	2.237
81	2.240	2.242	2.245	2.247	2.250	2.252	2.255	2.258	2.260	2.263
82	2.265	2.268	2.271	2.273	2.276	2.278	2.281	2.284	2.286	2.289
83	2.292	2.294	2.297	2.300	2.302	2.305	2.308	2.310	2.313	2.316
84	2.319	2.321	2.324	2.327	2.330	2.332	2.335	2.338	2.341	2.343
85	2.346	2.349	2.352	2.355	2.357	2.360	2.363	2.366	2.369	2.372
86	2.375	2.377	2.380	2.383	2.386	2.389	2.392	2.395	2.398	2.401
88	2.434	2.437	2.440	2.443	2.447	2.450	2.453	2.456	2.459	2.462
89	2.465	2.469	2.482	2.475	2.478	2.482	2.485	2.488	2.491	2.495
90	2.498	2.501	2.505	2.508	2.512	2.515	2.518	2.522	2.525	2.529
91	2.532	2.536	2.539	2.543	2.546	2.550	2.554	2.557	2.561	2.564
92	2.568	2.572	2.575	2.579	2.583	2.587	2.591	2.594	2.598	2.602
93	2.606	2.610	2.614	2.618	2.533	2.626	2.630	2.634	2.638	2.642
94	2.647	2.651	2.655	2.659	2.664	2.668	2.673	2.677	2.681	2.686
95	2.691	2.695	2.700	2.705	2.709	2.714	2.719	2.724	2.729	2.734
96	2.739	2.744	2.749	2.754	2.760	2.765	2.771	2.776	2.782	2.788
97	2.793	2.799	2.805	2.811	2.818	2.824	2.830	2.837	2.844	2.851
98	2.858	2.865	2.872	2.880	2.888	2.896	2.904	2.913	2.922	2.931
99.0	2.941	2.942	2.943	2.944	2.945	2.946	2.947	2.949	2.950	2.951
99.1	2.952	2.953	2.954	2.955	2.956	2.957	2.958	2.959	2.960	2.961
99.2	2.963	2.964	2.965	2.966	2.967	2.968	2.969	2.971	2.972	2.973
99.3	2.974	2.975	2.976	2.978	2.979	2.980	2.981	2.983	2.984	2.985
99.4	2.987	2.988	2.989	2.990	2.992	2.993	2.995	2.996	2.997	2.999
99.5	3.006	3.002	3.003	3.004	3.006	3.007	3.009	3.010	3.012	3.013
99.6	3.015	3.017	3.018	3.020	3.022	3.023	3.025	3.027	3.028	3.030
99.7	3.032	3.034	3.036	3.038	3.040	3.041	3.044	3.046	3.048	3.050
99.8	3.052	3.054	3.057	3.059	3.062	3.064	3.067	3.069	3.072	3.075
99.9	3.078	3.082	3.085	3.089	3.093	3.097	3.101	3.107	3.113	3.112
100	3.142									

附表 11　配对比较符号秩和检验用 T 界值表

n	单侧： 0.05 双侧： 0.10	0.025 0.05	0.01 0.02	0.005 0.010
5	0~15 (0.0312)			
6	2~19 (0.0469)	0~21 (0.0156)		
7	3~25 (0.0391)	0~26 (0.0234)	0~28 (0.0078)	
8	5~31 (0.0391)	3~33 (0.0195)	1~35 (0.0078)	0~36 (0.0039)
9	8~37 (0.0488)	5~40 (0.0195)	3~42 (0.0098)	1~44 (0.0039)
10	10~45 (0.0420)	8~47 (0.0244)	5~50 (0.0098)	3~52 (0.0049)
11	13~53 (0.0415)	10~56 (0.0210)	7~59 (0.0093)	5~61 (0.0049)
12	17~61 (0.0461)	13~65 (0.0212)	9~69 (0.0081)	7~71 (0.0046)
13	21~70 (0.0471)	17~74 (0.0239)	12~79 (0.0085)	9~82 (0.0040)
14	25~80 (0.0453)	21~84 (0.0247)	15~90 (0.0083)	12~93 (0.0043)
15	30~90 (0.0473)	25~95 (0.0240)	19~101 (0.0090)	15~105 (0.0042)
16	35~101 (0.0467)	29~107 (0.0222)	23~113 (0.0091)	19~117 (0.0046)
17	41~112 (0.0492)	34~119 (0.0224)	27~126 (0.0087)	23~130 (0.0047)
18	47~124 (0.0494)	40~131 (0.0241)	32~139 (0.0091)	27~144 (0.0045)
19	53~137 (0.0478)	46~144 (0.0247)	37~153 (0.0090)	32~158 (0.0047)
20	60~150 (0.0487)	52~158 (0.0242)	43~167 (0.0096)	37~173 (0.0047)
21	67~164 (0.0479)	58~173 (0.0230)	49~182 (0.0097)	42~189 (0.0045)
22	75~178 (0.0492)	65~188 (0.0231)	55~198 (0.0095)	48~205 (0.0046)
23	88~193 (0.0490)	73~203 (0.0242)	62~214 (0.0098)	54~222 (0.0046)
24	91~209 (0.0475)	81~219 (0.0245)	69~231 (0.0097)	61~239 (0.0048)
25	100~225 (0.0479)	89~236 (0.0241)	76~249 (0.0094)	68~257 (0.0048)

注：（　）内为单侧精确概率

附表 12 两总体比较秩和检验用 T 界值表

	单侧	双侧
1 行	$P = 0.05$	$P = 0.10$
2 行	$P = 0.025$	$P = 0.05$
3 行	$P = 0.01$	$P = 0.02$
4 行	$P = 0.005$	$P = 0.01$

n_1 较小 n	n_1-n_2										
	0	1	2	3	4	5	6	7	8	9	10
2				3~13	3~15	3~17	4~18	4~20	4~22	4~24	5~25
							3~19	3~21	3~23	3~25	4~26
3	6~15	6~18	7~20	8~22	8~25	9~27	10~29	10~32	11~34	11~37	12~39
		6~21	7~23	7~26	8~28	8~31	9~33	9~36	10~38	10~41	
			6~27	6~30	7~32	7~35	7~38	8~40	8~43		
			6~33	6~36	6~39	7~41	7~44				
4	11~25	12~28	13~31	14~34	15~37	16~40	17~43	18~46	19~49	20~52	21~55
	10~26	11~29	12~32	13~35	14~38	14~42	15~45	16~48	17~51	18~54	19~57
		10~30	11~33	11~37	12~40	13~43	13~47	14~50	15~53	15~57	16~60
		10~34	10~38	11~41	11~45	12~48	12~52	13~55	13~59	14~62	
5	19~36	20~40	21~44	23~47	24~51	26~54	27~58	28~62	30~65	31~69	33~72
	17~38	18~42	20~45	21~49	22~53	23~57	24~61	26~64	27~68	28~72	29~76
	16~39	17~43	18~47	19~51	20~55	21~59	22~63	23~67	24~71	25~75	26~79
	15~40	16~44	16~49	17~53	18~57	19~61	20~65	21~69	22~73	22~78	23~82
6	28~50	29~55	31~59	33~63	35~67	37~71	38~76	40~80	42~84	44~88	46~92
	26~52	27~57	29~61	31~65	32~70	34~74	35~79	37~83	38~88	40~92	42~96
	24~54	25~59	27~63	28~68	29~73	30~78	32~82	33~87	34~92	36~96	37~101
	23~55	24~60	25~65	26~70	27~75	28~80	30~84	31~89	32~94	33~99	34~104
7	39~66	41~71	43~76	45~81	47~86	49~91	52~95	54~100	56~105	58~110	61~114
	36~69	38~74	40~79	42~84	44~89	46~94	48~99	50~104	52~109	54~114	56~119
	34~71	35~77	37~82	39~87	40~93	42~98	44~103	45~109	47~114	49~119	51~124
	32~73	34~78	35~84	37~89	38~95	40~100	41~106	43~111	44~117	45~122	47~128
8	51~85	54~90	56~96	59~101	62~106	64~112	67~117	69~123	72~128	75~133	77~139
	49~87	51~93	53~99	55~105	58~110	60~116	62~122	65~127	67~133	70~138	72~144
	45~91	47~97	49~103	51~109	53~115	56~120	58~126	60~132	62~138	64~144	66~150
	43~93	45~99	47~105	49~111	51~117	53~123	54~130	56~136	58~142	60~148	62~154
9	66~105	69~111	72~117	75~123	78~129	81~135	84~141	87~147	90~153	93~159	96~165
	62~109	65~115	68~121	71~127	73~134	76~140	79~146	82~152	84~159	87~165	90~171
	59~112	61~119	63~126	66~132	68~139	71~145	73~152	76~158	78~165	81~171	83~178
	56~115	58~122	61~128	63~135	65~142	67~149	69~156	72~162	74~169	76~176	78~183
10	82~128	86~134	89~141	92~148	96~154	99~161	103~167	106~174	110~180	113~187	117~193
	78~132	81~139	84~146	88~152	91~159	94~166	97~173	100~180	103~187	107~193	110~200
	74~136	77~143	79~151	82~158	85~165	88~172	91~179	93~187	96~194	99~201	102~208
	71~139	73~147	76~154	79~161	81~169	84~176	86~184	89~191	92~198	94~206	97~213

附表 13　多重比较中的 q 表

$\alpha = 0.05$

df	\multicolumn{19}{c}{k}
	2	3	4	5	6	7	8	9	10	11	12	13	14	15	16	17	18	19	20
1	18.0	27.0	32.8	37.1	40.4	43.1	45.4	47.4	49.1	50.6	52.0	53.2	54.3	55.4	56.3	57.2	58.0	58.8	59.6
2	6.09	8.3	9.8	10.9	11.7	12.4	13.0	13.5	14.0	14.4	14.7	15.1	15.4	15.7	15.9	16.1	16.4	16.6	16.8
3	4.50	5.91	6.82	7.50	8.04	8.48	8.85	9.18	9.46	9.72	9.95	10.15	10.35	10.52	10.69	10.84	10.98	11.11	11.24
4	3.93	5.04	5.76	6.29	6.71	7.05	7.35	7.60	7.83	8.03	8.21	8.37	8.52	8.66	8.79	8.91	9.03	9.13	9.23
5	3.64	4.60	5.22	5.67	6.03	6.33	6.58	6.80	6.99	7.17	7.32	7.47	7.60	7.72	7.83	7.93	8.03	8.12	8.21
6	3.46	4.34	4.90	5.31	5.63	5.89	6.12	6.32	6.49	6.65	6.79	6.92	7.03	7.14	7.24	7.34	7.43	7.51	7.59
7	3.34	4.16	4.68	5.06	5.36	5.61	5.82	6.00	6.16	6.30	6.43	6.55	6.66	6.76	6.85	6.94	7.02	7.09	7.17
8	3.26	4.04	4.53	4.89	5.17	5.40	5.60	5.77	5.92	6.05	6.18	6.29	6.39	6.48	6.57	6.65	6.73	6.80	6.87
9	3.20	3.95	4.42	4.76	5.02	5.24	5.43	5.60	5.74	5.87	5.98	6.09	6.19	6.28	6.36	6.44	6.51	6.58	6.64
10	3.15	3.88	4.33	4.65	4.91	5.12	5.30	5.46	5.60	5.72	5.83	5.93	6.03	6.11	6.20	6.27	6.34	6.40	6.47
11	3.11	3.82	4.26	4.57	4.82	5.03	5.20	5.35	5.49	5.61	5.71	5.81	5.90	5.99	6.06	6.14	6.20	6.26	6.33
12	3.08	3.77	4.20	4.51	4.75	4.95	5.12	5.27	5.40	5.51	5.62	5.71	5.80	5.88	5.95	6.03	6.09	6.15	6.21
13	3.06	3.73	4.15	4.45	4.69	4.88	5.05	5.19	5.32	5.43	5.53	5.63	5.71	5.79	5.86	5.93	6.00	6.05	6.11
14	3.03	3.70	4.11	4.41	4.64	4.83	4.99	5.13	5.25	5.36	5.46	5.55	5.64	5.72	5.79	5.85	5.92	5.97	6.03
15	3.01	3.67	4.08	4.37	4.60	4.78	4.94	5.08	5.20	5.31	5.40	5.49	5.58	5.65	5.72	5.79	5.85	5.90	5.96
16	3.00	3.65	4.05	4.33	4.56	4.74	4.90	5.03	5.15	5.26	5.35	5.44	5.52	5.59	5.66	5.72	5.79	5.84	5.90
17	2.98	3.63	4.02	4.30	4.52	4.71	4.86	4.99	5.11	5.21	5.31	5.39	5.47	5.55	5.61	5.68	5.74	5.79	5.84
18	2.97	3.61	4.00	4.28	4.49	4.67	4.82	4.96	5.07	5.17	5.27	5.35	5.43	5.50	5.57	5.63	5.69	5.74	5.79
19	2.96	3.59	3.98	4.25	4.47	4.65	4.79	4.92	5.04	5.14	5.23	5.32	5.39	5.46	5.53	5.59	5.65	5.70	5.75
20	2.95	3.58	3.96	4.23	4.45	4.62	4.77	4.90	5.01	5.11	5.20	5.28	5.36	5.43	5.49	5.55	5.61	5.66	5.71
24	2.92	3.53	3.90	4.17	4.37	4.54	4.68	4.81	4.92	5.01	5.10	5.18	5.25	5.32	5.38	5.44	5.50	5.54	5.59
30	2.89	3.49	3.84	4.10	4.30	4.46	4.60	4.72	4.83	4.92	5.00	5.08	5.15	5.21	5.27	5.33	5.38	5.43	5.48
40	2.86	3.44	3.79	4.04	4.23	4.39	4.52	4.63	4.74	4.82	4.91	4.98	5.05	5.11	5.16	5.22	5.27	5.31	5.36
60	2.83	3.40	3.74	3.98	4.16	4.31	4.44	4.55	4.65	4.73	4.81	4.88	4.94	5.00	5.06	5.11	5.16	5.20	5.24
120	2.80	3.36	3.69	3.92	4.10	4.24	4.36	4.48	4.56	4.64	4.72	4.78	4.84	4.90	4.95	5.00	5.05	5.09	5.13
∞	2.77	3.31	3.63	3.86	4.03	4.17	4.29	4.39	4.47	4.55	4.62	4.68	4.74	4.80	4.85	4.89	4.93	4.97	5.01

$\alpha = 0.01$ 续表

df	k																		
	2	3	4	5	6	7	8	9	10	11	12	13	14	15	16	17	18	19	20
1	90.0	135	164	186	202	216	227	237	246	253	260	266	272	277	282	286	290	294	298
2	14.0	19.0	22.3	24.7	26.6	28.2	29.5	30.7	31.7	32.6	33.4	34.1	34.8	35.4	36.0	36.5	37.0	37.5	37.9
3	8.26	10.6	12.2	13.3	14.2	15.0	15.6	16.2	16.7	17.1	17.5	17.9	18.2	18.5	18.8	19.1	19.3	19.5	19.8
4	6.51	8.12	9.17	9.96	10.6	11.1	11.5	11.9	12.3	12.6	12.8	13.1	13.3	13.5	13.7	13.9	14.1	14.2	14.4
5	5.70	6.97	7.80	8.42	8.91	9.32	9.67	9.97	10.24	10.48	10.70	10.89	11.08	11.24	11.40	11.55	11.68	11.91	11.93
6	5.24	6.33	7.03	7.56	7.97	8.32	8.61	8.87	9.10	9.30	9.49	9.65	9.81	9.95	10.08	10.21	10.32	10.43	10.54
7	4.95	5.92	6.54	7.01	7.37	7.68	7.94	8.17	8.37	8.55	8.71	8.86	9.00	9.12	9.24	9.35	9.46	9.55	9.65
8	4.74	5.63	6.20	6.63	6.96	7.24	7.47	7.68	7.87	8.03	8.18	8.31	8.44	8.55	8.66	8.76	8.85	8.94	9.03
9	4.60	5.43	5.96	6.35	6.66	6.91	7.13	7.32	7.49	7.65	7.78	7.91	8.03	8.13	8.23	8.32	8.41	8.49	8.57
10	4.48	5.27	5.77	6.14	6.43	6.67	6.87	7.05	7.21	7.36	7.48	7.60	7.71	7.81	7.91	7.99	8.07	8.15	8.22
11	4.39	5.14	5.62	5.97	6.25	6.48	6.67	6.84	6.99	7.13	7.25	7.36	7.46	7.56	7.65	7.73	7.81	7.88	7.95
12	4.32	5.04	5.50	5.84	6.10	6.32	6.51	6.67	6.81	6.94	7.06	7.17	7.26	7.36	7.44	7.52	7.59	7.66	7.73
13	4.26	4.96	5.40	5.73	5.98	6.19	6.37	6.53	6.67	6.79	6.90	7.01	7.10	7.19	7.27	7.34	7.42	7.48	7.55
14	4.21	4.89	5.32	5.63	5.88	6.08	6.26	6.41	6.54	6.66	6.77	6.87	6.96	7.05	7.12	7.20	7.27	7.33	7.39
15	4.17	4.83	5.25	5.56	5.80	5.99	6.16	6.31	6.44	6.55	6.66	6.76	6.84	6.93	7.00	7.07	7.14	7.20	7.26
16	4.13	4.78	5.19	5.49	5.72	5.92	6.08	6.22	6.35	6.46	6.56	6.66	6.74	6.82	6.90	6.97	7.03	7.09	7.15
17	4.10	4.74	5.14	5.43	5.66	5.85	6.01	6.15	6.27	6.38	6.48	6.57	6.66	6.73	6.80	6.87	6.94	7.00	7.05
18	4.07	4.70	5.09	5.38	5.60	5.79	5.94	6.08	6.20	6.31	6.41	6.50	6.58	6.65	6.72	6.79	6.85	6.91	6.96
19	4.05	4.67	5.05	5.33	5.55	5.73	5.89	6.02	6.14	6.25	6.34	6.43	6.51	6.58	6.65	6.72	6.78	6.84	6.89
20	4.02	4.64	5.02	5.29	5.51	5.69	5.84	5.97	6.09	6.19	6.29	6.37	6.45	6.52	6.59	6.65	6.71	6.76	6.82
24	3.96	4.54	4.91	5.17	5.37	5.54	5.69	5.91	5.92	6.02	6.11	6.19	6.26	6.33	6.39	6.45	6.51	6.56	6.61
30	3.89	4.45	4.80	5.05	5.24	5.40	5.54	5.65	5.76	5.85	5.93	6.01	6.08	6.14	6.20	6.26	6.31	6.36	6.41
40	3.82	4.37	4.70	4.93	5.11	5.27	5.39	5.50	5.60	5.69	5.77	5.84	5.90	5.96	6.02	6.07	6.12	6.17	6.21
60	3.76	4.28	4.60	4.82	4.99	5.13	5.25	5.36	5.45	5.53	5.60	5.67	5.73	5.79	5.84	5.89	5.93	5.98	6.02
120	3.70	4.20	4.50	4.71	4.87	5.01	5.12	5.21	5.30	5.38	5.44	5.51	5.56	5.61	5.66	5.71	5.75	5.79	5.83
∞	3.64	4.12	4.40	4.60	4.76	4.88	4.99	5.08	5.16	5.23	5.29	5.35	5.40	5.45	5.49	5.54	5.57	5.61	5.65

附表 14　多重比较中的 S 表

$\alpha = 0.05$

df	k−1													
	2	3	4	5	6	7	8	9	10	12	15	20	24	30
1	19.97	25.44	29.97	33.92	37.47	40.71	43.72	46.53	49.18	54.10	60.74	70.43	77.31	86.62
2	6.16	7.58	8.77	9.82	10.77	11.64	12.45	13.21	13.93	15.26	17.07	19.72	21.61	24.16
3	4.37	5.28	6.04	6.71	7.32	7.89	8.41	8.91	9.37	10.24	11.47	13.16	14.40	16.08
4	3.73	4.45	5.06	5.59	6.08	6.53	6.95	7.35	7.72	8.42	9.37	10.77	11.77	13.13
5	3.40	4.03	4.56	5.03	5.45	5.84	6.21	6.55	6.88	7.49	8.32	9.55	10.43	11.61
6	3.21	3.78	4.26	4.68	5.07	5.43	5.76	6.07	6.37	6.93	7.69	8.80	9.60	10.69
7	3.08	3.61	4.06	4.46	4.82	5.15	5.46	5.75	6.03	6.55	7.26	8.30	9.05	10.06
8	2.99	3.49	3.92	4.29	4.64	4.95	5.24	5.52	5.79	6.28	6.95	7.94	8.65	9.61
9	2.92	3.40	3.81	4.17	4.50	4.80	5.08	5.35	5.60	6.07	6.72	7.66	8.34	9.27
10	2.86	3.34	3.73	4.08	4.39	4.68	4.96	5.21	5.46	5.91	6.53	7.45	8.10	9.00
11	2.82	3.28	3.66	4.00	4.31	4.59	4.86	5.11	5.34	5.78	6.39	7.28	7.91	8.78
12	2.79	3.24	3.61	3.94	4.24	4.52	4.77	5.02	5.25	5.68	6.27	7.13	7.75	8.60
13	2.76	3.20	3.57	3.89	4.18	4.45	4.70	4.94	5.17	5.59	6.16	7.01	7.62	8.45
14	2.73	3.17	3.53	3.85	4.13	4.40	4.65	4.88	5.10	5.51	6.08	6.91	7.51	8.32
15	2.71	3.14	3.50	3.81	4.09	4.35	4.60	4.83	5.04	5.45	6.00	6.82	7.41	8.21
16	2.70	3.12	3.47	3.76	4.06	4.31	4.55	4.78	4.99	5.39	5.94	6.75	7.33	8.11
17	2.68	3.10	3.44	3.75	4.02	4.28	4.51	4.74	4.95	5.34	5.88	6.68	7.25	8.03
18	2.67	3.08	3.42	3.72	4.00	4.25	4.48	4.70	4.91	5.30	5.83	6.62	7.18	7.95
19	2.65	3.06	3.40	3.70	3.97	4.22	4.45	4.67	4.88	5.26	5.79	6.57	7.12	7.88
20	2.64	3.05	3.39	3.68	3.95	4.20	4.42	4.61	4.85	5.23	5.75	6.52	7.07	7.82
24	2.61	3.00	3.33	3.62	3.88	4.12	4.34	4.55	4.75	5.12	5.62	6.37	6.90	7.63
30	2.58	2.96	3.28	3.45	3.81	4.04	4.26	4.46	4.65	5.01	5.50	6.22	6.73	7.43
40	2.54	2.92	3.23	3.50	3.74	3.97	4.18	4.37	4.56	4.90	5.37	6.06	6.56	7.23
60	2.51	2.88	3.18	3.44	3.68	3.89	4.10	4.28	4.46	4.80	5.25	5.91	6.39	7.03
120	2.48	2.84	3.13	3.38	3.61	3.82	4.02	4.20	4.37	4.69	5.12	5.76	6.21	6.83
∞	2.45	2.80	3.08	3.33	3.55	3.75	3.94	4.11	4.28	4.59	5.00	5.60	6.04	6.62

$\alpha = 0.01$ 续表

df	\multicolumn{14}{c}{k-1}												
	2	3	4	5	6	7	8	9	10	12	15	20	24	30
1	100.0	127.3	150.0	169.8	187.5	203.7	218.8	232.8	246.1	270.7	303.9	352.4	386.8	433.4
2	14.07	17.25	19.92	22.28	24.41	26.37	28.20	29.91	31.53	34.54	38.62	44.60	48.86	54.63
3	7.85	9.40	10.72	11.88	12.94	13.92	14.83	15.69	16.50	18.02	20.08	23.10	25.27	28.20
4	6.00	7.08	7.99	8.81	9.55	10.24	10.88	11.49	12.06	13.13	14.59	16.74	18.28	20.37
5	5.15	6.02	6.75	7.41	8.00	8.56	9.07	9.56	10.03	10.89	12.08	13.82	15.07	16.77
6	4.67	5.42	6.05	6.61	7.13	7.60	8.05	8.47	8.87	9.62	10.65	12.16	13.25	14.73
7	4.37	5.04	5.60	6.11	6.57	7.00	7.40	7.78	8.14	8.81	9.73	11.10	12.08	13.41
8	4.16	4.77	5.29	5.76	6.18	6.58	6.94	7.29	7.63	8.25	9.10	10.35	11.26	12.49
9	4.01	4.58	5.07	5.50	5.90	6.27	6.61	6.94	7.25	7.83	8.63	9.81	10.65	11.81
10	3.89	4.43	4.90	5.31	5.68	6.03	6.36	6.67	6.96	7.51	8.27	9.39	10.19	11.29
11	3.80	4.32	4.76	5.16	5.52	5.85	6.16	6.46	6.74	7.26	7.99	9.05	9.82	10.87
12	3.72	4.23	4.65	5.03	5.38	5.70	6.00	6.28	6.55	7.06	7.76	8.56	9.53	10.54
13	3.66	4.15	4.56	4.93	5.27	5.58	5.87	6.14	6.40	6.89	7.57	8.56	9.28	10.26
14	3.61	4.09	4.49	4.85	5.17	5.47	5.76	6.02	6.28	6.75	7.41	8.37	9.07	10.02
15	3.57	4.03	4.42	4.77	5.09	5.38	5.66	5.92	6.17	6.63	7.27	8.21	8.89	9.82
16	3.53	3.98	4.37	4.71	5.02	5.31	5.58	5.83	6.08	6.53	7.15	8.07	8.74	9.64
17	3.50	3.94	4.32	4.66	4.96	5.24	5.51	5.76	5.99	6.44	7.05	7.95	8.60	9.49
18	3.47	3.91	4.28	4.61	4.91	5.18	5.44	5.69	5.92	6.36	6.96	7.84	8.48	9.36
19	3.44	3.88	4.24	4.57	4.86	5.13	5.39	5.63	5.86	6.29	6.88	7.75	8.37	9.24
20	3.42	3.85	4.21	4.53	4.82	5.09	5.34	5.58	5.80	6.23	6.81	7.67	8.28	9.13
24	3.35	3.76	4.11	4.41	4.69	4.95	5.19	5.41	5.63	6.03	6.58	7.40	7.99	8.79
30	3.28	3.68	4.01	4.30	4.57	4.81	5.04	5.25	5.46	5.84	6.36	7.14	7.70	8.46
40	3.22	3.60	3.91	4.19	4.44	4.68	4.89	5.10	5.29	5.65	6.15	6.88	7.41	8.13
60	3.16	3.52	3.82	4.09	4.33	4.55	4.75	4.95	5.13	5.57	5.94	6.63	7.13	7.80
120	3.09	3.44	3.73	3.98	4.21	4.42	4.62	4.80	4.97	5.29	5.73	6.38	6.84	7.47
∞	3.03	3.37	3.64	3.88	4.10	4.30	4.48	4.65	4.82	5.12	5.53	6.13	6.56	7.13

附表 15 检验相关系数 $\rho=0$ 的临界值表

$$P(|r|>r_{\alpha/2})=\alpha$$

df	α				
	0.10	0.05	0.02	0.01	0.001
1	0.98769	0.99692	0.999507	0.999877	0.9999988
2	0.90000	0.95000	0.98000	0.99000	0.99900
3	0.8054	0.8783	0.93433	0.95873	0.99116
4	0.7293	0.8114	0.8822	0.91720	0.97406
5	0.6694	0.7545	0.8329	0.8745	0.95074
6	0.6215	0.7067	0.7887	0.8343	0.92493
7	0.5822	0.6664	0.7498	0.7977	0.8982
8	0.5404	0.6319	0.7155	0.7646	0.8721
9	0.5214	0.6021	0.6851	0.7348	0.8471
10	0.4973	0.5760	0.6581	0.7079	0.8233
11	0.4762	0.5529	0.6339	0.6835	0.8010
12	0.4575	0.5324	0.6120	0.6614	0.7800
13	0.4409	0.5139	0.5923	0.6411	0.7603
14	0.4259	0.4973	0.5742	0.6226	0.7420
15	0.4124	0.4821	0.5577	0.6055	0.7246
16	0.4000	0.4683	0.5425	0.5897	0.7084
17	0.3887	0.4555	0.5285	0.5751	0.6932
18	0.3783	0.4438	0.5155	0.5614	0.6787
19	0.3687	0.4329	0.5004	0.5487	0.6652
20	0.3598	0.4227	0.4921	0.5368	0.6524
25	0.3233	0.3809	0.4451	0.4869	0.5974
30	0.2960	0.3494	0.4093	0.4487	0.5541
35	0.2746	0.3246	0.3810	0.4182	0.5189
40	0.2573	0.3044	0.3578	0.3932	0.4898
45	0.2428	0.2975	0.3384	0.3721	0.4648
50	0.2306	0.2732	0.3218	0.3541	0.4433
60	0.2108	0.2500	0.2948	0.3248	0.4078
70	0.1954	0.2319	0.2737	0.3017	0.3799
80	0.1829	0.2172	0.2565	0.2830	0.3568
90	0.1726	0.2050	0.2422	0.2673	0.3375
100	0.1638	0.1946	0.2301	0.2540	0.3211

注：$df=n-2$

附表 16　Spearman 相关系数的临界值表

$$P(|r_s| > r_s(n, \alpha)) = \alpha$$

自由度 n	概率 P			
	单侧： 0.05	0.025	0.01	0.005
	双侧： 0.10	0.05	0.02	0.01
4	1.000			
5	0.900	1.000	1.000	
6	0.829	0.884	0.943	1.000
7	0.714	0.786	0.893	0.929
8	0.643	0.738	0.833	0.881
9	0.600	0.700	0.783	0.833
10	0.564	0.648	0.745	0.794
11	0.536	0.618	0.709	0.755
12	0.503	0.587	0.678	0.727
13	0.484	0.560	0.648	0.703
14	0.464	0.538	0.626	0.679
15	0.446	0.521	0.604	0.654
16	0.429	0.503	0.582	0.635
17	0.414	0.485	0.566	0.615
18	0.401	0.472	0.550	0.600
19	0.391	0.460	0.535	0.584
20	0.380	0.447	0.520	0.570
21	0.370	0.435	0.508	0.556
22	0.361	0.425	0.496	0.544
23	0.353	0.415	0.486	0.532
24	0.344	0.406	0.476	0.521
25	0.337	0.398	0.466	0.511
26	0.331	0.390	0.457	0.501
27	0.324	0.382	0.448	0.491
28	0.317	0.375	0.440	0.483
29	0.312	0.368	0.433	0.475
30	0.306	0.362	0.425	0.467
31	0.301	0.356	0.418	0.459
32	0.296	0.350	0.412	0.452
33	0.291	0.345	0.405	0.446
34	0.287	0.340	0.399	0.439
35	0.283	0.335	0.394	0.433
36	0.279	0.330	0.388	0.427
38	0.271	0.321	0.378	0.415
40	0.264	0.313	0.368	0.405
45	0.248	0.294	0.347	0.382
50	0.235	0.279	0.329	0.363
60	0.214	0.255	0.300	0.331
70	0.198	0.235	0.278	0.307
80	0.185	0.220	0.260	0.287
100	0.162	0.197	0.233	0.257

附表17 正 交 表

(1) $m=2$ 的情形

$L_4(2^3)$

试验号	列号		
	1	2	3
1	1	1	1
2	1	2	2
3	2	1	2
4	2	2	1

$L_8(2^7)$

试验号	列号						
	1	2	3	4	5	6	7
1	1	1	1	1	1	1	1
2	1	1	1	2	2	2	2
3	1	2	2	1	1	2	2
4	1	2	2	2	2	1	1
5	2	1	2	1	2	1	2
6	2	1	2	2	1	2	1
7	2	2	1	1	2	2	1
8	2	2	1	2	1	1	2

$L_8(2^7)$：二列间的交互作用表

列号 \ 列号	1	2	3	4	5	6	7
	(1)	3	2	5	4	7	6
		(2)	1	6	7	4	5
			(3)	7	6	5	4
				(4)	1	2	3
					(5)	3	2
						(6)	1

$L_{12}(2^{11})$

试验号	列号										
	1	2	3	4	5	6	7	8	9	10	11
1	1	1	1	1	1	1	1	1	1	1	1
2	1	1	1	1	1	2	2	2	2	2	2
3	1	1	2	2	2	1	1	1	2	2	2
4	1	2	1	2	2	1	2	2	1	1	2
5	1	2	2	1	2	2	1	2	1	2	1
6	1	2	2	2	1	2	2	1	2	1	1
7	2	1	2	2	1	1	2	2	1	2	1
8	2	1	2	1	2	2	2	1	1	1	2
9	2	1	1	2	2	2	1	2	2	1	1
10	2	2	2	1	1	1	1	2	2	1	2
11	2	2	1	2	1	2	1	1	1	2	2
12	2	2	1	1	2	1	2	1	2	2	1

$$L_{16}(2^{15})$$

试验号	列号														
	1	2	3	4	5	6	7	8	9	10	11	12	13	14	15
1	1	1	1	1	1	1	1	1	1	1	1	1	1	1	1
2	1	1	1	1	1	1	1	2	2	2	2	2	2	2	2
3	1	1	1	2	2	2	2	1	1	1	1	2	2	2	2
4	1	1	1	2	2	2	2	2	2	2	2	1	1	1	1
5	1	2	2	1	1	2	2	1	1	2	2	1	1	2	2
6	1	2	2	1	1	2	2	2	2	1	1	2	2	1	1
7	1	2	2	2	2	1	1	1	1	2	2	2	2	1	1
8	1	2	2	2	2	1	1	2	2	1	1	1	1	2	2
9	2	1	2	1	2	1	2	1	2	1	2	1	2	1	2
10	2	1	2	1	2	1	2	2	1	2	1	2	1	2	1
11	2	1	2	2	1	2	1	1	2	1	2	2	1	2	1
12	2	1	2	2	1	2	1	2	1	2	1	1	2	1	2
13	2	2	1	1	2	2	1	1	2	2	1	1	2	2	1
14	2	2	1	1	2	2	1	2	1	1	2	2	1	1	2
15	2	2	1	2	1	1	2	1	2	2	1	2	1	1	2
16	2	2	1	2	1	1	2	2	1	1	2	1	2	2	1

$$L_{16}(2^{15}): 二列间的交互作用表$$

列号＼列号	1	2	3	4	5	6	7	8	9	10	11	12	13	14	15
	(1)	3	2	5	4	7	6	9	8	11	10	13	12	15	14
		(2)	1	6	7	4	5	10	11	8	9	14	15	12	13
			(3)	7	6	5	4	11	10	9	8	15	14	13	12
				(4)	1	2	3	12	13	14	15	8	9	10	11
					(5)	3	2	13	12	15	14	9	8	11	10
						(6)	1	14	15	12	13	10	11	8	9
							(7)	15	14	13	12	11	10	9	8
								(8)	1	2	3	4	5	6	7
									(9)	3	2	5	4	7	6
										(10)	1	6	7	4	5
											(11)	7	6	5	4
												(12)	1	2	3
													(13)	3	2
														(14)	1

(2) $m=3$ 的情形

$L_9(3^4)$

试验号	列号			
	1	2	3	4
1	1	1	1	1
2	1	2	2	2
3	1	3	3	3
4	2	1	2	3
5	2	2	3	1
6	2	3	1	2
7	3	1	3	2
8	3	2	1	3
9	3	3	2	1

$L_{18}(3^7)$

试验号	列号						
	1	2	3	4	5	6	7
1	1	1	1	1	1	1	1
2	1	2	2	2	2	2	2
3	1	3	3	3	3	3	3
4	2	1	1	2	2	3	3
5	2	2	2	3	3	1	1
6	2	3	3	1	1	2	2
7	3	1	2	1	3	2	3
8	3	2	3	2	1	3	1
9	3	3	1	3	2	1	2
10	1	1	3	3	2	2	1
11	1	2	1	1	3	3	2
12	1	3	2	2	1	1	3
13	2	1	2	3	1	3	2
14	2	2	3	1	2	1	3
15	2	3	1	2	3	2	1
16	3	1	3	2	3	1	2
17	3	2	1	3	1	2	3
18	3	3	2	1	2	3	1

$$L_{27}(3^{13})$$

试验号	列号												
	1	2	3	4	5	6	7	8	9	10	11	12	13
1	1	1	1	1	1	1	1	1	1	1	1	1	1
2	1	1	1	1	2	2	2	2	2	2	2	2	2
3	1	1	1	1	3	3	3	3	3	3	3	3	3
4	1	2	2	2	1	1	1	2	2	2	3	3	3
5	1	2	2	2	2	2	2	3	3	3	1	1	1
6	1	2	2	2	3	3	3	1	1	1	2	2	2
7	1	3	3	3	1	1	1	3	3	3	2	2	2
8	1	3	3	3	2	2	2	1	1	1	3	3	3
9	1	3	3	3	3	3	3	2	2	2	1	1	1
10	2	1	2	3	1	2	3	1	2	3	1	2	3
11	2	1	2	3	2	3	1	2	3	1	2	3	1
12	2	1	2	3	3	1	2	3	1	2	3	1	2
13	2	2	3	1	1	2	3	2	3	1	3	1	2
14	2	2	3	1	2	3	1	3	1	2	1	2	3
15	2	2	3	1	3	1	2	1	2	3	2	3	1
16	2	3	1	2	1	2	3	3	1	2	2	3	1
17	2	3	1	2	2	3	1	1	2	3	3	1	2
18	2	3	1	2	3	1	2	2	3	1	1	2	3
19	3	1	3	2	1	3	2	1	3	2	1	3	2
20	3	1	3	2	2	1	3	2	1	3	2	1	3
21	3	1	3	2	3	2	1	3	2	1	3	2	1
22	3	2	1	3	1	3	2	2	1	3	3	2	1
23	3	2	1	3	2	1	3	3	2	1	1	3	2
24	3	2	1	3	3	2	1	1	3	2	2	1	3
25	3	3	2	1	1	3	2	3	2	1	2	1	3
26	3	3	2	1	2	1	3	1	3	2	3	2	1
27	3	3	2	1	3	2	1	2	1	3	1	3	2

$$L_{27}(3^{13})：二列间的交互作用表$$

列号＼列号	1	2	3	4	5	6	7	8	9	10	11	12	13
1	(1)	3,4	2,4	2,3	6,7	5,7	5,6	9,10	8,10	8,9	12,13	11,13	11,12
2		(2)	1,4	1,3	8,11	9,13	10,12	5,11	6,13	7,12	5,8	7,10	6,9
3			(3)	1,2	9,13	10,11	8,12	7,12	5,13	6,11	6,10	5,8	5,9
4				(4)	10,12	8,13	9,11	6,13	7,11	5,12	9,7	8,6	10,5
5					(5)	1,7	1,6	2,3	3,4	4,2	2,4	3,2	4,3
6						(6)	1,5	4,2	2,3	3,3	3,2	4,3	2,4
7							(7)	3,4	4,2	2,4	4,3	2,8	3,10
8								(8)	1,1	1,9	2,5	3,7	4,6
9									(9)	1,8	4,7	2,6	3,5
10										(10)	3,6	4,5	2,7
11											(11)	1,1	13,12
12												(12)	1,11

(3) $m=4$ 的情形

$L_{16}(4^5)$

试验号	列号				
	1	2	3	4	5
1	1	1	1	1	1
2	1	2	2	2	2
3	1	3	3	3	3
4	1	4	4	4	4
5	2	1	2	3	4
6	2	2	1	4	3
7	2	3	4	1	2
8	2	4	3	2	1
9	3	1	3	4	2
10	3	2	4	3	1
11	3	3	1	2	4
12	3	4	2	1	3
13	4	1	4	2	3
14	4	2	3	1	4
15	4	3	2	4	1
16	4	4	1	3	2

$L_{32}(4^9)$

试验号	列号								
	1	2	3	4	5	6	7	8	9
1	1	1	1	1	1	1	1	1	1
2	1	2	2	2	2	2	2	2	2
3	1	3	3	3	3	3	3	3	3
4	1	4	4	4	4	4	4	4	4
5	2	1	1	2	2	3	3	4	4
6	2	2	2	1	1	4	4	3	3
7	2	3	3	4	4	1	1	2	2
8	2	4	4	3	3	2	2	1	1
9	3	1	2	3	4	1	2	3	4
10	3	2	1	4	3	2	1	4	3
11	3	3	4	1	2	3	4	1	2
12	3	4	3	2	1	4	3	2	1
13	4	1	2	4	3	3	4	2	1
14	4	2	1	3	4	4	3	1	2
15	4	3	4	2	1	1	2	4	3
16	4	4	3	1	2	2	1	3	4
17	1	1	4	1	4	2	3	2	3
18	1	2	3	2	3	1	4	1	4
19	1	3	2	3	2	4	1	4	1
20	1	4	1	4	1	3	2	3	2
21	2	1	4	2	3	4	1	3	2
22	2	2	3	1	4	3	2	4	1
23	2	3	2	4	1	2	3	1	4
24	2	4	1	3	2	1	4	2	3
25	3	1	3	3	1	2	4	4	2
26	3	2	4	4	2	1	3	3	1
27	3	3	1	1	3	4	2	2	4
28	3	4	2	2	4	3	1	1	3
29	4	1	3	4	2	4	2	1	3
30	4	2	4	3	1	3	1	2	4
31	4	3	1	2	4	2	4	3	1
32	4	4	2	1	3	1	3	4	2

(4) 混合型情形

$L_8(4\times 2^4)$

试验号	列号				
	1	2	3	4	5
1	1	1	1	1	1
2	1	2	2	2	2
3	2	1	1	2	2
4	2	2	2	1	1
5	3	1	2	1	2
6	3	2	1	2	1
7	4	1	2	2	1
8	4	2	1	1	2

$L_{12}(3\times 2^3)$

试验号	列号			
	1	2	3	4
1	1	1	1	1
2	1	2	1	2
3	1	1	2	2
4	1	2	2	1
5	2	1	1	2
6	2	2	1	1
7	2	1	2	1
8	2	2	2	2
9	3	1	1	1
10	3	2	1	2
11	3	1	2	2
12	3	2	2	1

$L_{18}(2\times 3^7)$

试验号	列号							
	1	2	3	4	5	6	7	8
1	1	1	1	1	1	1	1	1
2	1	1	2	2	2	2	2	2
3	1	1	3	3	3	3	3	3
4	1	2	1	1	2	2	3	3
5	1	2	2	2	3	3	1	1
6	1	2	3	3	1	1	2	2
7	1	3	1	2	1	3	2	3
8	1	3	2	3	2	1	3	1
9	1	3	3	1	3	2	1	2
10	2	1	1	3	3	2	2	1
11	2	1	2	1	1	3	3	2
12	2	1	3	2	2	1	1	3
13	2	2	1	2	3	1	3	2
14	2	2	2	3	1	2	1	3
15	2	2	3	1	2	3	2	1
16	2	3	1	3	2	3	1	2
17	2	3	2	1	3	1	2	3
18	2	3	3	2	1	2	3	1

$$L_{16}(4\times2^{12})$$

试验号	列号												
	1	2	3	4	5	6	7	8	9	10	11	12	13
1	1	1	1	1	1	1	1	1	1	1	1	1	1
2	1	1	1	1	1	2	2	2	2	2	2	2	2
3	1	2	2	2	2	1	1	1	1	2	2	2	2
4	1	2	2	2	2	2	2	2	2	1	1	1	1
5	2	1	1	2	2	1	1	2	2	1	1	2	2
6	2	1	1	2	2	2	2	1	1	2	2	1	1
7	2	2	2	1	1	1	1	2	2	2	2	1	1
8	2	2	2	1	1	2	2	1	1	1	1	2	2
9	3	1	2	1	2	1	2	1	2	2	2	1	2
10	3	1	2	1	2	2	1	2	1	1	1	2	1
11	3	2	1	2	1	1	2	1	2	1	1	2	1
12	3	2	1	2	1	2	1	2	1	2	2	1	2
13	4	1	2	2	1	1	2	2	1	2	2	1	1
14	4	1	2	2	1	2	1	1	2	1	1	2	2
15	4	2	1	1	2	1	2	2	1	1	1	1	2
16	4	2	1	1	2	2	1	1	2	2	2	2	1

$$L_{16}(4^2\times2^{9})$$

试验号	列号										
	1	2	3	4	5	6	7	8	9	10	11
1	1	1	1	1	1	1	1	1	1	1	1
2	1	2	1	1	1	2	2	2	2	2	2
3	1	3	2	2	2	1	1	1	2	2	2
4	1	4	2	2	2	2	2	2	1	1	1
5	2	1	1	2	2	1	2	2	1	2	2
6	2	2	1	2	2	2	1	1	2	1	1
7	2	3	2	1	1	1	2	2	2	1	1
8	2	4	2	1	1	2	1	1	1	2	2
9	3	1	2	1	2	2	1	2	2	1	2
10	3	2	2	1	2	1	2	1	1	2	1
11	3	3	1	2	1	2	1	2	1	2	1
12	3	4	1	2	1	1	2	1	2	1	2
13	4	1	2	2	1	2	2	1	2	2	1
14	4	2	2	2	1	1	1	2	1	1	2
15	4	3	1	1	2	2	2	1	1	1	2
16	4	4	1	1	2	1	1	2	2	2	1

附表 18 均匀设计表与使用表

$U_5(5^4)$ 表

试验号	列号			
	1	2	3	4
1	1	2	3	4
2	2	4	1	3
3	3	1	4	2
4	4	3	2	1
5	5	5	5	5

$U_5(5^4)$ 的使用表

因素数	列号		
2	1	2	
3	1	2	4

$U_7(7^6)$ 表

试验号	列号					
	1	2	3	4	5	6
1	1	2	3	4	5	6
2	2	4	6	1	3	5
3	3	6	2	5	1	4
4	4	1	5	2	6	3
5	5	3	1	6	4	2
6	6	5	4	3	2	1
7	7	7	7	7	7	7

$U_7(7^6)$ 的使用表

因素数	列号			
2	1	3		
3	1	2	3	
4	1	2	3	6

$U_9(9^6)$

试验号	列号					
	1	2	3	4	5	6
1	1	2	4	5	7	8
2	2	4	8	1	5	7
3	3	6	3	6	3	6
4	4	8	7	2	1	5
5	5	1	2	7	8	4
6	6	3	6	3	6	3
7	7	5	1	8	4	2
8	8	7	5	4	2	1
9	9	9	9	9	9	9

$U_9(9^6)$ 的使用表

因素数	列号			
2	1	3		
3	1	2	5	
4	1	2	3	5

$U_{11}(11^{10})$ 表

试验号	列号									
	1	2	3	4	5	6	7	8	9	10
1	1	2	3	4	2	6	7	8	9	10
2	2	4	6	8	10	1	3	5	7	9
3	3	6	9	1	4	7	10	2	5	8
4	4	8	1	5	9	2	6	10	3	7
5	5	10	4	9	3	8	2	7	1	6
6	6	1	7	2	8	3	9	4	10	5
7	7	3	10	6	2	9	5	1	8	4
8	8	5	2	10	7	4	1	9	6	3
9	9	7	5	3	1	10	8	6	4	2
10	10	9	8	7	6	5	4	3	2	1
11	11	11	11	11	11	11	11	11	11	11

$U_{11}(11^{10})$ 的使用表

因素数	列号					
2	1	7				
3	1	5	7			
4	1	2	5	7		
5	1	2	3	5	7	
6	1	2	3	5	7	10

$U_{13}(13^{12})$ 表

试验号	列号											
	1	2	3	4	5	6	7	8	9	10	11	12
1	1	2	3	4	5	6	7	8	9	10	11	12
2	2	4	6	8	10	12	1	3	5	7	9	11
3	3	6	9	12	2	5	8	11	1	4	7	10
4	4	8	12	3	7	11	2	6	10	1	5	9
5	5	10	2	7	12	4	9	1	6	11	3	8
6	6	12	5	11	4	10	3	9	2	8	1	7
7	7	1	8	2	9	3	10	4	11	5	12	6
8	8	3	11	6	1	9	4	12	7	2	10	5
9	9	5	1	10	6	2	11	7	3	12	8	4
10	10	7	4	1	11	8	5	2	12	9	6	3
11	11	9	7	5	3	1	12	10	8	6	4	2
12	12	11	10	9	8	7	6	5	4	3	2	1
13	13	13	13	13	13	13	13	13	13	13	13	13

$U_{13}(13^{12})$ 的使用表

因素数	列号						
2	1	5					
3	1	2	4				
4	1	6	8	10			
5	1	6	8	9	10		
6	1	2	6	8	9	10	
7	1	2	6	8	9	10	12

$U_{15}(15^8)$ 表

试验号	列号							
	1	2	3	4	5	6	7	8
1	1	2	4	7	8	11	13	14
2	2	4	8	14	1	7	11	13
3	3	6	12	6	9	3	9	12
4	4	8	1	13	2	14	7	11
5	5	10	5	5	10	10	5	10
6	6	12	9	12	3	6	3	9
7	7	14	13	4	11	2	1	8
8	8	1	2	11	4	13	14	7
9	9	3	6	3	12	9	12	6
10	10	5	10	10	5	5	10	5
11	11	7	14	2	13	1	8	4
12	12	9	3	9	6	12	6	3
13	13	11	1	1	14	8	4	2
14	14	13	11	8	7	4	2	1
15	15	15	15	15	15	15	15	15

$U_{15}(15^8)$ 的使用表

因素数	列 号				
2	1	6			
3	1	3	4		
4	1	3	4	7	
5	1	2	3	4	7

$U_6(6\times3)$

试验号	列号	
	1	2
	水平	
1	3	3
2	6	2
3	2	1
4	5	3
5	1	2
6	4	1

$U_6(6\times3^2)$

试验号	列号		
	1	2	3
	水平		
1	1	1	2
2	2	2	3
3	3	3	1
4	4	1	3
5	5	2	1
6	6	3	2

$U_6(6\times3\times2)$

试验号	列号		
	1	2	3
	水平		
1	1	1	1
2	2	2	2
3	3	3	1
4	4	1	2
5	5	2	1
6	6	3	2

$U_8(8\times4\times2)$

试验号	列号		
	1	2	3
	水平		
1	1	1	1
2	2	2	2
3	3	3	1
4	4	4	2
5	5	1	1
6	6	2	2
7	7	3	1
8	8	4	2

附录二 习题参考答案

思考与练习一

1. 定性，定量，定类，定序
2. 条形图、圆形图；直方图、频数折线图
3. SAS、SPSS
4. 均值、众数、中位数，均值，极差、方差、标准差、变异系数，方差、标准差
5. B
6. D
7. A

习 题 一

1. (1)频数分布表为

转化率	90.5～	91.0～	91.5～	92.0～	92.5～	93.0～	93.5～	94.0～94.5
频数	1	0	3	11	9	7	7	2

(2)略；(3)均值 92.825，标准差 0.7642

2. (1)均值 6.775，方差 0.371，标准差 0.609，标准误 0.193，变异系数 8.99%；

(2) $u_i = \dfrac{x_i - 6.775}{0.609}$，对应标准化值是

0.534，−0.452，1.026，−0.698，0.041，0.78，−0.287，1.683，−1.273，−1.355

3. $\bar{x} = 687.3$；$S = 229.06$；均为 $500 \sim$ 组

4. $\bar{y} = \dfrac{\bar{x} - a}{b}$，$S_y^2 = \dfrac{S_x^2}{b^2}$

5. $CV_1 = 11.7\%$，$CV_2 = 16\%$

思考与练习二

1. C 2. D 3. A

4.(1)0.72，0.42；(2)0.9，0.6；(3)0.6，0.3

5. C 6. 0.09 7. 1/3

习 题 二

1.(1) $A\overline{BC}$；(2) $AB\overline{C}$；(3) ABC；

(4) $A\overline{BC} + \overline{A}B\overline{C} + \overline{A}\overline{B}C + AB\overline{C} + A\overline{B}C + \overline{A}BC + ABC$ 或 $A+B+C$ 或 $\Omega - \overline{ABC}$；

(5) $AB\overline{C} + A\overline{B}C + \overline{A}BC + ABC$；

(6) $\overline{ABC}$ 或 $\Omega - (A+B+C)$ 或 $\overline{A+B+C}$；

(7) $A\overline{B}\overline{C}+\overline{A}B\overline{C}+\overline{A}\overline{B}C$ ；

(8) $\overline{A}B\overline{C}+A\overline{B}\overline{C}+\overline{A}\overline{B}C+\overline{A}\overline{B}\overline{C}$ ；

(9) $\overline{A}\overline{B}\overline{C}+A\overline{B}\overline{C}+\overline{A}B\overline{C}+\overline{A}\overline{B}C+AB\overline{C}+A\overline{B}C+\overline{A}BC$ 或 $\Omega-ABC$ 或 $\overline{ABC}$

2. (1) $\overline{A}B$ ={1，6，7}；　(2) $\overline{A}$+B ={1，3，4，5，6，7}

3. 11/130=0.0846

4. (1) 0.4；(2) 0.1；(3) 0.7；(4) 0.2

5. 0.105　6. 0.5

7. (1) 1/12=0.083；(2) 1/20=0.05

8. (1) 0.3；(2) 0.07；(3) 0.73；(4) 0.14；(5) 0.9；(6) 0.1

9. (1) 0.7；(2) 0.6

10. (1) 0.08；(2) 0.67

11. 0.181　12. 略

13. (1) 0.06；(2) 0.34；(3) 0.6；(4) 0.04；(5) 0.9429

14. 0.8　15. 0.328

16. $1-(1-p)^n$ ，10

17. $n\geqslant 5.026$ ，至少需配置6门。

18. 0.331　19. 5/12

20. $P(A_1)$ =0.65，$P(A_2)$ =0.35，$P(B|A_1)$ =0.90，$P(B|A_2)$ =0.80，$P(B)$ =0.865

21. 3.5‰

22. (1) 0.106；(2) 中等体型

23. (1) 0.4944；(2) 0.3398

24. $1-(1-\varepsilon)^n\rightarrow 1$ （当 $n\rightarrow\infty$ ）

25. 0.815

思考与练习三

1. C　2. 20，0.3　3. D

4. X 的分布律为

X	−1	1	3
P	0.4	0.4	0.2

5. 10，16.2　6. 13/36

7. C　8. C

9. $a\mu+b$ ，$a^2\sigma^2$

10. C

习　题　三

1. 均不可

2. X 的分布律为

X	3	4	5
P	0.1	0.3	0.6

3. (1) 27/38；(2) $1/(e^{\lambda}-1)$

4. $\dfrac{2}{3}e^{-2}=0.09$

5. (1) $P(X=k)=3\left(\dfrac{1}{4}\right)^k$ ($k=1$，2，…)；(2) $P(X=偶数)=0.2$

6. (1) $p_3=0.3$；(2) 0.5

(3) $F(x)=P(X\leqslant x)=\begin{cases}0, & x<0\\0.4, & 0\leqslant x<1\\0.6, & 1\leqslant x<2\\0.9, & 2\leqslant x<3\\1, & x\geqslant3\end{cases}$

(4) $E(X)=1.1$；(5) $D(X)=1.09$

7. -0.2；2.8；4.4

8. $E(X_1)=E(X_2)=220$，一样粗；$D(X_1)=280$，$D(X_2)=800$，乙的均匀性较差

9. $a=1$；$E(X)=\dfrac{N+1}{2}$；$D(X)=\dfrac{N^2-1}{12}$

10. X 的概率分布为

X	1	2
P	0.6	0.4

11. $1/p$

12. (1) $C=2$；(2) 0.4

13. (1) $C=1/\pi$；(2) 1/3

14. (1) $1-e^{-4}=0.9817$，$e^{-1}=0.3679$；(2) $f(x)=\begin{cases}e^{-x}, & x\geqslant0\\0, & x<0\end{cases}$

15. (1) $F(x)=\begin{cases}0, & x<0,\\[2pt]\dfrac{x^2}{2}, & 0\leqslant x<1,\\[2pt]-1+2x-\dfrac{x^2}{2}, & 1\leqslant x<2,\\[2pt]1, & x\geqslant2;\end{cases}$ (2) $E(X)=1$

16. 0.6

17. (1) 6；(2) 0.04796；(3) 11

18. (1) 0.8187；(2) 0.0175

19. (1) 0.28518；(2) 0.67693；(3) 0.12158

20. 0.00674；0.4405

21. (1) 0.0298；(2) 0.00284

22. (1) 0.3413；(2) 0.8664

23. (1) 0.0227；(2) $d\geqslant81.165$

24. (1) 0.8664；(2) 0.9822

25. 0.0455   26. 0.68

27. x_1=57.96；x_2=60.63

28. 31.25

29. （1）2；（2）1/3

30. （1）

Y	−4	−1	0	1	8
P	1/8	1/4	1/8	1/6	1/3

（2）

Y	0	1/4	4	16
P	1/8	5/12	1/8	1/3

（3）

Y	$-\dfrac{\sqrt{2}}{2}$	0	$\dfrac{\sqrt{2}}{2}$
P	1/4	7/12	1/6

31.

Y	−1	1
P	$\dfrac{1}{1+q}$	$\dfrac{q}{1+q}$

32. （1）$f_Y(y)=\begin{cases} \dfrac{y}{2}, & 0<y<2, \\ 0, & \text{其他}; \end{cases}$　　（2）$f_Y(y)=\begin{cases} 1, & 0<y<1 \\ 0, & \text{其他} \end{cases}$

33. （1）$f_Y(y)=\begin{cases} \dfrac{1}{3(b-a)}\left(\dfrac{6}{\pi}\right)^{\frac{1}{3}} y^{-\frac{2}{3}}, & \dfrac{1}{6}\pi a^3<y<\dfrac{1}{6}\pi b^3, \\ 0, & \text{其他}; \end{cases}$　　（2）$\dfrac{1}{b-a}\left[\left(\dfrac{6}{\pi}C\right)^{\frac{1}{3}}-a\right]$

思考与练习四

1.（1）0；（2）1；（3）1/4

2. D　3. D　4. A　5. A

习 题 四

1. $p_{ij}=\dfrac{C_3^i C_2^j C_3^{2-i-j}}{C_8^2}$，$i$，$j$=0，1，2；$0\leqslant i+j\leqslant2$

X \ Y	0	1	2
0	3/28	6/28	1/28
1	9/28	6/28	0
2	3/28	0	0

2. $a=9/2$；$b=9$

3. 独立

4. (1) 2；(2) $f_X(x) = \begin{cases} 2x^2 + \dfrac{2}{3}x, & 0 \leqslant x \leqslant 1, \\ 0, & 其他, \end{cases}$ $\qquad f_Y(y) = \begin{cases} \dfrac{2}{3} + y^2, & 0 \leqslant y \leqslant 1 \\ 0, & 其他 \end{cases}$

5. (1) $f_X(x) = \begin{cases} 3x^2, & 0 \leqslant x \leqslant 1 \\ 0, & 其他, \end{cases}$ $\qquad f_Y(y) = \begin{cases} \dfrac{3}{2}(1-y^2), & 0 \leqslant y \leqslant 1, \\ 0, & 其他; \end{cases}$ (2) 不独立

6. $f(x,y) = \dfrac{1}{\pi^2(4+x^2)(9+y^2)}$

7.

Y	1	$\dfrac{3}{2}$	2
P	0.4	0.4	0.2

8.

X	0	1	2
P	0.25	0.25	0.5

9. 联合密度为 $f(x,y) = \dfrac{1}{\pi}\exp\left\{-\dfrac{1}{2}[(x-1)^2 + 4(y-2)^2]\right\}$；

   条件密度 $f_{X|Y}(x \mid y) = \dfrac{1}{\sqrt{2\pi}}\exp\left\{-\dfrac{1}{2}(x-1)^2\right\}$

10. $f(x \mid y) = \begin{cases} 2y, & 0 \leqslant y \leqslant 1 \\ 0, & 其他 \end{cases}$

11. 不独立；1/2；7/8；1/8

12. 不同

13. (1) 1/4；

(2)

Z	1	2	3	4
P	0.2	0.3	0.25	0.25

(3)

Z	0	ln2	ln3	ln4	ln5	ln7	ln9
P	0.35	0.05	0.20	0.10	0.10	0.05	0.15

14. $f_Z(z) = \begin{cases} z, & 0 \leqslant z < 1 \\ 2-z, & 1 \leqslant x < 2 \\ 0, & 其他 \end{cases}$

15. $f(x,y) = \dfrac{1}{24\pi} \exp\left\{ -\dfrac{25}{9}\left(\dfrac{x^2}{16} - \dfrac{2xy}{25} + \dfrac{y^2}{25} \right) \right\}$

16. (1) (2, 0)；(2) -1/15；(3) 5

17. $E(Z) = E(X) \cdot E(Y) = 15/4$

18. (1) 3/4；(2) 3/2，2/3；(3) 3/20，1/18；(4) 0；(5) 0

19. 2，34

20. $\left(\dfrac{a+b}{2}, \dfrac{c+d}{2} \right)$

21. 85，37

思考与练习五

1. 1/2

2. $P\left(|\bar{X} - \mu| \geqslant \varepsilon \right) \leqslant \dfrac{D(\bar{X})}{\varepsilon^2} = \dfrac{8}{n\varepsilon^2}$

3. 1/2

4. $\varPhi(x)$ 或 $\displaystyle\int_{-\infty}^{x} \dfrac{1}{\sqrt{2\pi}} \mathrm{e}^{-\frac{t^2}{2}} \mathrm{d}t$

习 题 五

1. 0.75

2. 5，25/3，$\leqslant$ 25/48，1/5

3. 0.1711　　4. 0.995

5. (1) 25；(2) 0.9999

6. 0.5634　　7. 0.95

8. 0.1038 或 0.0465

思考与练习六

1. A

2. $N\left(\mu, \dfrac{\sigma^2}{n} \right)$，$N(0, 1)$，$t(n-1)$，$\chi^2(n-1)$

3. $N(10, 1/20)$，10，1/20；0.5

4. t，9

5. $F(p, n-p-1)$，$\chi^2(n-1)$　　6. C

习 题 六

1. (1) (3) (4) (6)
2. 3.6; 2.878
3. 0.8292
4. (1) 23.209, 18.504, 36.797, 7.962; (2) 1.5332, −2.7638, 1.7823, −1.96;
   (3) 0.202, 0.331, 9.46, 3.35
5. (1) $\chi^2_{0.025}(21)=35.479$; (2) $\chi^2_{0.975}(21)=10.283$; (3) $t_{0.99}(4)=-3.7469$
   (4) $t_{0.005}(4)=4.6041$; (5) $t_{0.9}(4)=-1.5332$; (6) $\chi^2_{0.05}(21)=24.996$

思考与练习七

1. $\overline{X}$, S^2
2. B
3. $k_1=1/3$; $k_2=2/3$
4. A
5. (39.51, 40.49)
6. D   7. B

习 题 七

1. $2\overline{X}$
2. $\hat{\mu}_3$ 最有效
3. 矩估计法量 $\hat{\theta}=\dfrac{2\overline{X}-1}{1-\overline{X}}$, 最大似然估计量 $\hat{\theta}=-1-\dfrac{n}{\sum\limits_{i=1}^{n}\ln X_i}$

4. (1) $\overline{x}=3, S^2=16.8$; (2) $\overline{x}=14, S^2=5.5$
5. (1.57, 2.43)
6. (−2.31, 6.31)
7. (6.67, 8.69) 和 (6.37, 8.99)
8. $n \geqslant 15.3664 \times \dfrac{\sigma^2}{L^2}$
9. (−19.54, −13.02)
10. (166.38, 167.82)
11. (15.14, 17.08)
12. 略
13. (1) (2.04, 3.96); (2) (1.96, 6.73)
14. (0.555, 0.665)
15. (9.3%, 51.6%)
16. (0.224, 0.678); (0.195, 0.734)
17. (16530, 17038) 和 (1653, 1703.8)

<h2 style="text-align:center">思考与练习八</h2>

1. B

2. t，$T = \dfrac{\overline{X} - \mu_0}{S/\sqrt{n}}$，$t_{0.05}(n-1)$，$t \geqslant t_{0.05}(n-1)$

3. B，C，D

4. A　5. C　6. D

<h2 style="text-align:center">习　题　八</h2>

1. $|u|=3.75 > 2.58$，认为 $\mu \neq 3$

2. $|u|=1.51 < 1.96$，认为仍为 0.5 kg

3. $|t|=2.453 > 2.2622$，认为有显著性差异

4. $t = -1.163 > -2.015$，不能表明

5. (1) $|t|=4.102 > 1.833$，认为 $\mu \neq 0.5$；(2) $3.325 < \chi^2 = 7.701 < 16.919$，认为无显著差异

6. $\chi^2 = 13.333 > 10.851$，不能说明总体方差小于 15

7. $\chi^2 = 13.507 > 13.277$，认为含量波动不正常

8. $t = 4.194 > 1.833$，认为此药物有效

9. $|t| = 3.6513 > 2.776$，可认为有作用

10. $F=3.03 < 4.99$，认为两总体方差无显著差异；$|t|=2.345 > 2.145$，认为疗效有差别

11. $F=1.512 < 3.68$，认为方差无显著性差异

12. $F=2.667 < 4.03$，认为两总体方差无显著差异；$|t|=3.034 > 2.101$，认为磷肥有显著性影响

13. $|u|=3.766 > 2.576$，认为有显著性差异

14. $u=4.103 > 1.282$，认为该批产品不能出厂

15. $|u|=6.319 > 2.576$，认为有显著性差异

16. $|u|=1.613 < 1.96$，认为无显著性差异

17. $|u|=1.409 < 1.96$，认为相符

18. $\chi^2=4.652 < 7.815$，认为服从二项分布

19. $\chi^2=2.201 < 7.815$，认为服从正态分布

20. $\chi^2=26.55 > 3.841$，认为有关联

21. $\chi^2=1.223 < 4.605$，认为没关联

22. $\chi^2=4.207 < 9.448$，认为无关系

23. $T=1$ 落在 T 值范围外，认为有显著性差异

24. $T=3$ 落在界点上，认为下降

25. $6 < T=T_1=11 < 21$，落在 T 值范围内，认为无差异

26. $T=T_1=58.5 < 71$，超出 T 值范围，认为有显著影响

27. $H=18.12 > 5.991$，认为有显著差异

<h2 style="text-align:center">思考与练习九</h2>

1. B　2. A　3. C

4. 方差分析表

方差来源	离差平方和	自由度	均方	F值	显著性
组间	138.18	3	46.06	10.12	显著
组内	104.59	23	4.55		
总和	242.77	26	$F_{0.05}(3,23)=3.03$, $F_{0.05}(3,26)=2.98$		

5. D

习 题 九

1. $F_{0.10}(2,6)=3.46 < F=3.94 < F_{0.05}(2,6)=5.14$，故 $\alpha=0.05$，差异不显著；$\alpha=0.10$，差异有显著性

2. $F=12.842 > 5.29$，认为有极显著性差异

3. $F=15.18 > 5.99$，拒绝 H_0，认为显著影响

4. $F=98.8 > 3.49$，$P<0.05$，有显著性差异；方法除 B 与 D 外，两两间皆差异显著

5. $F=6.9 > =3.35$，即认为有显著性差异；Ⅰ、Ⅱ型及Ⅰ、Ⅲ型的存活日数之间差异显著

6. $F_A=2.01 < 5.14$，认为不同加压水平间纱支强度无显著差异；

$F_B=61.53 > 4.76$，认为不同纺织机器之间纱支强度有显著差异

思考与练习十

1. D 2. A 3. –6 4. 0.697 5. C 6. B 7. A

习 题 十

1. $r=0.9995$，相关性极显著

2. $r=0.9808$；相关性显著

3. $r_s=0.6606$，Spearman（等级）相关

4. （1）$r=0.9815$，相关性极显著；（2）$\hat{y}=91.15+0.4658x$；（3）显著

5. （1）$\hat{y}=24.628+5.886x$；（2）回归方程显著

6. （1）$\hat{y}=4.897+0.2348x$；（2）两种检验法均显著

（3）预测值 $\hat{y}_0=46$，预测区间为（42.52，49.48）

7. $c=101.86\mathrm{e}^{-0.0023t}$

思考与练习十一

1. 均匀性、正交性

2. 32，9，4

3. 11

4. C

5. 均匀性，$\dfrac{m}{2}+1$

习 题 十 一

1. $L_{18}(2 \times 3^7)$

2. $L_{16}(2^{15})$

3. 因素主次顺序为 $C \to B \to A$；最优方案为 $A_1B_2C_3$

4. 因素主次顺序为 $D \to A \to A \times B \to C \to \dfrac{A \times C}{B \times D} \to B \times C \to A \times D \to C \times D \to B$；最优方案为

$A_2B_1C_2D_2$

5. 因素主次顺序为 $B \to A \to A \times B \to B \times C \to C \to A \times C$；最优条件为 $A_1B_2C_1$

6. $U_6(6^3)$